JIANGSU CANCER REPORT 2016

江苏省
恶性肿瘤报告
2016

武鸣　韩仁强　主编

南京师范大学出版社
NANJING NORMAL UNIVERSITY PRESS

图书在版编目(CIP)数据

江苏省恶性肿瘤报告. 2016 / 武鸣，韩仁强主编
. —南京：南京师范大学出版社，2017.12
　ISBN 978-7-5651-3631-3

Ⅰ. ①江… Ⅱ. ①武… ②韩… Ⅲ. ①癌—研究报告—江苏—2016 Ⅳ. ①R73

中国版本图书馆 CIP 数据核字(2017)第 321473 号

书　　名	江苏省恶性肿瘤报告(2016)
主　　编	武　鸣　韩仁强
策划编辑	郑海燕
责任编辑	王雅琼
出版发行	南京师范大学出版社
地　　址	江苏省南京市玄武区后宰门西村9号(邮编:210016)
电　　话	(025)83598919(总编办)　83598412(营销部)　83598297(邮购部)
网　　址	http://www.njnup.com
电子信箱	nspzbb@163.com
照　　排	南京理工大学资产经营有限公司
印　　刷	南京爱德印刷有限公司
开　　本	889 毫米×1194 毫米　1/16
印　　张	15
字　　数	500 千
版　　次	2017 年 12 月第 1 版　2017 年 12 月第 1 次印刷
书　　号	ISBN 978-7-5651-3631-3
定　　价	88.00 元
出 版 人	彭志斌

南京师大版图书若有印装问题请与销售商调换

版权所有　　侵犯必究

编委会

主　编

武　鸣　韩仁强

副主编

周永林　周金意　罗鹏飞

编　委

（按姓氏笔画排序）

王　剑	王小健	王临池	王建明	叶建玲	朱　健	朱凤东
朱立文	华召来	刘付东	刘建平	刘荣海	纪桂勤	李　栋
李成菊	李鑫林	杨志杰	杨艳蕾	吴　坚	应洪琰	宋　光
张　芹	张振宇	金　凤	周　鑫	房维高	赵建华	俞　浩
姚杏娟	顾晓平	钱　云	徐　红	徐　胜	常桂秋	董宗美
董建梅	廖丽莎	樊冬梅	潘恩春	戴曙光		

前 言

为全面推进江苏省肿瘤登记工作，在国家癌症中心与江苏省卫生和计划生育委员会的全力支持下，江苏省肿瘤登记中心（江苏省疾病预防控制中心，以下简称江苏省疾控中心）在全省开展了以人群为基础的肿瘤登记工作，建立了肿瘤登记年报制度，自2016年开始定期出版《江苏省恶性肿瘤报告》，为我省的肿瘤预防与控制工作提供科学依据。

2016年，全省有34个肿瘤登记处上报的2011—2013年全人群肿瘤登记数据质量达到综合质控要求，其中城市登记处10个、农村登记处24个，分布在苏南、苏中和苏北地区，覆盖人口107 586 780人年（男性54 313 517人年，女性53 273 263人年），覆盖全省同期总户籍人口的近50%。在对34个肿瘤登记处的数据进行全面分析的基础上，江苏省疾病预防控制中心组织专业人士编写了这本《江苏省恶性肿瘤报告(2016)》。

本书共分为六个部分：第一章为概述，简要介绍了江苏省肿瘤登记的发展历程；第二章介绍了肿瘤登记资料的收集方法、质量控制指标与流程和常用统计分析分类与指标；第三章详细介绍了2011—2013年江苏省肿瘤登记资料的质量评价流程和结果；第四章描述了江苏省肿瘤登记地区主要恶性肿瘤发病和死亡情况；第五章对江苏省肿瘤登记地区各部位恶性肿瘤发病和死亡情况进行了描述；最后为年报附录，包含了各登记处发病和死亡的主要统计结果。

《江苏省恶性肿瘤报告(2016)》在全面、系统地描述2011—2013年江苏省肿瘤登记地区人群恶性肿瘤发病与死亡的流行情况的基础上，首次对口腔、鼻咽、胆囊、甲状腺等癌种的流行情况进行了介绍，是一本癌情信息丰富的专业书籍。

《江苏省恶性肿瘤报告(2016)》的顺利出版，凝结了江苏省各肿瘤登记处工作人员和编写人员的辛勤劳动和汗水，他们在实践中探索，在创造中发现，在开拓中前进，使我省肿瘤登记工作步入良性的发展轨道，在此谨表示衷心的感谢！

编者
2017年10月

目　录

摘　要 ·· 1
　　一、肿瘤登记资料的质量 ··· 1
　　二、登记地区恶性肿瘤发病和死亡情况 ································· 2
　　三、前 10 位恶性肿瘤发病和死亡情况 ································· 2

第一章　概　述 ·· 3

第二章　肿瘤登记资料的收集、质量控制和统计分析 ············ 5
　　一、肿瘤登记资料的收集 ··· 5
　　二、肿瘤登记资料的质量控制 ··· 6
　　三、肿瘤登记资料的统计分析 ··· 9

第三章　2011—2013 年江苏省肿瘤登记资料质量评价 ········ 13
　　一、2011—2013 年江苏省肿瘤登记资料来源 ···················· 13
　　二、2011—2013 年江苏省肿瘤登记资料基本情况 ············ 13

三、2011—2013年江苏省肿瘤登记资料质量评价及汇总分析数据源选取 …… 15

四、2011—2013年江苏省入选登记处数据质量综合评价 …… 18

第四章 2011—2013年江苏省登记地区恶性肿瘤发病和死亡情况 …… 20

一、2011—2013年江苏省肿瘤登记地区覆盖人口 …… 20

二、2011—2013年江苏省肿瘤登记地区全部恶性肿瘤发病和死亡情况 …… 22

三、2011—2013年江苏省肿瘤登记地区前10位恶性肿瘤发病和死亡情况 …… 27

第五章 2011—2013年江苏省肿瘤登记地区各部位恶性肿瘤发病和死亡情况 …… 38

一、口腔和咽喉(除外鼻咽)(C00-C10;C12-C14) …… 38

二、鼻咽(C11) …… 42

三、食管(C15) …… 46

四、胃(C16) …… 50

五、结直肠肛门(C18-C21) …… 54

六、肝脏(C22) …… 58

七、胆囊及胆道其他(C23-C24) …… 62

八、胰腺(C25) …… 66

九、喉(C32) …… 70

十、气管,支气管,肺(C33-C34) …… 74

十一、骨和关节软骨(C40-C41) …… 78

十二、乳房(C50) …… 82

十三、子宫颈(C53) …… 85

十四、子宫体及子宫部位不明(C54-C55) …… 88

十五、卵巢(C56) …… 91

十六、前列腺(C61) …… 94

十七、肾及泌尿系统不明(C64-C66;C68) …… 97

十八、膀胱(C67) …… 101

十九、脑及中枢神经系统(C70-72) …… 105

二十、甲状腺(C73) …… 109

二十一、淋巴瘤(C81-C85;C88;C90;C96) …… 113

二十二、白血病(C91-C95) …… 117

附录	....	121
附录一	2011—2013年江苏省肿瘤登记地区恶性肿瘤发病情况	122
附录二	2011—2013年江苏省城市肿瘤登记地区恶性肿瘤发病情况	128
附录三	2011—2013年江苏省农村肿瘤登记地区恶性肿瘤发病情况	134
附录四	2011—2013年江苏省肿瘤登记地区恶性肿瘤死亡情况	140
附录五	2011—2013年江苏省城市肿瘤登记地区恶性肿瘤死亡情况	146
附录六	2011—2013年江苏省农村肿瘤登记地区恶性肿瘤死亡情况	152
附录七	2011—2013年江苏省34个登记地区恶性肿瘤发病和死亡情况 ...	158
附录八	江苏省肿瘤登记处名单	226

摘 要

肿瘤登记报告是国际上公认的肿瘤流行病学信息收集方法,目的是为掌握癌症的疾病负担与变化趋势,为肿瘤防治策略措施的制定、卫生资源的合理配置以及肿瘤病因学研究和干预措施评价提供科学依据。

截至2016年底,江苏省96个县(市、区)已经全部实施了肿瘤登记报告制度,覆盖全省100%户籍人口,肿瘤登记数据质量不断提高。

为及时发布江苏省恶性肿瘤发病、死亡的最新流行数据,2016年下半年开始,江苏省疾病预防控制中心根据全省各登记处提交并通过严格质控的2011—2013年肿瘤登记资料,组织全省肿瘤登记专家撰写《江苏省恶性肿瘤报告(2016)》。

一、肿瘤登记资料的质量

江苏省疾控中心结合国家肿瘤登记年报入选标准和江苏省实际情况,从死亡/发病比(M/I)、病理组织学诊断比例(MV%)、只有死亡医学证明书比例(DCO%)以及各登记处连续年份发病、死亡水平的稳定性等方面,对全省各登记处提交的2011—2013年肿瘤登记资料的质量进行全面评价,确认34个登记处的2011—2013年肿瘤登记资料可作为全省肿瘤登记汇总分析数据源。2011—2013年34个登记处肿瘤登记数据全部恶性肿瘤合计的M/I为0.68,MV%为67.55%,DCO%为0.97%。

二、登记地区恶性肿瘤发病和死亡情况

(一)全部恶性肿瘤发病情况

2011—2013年江苏省登记地区新发恶性肿瘤病例316 212例(男性185 972例,女性130 240例),其中城市地区149 820例,农村地区166 392例。江苏省恶性肿瘤发病率为293.91/10万(男性342.40/10万,女性244.48/10万),其中城市地区恶性肿瘤发病率为306.21/10万(男性355.07/10万,女性257.23/10万),农村地区发病率为283.66/10万(男性332.00/10万,女性233.67/10万)。

(二)全部恶性肿瘤死亡情况

2011—2013年全省登记地区恶性肿瘤死亡病例214 185例(男性136 697例,女性77 488例),其中城市地区95 089例,农村地区119 096例。江苏省恶性肿瘤死亡率为199.08/10万(男性251.68/10万,女性145.45/10万),其中城市地区恶性肿瘤死亡率为194.35/10万(男性247.90/10万,女性140.67/10万),农村地区死亡率为203.03/10万(男性254.79/10万,女性149.51/10万)。

三、前10位恶性肿瘤发病和死亡情况

(一)前10位恶性肿瘤发病情况

2011—2013年江苏省登记地区发病前10位的恶性肿瘤依次为肺癌、胃癌、食管癌、肝癌、结直肠癌、乳腺癌、胰腺癌、子宫颈癌、脑瘤和白血病,前10位恶性肿瘤占全部恶性肿瘤发病的81.67%;男性恶性肿瘤发病前10位的是肺癌、胃癌、食管癌、肝癌、结直肠癌、胰腺癌、前列腺癌、膀胱癌、淋巴瘤和脑瘤,男性前10位恶性肿瘤占全部恶性肿瘤发病的88.08%;女性发病前10位的是乳腺癌、肺癌、食管癌、胃癌、结直肠癌、肝癌、子宫颈癌、胰腺癌、子宫体癌和脑瘤,女性前10位恶性肿瘤占全部恶性肿瘤发病的80.49%。

(二)前10位恶性肿瘤死亡情况

2011—2013年江苏省登记地区恶性肿瘤死亡前10位的是肺癌、胃癌、食管癌、肝癌、结直肠癌、胰腺癌、脑瘤、白血病、乳腺癌和淋巴瘤,前10位恶性肿瘤占全部恶性肿瘤死亡的87.57%;男性恶性肿瘤死亡前10位的是肺癌、胃癌、肝癌、食管癌、结直肠癌、胰腺癌、脑瘤、白血病、淋巴瘤和前列腺癌,男性前10位恶性肿瘤占全部恶性肿瘤死亡的91.21%;女性死亡前10位的是肺癌、食管癌、胃癌、肝癌、结直肠癌、乳腺癌、胰腺癌、脑瘤、白血病和子宫颈癌,女性前10位恶性肿瘤占全部恶性肿瘤死亡的84.26%。

第一章

概 述

肿瘤登记报告是按一定组织系统经常性地搜集、储存、整理、统计分析和评价肿瘤发病、死亡和生存资料的统计工作,是目前国际上公认的肿瘤流行病学信息收集与数据统计方法。通过实施肿瘤登记报告获取的不同时期、不同地区和不同人群中恶性肿瘤的发病、死亡和生存状况资料,是掌握人群恶性肿瘤流行现状和度量全社会恶性肿瘤疾病负担的唯一有效资源,可为肿瘤病因学研究提供线索,为肿瘤防治策略和措施的制定、评估和调整提供科学依据。

江苏省是全国较早开展肿瘤登记报告工作的省份之一,启东市于1972年在江苏省率先建立肿瘤登记报告制度,随后从20世纪80年代开始,无锡、南通、淮安、泰州、常州等11个设区市陆续开展肿瘤登记报告工作。2008年,原卫生部在全国范围内启动"中央财政转移支付肿瘤随访登记项目",对部分登记地区给予专项经费支持。由于前期江苏省肿瘤登记报告工作有较好基础,金坛市、启东市、海门市、连云港市区、赣榆县、东海县、灌云县、淮安市淮安区、建湖县、大丰市、扬中市、泰兴市等12个登记处被国家确定为首批中央财政转移支付肿瘤随访登记项目点。之后随着国家项目点的扩增,2009—2013年,苏州市区、无锡市区、徐州市区、常州市区、南通市区、盐城市区、丹阳市、海安县等8个登记地区也先后被纳入,江苏省共有20个国家专项经费支持的肿瘤随访登记项目点。

为建立完善的全国肿瘤登记制度、动态掌握

我国恶性肿瘤流行情况和发展趋势,国家卫生计生委、国家中医药管理局于2015年1月27日制定并下发了《关于印发肿瘤登记管理办法的通知》(国卫疾控发〔2015〕6号)。江苏省卫生计生委和中医药管理局根据江苏具体情况,在转发国家管理办法的同时,对江苏肿瘤登记工作做出了具体要求:明确了江苏省各级卫生计生行政部门在全省各级肿瘤登记工作中的组织、管理、协调和保障职能,指定江苏省疾病预防控制中心作为省级肿瘤登记中心,负责全省肿瘤登记工作的方案制定、技术指导、人员培训、质量控制和考核评价等工作;要求各设区市、县(市、区)设立肿瘤登记处,负责开展责任区域内的肿瘤随访登记工作;要求全省各级各类医疗卫生机构认真履行肿瘤登记报告责任,建立内部管理制度,明确责任报告人,健全院内登记报告流程,规范开展肿瘤登记报告工作。《肿瘤登记管理办法》的出台为江苏省肿瘤登记报告体系的进一步完善打下坚实基础。

通过几代肿瘤登记报告人员40多年的努力,全省肿瘤登记工作日益规范,肿瘤登记覆盖人群逐渐扩大。到2016年底,全省96个县(市、区)均开始实施肿瘤登记报告制度,覆盖江苏省100%户籍人口。2016年,在江苏省向国家癌症中心提交的36个登记处的2013年肿瘤登记资料中,有35份通过国家质量评价并入选《2016年中国肿瘤登记年报》。

为定期发布全省恶性肿瘤发病、死亡监测数据,在江苏省卫生计生委的大力支持下,2015年江苏省疾病预防控制中心收集了2010年全省27个县(市、区)、覆盖2 689万户籍人口的肿瘤登记资料,组织专家首次撰写并出版了《江苏省恶性肿瘤报告(2015)》。为及时更新江苏省恶性肿瘤流行数据,2016年下半年开始,江苏省疾控中心在对全省各登记处提交的2011—2013年肿瘤登记资料进行整理、质控和分析的基础上,组织全省肿瘤登记专家撰写了这本《江苏省恶性肿瘤报告(2016)》。

第二章

肿瘤登记资料的收集、质量控制和统计分析

江苏省肿瘤登记管理办法规定，国际疾病分类第十版（ICD-10）（International Statistical Classification of Diseases and Related Health Problems 10th Revision，ICD-10）所规定的全部恶性肿瘤（ICD-10：C00-C97）、中枢神经系统良性肿瘤（D32.0-D33.9）和其他动态未定或动态未知的肿瘤（D42.0-D43.9），以及骨髓造血系统特质的恶性肿瘤（D45、D46.0-D46.9、D47.1和D47.3）的发病、死亡和生存状态资料，以及登记地区覆盖人群的人口学资料，均是我省肿瘤登记资料收集的主要内容。

一、肿瘤登记资料的收集

（一）新发病例资料

1. 医疗机构报告

各级各类具有肿瘤诊治能力的医疗机构是江苏省内肿瘤新发病例的主要来源。江苏省要求各责任报告医疗机构建立院内肿瘤登记报告制度，院内肿瘤诊治相关科室（门诊、住院、病案、病理、放射、超声、检验等）均应及时登记经诊治的肿瘤病例信息，定期送交院内肿瘤登记负责部门，由其对院内肿瘤病例信息进行汇总、审核、补充、剔重和登记后，及时通过肿瘤登记网报系统上报或填写纸质报告卡上交辖区肿瘤登记处。各级各类医疗机构还应定期导出或摘录院内住院和（或）病案中所有肿瘤病例信息（无论是新发病例或多次治疗病例）并提交辖区肿瘤登记处，这是肿瘤病例被动随访信息的重要来源。

2. 肿瘤登记处审核

肿瘤登记处收到辖区内各级医疗机构报送的肿瘤新发病例信息后，应及时对其完整性和有效性进行审核，将存在变量信息不完整、逻辑错误、编码错误等问题的报卡退回报告单位进行核实和修订。对审核通过的肿瘤新发病例信息，肿瘤登记处按其户籍或常住地址所属乡镇/街道分片下

发至对应乡镇医院/社区卫生服务中心,由基层肿瘤登记人员对肿瘤病例信息进行随访和核实,并将核实结果及时反馈至所属登记处。

3. 乡镇医院/社区卫生服务中心上报

乡镇医院/社区卫生服务中心在协助登记处对肿瘤新发病例信息进行随访、核实和反馈的同时,还应在日常工作过程中主动收集辖区内肿瘤新发病例和死亡病例信息,并按要求填写《肿瘤登记簿》,每月报送肿瘤登记处或及时在网报系统中登报。此外,乡镇医院/社区卫生服务中心还需对肿瘤登记处下发的属于本辖区的肿瘤现患病例进行定期的随访。

4. 死亡补发病

为确保肿瘤登记资料的完整性,肿瘤登记处必须定期开展死亡补发病工作,即每月或每季度将全死因监测报告中的肿瘤死亡病例信息和肿瘤登记中的发病信息进行核对,及时发现可能存在的发病漏报情况。对可疑的肿瘤发病漏报,登记处及时与死亡医学证明书开具医疗机构,或者死亡病例所属基层医疗卫生机构、死者家属或知情人联系,核实其根本死因是否为恶性肿瘤;对确认为发病漏报的肿瘤病例,需继续回顾追踪和补充完善病例生前的恶性肿瘤诊断相关信息,并补报肿瘤发病卡至最早诊断相应年份发病库中。

5. 医疗保险机构相关信息的利用

恶性肿瘤病例诊治相关的医疗保险记录,是肿瘤登记新发病例信息采集的重要途径之一。各地肿瘤登记处在卫生计生行政部门的协调下,定期(每月/每季度)去各类医疗保险机构(城镇职工医疗保险、城镇居民医疗保险和新型农村合作医疗保险)获取所辖户籍人口外出就医的肿瘤病例资料,重点收集肿瘤诊断(诊断日期、诊断依据、诊断部位、病理形态学)和治疗(治疗时间、治疗方式)相关信息,除与登记处已有肿瘤发病信息进行核对、发现漏报并补报外,还更新或补充已有肿瘤病例发病信息,如更新为更早的诊断日期、更为详细的病理形态学诊断、更高级别的诊断依据和诊断医院等。此外,肿瘤现患病例医疗保险信息的获取,是完成肿瘤病例被动随访的重要信息来源。

(二) 死亡病例资料

全人群死因监测资料是肿瘤死亡信息的主要来源,登记处应定期核对肿瘤发病与全死因监测数据库,以确认肿瘤病例的生存状态。除恶性肿瘤为根本死因的外,非肿瘤根本死因导致的肿瘤病例死亡信息也需详细登记,包括死亡日期、死亡地点、根本死因等。此外,在各级医疗机构院内发生的恶性肿瘤病例死亡,或基层医疗卫生机构发现的辖区内恶性肿瘤病例死亡,也应及时登记和报告,这也是我省肿瘤死亡病例信息的重要来源。

(三) 人口资料

肿瘤登记处定期通过公安、统计等部门获取覆盖行政区域内的年度户籍人口资料,包括辖区内户籍人口总数及其性别、年龄构成(0岁,1—4岁,5—9岁,10—14岁,……,80—84岁,85岁及以上)。如果从公安、统计等部门获取的人口资料的年限或年龄分组与肿瘤登记要求不一致,可利用2000年人口普查资料和近期较准确的年度户籍人口资料,通过"内插法"推算中间年份人口构成数据。

二、肿瘤登记资料的质量控制

(一) 登记资料质量控制指标

质量控制应贯穿肿瘤登记工作的整个过程,肿瘤登记资料质量的评价可以从完整性、有效性、可

比性和时效性等四个方面进行。在对肿瘤登记资料质量进行评价时,可从以下常用质控指标入手:

1. 病理组织学诊断比例(Proportion of Morphologic Verification,MV%)

病理组织学诊断比例(MV%)是评价肿瘤登记数据完整性和有效性的重要指标。在肿瘤的各类诊断依据中,病理组织学诊断(包括细胞学和血片,如外周血、骨髓液涂片及脱落细胞学检查)的可靠性最高,提示部分可疑的恶性肿瘤病例已通过病理排除;其次是其他实验室辅助诊断和单纯的临床诊断(表2.1)。在评价该指标时,除了考虑全部恶性肿瘤 MV%的平均水平外,还需对常见恶性肿瘤的 MV%进行评价。食管、胃、结直肠、乳腺等相对易取病理部位的恶性肿瘤 MV%不应太低,而脑、肺、肝等不易取病理,且随着医学的进步,可通过一些实验室辅助诊断手段基本能确诊的恶性肿瘤,其 MV%不应太高。

表2.1 诊断依据分类及其编码

编码	诊断依据分类名称	分类定义及解释
0	只有死亡医学证明书(DCO)	仅有医学死亡证明书而无任何其他诊治资料的病例
无显微镜检查		
1	临床诊断	仅根据症状、体征及疾病发展规律等在患者死前做出的诊断,不包括以下"2—7"诊断依据代码涉及内容
2	临床辅助检查	包括X线、内窥镜、影像学、超声波、探查手术(剖腹探查)及尸检等大多数临床诊断技术,但未作病理组织学检查
4	特殊肿瘤标志物	特殊的生化和免疫学检查
显微镜镜下检查		
5	细胞学或血片	外周血、骨髓液涂片及脱落细胞学检查
6	病理(继发)	转移部位的病理组织学检查,包括转移部位的尸检标本检查
7	病理(原发)	包括所有原发部位的病理切片、骨髓组织活检及原发部位的尸检标本检查
9	不详	

2. 只有死亡医学证明书比例(Percentage of Death Certification Only,DCO%)

在肿瘤登记工作中,需定期核对肿瘤登记的发病信息与生命统计中的死因监测信息,以发现发病漏报病例并进行补报,这些病例就称为死亡补发病(Death Certificate Notification,DCN)病例。在追溯和补充DCN病例的发病信息时,少数无法追踪到生前任何恶性肿瘤发病确认信息,如诊断日期、诊断医院、诊断依据等,此时将这部分病例称为"只有死亡医学证明书"(Death Certification Only,DCO)病例。由于DCO病例缺乏发病诊断信息,将其死亡日期定为其发病日期,其诊断依据编码为"0"(表2.1)。DCO病例在所有肿瘤登记新发病例中所占的比例即为DCO%,是评价肿瘤登记资料完整性和有效性的重要指标。

3. 死亡发病比(Mortality to incidence ratio,M/I)

死亡发病比(M/I)是同一人群中同期登记的肿瘤死亡例数与发病例数的比值,是反映肿瘤登记完整性与有效性的重要指标,一般情况下其比例应在0.6—0.8之间，M/I大于0.8提示肿瘤发病可能存在漏报，M/I小于0.6提示可能发病重报或死亡漏报。但在评价登记资料M/I时，除考量全部恶性肿瘤的M/I平均值，还需对常见癌种的M/I分别进行评估，如肝癌、肺癌等死亡率高、生存期短的肿瘤M/I可接近1；乳腺癌、甲状腺癌等生存期长、预后好的肿瘤M/I可低于0.6。

4. 恶性肿瘤逐年发病率和死亡率的稳定性

在登记处覆盖范围和人口无明显变动的情况下，常见恶性肿瘤的逐年发病率和死亡率应该保持相对稳定，不应出现骤升或骤降现象。除对全部恶性肿瘤的逐年发病率、死亡率进行评价外，还需对常见恶性肿瘤的发病率、死亡率的逐年波动情况进行分析，因为一个地区的癌种构成在正常情况下不应突然改变，其发病率、死亡率也不应有明显波动。

5. 人口资料评价指标

以人群为基础的肿瘤登记，在评价肿瘤登记人口资料时，首先要注意其可比性和科学性。登记处目前都是以一定行政区划为工作范围的，登记的是该区域内户籍人口的肿瘤发病和死亡资料，因此对应的人口资料也应是该行政区的户籍人口信息，确保分子分母的可比性。

其次要考虑人口资料的科学性。在登记范围内无行政区划调整或明显人口迁移的情况下，逐年的人口总数应该在一定的范围内上下波动，相邻年份人口总数差别不大，且其男女性别比的波动也应相对稳定，更不能出现反转。除了人口总数和性别比外，还可对分性别、年龄组人口构成变化的科学性进行评价，在人口数、全死因死亡率和出生率相对稳定的情况下，相邻年份人口构成不应骤变。可通过肿瘤标化发病率或标化死亡率的波动情况对人口构成资料的科学性进行评估，以发现分性别、年龄组人口构成存在的问题。

（二）登记资料的质量控制流程

参考国家癌症中心对肿瘤登记资料质量审核的相关指标及流程，江苏省疾控中心在收到各登记处提交的肿瘤登记资料后，首先检查资料的完整性，包括是否上报了要求的所有数据库，如肿瘤发病库、肿瘤死亡库、人口数据库、登记地区基本信息表和登记处信息表等，以及各数据库是否都包含了所有的关键变量。在确认了资料的完整性后，使用国际癌症研究中心（International Agency for Research on Cancer，IARC）/国际癌症登记协会（International Association of Cancer Registries，IACR）的IARCcrg Tools软件对数据库变量的完整性和有效性，以及各变量间的内部一致性进行逐一检查并记录存在的问题。之后采用MS-Excel、SAS等数据库软件分析登记资料并生成统一的分析结果表格。汇总分析发现的问题和数据分析结果，生成数据库评估报告并反馈给各登记处。各登记处根据江苏省疾控中心的评估报告对登记资料存在的问题进行核实、修改和补充，并将完善后的数据库再次提交省疾控中心进行审核。经过这一反复的数据审核、修订和完善流程，形成各登记处最终的肿瘤登记资料。江苏省疾控中心参照我国肿瘤登记年报数据入选标准（表2.2），并结合我省实际情况，确定纳入江苏省恶性肿瘤报告数据来源的登记处名单。

表 2.2　国家肿瘤登记年报数据入选标准*

A级	B级	D级
覆盖全部人口； 有可靠的人口数据来源； 已建立完善规范的全死因监测系统； 诊断依据不明比例＜10%； 0%＜DCO%＜10%； 部位不明比例＜10%； 主要肿瘤M/I合理； 66%＜MV%＜85%； 肿瘤变化趋势稳定，水平合理，死亡率不低于$120/10^5$。	覆盖全部人口或特定人口； 死因监测系统不够完善，数据质量较差； 诊断依据不明比例＜20%； DCO%＜20%； 部位不明比例＜20%； 0.55＜M/I＜0.85，主要肿瘤M/I比较合理； 55%＜MV%＜95%； 肿瘤变化趋势相对稳定，水平比较合理，死亡率不低于$100/10^5$。	覆盖人口不明确； 无死因监测系统； 诊断依据不明比例≥20%； DCO%≥20%； 部位不明比例≥20%； M/I≤0.55，M/I≥0.85，主要肿瘤M/I不合理； MV%≤55%，MV%≥95%； 肿瘤变化趋势不稳定，水平不合理。

*部分D级登记处，仅个别指标未达B级标准，经过个性化评价后也可被年报接受。

三、肿瘤登记资料的统计分析

（一）肿瘤统计分类

为了便于肿瘤发病、死亡资料的统计分析，本报告采用国际疾病分类第十版(ICD-10)将报告范围内的各癌种归类，分为59个细分类或25个大分类(表2.3、表2.4)。

（二）地区分类

根据国家标准GB/T 2260—2007，将江苏省各登记地区进行城乡分类：地级以上城市(区)归为城市地区，县及县级市归于农村地区，但为保证全省肿瘤登记数据的连续性和可比性，将已经县改区但开展肿瘤登记早且资料完善的登记处仍按农村地区归类。

表 2.3　常用肿瘤统计分类表（细分类）

部位	ICD-10编码范围	部位	ICD-10编码范围
唇	C00	舌	C01-C02
口	C03-C06	唾液腺	C07-C08
扁桃腺	C09	其他的口咽	C10
鼻咽	C11	喉咽	C12-C13
咽,部位不明	C14	食管	C15
胃	C16	小肠	C17
结肠	C18	直肠	C19-C20
肛门	C21	肝脏	C22
胆囊及其他	C23-C24	胰腺	C25
鼻,鼻窦及其他	C30-C31	喉	C32
气管,支气管,肺	C33-C34	其他的胸腔器官	C37-C38
骨	C40-C41	皮肤的黑色素瘤	C43

续表

部位	ICD-10 编码范围	部位	ICD-10 编码范围
其他的皮肤	C44	间皮瘤	C45
卡波氏肉瘤	C46	周围神经,其他结缔组织、软组织	C47;C49
乳房	C50	外阴	C51
阴道	C52	子宫颈	C53
子宫体	C54	子宫,部位不明	C55
卵巢	C56	其他的女性生殖器	C57
胎盘	C58	阴茎	C60
前列腺	C61	睾丸	C62
其他的男性生殖器	C63	肾	C64
肾盂	C65	输尿管	C66
膀胱	C67	其他的泌尿器官	C68
眼	C69	脑及中枢神经系统	C70-C72
甲状腺	C73	肾上腺	C74
其他的内分泌腺	C75	霍奇金病	C81
非霍奇金淋巴瘤	C82-C85;C96	免疫增生性疾病	C88
多发性骨髓瘤	C90	淋巴样白血病	C91
髓样白血病	C92-C94	白血病,未特指	C95
其他的或未指明部位	O&U	所有部位除外 C44	ALLbC44
		所有部位合计	ALL

表 2.4 常用肿瘤统计分类表(大分类)

部位	ICD-10 编码范围	部位	ICD-10 编码范围
口腔和咽喉(除外鼻咽癌)	C00-C10;C12-C14	子宫颈	C53
鼻咽	C11	子宫体及子宫部位不明	C54-C55
食管	C15	卵巢	C56
胃	C16	前列腺	C61
结直肠肛门	C18-C21	睾丸	C62
肝脏	C22	肾及泌尿系统不明	C64-C66;C68
胆囊及胆道其他	C23-C24	膀胱	C67
胰腺	C25	脑,神经系统	C70-C72
喉	C32	甲状腺	C73
气管,支气管,肺	C33-C34	淋巴瘤	C81-C85;C88;C90;C96
其他的胸腔器官	C37-C38	白血病	C91-C95
骨	C40-C41	不明及其他恶性肿瘤	Other(以上除外)
皮肤的黑色素瘤	C43	所有部位合计	ALL
乳房	C50		

(三) 常用统计分析指标

1. 发病(死亡)率

发病(死亡)率即粗发病(死亡)率,指某年该地登记的每 10 万人口中恶性肿瘤新发(死亡)病例数,是反映人口发病(死亡)情况最基本的指标。

$$发病(死亡)率 = \frac{某年该地恶性肿瘤新发(死亡)病例数}{某年该地年中人口数} \times 100\,000 \ (1/10\,万)$$

2. 分类构成

恶性肿瘤发病(死亡)分类构成可以反映各类恶性肿瘤对居民健康危害情况。恶性肿瘤分类构成百分比计算公式如下:

$$某恶性肿瘤构成 = \frac{某恶性肿瘤发病(死亡)数}{全部恶性肿瘤发病(死亡)数} \times 100\%$$

3. 年龄组发病(死亡)率

年龄组发病(死亡)率是表现人口发病(死亡)随年龄增长变动过程的重要指标,同时也是计算寿命表、标化率等指标所必需的数据。在对年龄进行分组时,除 0 岁组(不满 1 岁),1—4 岁和 85 岁及以上组外,其他均以间隔 5 岁为 1 个年龄组,即 0 岁,1—4 岁,5—9 岁,10—14 岁,……,80—84 岁和 85 岁及以上 19 个年龄组。其计算公式为:

$$某年龄组发病(死亡)率 = \frac{某年龄组发病(死亡)数}{该年龄组人口数} \times 100\,000 \ (1/10\,万)$$

4. 年龄调整发病(死亡)率/标化发病(死亡)率

人口年龄构成是影响恶性肿瘤发病(死亡)率的重要因素,在比较不同地区或同一地区不同时期恶性肿瘤的发病(死亡)率时,为了消除人口年龄构成的影响,要计算年龄调整发病(死亡)率,即采用某一标准人口年龄构成计算的发病(死亡)率。本报告分别采用 2000 年中国普查人口构成和 Segi's 世界标准人口构成进行年龄调整发病(死亡)率的计算(表 2.5)。

标化发病(死亡)率的计算(直接法):

① 计算年龄组发病(死亡)率;

② 以各年龄组发病(死亡)率乘以相应的标准人口年龄构成比,得到各年龄组相应的分配发病(死亡)率。

③ 各年龄组分配发病(死亡)率相加之和,即为标化发病(死亡)率。

$$标化发病(死亡)率 = \frac{\sum 标准人口年龄构成比 \times 年龄别发病(死亡)率}{\sum 标准人口年龄构成} \ (1/10\,万)$$

表 2.5　2000 年中国普查人口构成和 Segi's 世界标准人口构成

年龄组	2000 年中国人口构成		Segi's 世界人口构成	
	人口数	构成比（%）	人口数	构成比（%）
0	13 793 799	1.11	2 400	2.40
1—4	55 184 575	4.44	9 600	9.60
5—9	90 152 587	7.26	10 000	10.00
10—14	125 396 633	10.09	9 000	9.00
15—19	103 031 165	8.29	9 000	9.00
20—24	94 573 174	7.61	8 000	8.00
25—29	117 602 265	9.46	8 000	8.00
30—34	127 314 298	10.25	6 000	6.00
35—39	109 147 295	8.78	6 000	6.00
40—44	81 242 945	6.54	6 000	6.00
45—49	85 521 045	6.88	6 000	6.00
50—54	63 304 200	5.09	5 000	5.00
55—59	46 370 375	3.73	4 000	4.00
60—64	41 703 848	3.36	4 000	4.00
65—69	34 780 460	2.80	3 000	3.00
70—74	25 574 149	2.06	2 000	2.00
75—79	15 928 330	1.28	1 000	1.00
80—84	7 989 158	0.64	500	0.50
85+	4 001 925	0.32	500	0.50
合计	1 242 612 226	100.00	100 000	100.00

5. 累积率

累积率是指某病在某一年龄阶段内累积发病（死亡）率，便于不同地区的直接比较。恶性肿瘤一般是计算 0—64 岁或者 0—74 岁的累积率。

$$累积率 = \left[\sum (年龄组发病（死亡）率 \times 年龄组距)\right] \times 100\%$$

第三章

2011—2013 年江苏省肿瘤登记资料质量评价

一、2011—2013 年江苏省肿瘤登记资料来源

截至 2014 年 5 月 31 日、2015 年 5 月 31 日和 2016 年 5 月 31 日,江苏省分别有 29 个、33 个和 35 个登记处提交了 2011 年、2012 年和 2013 年肿瘤登记资料。2016 年底,江苏省疾控中心对 2011—2013 年肿瘤登记资料重新进行了清洗、整理、质控和分析,以筛选《江苏省恶性肿瘤报告(2016)》的数据来源。其中,除如皋市、阜宁县、东台市和丹阳市提交了 2012—2013 年资料,如东县和宝应县提交了 2013 年资料外,其他 29 个登记处均提交了 2011—2013 年资料(表 3.1)。

二、2011—2013 年江苏省肿瘤登记资料基本情况

2011—2013 年江苏省肿瘤登记资料分别包含该年度 1 月 1 日—12 月 31 日期间的肿瘤发病、死亡及人口资料;其中肿瘤包括国际疾病分类第十版(ICD-10)所规定的全部恶性肿瘤(ICD-10:C00-C97)、中枢神经系统良性肿瘤(D32.0-D33.9)和其他动态未定或动态未知的肿瘤(D42.0-D43.9),以及骨髓造血系统特质的恶性肿瘤(D45、D46.0-D46.9、D47.1 和 D47.3);人口资料为各登记处从当地统计或公安部门获取的年中户籍数据,按男女性别和年龄组(0 岁,1—4 岁,5—9 岁,10—14 岁,……,80—84 岁和 85 岁及以上)分组。2011—2013 年江苏省提交数据的登记处覆盖人口合计 110 475 525 人年(表 3.1),其中 2012 年覆盖人口为 37 492 574 人,约占 2012 年江苏省统计年鉴户籍总人口数(7 553.48 万)的 49.64%。

表 3.1　2011—2013 年江苏省肿瘤登记资料提交地区※

登记处	区划代码	登记处所在单位	城市点=1 农村点=2	登记处建立年	上报数据年份	覆盖人口（人年）
无锡市区	320201	无锡市疾病预防控制中心	1	1986	2011、2012、2013	7 197 066
徐州市区	320301	徐州市疾病预防控制中心	1	2010	2011、2012*、2013	5 536 782
常州市区	320401	常州市疾病预防控制中心	1	2010	2011、2012、2013	6 909 499
溧阳市	320481	溧阳市疾病预防控制中心	2	2011	2011、2012、2013	2 361 299
金坛市	320482	金坛市疾病预防控制中心	2	1998	2011、2012、2013	1 653 113
苏州市区	320501	苏州市疾病预防控制中心	1	2004	2011、2012、2013	9 820 846
南通市区	320601	南通市疾病预防控制中心	1	2011	2011、2012、2013	6 110 895
海安县	320621	海安县疾病预防控制中心	2	1999	2011、2012、2013	2 817 842
如东县	320623	如东县疾病预防控制中心	2	2012	2013*	1 043 715
启东市	320681	启东肝癌防治研究所	2	1972	2011、2012、2013	3 369 960
如皋市	320682	如皋市疾病预防控制中心	2	2011	2012、2013	2 849 406
海门市	320684	海门市疾病预防控制中心	2	1999	2011、2012、2013	3 022 176
连云港市区	320701	连云港市疾病预防控制中心	1	2004	2011、2012、2013	2 925 240
赣榆县	320721	赣榆县疾病预防控制中心	2	2000	2011、2012、2013	3 418 167
东海县	320722	东海县疾病预防控制中心	2	2004	2011、2012、2013	3 493 581
灌云县	320723	灌云县疾病预防控制中心	2	2004	2011、2012、2013	3 074 086
灌南县	320724	灌南县疾病预防控制中心	2	2006	2011、2012、2013	2 365 951
淮安市主城区#	320801	淮安市疾病预防控制中心	1	2008	2011、2012、2013	1 428 054
淮安市淮安区	320803	淮安市淮安区疾病预防控制中心	1	1988	2011、2012、2013	3 544 763
淮安市淮阴区	320804	淮安市淮阴区疾病预防控制中心	1	2006	2011、2012、2013	2 741 030
涟水县	320826	涟水县疾病预防控制中心	2	2007	2011、2012、2013	3 328 844
洪泽县	320829	洪泽县疾病预防控制中心	2	2010	2011、2012、2013	1 155 995
盱眙县	320830	盱眙县疾病预防控制中心	2	2005	2011、2012、2013	2 354 636
金湖县	320831	金湖县疾病预防控制中心	2	2005	2011、2012、2013	1 044 601
盐城市区	320901	盐城市疾病预防控制中心	1	2010	2011、2012、2013	4 557 854
滨海县	320922	滨海县疾病预防控制中心	2	2009	2011、2012、2013	3 602 312
阜宁县	320923	阜宁县疾病预防控制中心	2	2009	2012、2013	2 120 368
射阳县	320924	射阳县疾病预防控制中心	2	2008	2011、2012、2013	2 906 672
建湖县	320925	建湖县疾病预防控制中心	2	1998	2011、2012、2013	2 411 517
东台市	320981	东台市疾病预防控制中心	2	2009	2012、2013	2 260 364
大丰市	320982	大丰市疾病预防控制中心	2	1999	2011、2012、2013	2 175 916
宝应县	321023	宝应县疾病预防控制中心	2	2011	2013	915 473
丹阳市	321181	丹阳市疾病预防控制中心	2	2012	2012、2013	1 624 621
扬中市	321182	扬中市肿瘤防治研究所	2	1985	2011、2012、2013	841 048
泰兴市	321283	泰兴市疾病预防控制中心	2	1998	2011、2012、2013	3 491 833
合计						110 475 525

※ 无锡市区、徐州市区、常州市区、苏州市区、南通市区、连云港市区、盐城市区等登记处覆盖范围均为各主城区。# 淮安市主城区登记处 2011 年覆盖区域为清浦区，2012 年及之后覆盖范围为淮安市清浦区和清河区，即现在的清江浦区。* 该年份上报数据未被纳入最终统计。

三、2011—2013 年江苏省肿瘤登记资料质量评价及汇总分析数据源选取

江苏省疾控中心结合国家肿瘤登记年报入选标准(表 2.2)和江苏省实际情况,从死亡/发病比(M/I)、病理组织学诊断比例(MV%)、只有死亡医学证明书比例(DCO%)以及各登记处连续年份发病、死亡水平的稳定性等方面,对全省各登记处提交的 2011—2013 年肿瘤登记资料的完整性、有效性和可靠性进行评价,并确认 34 个登记处的 2011—2013 年肿瘤登记数据可作为全省肿瘤登记数据汇总分析的数据源。

各登记处的 2011—2013 年肿瘤登记资料质量评价结果详见表 3.2 和表 3.3,大部分登记处肿瘤登记资料达到国家年报数据质量分级 B 级或 A 级标准,少数登记处个别指标未达 B 级标准(综合考虑这些地区既往肿瘤登记工作开展情况,当地主要癌种构成分析,去除肝癌、肺癌等当地较高发且病死率较高、病理诊断比例较低的癌种后的质控指标均达到 B 级标准)。各登记处 2011—2013 年肿瘤登记资料被纳入情况见表 3.4。

表 3.2　2011—2013 年江苏省各肿瘤登记地区资料主要质控指标

登记处	2011 年			2012 年			2013 年		
	M/I	MV%	DCO%	M/I	MV%	DCO%	M/I	MV%	DCO%
无锡市区	0.66	68.51	3.47	0.63	68.08	0.15	0.65	66.54	1.10
徐州市区	0.62	63.72	0.45	0.66*	55.24*	3.14*	0.53	71.18	0.33
常州市区	0.60	76.82	0.63	0.60	70.20	2.85	0.60	76.42	1.11
溧阳市	0.75	75.61	0.11	0.62	68.29	0.24	0.57	68.27	0.09
金坛市	0.72	78.70	1.88	0.67	73.57	0.05	0.67	57.70	0.22
苏州市区	0.59	65.41	3.80	0.60	76.10	0.56	0.61	69.18	0.31
南通市区	0.62	53.04	0.02	0.71	55.00	0.40	0.63	66.19	1.33
海安县	0.75	54.53	1.60	0.69	54.93	0.61	0.65	53.71	0.00
如东县	—	—	—	—	—	—	0.70*	35.30*	0.49*
启东市	0.77	48.50	0.02	0.74	52.95	0.00	0.74	56.18	0.02
如皋市	—	—	—	0.72	63.26	0.24	0.74	65.99	0.22
海门市	0.69	55.92	0.15	0.71	53.36	0.31	0.64	56.73	0.27
连云港市区	0.62	71.39	1.53	0.62	73.25	0.50	0.63	71.62	1.31
赣榆县	0.66	73.40	0.14	0.63	64.90	0.64	0.64	58.85	0.08
东海县	0.73	69.63	0.00	0.76	66.14	3.19	0.74	68.05	6.38
灌云县	0.75	60.20	1.97	0.74	62.33	2.89	0.69	66.40	1.33
灌南县	0.60	62.81	0.31	0.62	70.20	0.28	0.61	62.45	0.70
淮安市主城区	0.66	84.26	0.19	0.61	46.47	8.23	0.68	71.74	2.21
淮安市淮安区	0.64	70.15	0.30	0.63	54.81	0.27	0.66	67.03	0.74

续表

登记处	2011年			2012年			2013年		
	M/I	MV%	DCO%	M/I	MV%	DCO%	M/I	MV%	DCO%
淮安市淮阴区	0.66	83.21	0.21	0.78	69.81	5.30	0.76	71.35	0.74
涟水县	0.68	67.51	0.04	0.61	75.46	0.24	0.62	81.06	0.30
洪泽县	0.78	66.12	0.13	0.70	67.47	0.09	0.70	67.09	0.17
盱眙县	0.65	72.41	0.10	0.72	66.81	0.98	0.68	64.05	0.72
金湖县	0.64	70.05	1.35	0.65	71.37	0.00	0.63	64.07	1.33
盐城市区	0.76	83.65	0.16	0.75	79.87	4.17	0.64	75.08	0.09
滨海县	0.88	78.91	0.00	0.79	80.03	0.80	0.69	62.85	0.38
阜宁县	—	—	—	0.75	87.74	0.04	0.74	71.05	0.00
射阳县	0.72	69.38	0.00	0.72	68.56	0.23	0.71	71.31	0.41
建湖县	0.73	80.88	0.00	0.71	76.00	0.42	0.75	72.72	0.00
东台市	—	—	—	0.72	67.77	0.08	0.79	50.52	3.47
大丰市	0.76	74.80	0.00	0.79	76.42	0.94	0.70	74.81	0.83
宝应县	—	—	—	—	—	—	0.75	65.35	0.92
丹阳市	—	—	—	0.69	80.39	0.07	0.77	67.93	2.57
扬中市	0.84	70.53	0.38	0.84	70.37	0.38	0.86	62.95	0.38
泰兴市	0.80	61.25	3.45	0.80	64.35	0.11	0.75	63.52	0.13

* 该年份上报数据未被纳入最终统计。

表3.3 2010—2013年江苏省登记地区恶性肿瘤发病率和死亡率($1/10^5$)

登记处	发病率				死亡率			
	2010	2011	2012	2013	2010	2011	2012	2013
无锡市区	296.98	317.54	341.33	338.67	195.68	208.55	216.66	219.71
徐州市区	243.82	204.62	160.32*	232.49	121.75	126.36	105.53*	123.93
常州市区	253.05	351.12	367.75	376.71	208.74	210.54	220.82	227.17
溧阳市	—	236.65	261.92	291.62	—	176.63	161.79	166.95
金坛市	316.01	347.83	391.24	411.12	245.52	251.45	262.88	274.26
苏州市区	335.96	338.34	344.67	339.51	193.96	200.48	206.90	206.29
南通市区	—	314.73	362.84	348.19	—	195.82	258.92	220.87
海安县	296.94	326.15	350.26	383.10	233.89	245.81	242.88	249.74
如东县				353.16				247.67
启东市	346.82	365.58	361.58	382.58	267.04	282.45	265.85	284.60
如皋市	—	—	358.23	356.59			257.19	265.50
海门市	382.22	390.55	384.57	411.26	247.37	269.37	272.70	264.16
连云港市区	221.51	224.79	226.73	223.83	142.86	140.28	139.69	140.70
赣榆县	174.73	195.06	207.07	223.91	130.77	129.45	130.36	142.84
东海县	184.01	185.93	194.35	187.25	130.88	135.36	148.58	139.21
灌云县	194.12	193.97	196.74	196.57	155.16	144.96	146.55	135.45
灌南县	202.06	207.43	184.55	195.91	133.26	125.13	115.07	118.62

续表

登记处	发病率				死亡率			
	2010	2011	2012	2013	2010	2011	2012	2013
淮安市主城区	—	180.18	216.00	205.63	—	118.45	131.43	140.18
淮安市淮安区	249.63	257.61	252.53	263.35	161.60	165.64	159.13	174.83
淮安市淮阴区	229.89	263.50	260.36	279.07	164.78	175.23	203.64	211.94
涟水县	192.22	201.65	227.64	234.35	131.59	136.12	139.64	145.50
洪泽县	214.57	205.65	290.77	303.91	159.95	161.29	202.14	213.98
盱眙县	230.55	246.56	260.16	244.29	154.57	159.81	187.62	165.87
金湖县	343.58	342.45	350.28	337.13	209.38	217.58	227.48	211.51
盐城市区	247.55	234.18	257.28	321.89	179.46	178.50	193.09	206.92
滨海县	237.29	224.33	238.98	263.04	157.90	197.42	189.00	181.88
阜宁县	—	—	275.54	239.48	—	—	205.82	177.72
射阳县	314.29	321.65	318.55	325.65	218.59	232.61	227.81	232.21
建湖县	296.79	292.35	295.85	311.51	209.46	213.08	211.29	232.76
东台市	—	—	330.04	298.16	—	—	238.97	235.02
大丰市	289.36	298.23	306.92	349.75	223.47	225.98	243.91	245.67
宝应县	—	—	—	284.01	—	—	—	213.00
丹阳市	—	—	367.71	378.81	—	—	254.04	290.12
扬中市	371.12	377.58	378.50	368.98	316.79	315.84	317.97	316.07
泰兴市	221.98	229.80	235.55	251.42	177.53	184.36	187.81	188.52

＊ 该年份上报数据未被纳入最终统计。

表 3.4 2011—2013 年汇总分析肿瘤登记资料登记处选取名单及其基本情况

登记处	区划代码	登记处所在单位	城市点=1 农村点=2	收录数据年份	2011—2013年覆盖人口（人年）	发病数	死亡数
无锡市区	320201	无锡市疾病预防控制中心	1	2011、2012、2013	7 197 066	23 936	15 474
徐州市区	320301	徐州市疾病预防控制中心	1	2011、2013	3 691 752	8 069	4 620
常州市区	320401	常州市疾病预防控制中心	1	2011、2012、2013	6 909 499	25 236	15 169
溧阳市	320481	溧阳市疾病预防控制中心	2	2011、2012、2013	2 361 299	6 222	3 977
金坛市	320482	金坛市疾病预防控制中心	2	2011、2012、2013	1 653 113	6 337	4 345
苏州市区	320501	苏州市疾病预防控制中心	1	2011、2012、2013	9 820 846	33 474	20 091
南通市区	320601	南通市疾病预防控制中心	1	2011、2012、2013	6 110 895	20 842	13 673
海安县	320621	海安县疾病预防控制中心	2	2011、2012、2013	2 817 842	9 953	6 936
启东市	320681	启东肝癌防治研究所	2	2011、2012、2013	3 369 960	12 466	9356
如皋市	320682	如皋市疾病预防控制中心	2	2012、2013	2 849 406	10 184	7 447

续表

登记处	区划代码	登记处所在单位	城市点=1 农村点=2	收录数据年份	2011—2013年覆盖人口（人年）	发病数	死亡数
海门市	320684	海门市疾病预防控制中心	2	2011、2012、2013	3 022 176	11 951	8 122
连云港市区	320701	连云港市疾病预防控制中心	1	2011、2012、2013	2 925 240	6 585	4 102
赣榆县	320721	赣榆县疾病预防控制中心	2	2011、2012、2013	3 418 167	7 138	4 590
东海县	320722	东海县疾病预防控制中心	2	2011、2012、2013	3 493 581	6 609	4 928
灌云县	320723	灌云县疾病预防控制中心	2	2011、2012、2013	3 074 086	6 018	4 374
灌南县	320724	灌南县疾病预防控制中心	2	2011、2012、2013	2 365 951	4 635	2 829
淮安市主城区	320801	淮安市疾病预防控制中心	1	2011、2012、2013	1 428 054	2 918	1 888
淮安市淮安区	320803	淮安市淮安区疾病预防控制中心	1	2011、2012、2013	3 544 763	9 140	5 904
淮安市淮阴区	320804	淮安市淮阴区疾病预防控制中心	1	2011、2012、2013	2 741 030	7 337	5 400
涟水县	320826	涟水县疾病预防控制中心	2	2011、2012、2013	3 328 844	7 367	4 676
洪泽县	320829	洪泽县疾病预防控制中心	2	2011、2012、2013	1 155 995	3 086	2 226
盱眙县	320830	盱眙县疾病预防控制中心	2	2011、2012、2013	2 354 636	5 894	4 029
金湖县	320831	金湖县疾病预防控制中心	2	2011、2012、2013	1 044 601	3 585	2 285
盐城市区	320901	盐城市疾病预防控制中心	1	2011、2012、2013	4 557 854	12 283	8 768
滨海县	320922	滨海县疾病预防控制中心	2	2011、2012、2013	3 602 312	8 722	6 824
阜宁县	320923	阜宁县疾病预防控制中心	2	2012、2013	2 120 368	5 442	4 052
射阳县	320924	射阳县疾病预防控制中心	2	2011、2012、2013	2 906 672	9 358	6 711
建湖县	320925	建湖县疾病预防控制中心	2	2011、2012、2013	2 411 517	7 232	5 282
东台市	320981	东台市疾病预防控制中心	2	2012、2013	2 260 364	7 100	5 357
大丰市	320982	大丰市疾病预防控制中心	2	2011、2012、2013	2 175 916	6 926	5 190
宝应县	321023	宝应县疾病预防控制中心	2	2013	915 473	2 600	1 950
丹阳市	321181	丹阳市疾病预防控制中心	2	2012、2013	1 624 621	6 064	4 420
扬中市	321182	扬中市肿瘤防治研究所	2	2011、2012、2013	841 048	3 154	2 663
泰兴市	321283	泰兴市疾病预防控制中心	2	2011、2012、2013	3 491 833	8 349	6 527
合计					107 586 780	316 212	214 185

四、2011—2013年江苏省入选登记处数据质量综合评价

2011—2013年江苏省34个登记处肿瘤登记数据全部恶性肿瘤合计的M/I为0.68，MV％为67.55％，DCO％为0.97％；其中城市地区M/I、MV％和DCO％分别为0.63、69.30％和1.33％，农村地区分别为0.72、65.99％和0.65％（表3.5）。

表 3.5　2011—2013 年江苏省入选肿瘤登记处数据质量综合评价

部位	ICD-10	全省			城市			农村		
		M/I	MV%	DCO%	M/I	MV%	DCO%	M/I	MV%	DCO%
口腔和咽喉(除外鼻咽癌)	C00-C10;C12-C14	0.45	81.38	0.66	0.40	79.65	0.94	0.49	83.07	0.39
鼻咽	C11	0.59	76.65	0.85	0.58	74.47	1.23	0.59	78.78	0.48
食管	C15	0.76	81.83	0.80	0.77	78.85	1.41	0.75	83.36	0.48
胃	C16	0.73	82.43	0.88	0.71	79.75	1.29	0.74	84.85	0.52
结直肠肛门	C18-C21	0.48	81.35	0.70	0.45	78.82	0.98	0.52	84.51	0.36
肝脏	C22	0.93	31.86	1.43	0.91	41.45	2.01	0.94	25.24	1.03
胆囊及其他	C23-C24	0.77	51.33	1.45	0.71	55.83	1.91	0.83	45.97	0.90
胰腺	C25	0.96	41.54	1.86	0.97	47.27	2.69	0.94	35.90	1.05
喉	C32	0.56	76.01	0.38	0.52	75.38	0.41	0.62	76.80	0.34
气管,支气管,肺	C33-C34	0.84	48.11	1.27	0.82	54.78	1.64	0.86	42.22	0.94
其他的胸腔器官	C37-C38	0.51	53.03	1.79	0.45	55.28	2.06	0.59	49.66	1.38
骨	C40-C41	1.00	45.64	2.54	1.01	45.62	3.34	0.99	45.65	1.91
皮肤的黑色素瘤	C43	0.51	90.26	1.12	0.52	85.67	1.59	0.50	94.87	0.64
乳房	C50	0.24	86.20	0.36	0.21	84.61	0.47	0.28	88.22	0.22
子宫颈	C53	0.24	88.93	0.28	0.21	87.77	0.29	0.27	89.84	0.27
子宫体及子宫部位不明	C54-C55	0.35	84.12	0.43	0.31	84.15	0.65	0.38	84.10	0.23
卵巢	C56	0.44	77.04	0.61	0.42	77.20	0.74	0.47	76.86	0.47
前列腺	C61	0.44	68.21	0.71	0.38	71.38	0.90	0.55	62.55	0.37
睾丸	C62	0.29	78.81	0.42	0.26	77.78	0.00	0.31	79.83	0.84
肾及泌尿系统不明	C64-C66;C68	0.32	70.34	0.54	0.27	75.08	0.70	0.42	61.51	0.23
膀胱	C67	0.39	75.99	0.65	0.34	76.46	0.96	0.45	75.45	0.30
脑,神经系统	C70-C72	0.72	42.31	1.41	0.64	51.43	1.76	0.79	34.19	1.10
甲状腺	C73	0.08	83.65	0.07	0.07	84.67	0.11	0.12	81.56	0.00
淋巴瘤	C81-C85;C88;C90;C96	0.64	90.90	0.68	0.57	90.29	0.87	0.72	91.53	0.48
白血病	C91-C95	0.77	93.50	1.13	0.74	89.90	1.50	0.80	97.02	0.75
不明及其他恶性肿瘤	Other(以上除外)	0.53	66.24	1.01	0.53	62.94	1.30	0.54	71.08	0.59
所有部位合计	ALL	0.68	67.55	0.97	0.63	69.30	1.33	0.72	65.99	0.65

第四章

2011—2013 年江苏省登记地区恶性肿瘤发病和死亡情况

2016年,江苏省疾控中心对各登记处提交的2011—2013年肿瘤登记资料进行了重新整理和质控,其中34个登记处数据质量较好,符合中国肿瘤登记年报入选标准。通过对2011—2013年连续3年肿瘤登记资料的汇总分析,不仅可以确保恶性肿瘤发病、死亡相关统计指标的稳定性,还能更具代表性地反映江苏省恶性肿瘤的流行水平。

一、2011—2013 年江苏省肿瘤登记地区覆盖人口

2011—2013年江苏省肿瘤登记地区中,城市登记地区10个,农村地区24个,分布在11个设区市,覆盖人口107 586 780人年,其中2012年覆盖人口35 647 544人,约占同期江苏省户籍总人口数的47.19%。登记地区覆盖人口中男性54 313 517人年,女性53 273 263人年,性别比为1.02。城市地区覆盖人口48 926 999人年,约占全部人口的45.48%;农村地区覆盖人口58 659 781人年,约占54.52%(表4.1,图4-1至图4-3)。

表 4.1 2011—2013 年江苏省肿瘤登记地区覆盖人口（人年）

年龄组（岁）	全省			城市			农村		
	合计	男性	女性	合计	男性	女性	合计	男性	女性
0	1 009 163	532 127	477 036	419 276	221 257	198 019	589 887	310 870	279 017
1—4	4 016 208	2 144 220	1 871 988	1 788 542	953 457	835 085	2 227 666	1 190 763	1 036 903
5—9	5 050 217	2 701 645	2 348 572	2 192 432	1 163 066	1 029 366	2 857 785	1 538 579	1 319 206
10—14	5 247 415	2 830 254	2 417 161	2 316 214	1 213 908	1 102 306	2 931 201	1 616 346	1 314 855
15—19	6 567 461	3 468 265	3 099 196	2 820 507	1 461 709	1 358 798	3 746 954	2 006 556	1 740 398
20—24	8 037 811	4 086 249	3 951 562	3 674 739	1 859 498	1 815 241	4 363 072	2 226 751	2 136 321
25—29	7 522 955	3 733 816	3 789 139	3 730 787	1 817 503	1 913 284	3 792 168	1 916 313	1 875 855
30—34	7 882 833	3 921 594	3 961 239	3 971 644	1 962 452	2 009 192	3 911 189	1 959 142	1 952 047
35—39	8 401 044	4 178 583	4 222 461	3 878 094	1 927 626	1 950 468	4 522 950	2 250 957	2 271 993
40—44	9 860 838	4 895 947	4 964 891	4 345 517	2 147 906	2 197 611	5 515 321	2 748 041	2 767 280
45—49	9 484 848	4 746 834	4 738 014	4 323 931	2 158 065	2 165 866	5 160 917	2 588 769	2 572 148
50—54	7 531 064	3 833 275	3 697 789	3 332 476	1 693 786	1 638 690	4 198 588	2 139 489	2 059 099
55—59	7 608 780	3 873 238	3 735 542	3 423 018	1 734 505	1 688 513	4 185 762	2 138 733	2 047 029
60—64	6 036 615	3 061 853	2 974 762	2 829 553	1 427 134	1 402 419	3 207 062	1 634 719	1 572 343
65—69	4 539 972	2 292 889	2 247 083	2 030 058	1 019 875	1 010 183	2 509 914	1 273 014	1 236 900
70—74	3 505 278	1 724 212	1 781 066	1 518 976	742 337	776 639	1 986 302	981 875	1 004 427
75—79	2 634 775	1 224 787	1 409 988	1 143 381	524 919	618 462	1 491 394	699 868	791 526
80—84	1 625 733	689 039	936 694	723 456	301 379	422 077	902 277	387 660	514 617
85+	1 023 770	374 690	649 080	464 398	163 167	301 231	559 372	211 523	347 849
合计	107 586 780	54 313 517	53 273 263	48 926 999	24 493 549	24 433 450	58 659 781	29 819 968	28 839 813

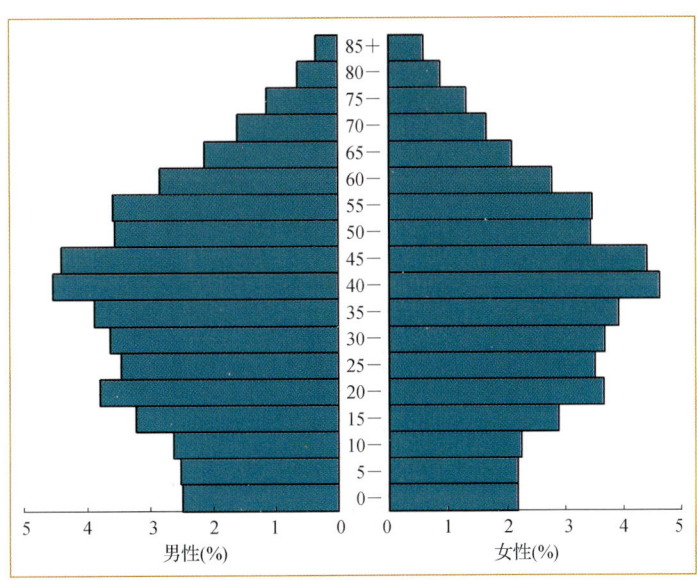

图 4-1 2011—2013 年江苏省肿瘤登记地区人口构成金字塔

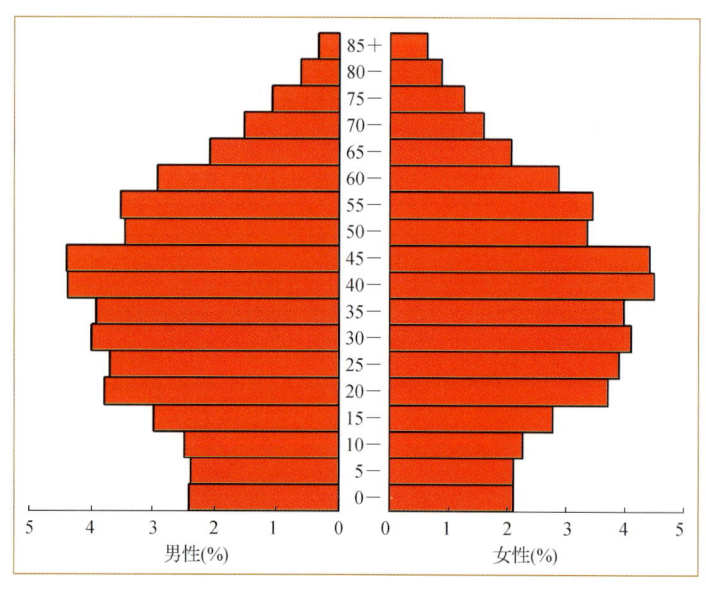

图 4-2 2011—2013 年江苏省城市肿瘤登记地区人口构成金字塔

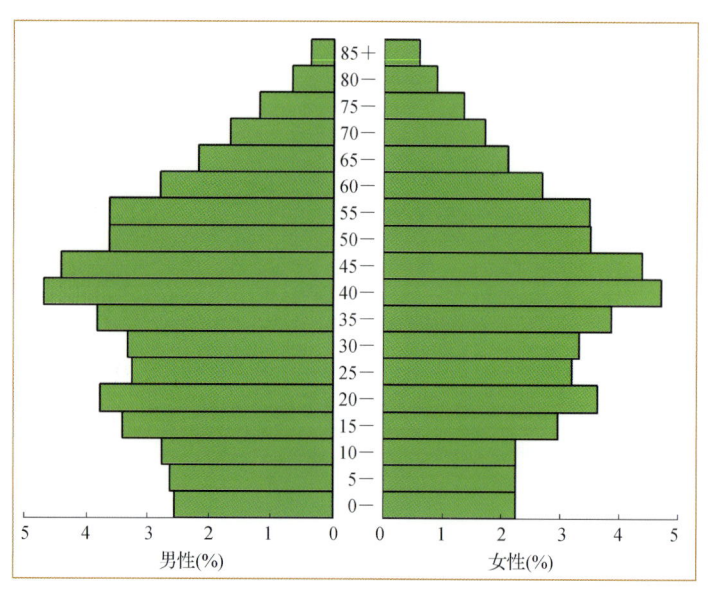

图 4-3 2011—2013 年江苏省农村肿瘤登记地区人口构成金字塔

二、2011—2013 年江苏省肿瘤登记地区全部恶性肿瘤发病和死亡情况

(一) 全部恶性肿瘤发病情况

2011—2013 年江苏省登记地区新发恶性肿瘤病例 316 212 例(男性 185 972 例,女性 130 240 例),其中城市地区 149 820 例,占全部新发病例数的 47.38%,农村地区 166 392 例,占 52.62%。恶性肿瘤发病率为 293.91/10 万(男性 342.40/10 万,女性 244.48/10 万),中标率为 182.64/10 万,世标率为 179.80/10 万,累积率(0—74 岁)为 21.25%。城市地区恶性肿瘤发病率为 306.21/10 万(男性 355.07/10 万,女性 257.23/10 万),中标率为 193.43/10 万,世标率为 189.98/10 万,累积率(0—

74岁)为22.36%。农村地区恶性肿瘤发病率为283.66/10万(男性332.00/10万,女性233.67/10万),中标率为173.86/10万,世标率为171.57/10万,累积率(0—74岁)为20.37%。城市与农村相比,无论男女,恶性肿瘤发病率、中标率、世标率和累积率(0—74岁)均为城市高于农村(表4.2)。

表4.2 2011—2013年江苏省登记地区恶性肿瘤发病主要指标

地区	性别	发病数	发病率(1/10⁵)	中标率(1/10⁵)	世标率(1/10⁵)	累积率 0—74(%)
全省	合计	316 212	293.91	182.64	179.80	21.25
	男性	185 972	342.40	215.65	214.40	25.78
	女性	130 240	244.48	151.85	147.37	16.71
城市	合计	149 820	306.21	193.43	189.98	22.36
	男性	86 970	355.07	226.97	225.47	27.00
	女性	62 850	257.23	163.23	157.87	17.77
农村	合计	166 392	283.66	173.86	171.57	20.37
	男性	99 002	332.00	206.81	205.78	24.84
	女性	67 390	233.67	142.33	138.66	15.83

(二)全部恶性肿瘤年龄别发病率

2011—2013年江苏省登记地区恶性肿瘤年龄别发病率在0—39岁组相对较低,40岁开始随年龄增长快速上升,于80—84岁年龄组达发病高峰,之后有所降低。城乡地区、不同性别恶性肿瘤年龄别发病率变化趋势与全省情况一致。全省不同性别各年龄组发病率比较,除0—4岁和20—49岁女性高于男性外,其他各年龄组发病率均为男性高于女性。城市地区和农村地区相比,男性发病率除45—49岁和60—64岁为农村较高外,其他各年龄组均为城市高于农村;女性发病率除5—9岁为农村较高外,其他均为城市高于农村(表4.3,图4-4a至图4-4d)。

表4.3 2011—2013年江苏省登记地区恶性肿瘤年龄别发病率(1/10⁵)

年龄组(岁)	全省			城市			农村		
	合计	男性	女性	合计	男性	女性	合计	男性	女性
0	8.62	8.27	9.01	11.45	10.85	12.12	6.61	6.43	6.81
1—4	7.57	7.04	8.17	8.50	7.87	9.22	6.82	6.38	7.33
5—9	4.99	5.59	4.30	5.25	6.19	4.18	4.79	5.13	4.40
10—14	5.15	5.65	4.55	6.17	7.17	5.08	4.33	4.52	4.11
15—19	7.77	8.04	7.45	8.44	8.62	8.24	7.26	7.63	6.84
20—24	13.81	12.36	15.31	14.99	12.58	17.46	12.81	12.17	13.48
25—29	21.92	17.52	26.26	24.12	18.71	29.27	19.75	16.39	23.19

续表

年龄组(岁)	全省			城市			农村		
	合计	男性	女性	合计	男性	女性	合计	男性	女性
30—34	37.13	28.71	45.47	41.75	31.13	52.11	32.45	26.29	38.63
35—39	64.58	50.69	78.32	73.52	54.57	92.23	56.91	47.36	66.37
40—44	134.12	107.76	160.10	146.31	108.76	183.02	124.51	106.99	141.91
45—49	225.30	204.96	245.67	235.71	201.99	269.31	216.57	207.43	225.76
50—54	299.48	320.17	278.03	316.61	325.78	307.14	285.88	315.73	254.87
55—59	523.16	620.41	422.32	548.93	640.24	455.13	502.08	604.33	395.26
60—64	722.33	909.68	529.49	725.17	907.13	540.00	719.82	911.90	520.12
65—69	942.60	1 219.60	659.97	986.87	1292.12	678.69	906.80	1 161.50	644.68
70—74	1 240.67	1 638.26	855.78	1 329.58	1 776.96	901.96	1 172.68	1 533.39	820.07
75—79	1 474.85	1 965.48	1 048.66	1 568.68	2 127.76	1 094.17	1 402.92	1 843.78	1 013.11
80—84	1 529.53	2 117.44	1 097.05	1 652.48	2 352.52	1 152.63	1 430.94	1 934.69	1 051.46
85+	1 280.76	1 801.22	980.31	1 428.30	2 118.69	1 054.34	1 158.26	1 556.33	916.20

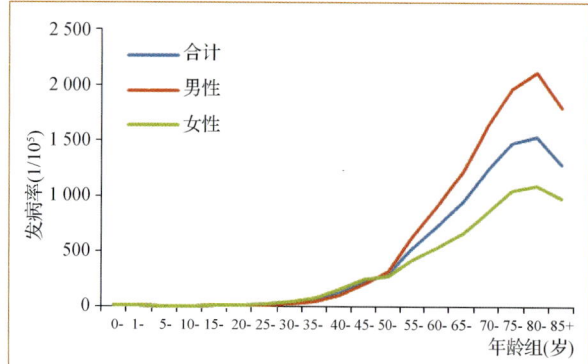

图 4-4a 2011—2013 年江苏省肿瘤登记地区恶性肿瘤年龄别发病率

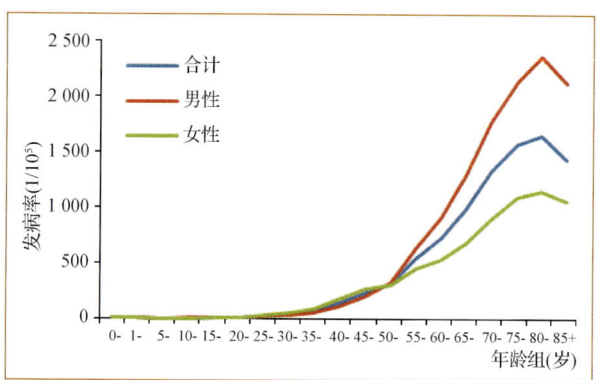

图 4-4b 2011—2013 年江苏省城市肿瘤登记地区恶性肿瘤年龄别发病率

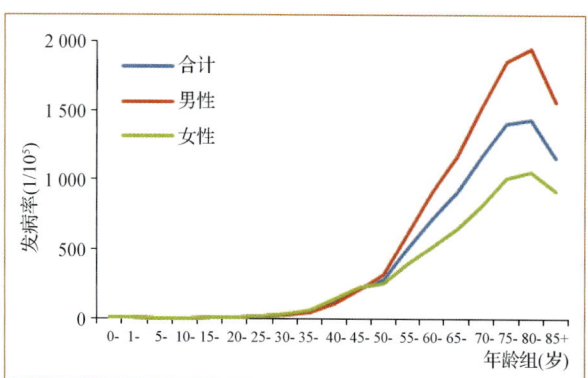

图 4-4c 2011—2013 年江苏省农村肿瘤登记地区恶性肿瘤年龄别发病率

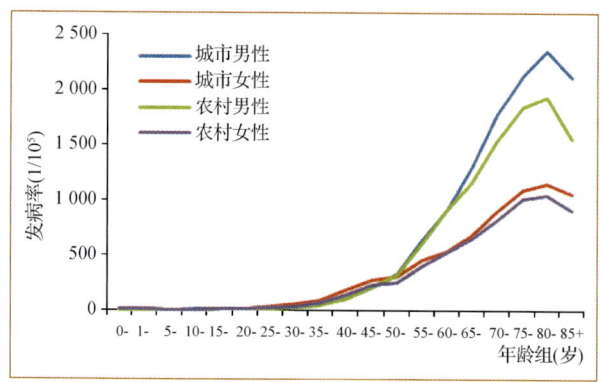

图 4-4d 2011—2013 年江苏省城市和农村肿瘤登记地区恶性肿瘤年龄别发病率

(三) 全部恶性肿瘤死亡情况

2011—2013年江苏省登记地区恶性肿瘤死亡病例214 185例(男性136 697例,女性77 488例),其中城市地区95 089例,占全部死亡病例数的44.40%,农村地区119 096例,占55.60%。恶性肿瘤死亡率为199.08/10万(男性251.68/10万,女性145.45/10万),中标率为116.87/10万,世标率为115.57/10万,累积率(0—74岁)为13.19%。城市地区恶性肿瘤死亡率为194.35/10万(男性247.90/10万,女性140.67/10万),中标率为115.19/10万,世标率为113.93/10万,累积率(0—74岁)为12.91%。农村地区恶性肿瘤死亡率为203.03/10万(男性254.79/10万,女性149.51/10万),中标率为118.35/10万,世标率为117.02/10万,累积率(0—74岁)为13.44%。城乡比较,无论男女,恶性肿瘤死亡率、中标率、世标率和累积率(0—74岁)均为农村高于城市(表4.4)。

表4.4 2011—2013年江苏省登记地区恶性肿瘤死亡主要指标

地区	性别	死亡数	死亡率 (1/10⁵)	中标率 (1/10⁵)	世标率 (1/10⁵)	累积率 0—74(%)
全省	合计	214 185	199.08	116.87	115.57	13.19
	男性	136 697	251.68	155.23	153.73	17.59
	女性	77 488	145.45	80.77	79.67	8.78
城市	合计	95 089	194.35	115.19	113.93	12.91
	男性	60 719	247.90	154.89	153.65	17.39
	女性	34 370	140.67	78.85	77.66	8.46
农村	合计	119 096	203.03	118.35	117.02	13.44
	男性	75 978	254.79	155.80	154.08	17.77
	女性	43 118	149.51	82.40	81.37	9.05

(四) 全部恶性肿瘤年龄别死亡率

2011—2013年江苏省登记地区恶性肿瘤年龄别死亡率在0—44岁组相对较低,45岁开始随年龄增长快速上升,于80—84岁年龄组达死亡高峰,之后有所降低。男性和女性恶性肿瘤年龄别死亡率变化趋势与全省基本一致,仅死亡高峰出现年龄有所差别,男性出现于80—84岁组,而女性则是在85岁及以上年龄组达死亡率峰值。农村地区恶性肿瘤年龄别死亡率变化趋势与全省情况一致,均从45岁开始呈现随年龄增长死亡率迅速上升的趋势,农村合计、农村男性年龄别死亡率峰值也均出现在80—84岁组,农村女性则出现在85岁及以上年龄组。城市地区恶性肿瘤年龄别死亡率变化趋势与全省基本一致,仅死亡率高峰年龄有所差别,城市地区无论男性或女性,其年龄别死亡率高峰均出现在85岁及以上年龄组。全省不同性别年龄组恶性肿瘤死亡率比较,除0—4岁女性高于男性外,其他各年龄组均为男性高于女性。城市地区和农村地区相比,男性死亡率除10—14岁和65及以上年龄为城市较高外,其他各年龄组均为农村高于城市;女性死亡率除在0岁、10—14岁、35—44岁和80岁及以上年龄组为城市较高外,其他均为农村高于城市(表4.5,图4-5a至图4-5d)。

表 4.5 2011—2013 年江苏省登记地区恶性肿瘤年龄别死亡率（1/10⁵）

年龄组（岁）	全省 合计	全省 男性	全省 女性	城市 合计	城市 男性	城市 女性	农村 合计	农村 男性	农村 女性
0	3.47	2.82	4.19	3.34	2.26	4.55	3.56	3.22	3.94
1—4	3.96	3.45	4.54	3.35	3.25	3.47	4.44	3.61	5.40
5—9	2.63	3.22	1.96	2.14	2.58	1.65	3.01	3.70	2.20
10—14	2.93	3.32	2.48	3.15	3.62	2.63	2.76	3.09	2.36
15—19	4.55	5.71	3.26	4.15	5.20	3.02	4.86	6.08	3.45
20—24	5.25	6.09	4.38	4.60	5.43	3.75	5.80	6.65	4.91
25—29	7.95	9.19	6.73	6.38	7.10	5.70	9.49	11.17	7.78
30—34	13.13	14.87	11.41	12.29	13.76	10.85	13.99	15.98	11.99
35—39	23.83	28.57	19.14	22.56	25.83	19.33	24.92	30.92	18.97
40—44	55.43	65.32	45.68	51.00	56.10	46.00	58.93	72.52	45.42
45—49	100.67	124.44	76.85	93.13	111.35	74.98	106.98	135.35	78.42
50—54	151.73	197.25	104.55	144.52	186.92	100.69	157.46	205.42	107.62
55—59	287.55	379.58	192.13	278.26	368.98	185.07	295.14	388.17	197.95
60—64	424.74	573.15	271.99	398.61	541.79	252.92	447.79	600.53	289.00
65—69	625.95	845.18	402.25	616.58	850.01	380.92	633.53	841.31	419.68
70—74	928.14	1258.08	608.74	940.83	1296.45	600.92	918.44	1229.08	614.78
75—79	1 294.84	1 755.24	894.90	1 310.24	1 810.37	885.75	1 283.03	1 713.89	902.06
80—84	1 539.49	2 124.99	1 108.79	1 619.03	2 291.14	1 139.13	1 475.71	1 995.82	1 083.91
85+	1 493.69	2 063.57	1 164.73	1 645.79	2 407.35	1 233.27	1 367.43	1 798.39	1 105.36

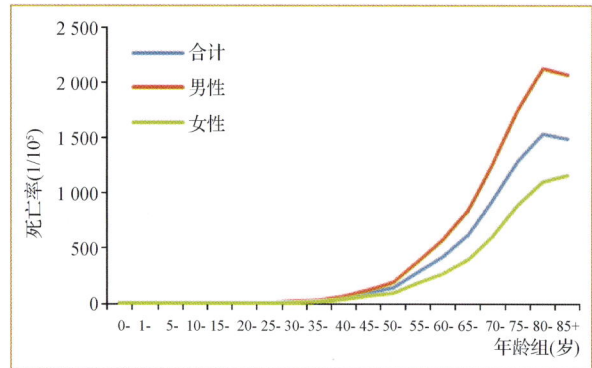

图 4-5a 2011—2013 年江苏省肿瘤登记地区恶性肿瘤年龄别死亡率

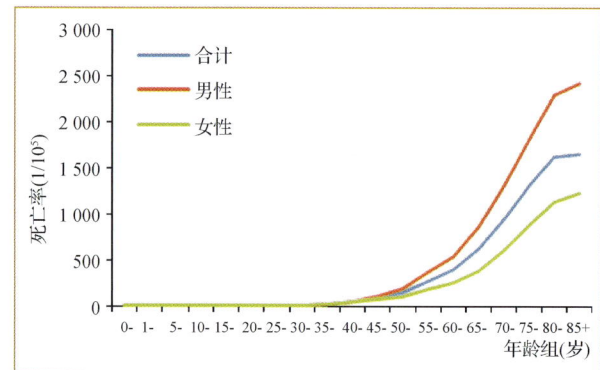

图 4-5b 2011—2013 年江苏省城市肿瘤登记地区恶性肿瘤年龄别死亡率

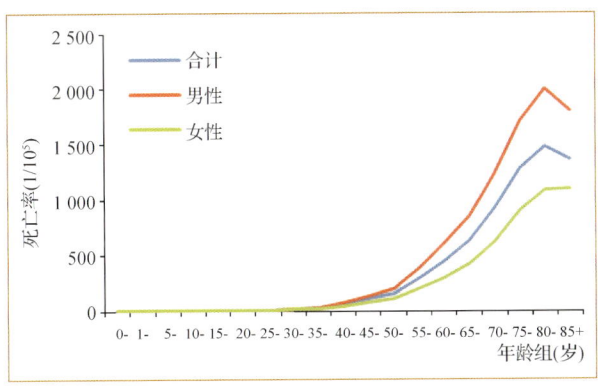

图 4-5c 2011—2013 年江苏省农村肿瘤登记地区恶性肿瘤年龄别死亡率

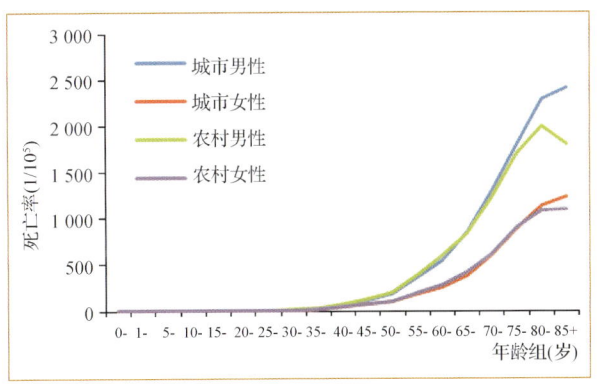

图 4-5d 2011—2013 年江苏省城市和农村肿瘤登记地区恶性肿瘤年龄别死亡率

三、2011—2013 年江苏省肿瘤登记地区前 10 位恶性肿瘤发病和死亡情况

(一)江苏省登记地区前 10 位恶性肿瘤发病情况

2011—2013 年江苏省登记地区恶性肿瘤发病第 1 位的是肺癌,发病率为 51.83/10 万,其后依次为胃癌、食管癌、肝癌和结直肠癌,前 10 位恶性肿瘤占全部恶性肿瘤发病的 81.67%。男性恶性肿瘤发病第 1 位的是肺癌,发病率为 70.19/10 万,其次分别为胃癌、食管癌、肝癌和结直肠癌,男性前 10 位恶性肿瘤占全部恶性肿瘤发病的 88.08%。女性恶性肿瘤发病第 1 位的是乳腺癌,发病率为 33.57/10 万,其后依次为肺癌、食管癌、胃癌和结直肠癌,女性前 10 位恶性肿瘤占全部恶性肿瘤发病的 80.49%(表 4.6,图 4-6a 至图 4-6f)。

表 4.6 2011—2013 年江苏省登记地区前 10 位恶性肿瘤发病情况

顺位	合计 部位	发病率(1/10⁵)	构成(%)	中标率(1/10⁵)	男性 部位	发病率(1/10⁵)	构成(%)	中标率(1/10⁵)	女性 部位	发病率(1/10⁵)	构成(%)	中标率(1/10⁵)
1	气管,支气管,肺	51.83	17.63	30.57	气管,支气管,肺	70.19	20.50	42.87	乳房	33.57	13.73	23.44
2	胃	46.67	15.88	27.76	胃	65.19	19.04	40.02	气管,支气管,肺	33.11	13.54	18.92
3	食管	41.71	14.19	24.17	食管	55.29	16.15	33.44	食管	27.86	11.40	15.18
4	肝脏	31.42	10.69	20.07	肝脏	45.29	13.23	30.07	胃	27.78	11.36	15.95
5	结直肠肛门	23.29	7.92	14.14	结直肠肛门	26.45	7.72	16.67	结直肠肛门	20.07	8.21	11.73
6	乳房	33.57	5.73	23.44	胰腺	9.80	2.86	6.00	肝脏	17.27	7.06	10.14
7	胰腺	8.83	3.01	5.11	前列腺	8.34	2.44	4.83	子宫颈	14.96	6.12	10.90
8	子宫颈	14.96	2.52	10.90	膀胱	8.19	2.39	4.99	胰腺	7.84	3.21	4.26
9	脑,神经系统	6.41	2.18	4.49	淋巴瘤	6.50	1.90	4.40	子宫体及子宫部位不明	7.84	3.21	5.22
10	白血病	5.62	1.91	4.34	脑,神经系统	6.35	1.85	4.59	脑,神经系统	6.47	2.65	4.39
	合计	264.30	81.67	164.98	合计	301.59	88.08	187.89	合计	196.77	80.49	120.10

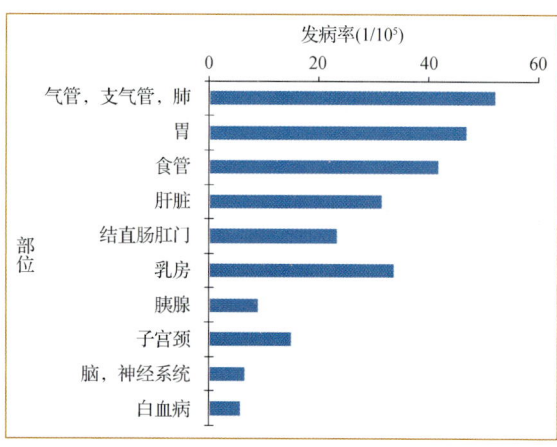

图4-6a 2011—2013年江苏省肿瘤登记地区前10位恶性肿瘤发病率

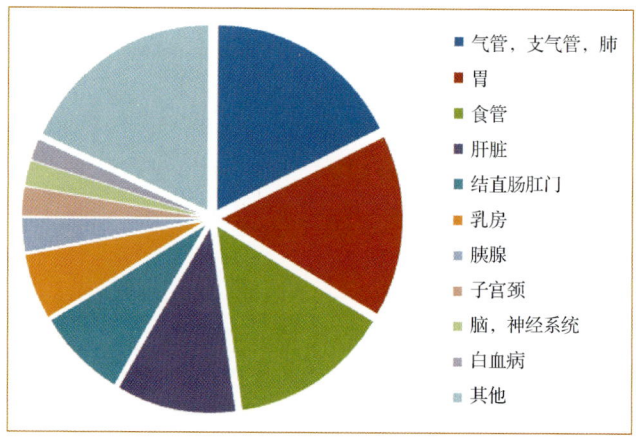

图4-6b 2011—2013年江苏省肿瘤登记地区发病前10位恶性肿瘤构成（%）

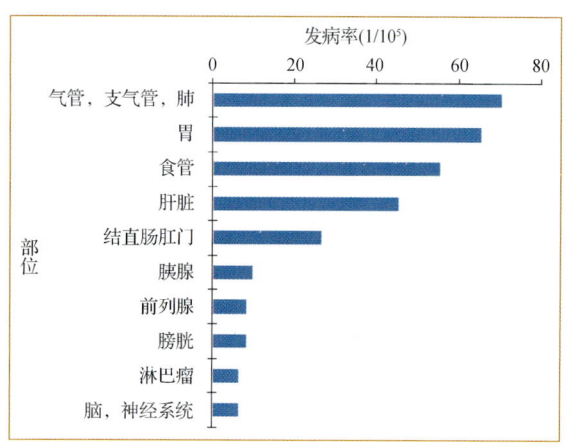

图4-6c 2011—2013年江苏省肿瘤登记地区男性前10位恶性肿瘤发病率

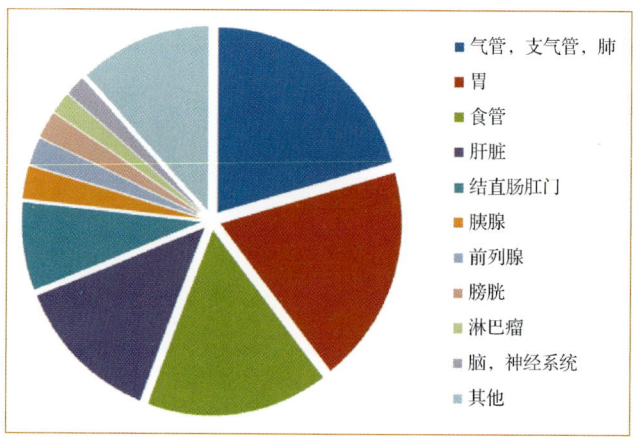

图4-6d 2011—2013年江苏省肿瘤登记地区男性发病前10位恶性肿瘤构成（%）

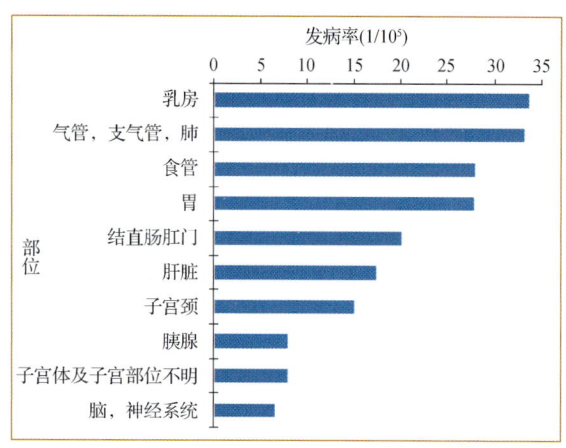

图4-6e 2011—2013年江苏省肿瘤登记地区女性前10位恶性肿瘤发病率

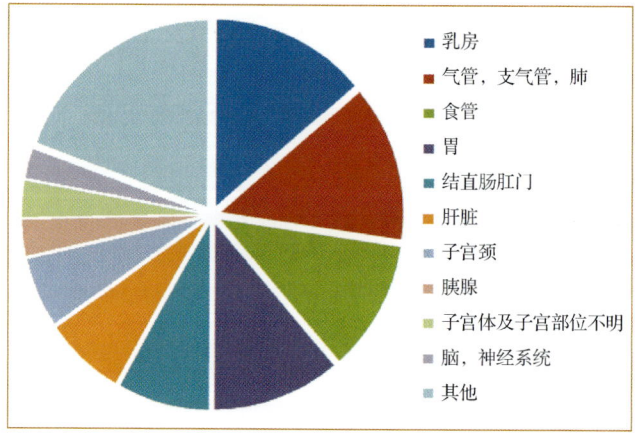

图4-6f 2011—2013年江苏省肿瘤登记地区女性发病前10位恶性肿瘤构成（%）

(二) 江苏省登记地区前10位恶性肿瘤死亡情况

2011—2013年江苏省登记地区恶性肿瘤死亡第1位的是肺癌,死亡率为43.65/10万,其后依次为胃癌、食管癌、肝癌和结直肠癌,前10位恶性肿瘤占全部恶性肿瘤死亡的87.57%。男性恶性肿瘤死亡第1位的是肺癌,死亡率为60.18/10万,其次分别为胃癌、肝癌、食管癌和结直肠癌,男性前10位恶性肿瘤占全部恶性肿瘤死亡的91.21%。江苏省女性恶性肿瘤死亡第1位的是肺癌,死亡率为26.80/10万,其后依次为食管癌、胃癌、肝癌和结直肠癌,女性前10位恶性肿瘤占全部恶性肿瘤死亡的84.26%(表4.7,图4-7a至图4-7f)。

表4.7 2011—2013年江苏省登记地区前10位恶性肿瘤死亡情况

顺位	合计				男性				女性			
	部位	死亡率(1/10⁵)	构成(%)	中标率(1/10⁵)	部位	死亡率(1/10⁵)	构成(%)	中标率(1/10⁵)	部位	死亡率(1/10⁵)	构成(%)	中标率(1/10⁵)
1	气管,支气管,肺	43.65	21.93	25.07	气管,支气管,肺	60.18	23.91	36.28	气管,支气管,肺	26.80	18.43	14.63
2	胃	33.89	17.02	19.26	胃	46.16	18.34	27.74	食管	21.42	14.73	10.90
3	食管	31.51	15.83	17.59	肝脏	41.94	16.66	27.48	胃	21.37	14.70	11.33
4	肝脏	29.09	14.61	18.24	食管	41.40	16.45	24.65	肝脏	15.98	10.99	9.10
5	结直肠肛门	11.25	5.65	6.39	结直肠肛门	12.53	4.98	7.64	结直肠肛门	9.94	6.84	5.24
6	胰腺	8.47	4.25	4.82	胰腺	9.32	3.70	5.66	乳房	8.08	5.55	5.07
7	脑,神经系统	4.59	2.31	3.12	脑,神经系统	5.10	2.03	3.61	胰腺	7.60	5.22	4.02
8	白血病	4.32	2.17	3.15	白血病	4.98	1.98	3.74	脑,神经系统	4.07	2.80	2.63
9	乳房	8.08	2.04	5.07	淋巴瘤	4.29	1.70	2.78	白血病	3.65	2.51	2.58
10	淋巴瘤	3.53	1.77	2.19	前列腺	3.66	1.46	2.04	子宫颈	3.63	2.50	2.29
	合计	178.37	87.57	104.89	合计	229.55	91.21	141.61	合计	122.56	84.26	67.78

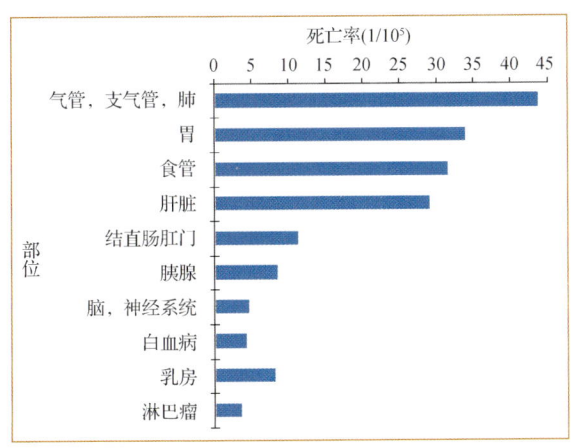

图4-7a 2011—2013年江苏省肿瘤登记地区前10位恶性肿瘤死亡率

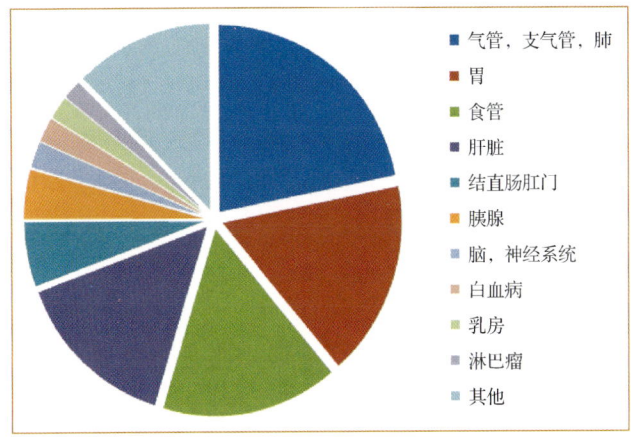

图4-7b 2011—2013年江苏省肿瘤登记地区死亡前10位恶性肿瘤构成(%)

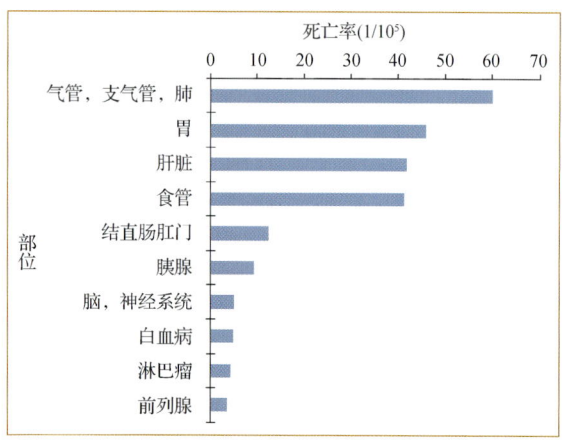

图 4-7c 2011—2013 年江苏省肿瘤登记地区男性前 10 位恶性肿瘤死亡率

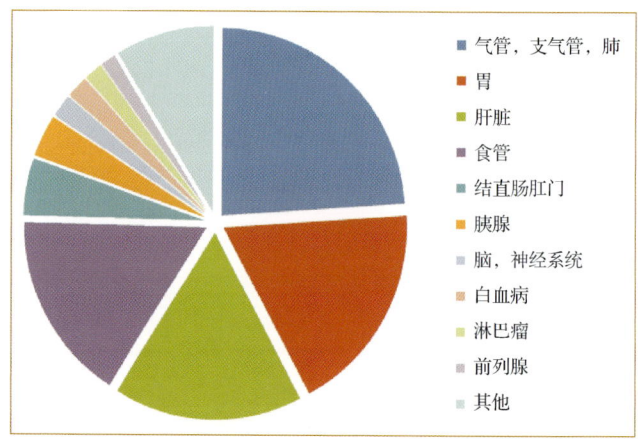

图 4-7d 2011—2013 年江苏省肿瘤登记地区男性死亡前 10 位恶性肿瘤构成（%）

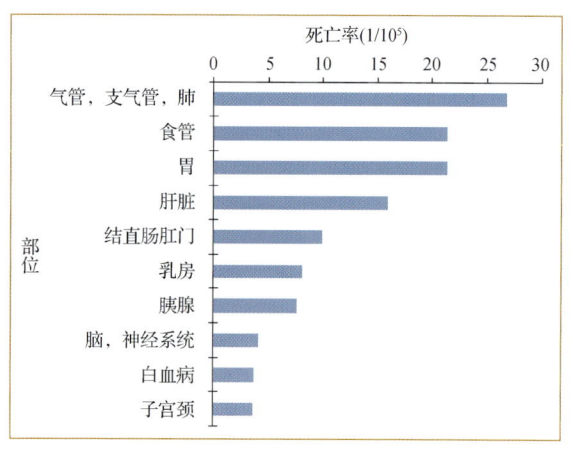

图 4-7e 2011—2013 年江苏省肿瘤登记地区女性前 10 位恶性肿瘤死亡率

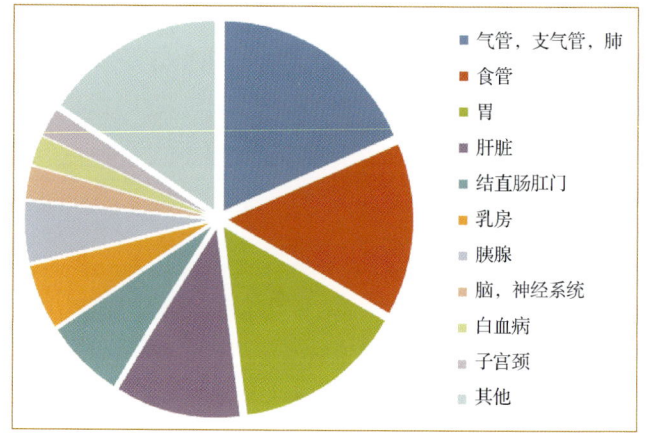

图 4-7f 2011—2013 年江苏省肿瘤登记地区女性死亡前 10 位恶性肿瘤构成（%）

（三）江苏省城市登记地区前 10 位恶性肿瘤发病情况

2011—2013 年江苏省城市登记地区恶性肿瘤发病第 1 位的是肺癌，发病率为 53.43/10 万，其后依次为胃癌、食管癌、结直肠癌和肝癌，前 10 位恶性肿瘤占全部恶性肿瘤发病的 78.41%。城市男性恶性肿瘤发病第 1 位的是肺癌，发病率为 73.42/10 万，其次分别为胃癌、食管癌、肝癌和结直肠癌，男性前 10 位恶性肿瘤占全部恶性肿瘤发病的 85.95%。城市女性恶性肿瘤发病第 1 位的是乳腺癌，发病率为 40.73/10 万，其后依次为肺癌、胃癌、结直肠癌和食管癌，女性前 10 位恶性肿瘤占全部恶性肿瘤发病的 78.39%（表 4.8，图 4-8a 至图 4-8f）。

表 4.8　2011—2013 年江苏省城市登记地区前 10 位恶性肿瘤发病情况

顺位	合计 部位	发病率(1/10⁵)	构成(%)	中标率(1/10⁵)	男性 部位	发病率(1/10⁵)	构成(%)	中标率(1/10⁵)	女性 部位	发病率(1/10⁵)	构成(%)	中标率(1/10⁵)
1	气管,支气管,肺	53.43	17.45	32.03	气管,支气管,肺	73.42	20.68	45.63	乳房	40.73	15.83	28.52
2	胃	48.70	15.90	29.51	胃	68.73	19.36	42.91	气管,支气管,肺	33.40	12.98	19.41
3	食管	31.07	10.15	18.32	食管	42.47	11.96	26.10	胃	28.62	11.13	16.80
4	结直肠肛门	28.42	9.28	17.43	肝脏	41.06	11.56	27.29	结直肠肛门	24.29	9.44	14.39
5	肝脏	28.20	9.21	18.04	结直肠肛门	32.55	9.17	20.72	食管	19.65	7.64	10.91
6	乳房	40.73	6.74	28.52	前列腺	11.86	3.34	7.09	肝脏	15.31	5.95	8.99
7	胰腺	9.65	3.15	5.64	胰腺	11.05	3.11	6.85	子宫颈	14.33	5.57	10.72
8	子宫颈	14.33	2.34	10.72	膀胱	9.73	2.74	6.04	甲状腺	8.84	3.44	7.07
9	脑,神经系统	6.63	2.17	4.69	淋巴瘤	7.29	2.05	4.97	胰腺	8.24	3.20	4.50
10	膀胱	6.17	2.02	3.65	白血病	7.03	1.98	5.48	子宫体及子宫部位不明	8.23	3.20	5.52
	合计	267.35	78.41	168.55	合计	305.17	85.95	193.07	合计	201.65	78.39	126.85

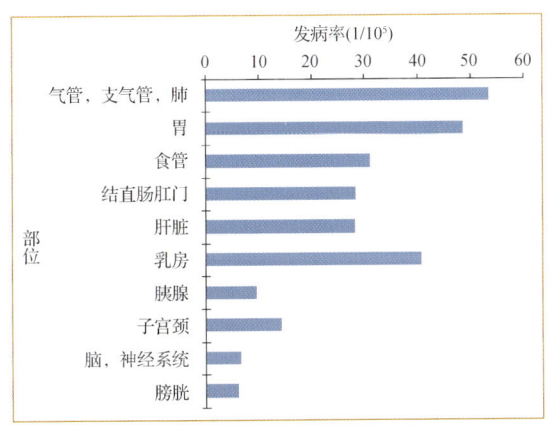

图 4-8a　2011—2013 年江苏省城市肿瘤登记地区前 10 位恶性肿瘤发病率

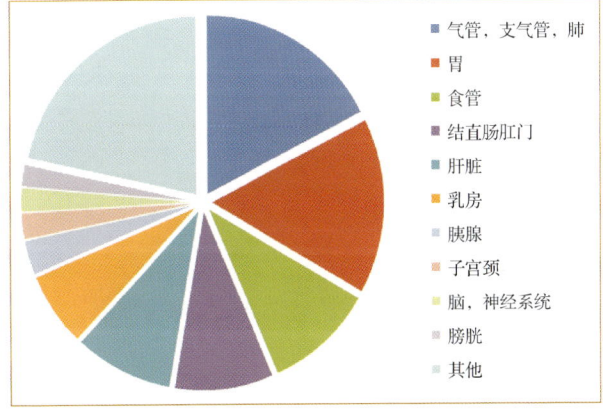

图 4-8b　2011—2013 年江苏省城市肿瘤登记地区发病前 10 位恶性肿瘤构成(%)

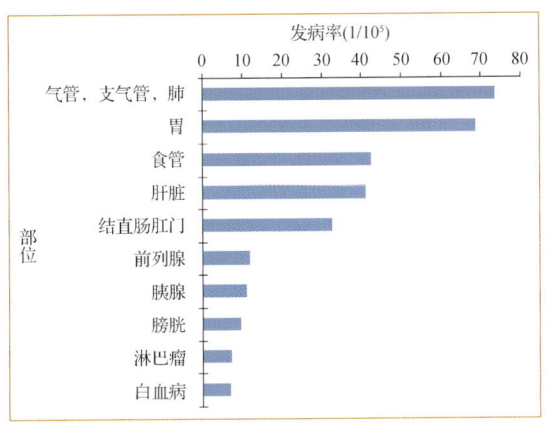

图 4-8c　2011—2013 年江苏省城市肿瘤登记地区男性前 10 位恶性肿瘤发病率

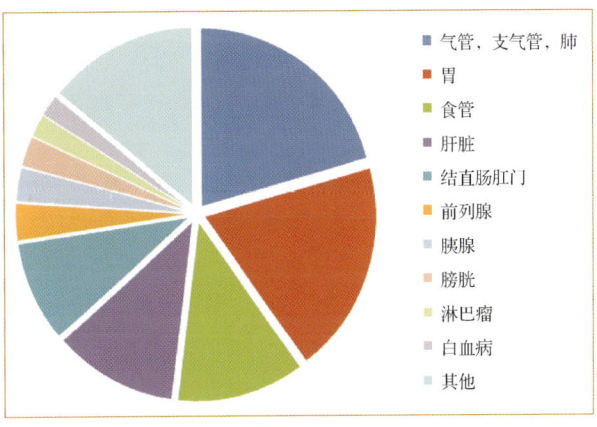

图 4-8d　2011—2013 年江苏省城市肿瘤登记地区男性发病前 10 位恶性肿瘤构成(%)

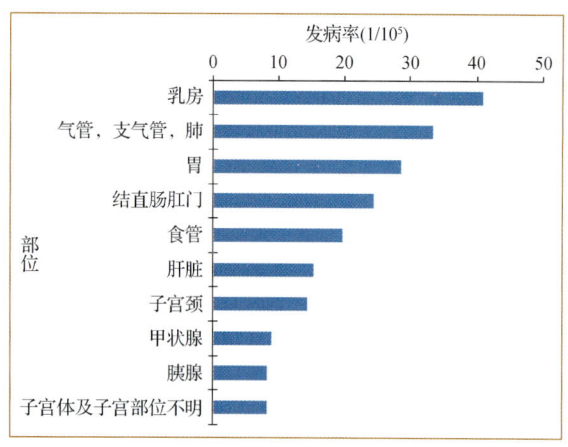

图4‑8e 2011—2013年江苏省城市肿瘤登记地区女性前10位恶性肿瘤发病率

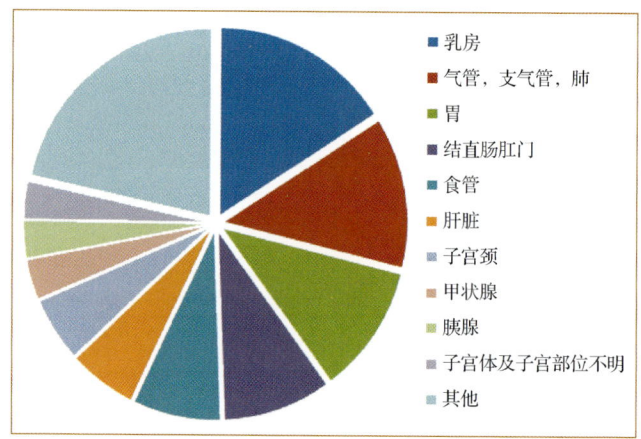

图4‑8f 2011—2013年江苏省城市肿瘤登记地区女性发病前10位恶性肿瘤构成(%)

(四) 江苏省城市登记地区前10位恶性肿瘤死亡情况

2011—2013年江苏省城市登记地区恶性肿瘤死亡第1位的是肺癌,死亡率为43.99/10万,其后依次为胃癌、肝癌、食管癌和结直肠癌,前10位恶性肿瘤占全部恶性肿瘤死亡的85.87%。城市男性恶性肿瘤死亡第1位的是肺癌,死亡率为61.87/10万,其次分别为胃癌、肝癌、食管癌和结直肠癌,男性前10位恶性肿瘤占全部恶性肿瘤死亡的89.72%。城市女性恶性肿瘤死亡第1位的是肺癌,死亡率为26.07/10万,其次分别为胃癌、食管癌、肝癌和结直肠癌,女性前10位恶性肿瘤占全部恶性肿瘤死亡的83.04%(表4.9,图4‑9a至图4‑9f)。

表4.9 2011—2013年江苏省城市登记地区前10位恶性肿瘤死亡情况

顺位	合计				男性				女性			
	部位	死亡率(1/10⁵)	构成(%)	中标率(1/10⁵)	部位	死亡率(1/10⁵)	构成(%)	中标率(1/10⁵)	部位	死亡率(1/10⁵)	构成(%)	中标率(1/10⁵)
1	气管,支气管,肺	43.99	22.63	25.57	气管,支气管,肺	61.87	24.96	37.98	气管,支气管,肺	26.07	18.53	14.29
2	胃	34.39	17.70	19.93	胃	47.42	19.13	29.08	胃	21.34	15.17	11.55
3	肝脏	25.67	13.21	15.98	肝脏	37.12	14.98	24.25	食管	15.41	10.96	8.03
4	食管	23.92	12.31	13.66	食管	32.41	13.07	19.70	肝脏	14.19	10.09	7.97
5	结直肠肛门	12.91	6.64	7.43	结直肠肛门	14.42	5.82	8.91	结直肠肛门	11.39	8.10	6.13
6	胰腺	9.40	4.84	5.40	胰腺	10.56	4.26	6.51	乳房	8.69	6.18	5.47
7	白血病	4.54	2.34	3.25	白血病	5.23	2.11	3.87	胰腺	8.23	5.85	4.37
8	乳房	8.69	2.25	5.47	脑,神经系统	4.63	1.87	3.27	白血病	3.85	2.74	2.66
9	脑,神经系统	4.22	2.17	2.85	前列腺	4.46	1.80	2.56	胆囊及其他	3.83	2.72	1.95
10	淋巴瘤	3.46	1.78	2.15	淋巴瘤	4.31	1.74	2.80	脑,神经系统	3.81	2.71	2.43
	合计	171.19	85.87	101.68	合计	222.42	89.72	138.92	合计	116.82	83.04	64.83

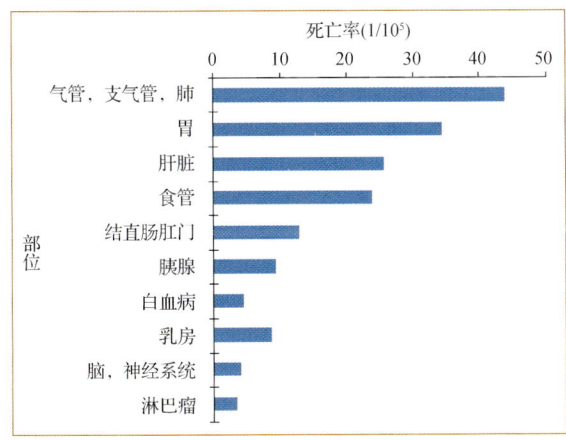
图4-9a 2011—2013年江苏省城市肿瘤登记地区前10位恶性肿瘤死亡率

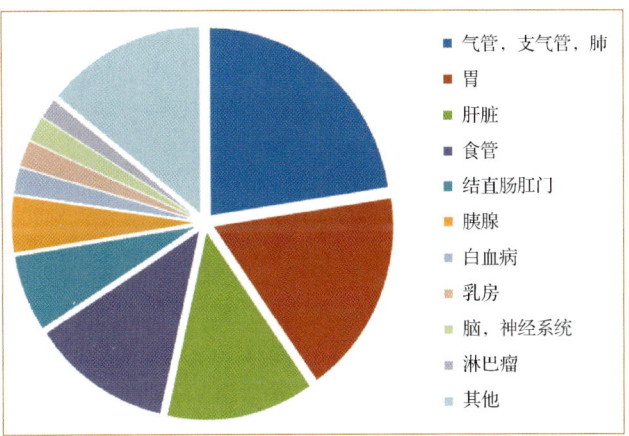
图4-9b 2011—2013年江苏省城市肿瘤登记地区死亡前10位恶性肿瘤构成(%)

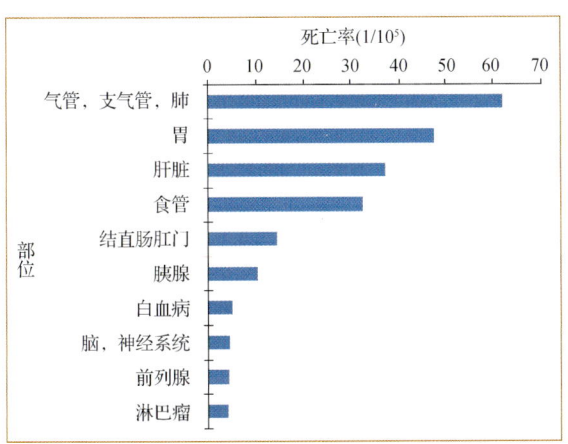
图4-9c 2011—2013年江苏省城市肿瘤登记地区男性前10位恶性肿瘤死亡率

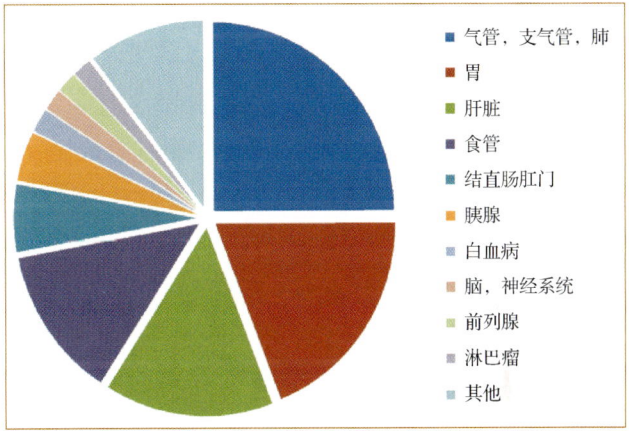
图4-9d 2011—2013年江苏省城市肿瘤登记地区男性死亡前10位恶性肿瘤构成(%)

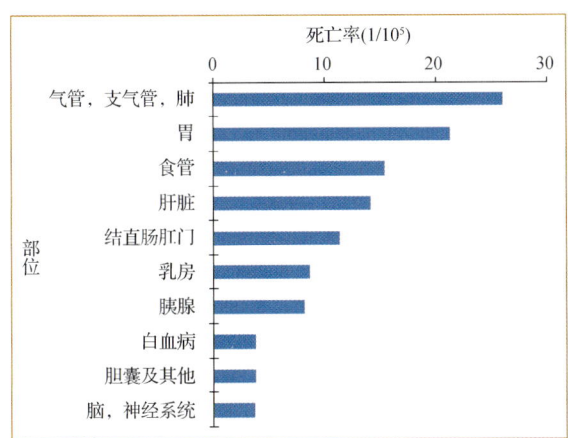
图4-9e 2011—2013年江苏省城市肿瘤登记地区女性前10位恶性肿瘤死亡率

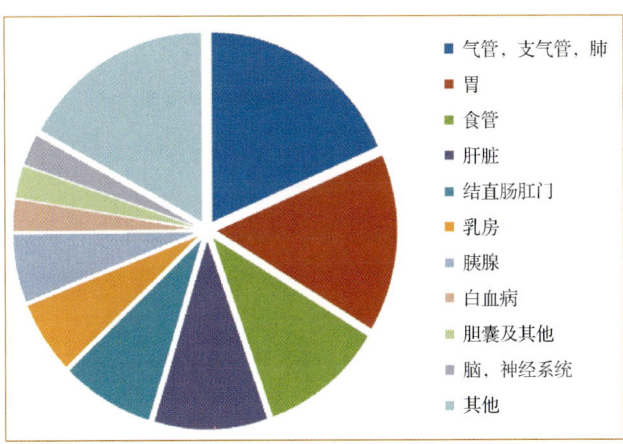
图4-9f 2011—2013年江苏省城市肿瘤登记地区女性死亡前10位恶性肿瘤构成(%)

（五）江苏省农村登记地区前10位恶性肿瘤发病情况

2011—2013年江苏省农村登记地区恶性肿瘤发病第1位的是食管癌，发病率为50.58/10万，其后依次为肺癌、胃癌、肝癌和结直肠癌，前10位恶性肿瘤占全部恶性肿瘤发病的84.62%。农村男性恶性肿瘤发病第1位的是肺癌，发病率为67.54/10万，其次分别为食管癌、胃癌、肝癌和结直肠癌，男性前10位恶性肿瘤占全部恶性肿瘤发病的90.19%。农村女性恶性肿瘤发病第1位的是食管癌，发病率为34.82/10万，其后依次为肺癌、乳腺癌、胃癌和肝癌，女性前10位恶性肿瘤占全部恶性肿瘤发病的83.18%（表4.10，图4-10a至图4-10f）。

表4.10　2011—2013年江苏省农村登记地区前10位恶性肿瘤发病情况

顺位	合计				男性				女性			
	部位	发病率(1/10⁵)	构成(%)	中标率(1/10⁵)	部位	发病率(1/10⁵)	构成(%)	中标率(1/10⁵)	部位	发病率(1/10⁵)	构成(%)	中标率(1/10⁵)
1	食管	50.58	17.83	28.90	气管,支气管,肺	67.54	20.34	40.72	食管	34.82	14.90	18.68
2	气管,支气管,肺	50.49	17.80	29.40	食管	65.82	19.83	39.31	气管,支气管,肺	32.86	14.06	18.51
3	胃	44.97	15.85	26.35	胃	62.28	18.76	37.75	乳房	27.50	11.77	19.22
4	肝脏	34.10	12.02	21.76	肝脏	48.76	14.69	32.39	胃	27.07	11.58	15.24
5	结直肠肛门	19.01	6.70	11.47	结直肠肛门	21.44	6.46	13.45	肝脏	18.93	8.10	11.10
6	乳房	27.50	4.82	19.22	胰腺	8.78	2.64	5.34	结直肠肛门	16.49	7.06	9.54
7	胰腺	8.15	2.87	4.70	膀胱	6.93	2.09	4.16	子宫颈	15.50	6.63	11.05
8	子宫颈	15.50	2.69	11.05	脑,神经系统	6.25	1.88	4.48	胰腺	7.51	3.21	4.06
9	脑,神经系统	6.22	2.19	4.32	淋巴瘤	5.86	1.76	3.94	子宫体及子宫部位不明	7.50	3.21	4.96
10	白血病	5.20	1.83	4.00	白血病	5.76	1.73	4.52	脑,神经系统	6.19	2.65	4.17
	合计	261.72	84.62	161.18	合计	299.42	90.19	186.04	合计	194.37	83.18	116.53

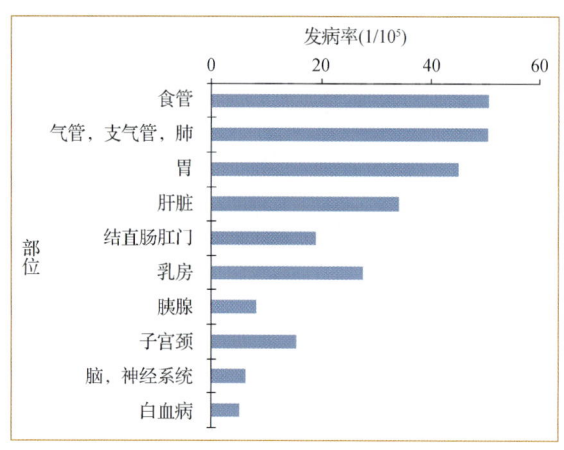

图4-10a　2011—2013年江苏省农村肿瘤登记地区前10位恶性肿瘤发病率

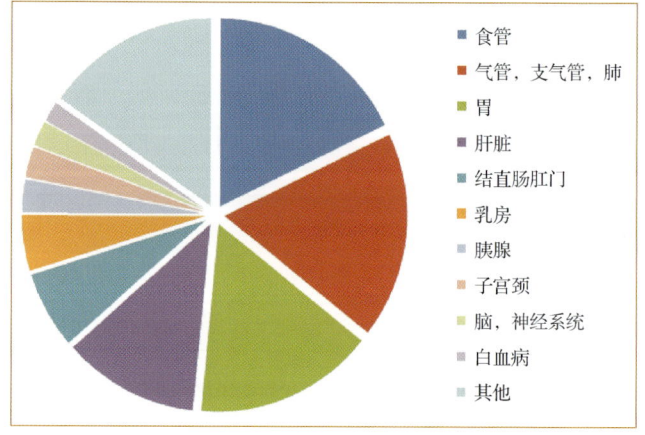

图4-10b　2011—2013年江苏省农村肿瘤登记地区发病前10位恶性肿瘤构成（%）

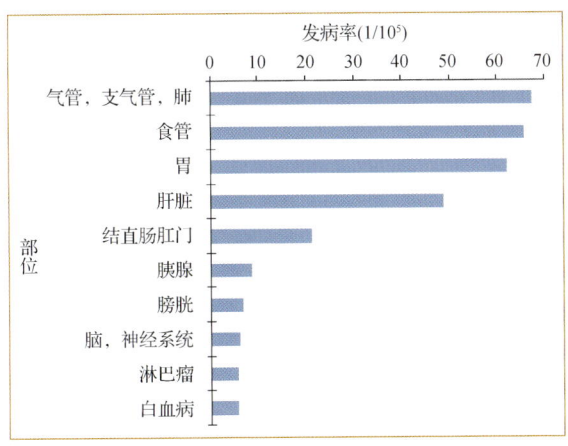

图4-10c 2011—2013年江苏省农村肿瘤登记地区男性前10位恶性肿瘤发病率

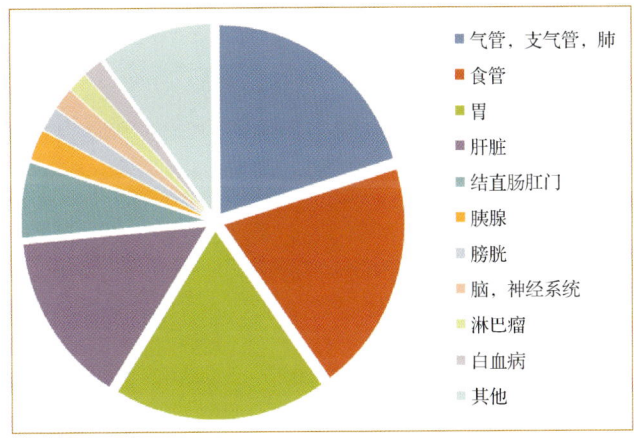

图4-10d 2011—2013年江苏省农村肿瘤登记地区男性发病前10位恶性肿瘤构成(%)

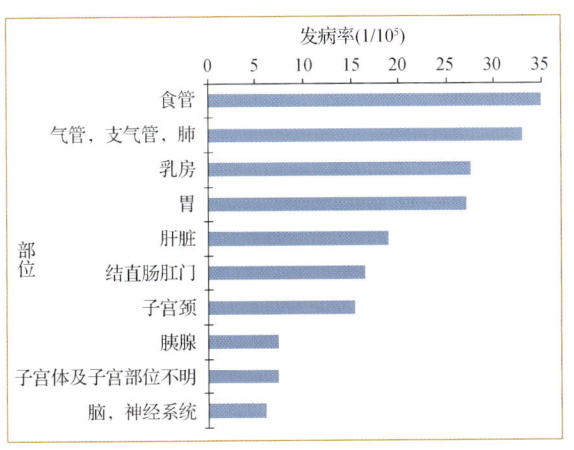

图4-10e 2011—2013年江苏省农村肿瘤登记地区女性前10位恶性肿瘤发病率

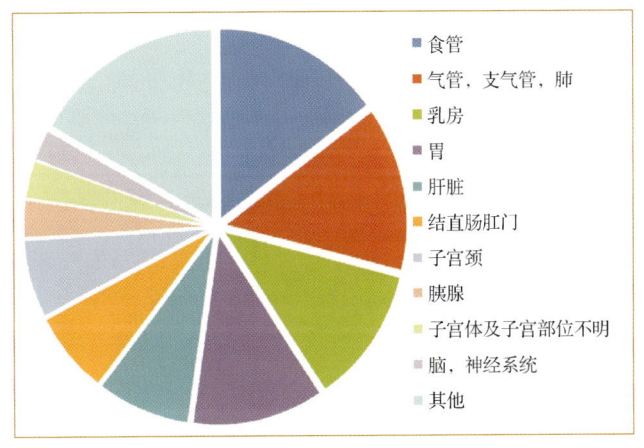

图4-10f 2011—2013年江苏省农村肿瘤登记地区女性发病前10位恶性肿瘤构成(%)

(六) 江苏省农村登记地区前10位恶性肿瘤死亡情况

2011—2013年江苏省农村登记地区恶性肿瘤死亡第1位的是肺癌,死亡率为43.37/10万,其后依次为食管癌、胃癌、肝癌和结直肠癌,前10位恶性肿瘤占全部恶性肿瘤死亡的88.94%。农村男性恶性肿瘤死亡第1位的是肺癌,死亡率为58.79/10万,其次分别为食管癌、肝癌、胃癌和结直肠癌,男性前10位恶性肿瘤占全部恶性肿瘤死亡的92.43%。农村女性恶性肿瘤死亡第1位的是肺癌,死亡率为27.42/10万,其次分别为食管癌、胃癌、肝癌和结直肠癌,女性前10位恶性肿瘤占全部恶性肿瘤死亡的85.66%(表4.11,图4-11a至图4-11f)。

表 4.11 2011—2013 年江苏省农村登记地区前 10 位恶性肿瘤死亡情况

顺位	合计				男性				女性			
	部位	死亡率 (1/10^5)	构成 (%)	中标率 (1/10^5)	部位	死亡率 (1/10^5)	构成 (%)	中标率 (1/10^5)	部位	死亡率 (1/10^5)	构成 (%)	中标率 (1/10^5)
1	气管,支气管,肺	43.37	21.36	24.69	气管,支气管,肺	58.79	23.07	35.00	气管,支气管,肺	27.42	18.34	14.92
2	食管	37.83	18.63	20.74	食管	48.78	19.15	28.55	食管	26.51	17.73	13.23
3	胃	33.46	16.48	18.72	肝脏	45.89	18.01	30.16	胃	21.40	14.32	11.14
4	肝脏	31.93	15.73	20.12	胃	45.13	17.71	26.70	肝脏	17.50	11.71	10.05
5	结直肠肛门	9.86	4.86	5.56	结直肠肛门	10.97	4.31	6.64	结直肠肛门	8.71	5.83	4.53
6	胰腺	7.69	3.79	4.36	胰腺	8.29	3.25	4.99	乳房	7.56	5.06	4.74
7	脑,神经系统	4.91	2.42	3.34	脑,神经系统	5.50	2.16	3.89	胰腺	7.06	4.72	3.74
8	白血病	4.14	2.04	3.09	白血病	4.78	1.88	3.65	脑,神经系统	4.30	2.87	2.79
9	乳房	7.56	1.86	4.74	淋巴瘤	4.27	1.68	2.77	子宫颈	4.11	2.75	2.50
10	淋巴瘤	3.59	1.77	2.24	膀胱	3.11	1.22	1.74	白血病	3.48	2.33	2.52
	合计	184.34	88.94	107.60	合计	235.51	92.43	144.10	合计	128.07	85.66	70.17

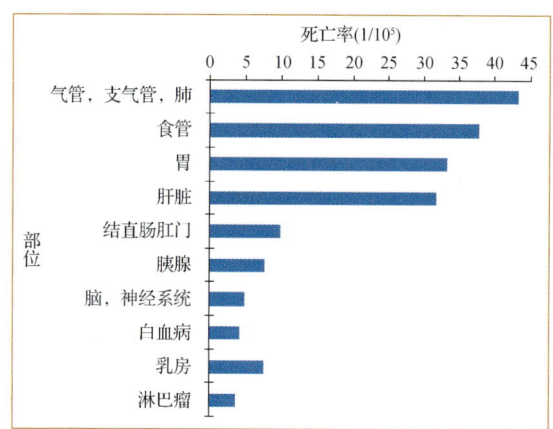

图 4-11a 2011—2013 年江苏省农村肿瘤登记地区前 10 位恶性肿瘤死亡率

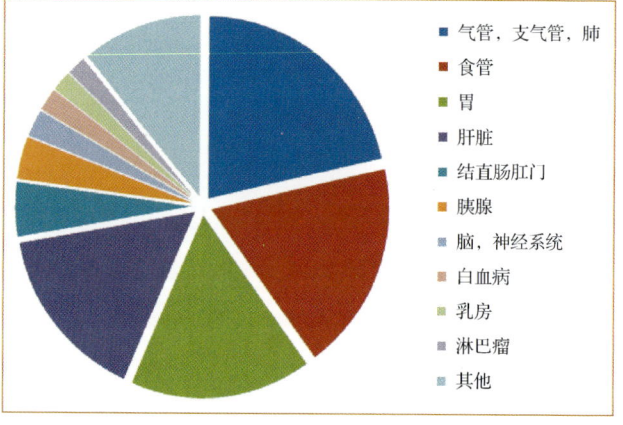

图 4-11b 2011—2013 年江苏省农村肿瘤登记地区死亡前 10 位恶性肿瘤构成(%)

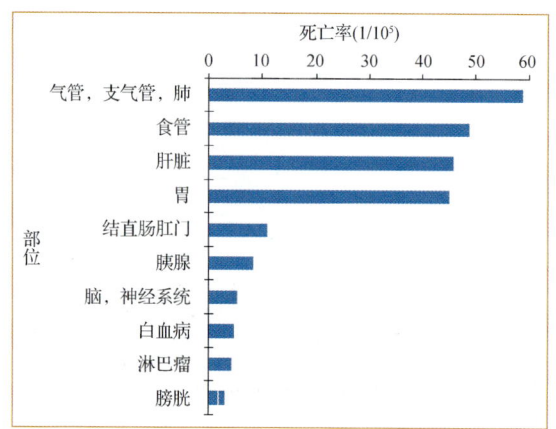

图 4-11c 2011—2013 年江苏省农村肿瘤登记地区男性前 10 位恶性肿瘤死亡率

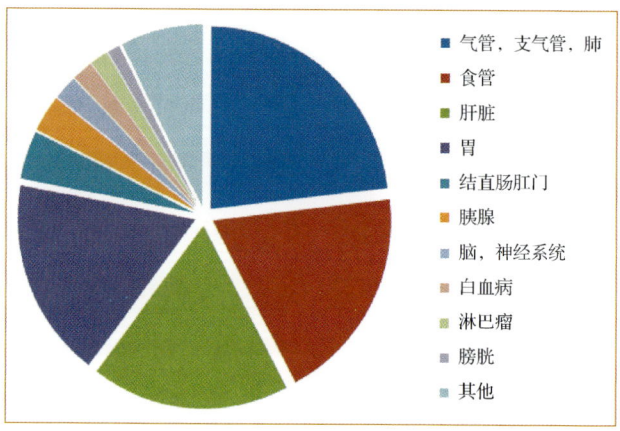

图 4-11d 2011—2013 年江苏省农村肿瘤登记地区男性死亡前 10 位恶性肿瘤构成(%)

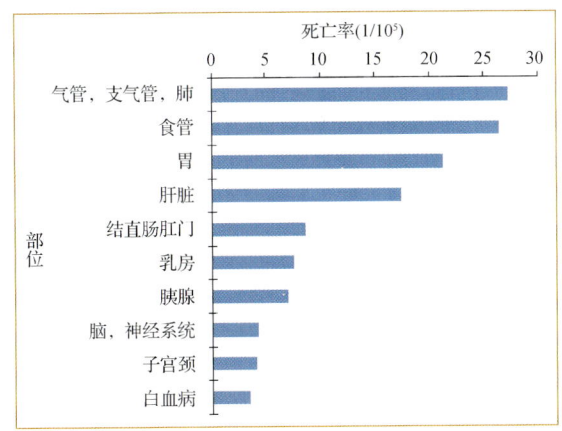

图4-11e 2011—2013年江苏省农村肿瘤登记地区女性前10位恶性肿瘤死亡率

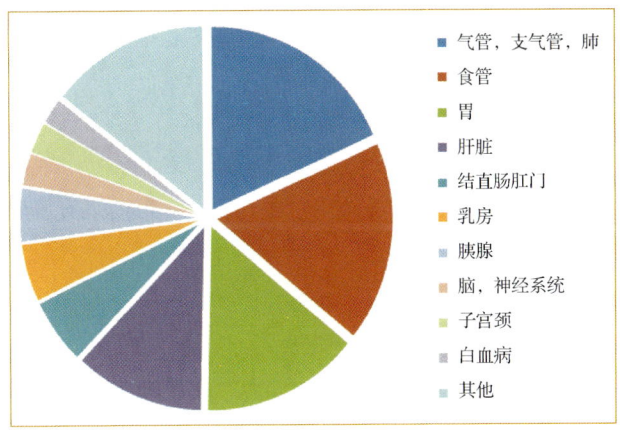

图4-11f 2011—2013年江苏省农村肿瘤登记地区女性死亡前10位恶性肿瘤构成(%)

2011—2013 年江苏省肿瘤登记地区各部位恶性肿瘤发病和死亡情况

一、口腔和咽喉（除外鼻咽）(C00-C10;C12-C14)

2011—2013 年江苏省肿瘤登记地区新发口腔和咽喉恶性肿瘤病例 3 008 例，发病率为 2.80/10 万，中标率为 1.77/10 万，世标率为 1.75/10 万，占全部恶性肿瘤发病的 0.95%；其中男、女性口腔和咽喉恶性肿瘤发病率分别为 3.38/10 万和 2.20/10 万，男性约为女性的 1.54 倍。城市口腔和咽喉恶性肿瘤发病率较农村高 16.75%，中国人口标化后高 22.45%。同期全省肿瘤登记地区因口腔和咽喉恶性肿瘤死亡病例 1 344 例，死亡率为 1.25/10 万，中标率为 0.72/10 万，世标率为 0.72/10 万，占全部恶性肿瘤死亡的 0.63%；口腔和咽喉恶性肿瘤死亡率和标化率均为男性高于女性，城市与农村相当（表 5.1）。

表 5.1　2011—2013 年江苏省肿瘤登记地区口腔和咽喉恶性肿瘤发病和死亡情况

指标	地区	性别	病例数	粗率 $(1/10^5)$	构成 (%)	中标率 $(1/10^5)$	世标率 $(1/10^5)$	累积率 0—74(%)
发病	全省	合计	3 008	2.80	0.95	1.77	1.75	0.21
		男性	1 838	3.38	0.99	2.18	2.16	0.26
		女性	1 170	2.20	0.90	1.38	1.34	0.15
	城市	合计	1 484	3.03	0.99	1.97	1.94	0.23
		男性	942	3.85	1.08	2.51	2.51	0.30
		女性	542	2.22	0.86	1.46	1.41	0.16
	农村	合计	1 524	2.60	0.92	1.61	1.59	0.18
		男性	896	3.00	0.91	1.91	1.89	0.22
		女性	628	2.18	0.93	1.32	1.29	0.14

续表

指标	地区	性别	病例数	粗率(1/10⁵)	构成(%)	中标率(1/10⁵)	世标率(1/10⁵)	累积率 0—74(%)
死亡	全省	合计	1 344	1.25	0.63	0.72	0.72	0.08
		男性	845	1.56	0.62	0.95	0.95	0.11
		女性	499	0.94	0.64	0.50	0.50	0.05
	城市	合计	595	1.22	0.63	0.70	0.71	0.08
		男性	402	1.64	0.66	1.01	1.03	0.11
		女性	193	0.79	0.56	0.41	0.41	0.04
	农村	合计	749	1.28	0.63	0.73	0.73	0.08
		男性	443	1.49	0.58	0.90	0.90	0.10
		女性	306	1.06	0.71	0.57	0.57	0.06

全省口腔和咽喉恶性肿瘤年龄别发病率在0—49岁处于较低水平,之后上升明显,至80—84岁组达高峰。不同性别、城乡口腔和咽喉恶性肿瘤年龄别发病率变化趋势与全省基本一致,但城市男性和农村女性发病率高峰出现在85岁及以上年龄组。全省口腔和咽喉恶性肿瘤年龄别死亡率在0—59岁年龄段处于较低水平,60岁开始随年龄增长上升明显,至85岁及以上年龄组达高峰。不同性别、城乡口腔和咽喉恶性肿瘤年龄别死亡率变化趋势与全省基本一致,但农村合计和农村男性死亡率高峰出现在80—84岁组(图5-1a至图5-1f)。

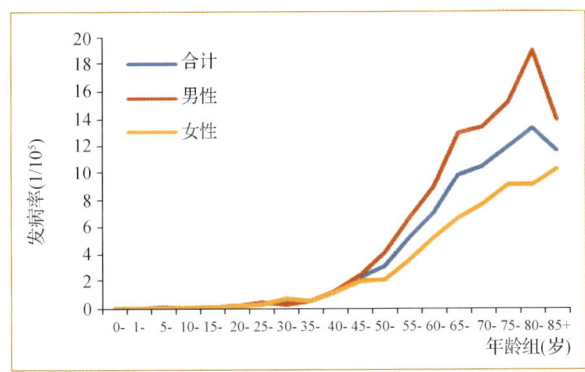

图5-1a 2011—2013年江苏省肿瘤登记地区口腔和咽喉恶性肿瘤年龄别发病率

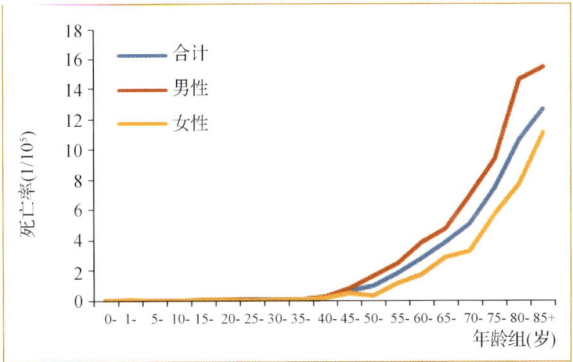

图5-1b 2011—2013年江苏省肿瘤登记地区口腔和咽喉恶性肿瘤年龄别死亡率

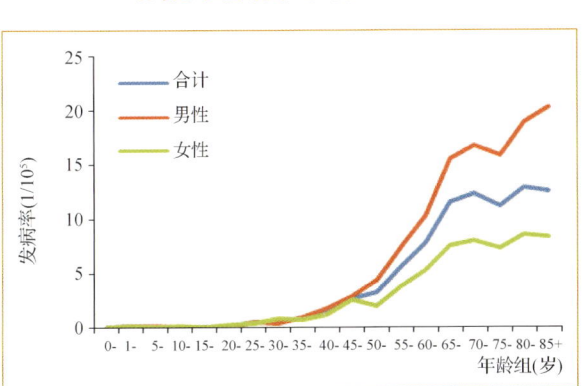

图5-1c 2011—2013年江苏省城市肿瘤登记地区口腔和咽喉恶性肿瘤年龄别发病率

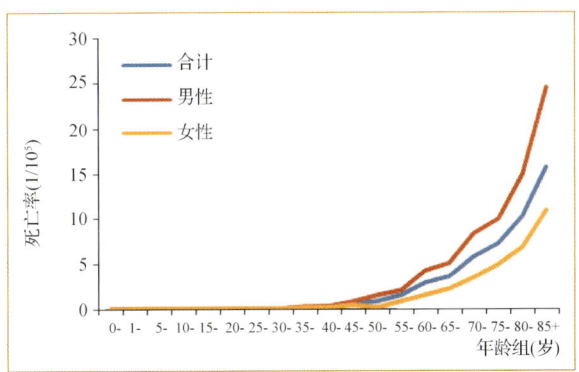

图5-1d 2011—2013年江苏省城市肿瘤登记地区口腔和咽喉恶性肿瘤年龄别死亡率

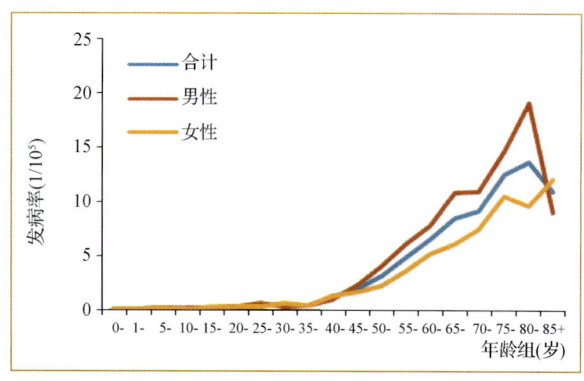

图5-1e 2011—2013年江苏省农村肿瘤登记地区口腔和咽喉恶性肿瘤年龄别发病率

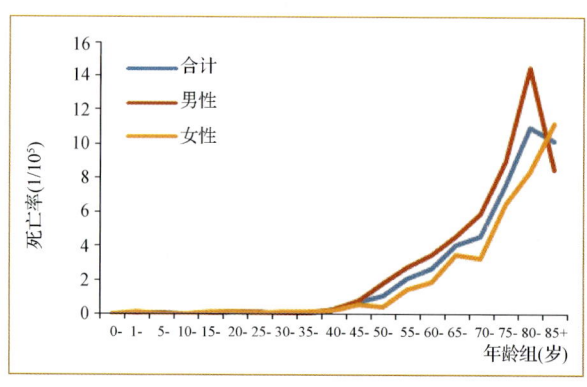

图5-1f 2011—2013年江苏省农村肿瘤登记地区口腔和咽喉恶性肿瘤年龄别死亡率

江苏省10个城市肿瘤登记地区中,男性口腔和咽喉恶性肿瘤发病中标率最高的是徐州市区,发病率为4.37/10万,其次为常州市区和无锡市区;女性发病中标率最高的为常州市区,发病率为2.31/10万,其次为淮安市主城区和无锡市区。城市男性口腔和咽喉恶性肿瘤死亡中标率最高的为徐州市区,死亡率为1.59/10万,其次为无锡市区和淮安市淮阴区;女性口腔和咽喉恶性肿瘤死亡中标率最高的是淮安市淮阴区,死亡率为0.71/10万,其次为常州市区和淮安市淮安区(图5-1g)。

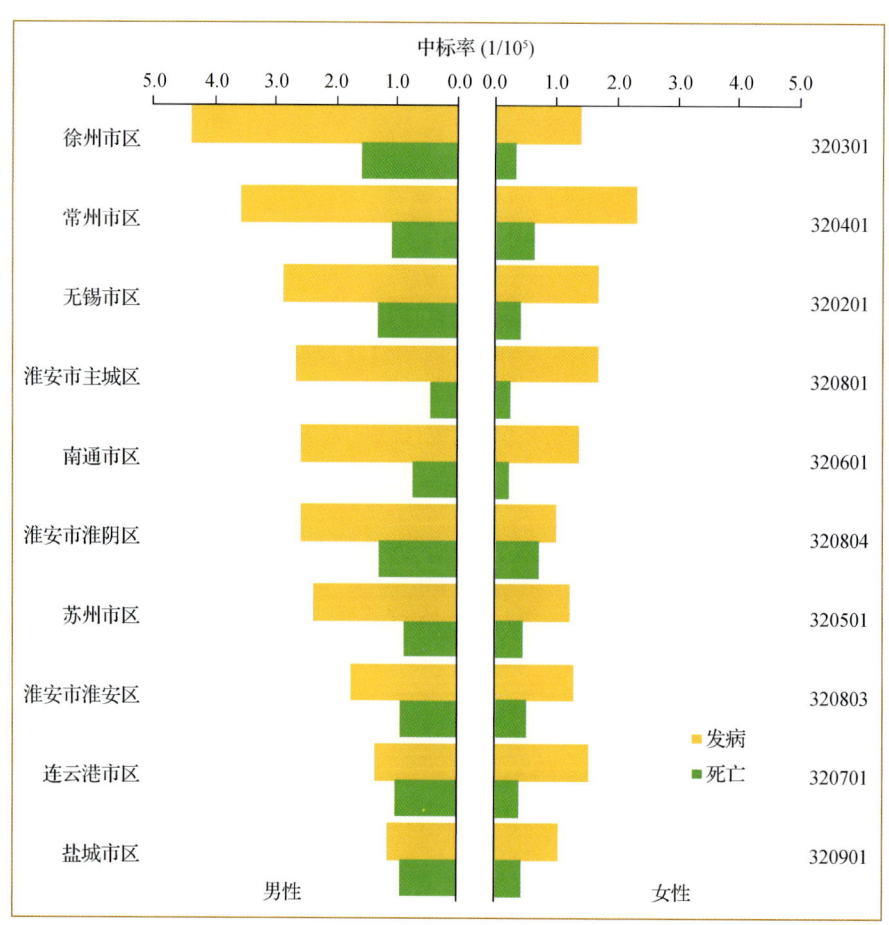

图5-1g 2011—2013年江苏省城市肿瘤登记地区口腔和咽喉恶性肿瘤发病率和死亡率

江苏省 24 个农村肿瘤登记地区中,男性口腔和咽喉恶性肿瘤发病中标率最高的是射阳县,发病率为 2.63/10 万,其次为阜宁县和金湖县;女性发病中标率最高的为扬中市,发病率为 2.46/10 万,其次为建湖县和金坛市。农村男性口腔和咽喉恶性肿瘤死亡中标率最高的为扬中市,死亡率为 2.48/10 万,其次为如皋市和射阳县;女性死亡中标率最高的是建湖县,死亡率为 1.11/10 万,其次为丹阳市和洪泽县(图 5-1h)。

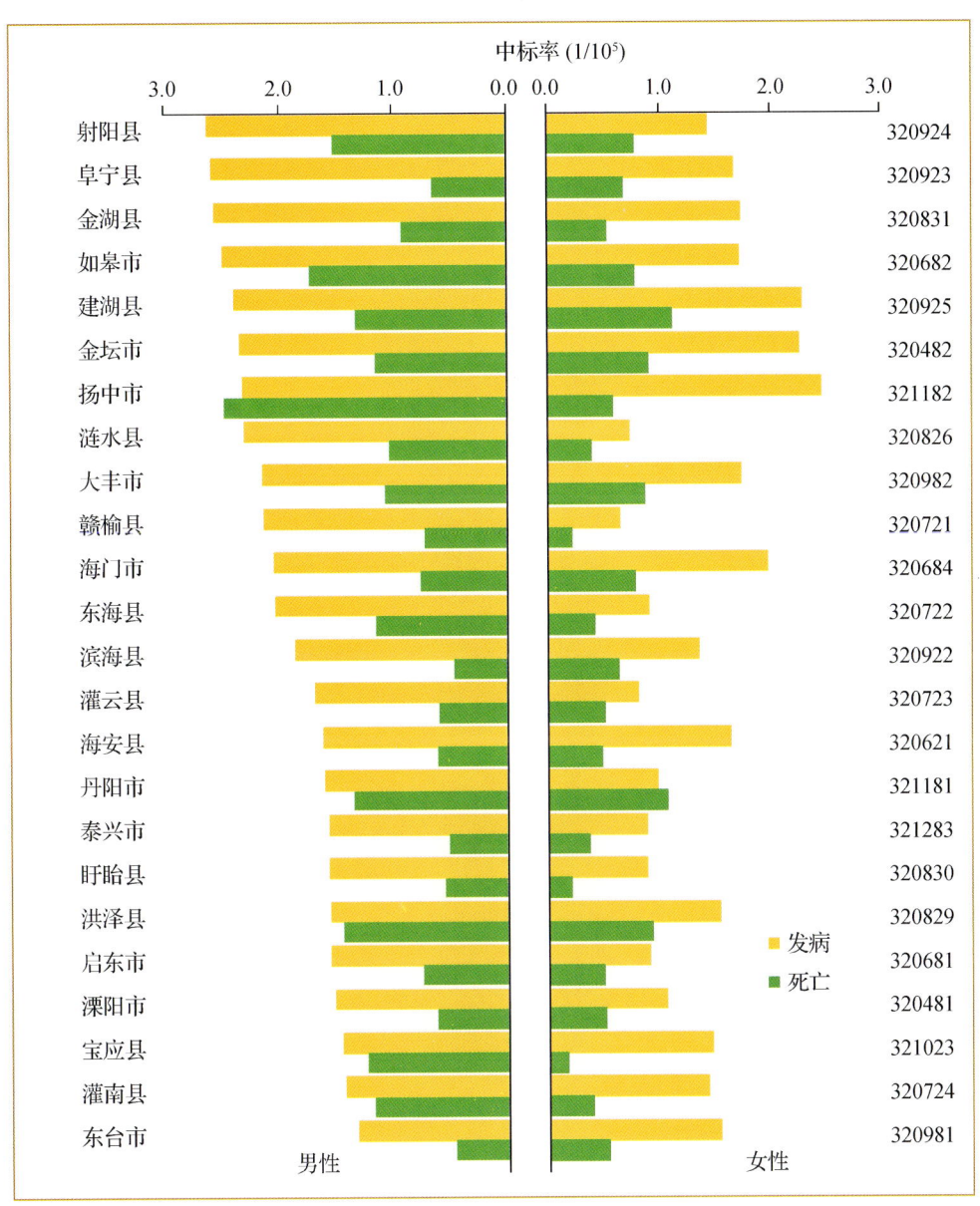

图 5-1h 2011—2013 年江苏省农村肿瘤登记地区口腔和咽喉恶性肿瘤发病率和死亡率

二、鼻咽（C11）

2011—2013年江苏省肿瘤登记地区鼻咽癌新发病例2 480例，发病率为2.31/10万，中标率为1.58/10万，世标率为1.51/10万，占全部恶性肿瘤发病的0.78%；其中男、女性鼻咽癌发病率分别为3.20/10万和1.40/10万，男性约为女性的2.29倍。城市鼻咽癌发病率较农村高16.82%，中国人口标化后高17.81%。同期全省肿瘤登记地区因鼻咽癌死亡例数为1 458例，死亡率为1.36/10万，中标率为0.85/10万，世标率为0.84/10万，占全部恶性肿瘤死亡的0.68%；鼻咽癌死亡率和标化率均为男性高于女性，城市高于农村（表5.2）。

表5.2 2011—2013年江苏省肿瘤登记地区鼻咽癌发病和死亡情况

指标	地区	性别	病例数	粗率(1/10⁵)	构成(%)	中标率(1/10⁵)	世标率(1/10⁵)	累积率0—74(%)
发病	全省	合计	2 480	2.31	0.78	1.58	1.51	0.17
		男性	1 736	3.20	0.93	2.20	2.12	0.24
		女性	744	1.40	0.57	0.96	0.90	0.10
	城市	合计	1 222	2.50	0.82	1.72	1.65	0.19
		男性	863	3.52	0.99	2.43	2.34	0.27
		女性	359	1.47	0.57	1.03	0.97	0.11
	农村	合计	1 258	2.14	0.76	1.46	1.40	0.16
		男性	873	2.93	0.88	2.02	1.95	0.22
		女性	385	1.33	0.57	0.89	0.84	0.09
死亡	全省	合计	1 458	1.36	0.68	0.85	0.84	0.10
		男性	1 035	1.91	0.76	1.23	1.22	0.14
		女性	423	0.79	0.55	0.49	0.47	0.05
	城市	合计	714	1.46	0.75	0.92	0.90	0.11
		男性	496	2.03	0.82	1.31	1.30	0.15
		女性	218	0.89	0.63	0.55	0.53	0.06
	农村	合计	744	1.27	0.62	0.80	0.79	0.09
		男性	539	1.81	0.71	1.17	1.15	0.14
		女性	205	0.71	0.48	0.44	0.42	0.05

鼻咽癌年龄别发病率在 0—34 岁处于较低水平,35 岁之后快速升高,至 55—59 岁组达高峰。不同性别、城乡鼻咽癌年龄别发病率变化趋势与全省基本一致,但发病高峰有所差别。鼻咽癌年龄别死亡率在 0—44 岁年龄段处于较低水平,45 岁开始随年龄增长快速上升,至 80—84 岁组达高峰。不同性别、城乡鼻咽癌年龄别死亡率变化趋势与全省基本一致,仅死亡高峰出现年龄略有差异(图 5-2a 至图 5-2f)。

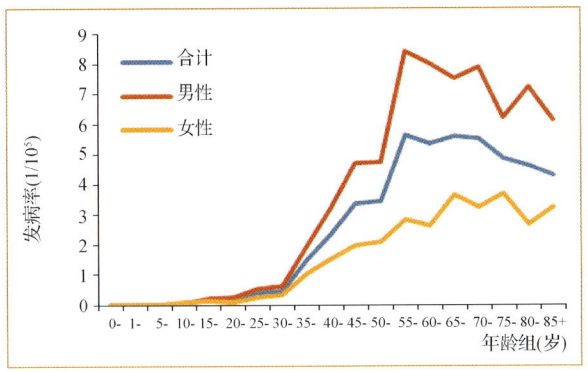

图 5-2a　2011—2013 年江苏省肿瘤登记地区鼻咽癌年龄别发病率

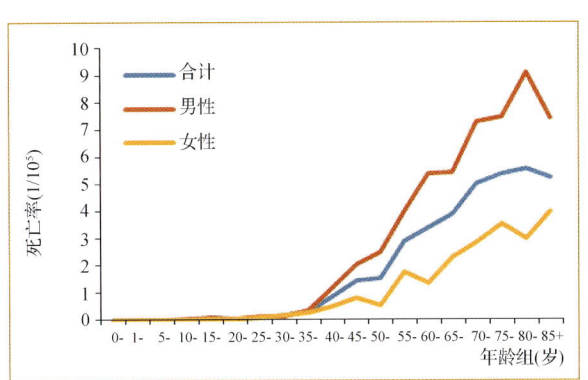

图 5-2b　2011—2013 年江苏省肿瘤登记地区鼻咽癌年龄别死亡率

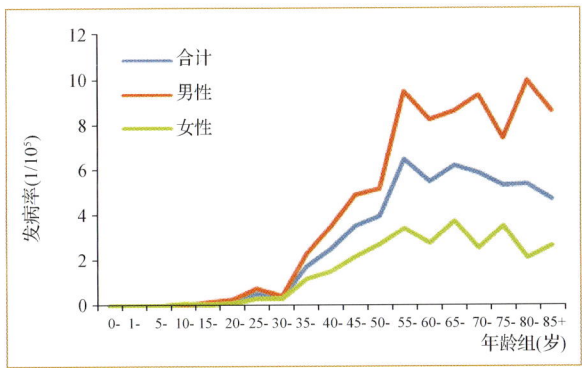

图 5-2c　2011—2013 年江苏省城市肿瘤登记地区鼻咽癌年龄别发病率

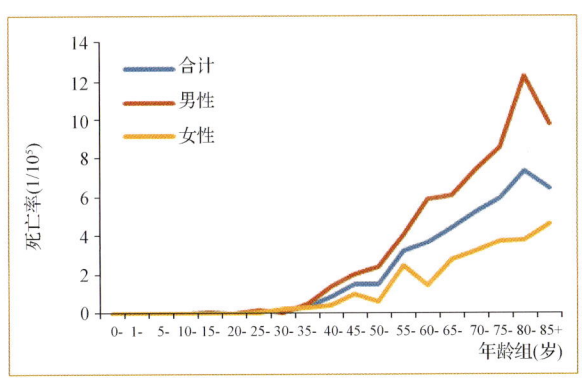

图 5-2d　2011—2013 年江苏省城市肿瘤登记地区鼻咽癌年龄别死亡率

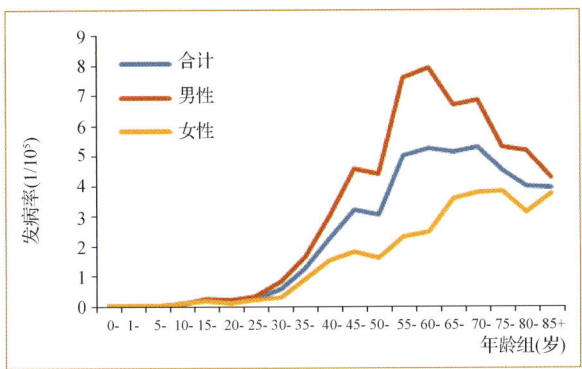

图 5-2e　2011—2013 年江苏省农村肿瘤登记地区鼻咽癌年龄别发病率

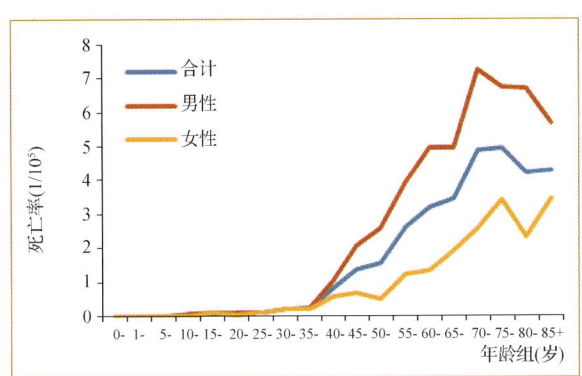

图 5-2f　2011—2013 年江苏省农村肿瘤登记地区鼻咽癌年龄别死亡率

江苏省10个城市肿瘤登记地区中,男性鼻咽癌发病中标率最高的是常州市区,发病率为2.96/10万,其次为盐城市区和无锡市区;女性中标率最高的为淮安市主城区,发病率为1.56/10万,其次为苏州市区和盐城市区。城市男性鼻咽癌死亡中标率最高的为苏州市区,死亡率为1.69/10万,其次为常州市区和无锡市区;苏州市区和常州市区女性鼻咽癌死亡中标率最高,死亡率均为0.68/10万,其次为淮安市主城区和无锡市区(图5-2g)。

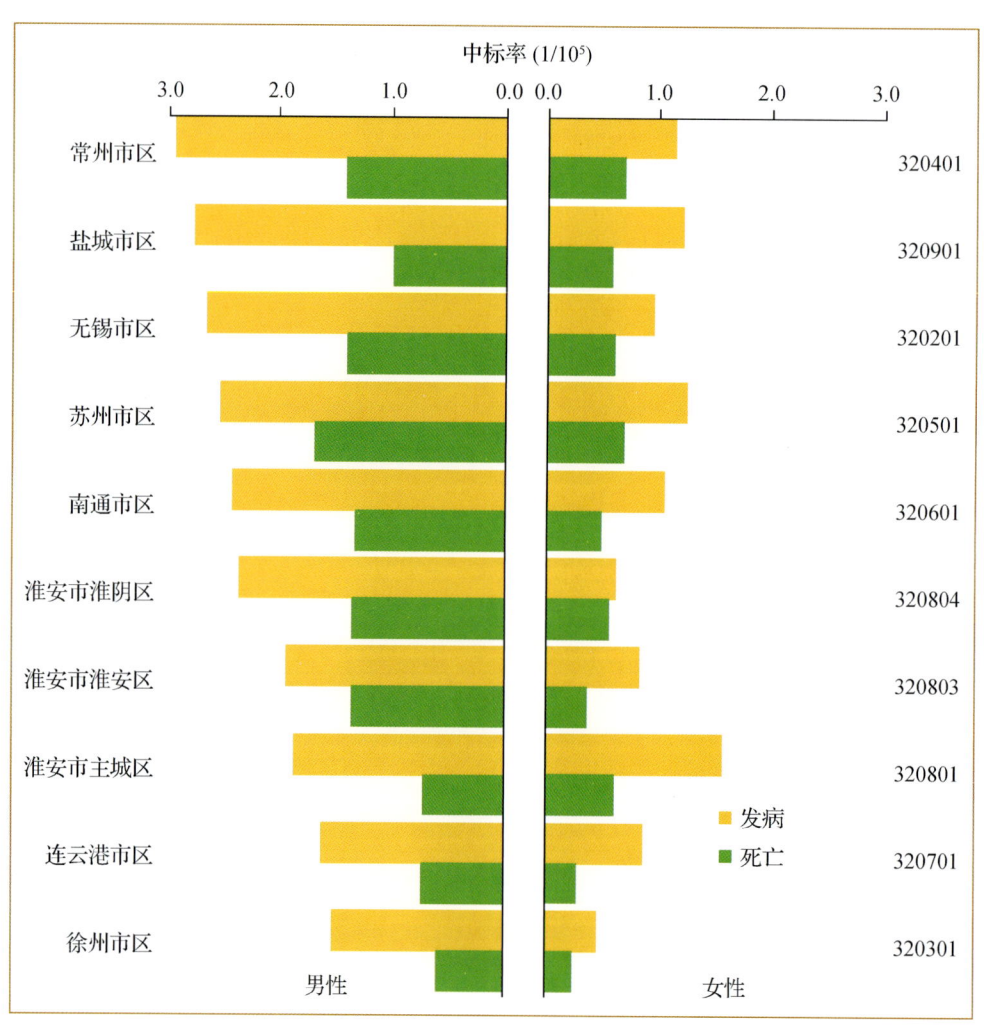

图5-2g 2011—2013年江苏省城市肿瘤登记地区鼻咽癌发病率和死亡率

江苏省 24 个农村肿瘤登记地区中,男性鼻咽癌发病中标率最高的是金湖县,发病率为 3.60/10 万,其次为洪泽县和盱眙县;女性发病中标率最高的为盱眙县,发病率为 1.76/10 万,其次为金坛市和洪泽县。农村男性鼻咽癌死亡中标率最高的为金坛市,死亡率为 2.30/10 万,其次为海门市和洪泽县;女性鼻咽癌死亡中标率最高的为洪泽县,死亡率为 1.06/10 万,其次为扬中市和盱眙县(图5-2h)。

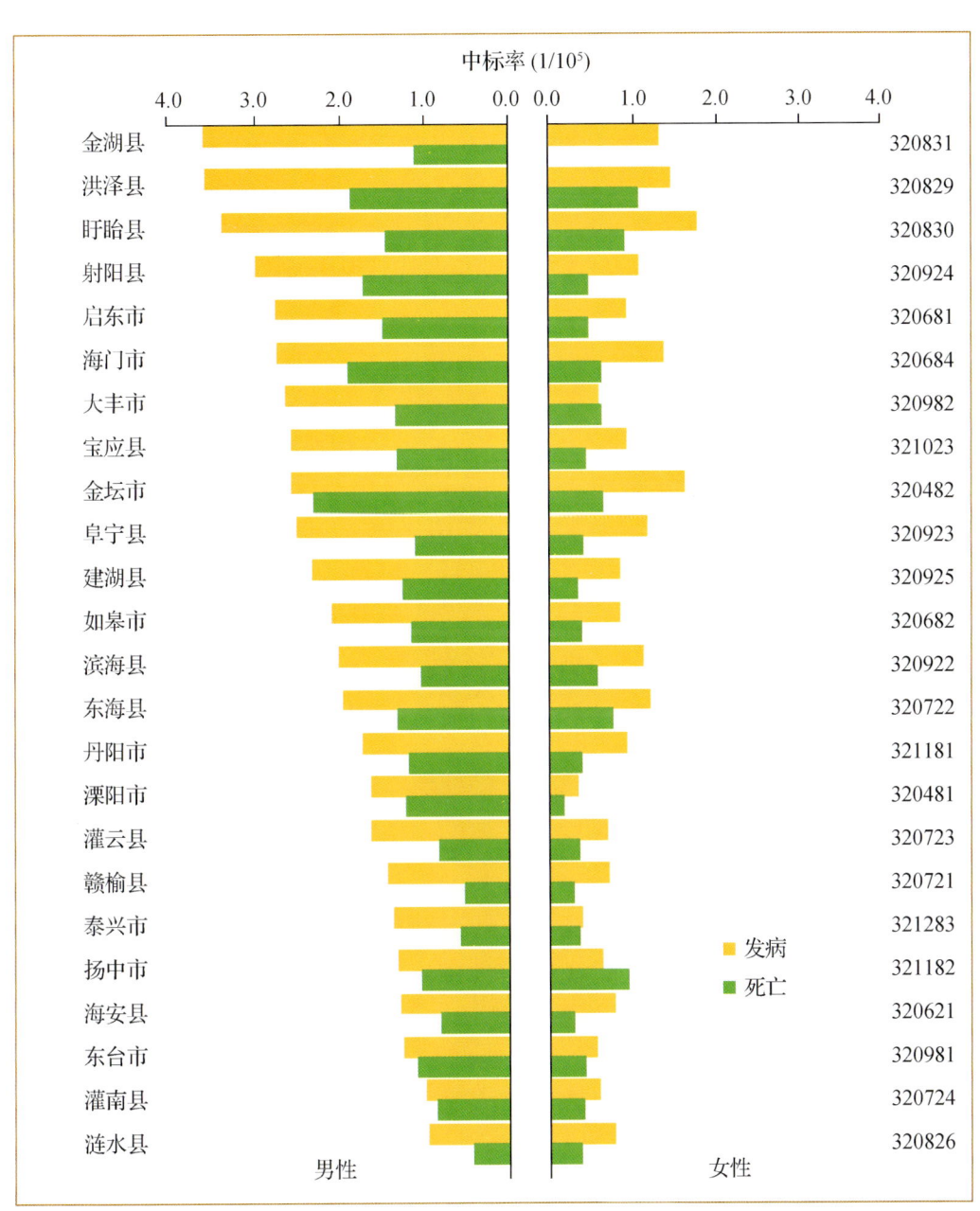

图 5-2h　2011—2013 年江苏省农村肿瘤登记地区鼻咽癌发病率和死亡率

三、食管（C15）

2011—2013年江苏省肿瘤登记地区食管癌新发病例44 873例，发病率为41.71/10万，中标率为24.17/10万，世标率为24.46/10万，占全部恶性肿瘤发病的14.19%；其中男、女性食管癌发病率分别为55.29/10万和27.86/10万，男性约为女性的1.98倍。农村食管癌发病率较城市高62.79%，中国人口标化后高57.75%。同期全省肿瘤登记地区因食管癌死亡例数为33 898例，死亡率为31.51/10万，中标率为17.59/10万，世标率为17.58/10万，占全部恶性肿瘤死亡的15.83%；食管癌死亡率和标化率均为男性高于女性，农村高于城市（表5.3）。

表5.3 2011—2013年江苏省肿瘤登记地区食管癌发病和死亡情况

指标	地区	性别	病例数	粗率（1/10⁵）	构成（%）	中标率（1/10⁵）	世标率（1/10⁵）	累积率0—74（%）
发病	全省	合计	44 873	41.71	14.19	24.17	24.46	3.16
		男性	30 031	55.29	16.15	33.44	33.94	4.35
		女性	14 842	27.86	11.40	15.18	15.25	1.95
	城市	合计	15 203	31.07	10.15	18.32	18.53	2.39
		男性	10 403	42.47	11.96	26.10	26.47	3.37
		女性	4 800	19.65	7.64	10.91	10.94	1.40
	农村	合计	29 670	50.58	17.83	28.90	29.29	3.78
		男性	19 628	65.82	19.83	39.31	39.95	5.13
		女性	10 042	34.82	14.90	18.68	18.80	2.41
死亡	全省	合计	33 898	31.51	15.83	17.59	17.58	2.11
		男性	22 486	41.40	16.45	24.65	24.71	2.97
		女性	11 412	21.42	14.73	10.90	10.81	1.25
	城市	合计	11 705	23.92	12.31	13.66	13.67	1.63
		男性	7 939	32.41	13.07	19.70	19.82	2.36
		女性	3 766	15.41	10.96	8.03	7.94	0.90
	农村	合计	22 193	37.83	18.63	20.74	20.74	2.50
		男性	14 547	48.78	19.15	28.55	28.60	3.46
		女性	7 646	26.51	17.73	13.23	13.15	1.53

食管癌年龄别发病率在0—44岁处于较低水平，45岁开始快速升高，至75—79岁组达高峰。不同性别、城乡食管癌年龄别发病率变化趋势与全省基本一致，但城市男性和农村女性在80—

84岁组达发病高峰。食管癌年龄别死亡率在0—49岁年龄段处于较低水平,50岁开始随年龄增长快速上升,至80—84岁组达高峰。不同性别、城乡食管癌年龄别死亡率变化趋势与全省基本一致,但城市男性和城市女性死亡高峰出现于85岁及以上年龄组(图5-3a至图5-3f)。

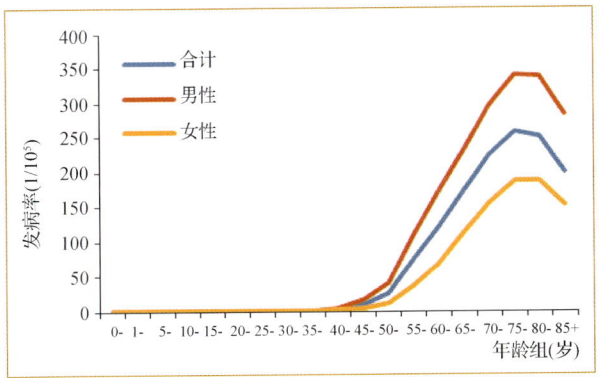

图5-3a　2011—2013年江苏省肿瘤登记地区食管癌年龄别发病率

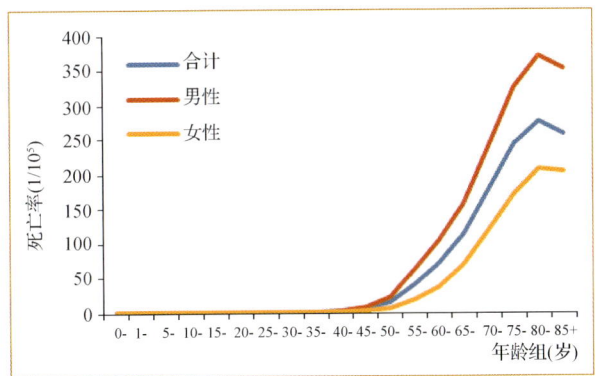

图5-3b　2011—2013年江苏省肿瘤登记地区食管癌年龄别死亡率

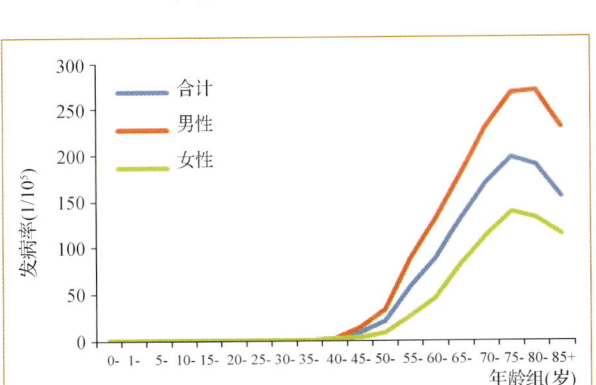

图5-3c　2011—2013年江苏省城市肿瘤登记地区食管癌年龄别发病率

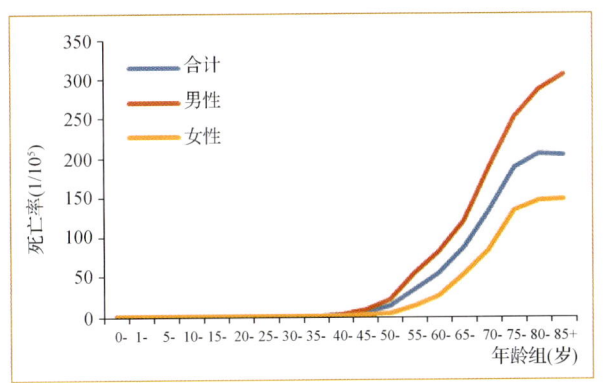

图5-3d　2011—2013年江苏省城市肿瘤登记地区食管癌年龄别死亡率

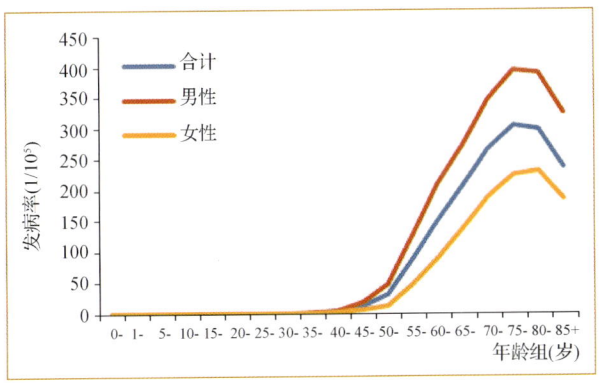

图5-3e　2011—2013年江苏省农村肿瘤登记地区食管癌年龄别发病率

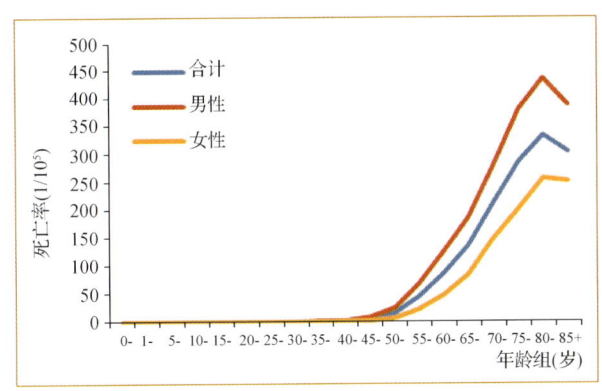

图5-3f　2011—2013年江苏省农村肿瘤登记地区食管癌年龄别死亡率

江苏省10个城市肿瘤登记地区中,男性和女性食管癌发病中标率最高的均为淮安市淮安区,发病率分别为68.04/10万和43.76/10万,其次均为淮安市淮阴区和盐城市区。城市男性食管癌死亡中标率最高的为淮安市淮阴区,死亡率为49.01/10万,其次为淮安市淮安区和盐城市区;女性食管癌死亡中标率最高的是淮安市淮安区,死亡率为27.64/10万,其后依次为淮安市淮阴区和盐城市区(图5-3g)。

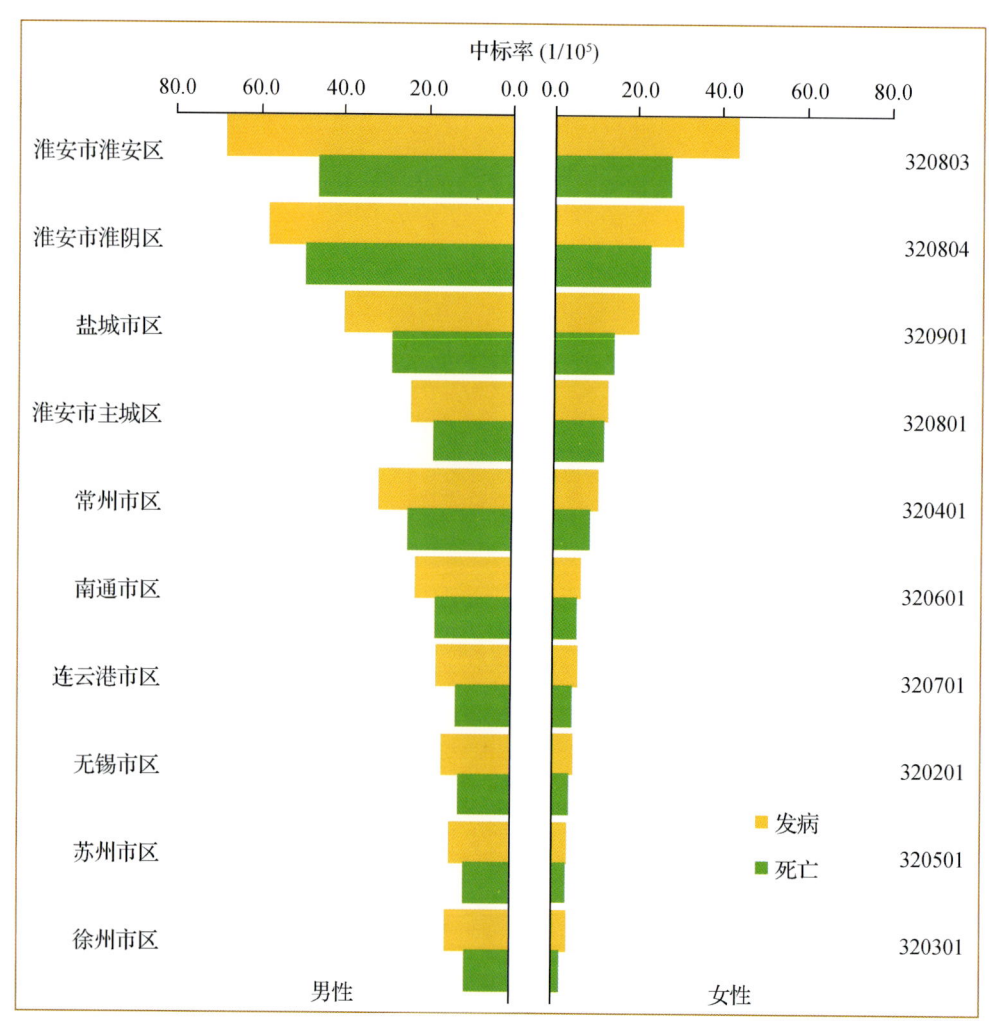

图5-3g 2011—2013年江苏省城市肿瘤登记地区食管癌发病率和死亡率

江苏省24个农村肿瘤登记地区中,男性食管癌发病中标率最高的是涟水县,发病率为72.44/10万,其次为丹阳市和阜宁县;女性发病中标率最高为涟水县,发病率为41.05/10万,其后为建湖县和洪泽县。农村男性食管癌死亡中标率最高的为扬中市,死亡率为52.40/10万,其次为丹阳市和宝应县;女性死亡中标率最高的是扬中市,死亡率为30.12/10万,其次为洪泽县和建湖县(图5-3h)。

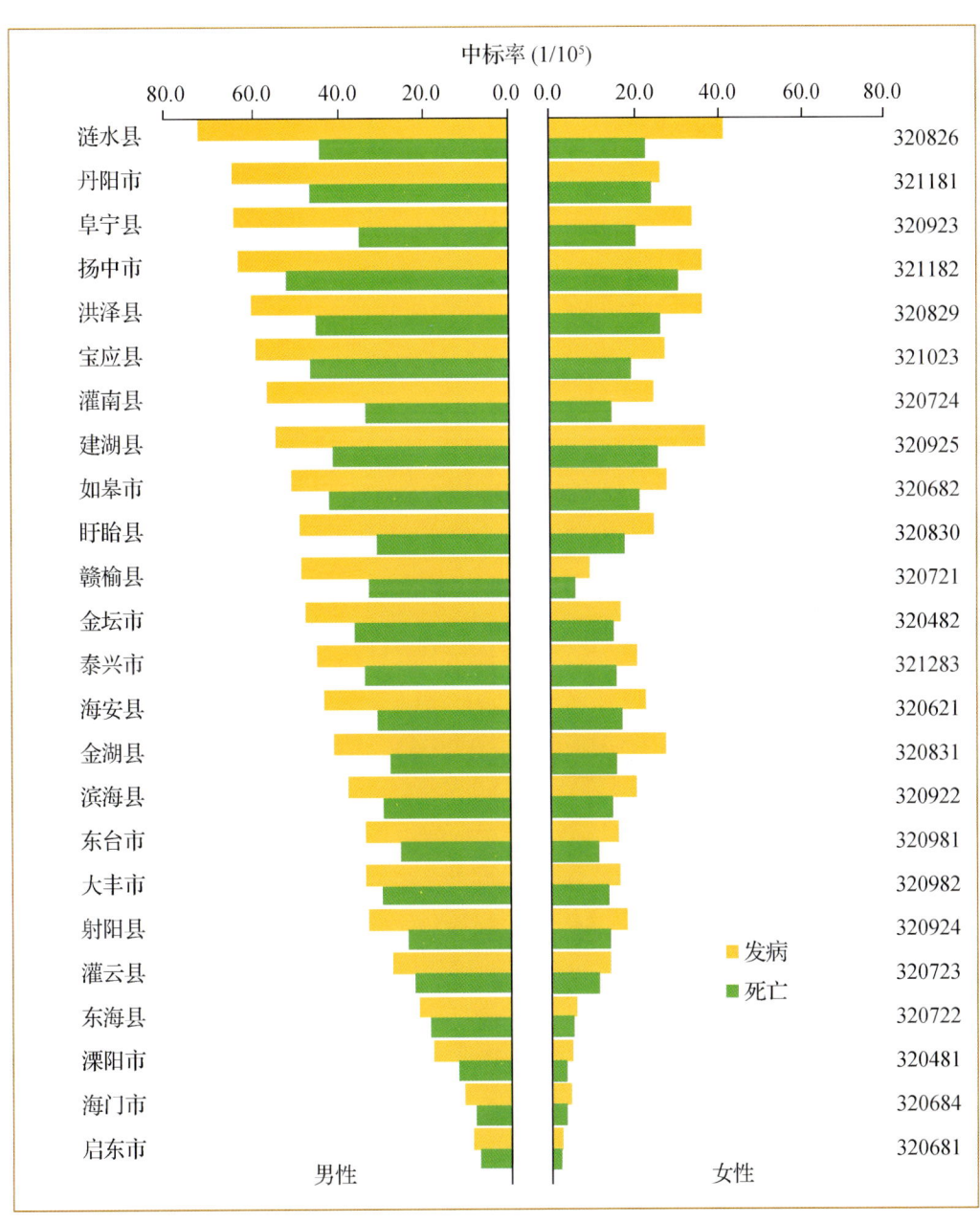

图5-3h 2011—2013年江苏省农村肿瘤登记地区食管癌发病率和死亡率

四、胃（C16）

2011—2013年江苏省肿瘤登记地区胃癌新发病例50 207例，发病率为46.67/10万，中标率为27.76/10万，世标率为27.67/10万，占全部恶性肿瘤发病的15.88%；其中男、女性胃癌发病率分别为65.19/10万和27.78/10万，男性约为女性的2.35倍。城市胃癌发病率较农村高8.30%，中国人口标化后高11.98%。同期全省肿瘤登记地区因胃癌死亡例数为36 458例，死亡率为33.89/10万，中标率为19.26/10万，世标率为19.02/10万，占全部恶性肿瘤死亡的17.02%；胃癌死亡率男性高于女性；农村女性胃癌死亡率与城市女性基本持平，城市男性胃癌死亡率和标化率均高于农村男性（表5.4）。

表5.4 2011—2013年江苏省肿瘤登记地区胃癌发病和死亡情况

指标	地区	性别	病例数	粗率 (1/10⁵)	构成 （%）	中标率 (1/10⁵)	世标率 (1/10⁵)	累积率 0—74（%）
发病	全省	合计	50 207	46.67	15.88	27.76	27.67	3.49
		男性	35 407	65.19	19.04	40.02	40.11	5.10
		女性	14 800	27.78	11.36	15.95	15.63	1.88
	城市	合计	23 828	48.70	15.90	29.51	29.39	3.72
		男性	16 834	68.73	19.36	42.91	43.01	5.50
		女性	6 994	28.62	11.13	16.80	16.41	1.96
	农村	合计	26 379	44.97	15.85	26.35	26.29	3.31
		男性	18 573	62.28	18.76	37.75	37.82	4.79
		女性	7 806	27.07	11.58	15.24	15.00	1.81
死亡	全省	合计	36 458	33.89	17.02	19.26	19.02	2.22
		男性	25 071	46.16	18.34	27.74	27.48	3.24
		女性	11 387	21.37	14.70	11.33	11.08	1.21
	城市	合计	16 828	34.39	17.70	19.93	19.69	2.30
		男性	11 614	47.42	19.13	29.08	28.83	3.40
		女性	5 214	21.34	15.17	11.55	11.29	1.21
	农村	合计	19 630	33.46	16.48	18.72	18.47	2.16
		男性	13 457	45.13	17.71	26.70	26.42	3.11
		女性	6 173	21.40	14.32	11.14	10.91	1.20

全省胃癌发病率在 0—39 岁处于较低水平,40 岁之后快速升高,至 75—79 岁组达高峰;其中男性和女性胃癌年龄别发病率变化趋势与全省基本一致,但女性发病高峰出现在 80—84 岁年龄组。城乡胃癌年龄别发病率变化趋势与全省一致。全省胃癌年龄别死亡率在 0—44 岁年龄段处于较低水平,45 岁开始随年龄增长快速上升,至 80—84 岁组达高峰。城乡、不同性别胃癌年龄别死亡率变化趋势与全省基本一致,但城市女性胃癌年龄死亡率高峰出现在 85 岁及以上年龄组(图 5-4a 至图 5-4f)。

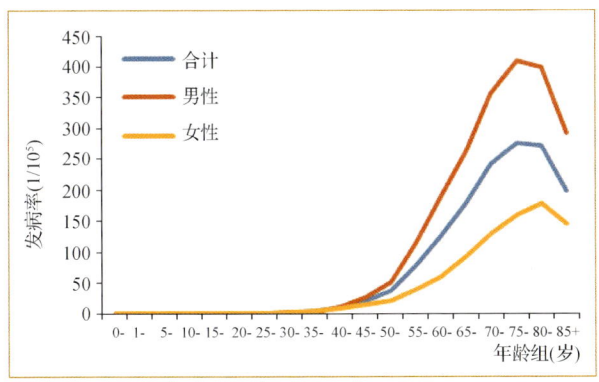

图 5-4a　2011—2013 年江苏省肿瘤登记地区胃癌年龄别发病率

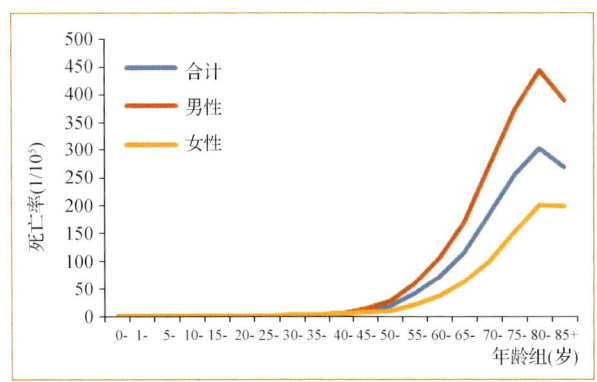

图 5-4b　2011—2013 年江苏省肿瘤登记地区胃癌年龄别死亡率

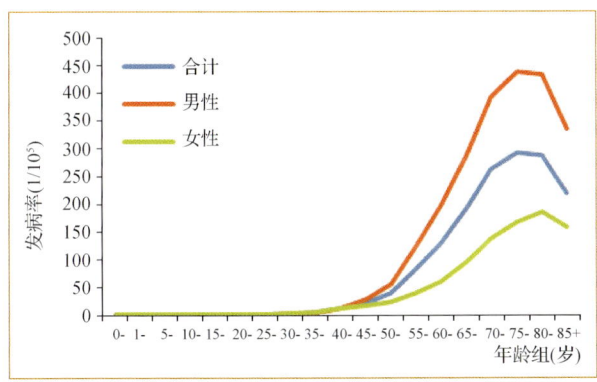

图 5-4c　2011—2013 年江苏省城市肿瘤登记地区胃癌年龄别发病率

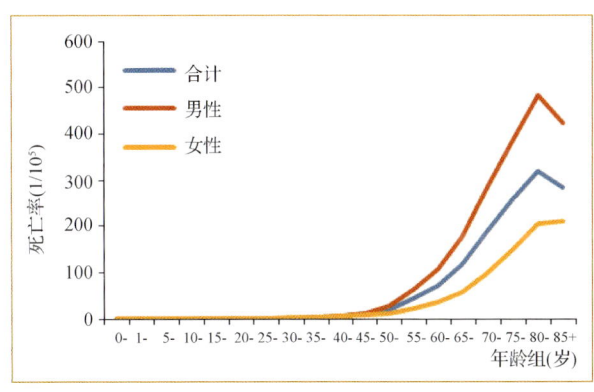

图 5-4d　2011—2013 年江苏省城市肿瘤登记地区胃癌年龄别死亡率

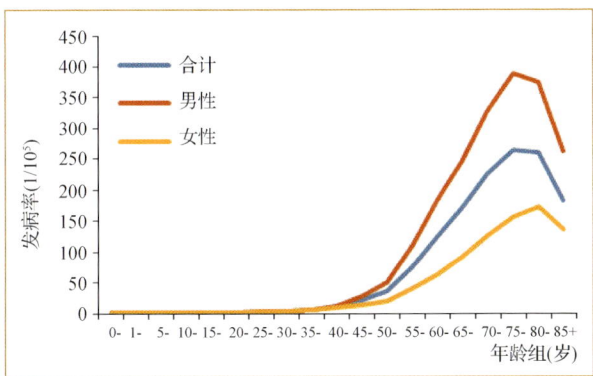

图 5-4e　2011—2013 年江苏省农村肿瘤登记地区胃癌年龄别发病率

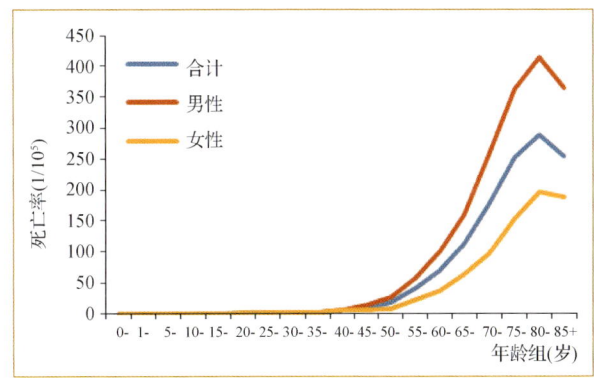

图 5-4f　2011—2013 年江苏省农村肿瘤登记地区胃癌年龄别死亡率

江苏省10个城市肿瘤登记地区中,常州市区男性和女性的胃癌发病中标率最高,分别为77.00/10万和28.79/10万,其后依次为盐城市区和无锡市区。常州市区的男性和女性胃癌死亡中标率最高,分别为51.16/10万和18.65/10万,其后依次为盐城市区和无锡市区(图5-4g)。

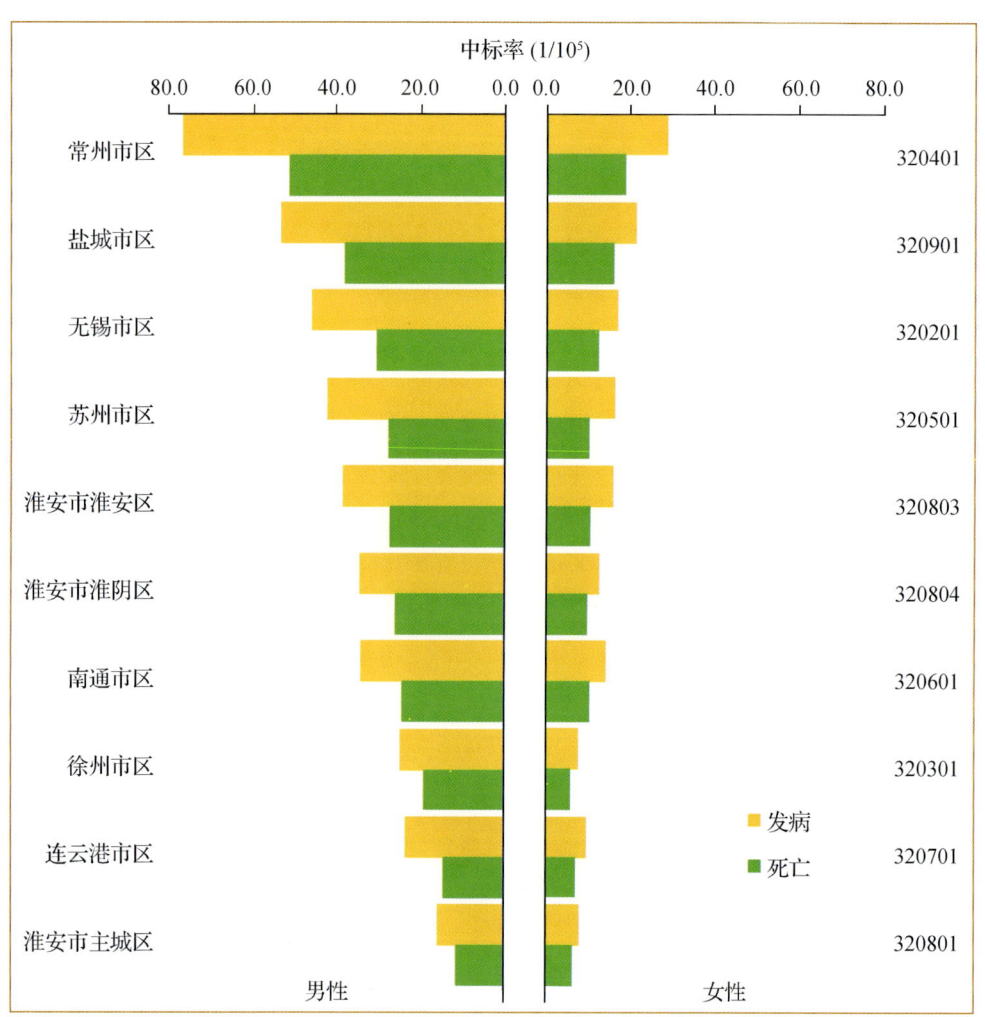

图5-4g　2011—2013年江苏省城市肿瘤登记地区胃癌发病率和死亡率

江苏省24个农村肿瘤登记地区中,丹阳市的男性和女性胃癌发病中标率最高,分别为101.66/10万和44.51/10万,其后依次为扬中市和建湖县。扬中市的男性和女性胃癌死亡中标率最高,分别为82.95/10万和32.45/10万,其后依次为丹阳市和建湖县(图5-4h)。

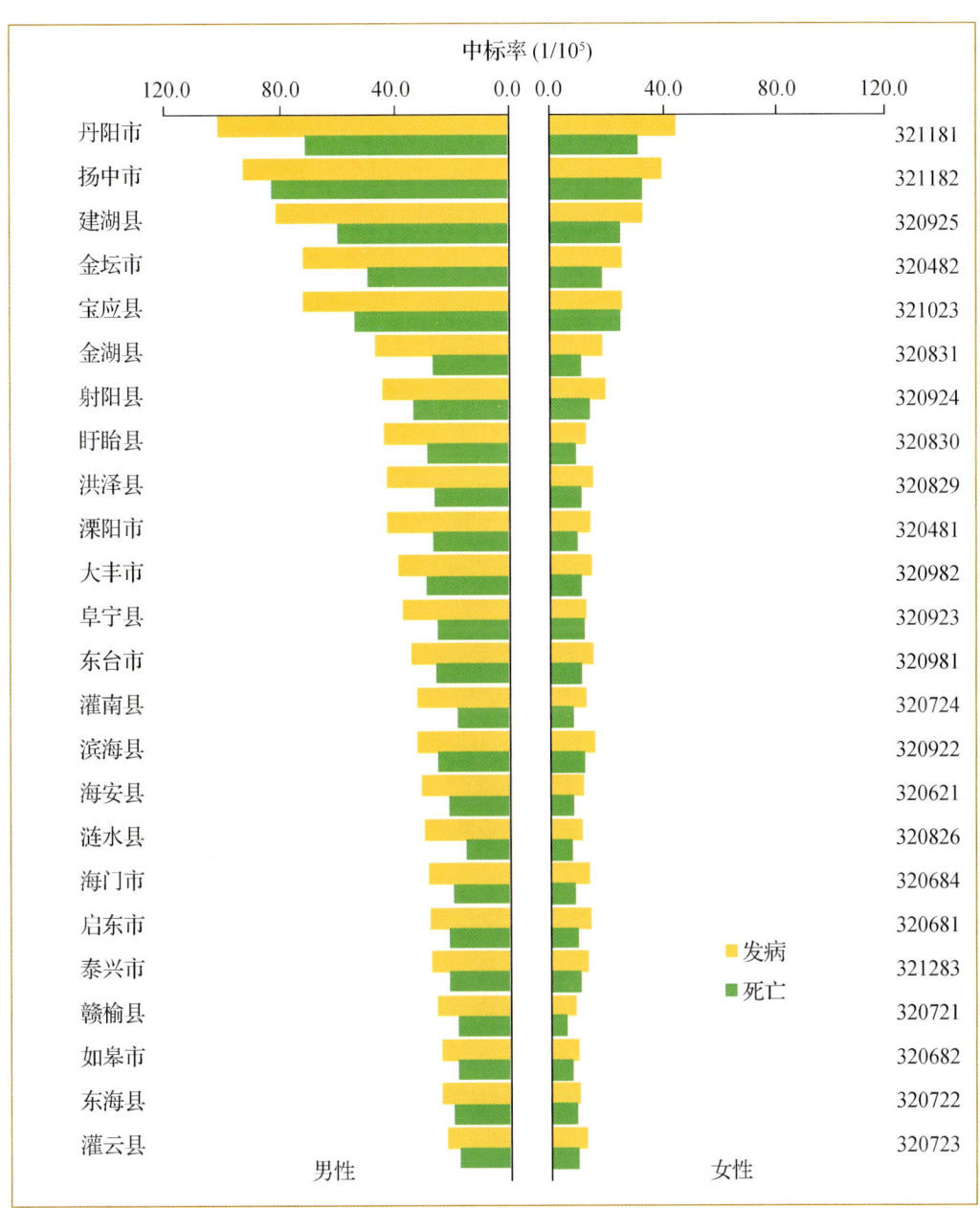

图5-4h 2011—2013年江苏省农村肿瘤登记地区胃癌发病率和死亡率

五、结直肠肛门(C18-C21)

2011—2013年江苏省肿瘤登记地区结直肠癌新发病例25 056例,发病率为23.29/10万,中标率为14.14/10万,世标率为13.92/10万,占全部恶性肿瘤发病的7.92%;其中男、女性结直肠癌发病率分别为26.45/10万和20.07/10万,男性约为女性的1.32倍。城市结直肠癌发病率是农村的1.50倍,中国人口标化后为1.52倍。同期全省肿瘤登记地区因结直肠癌死亡病例12 101例,死亡率为11.25/10万,中标率为6.39/10万,世标率为6.29/10万,占全部恶性肿瘤死亡的5.65%;结直肠癌死亡率和标化率均为男性高于女性,城市高于农村(表5.5)。

表5.5 2011—2013年江苏省肿瘤登记地区结直肠癌发病和死亡情况

指标	地区	性别	病例数	粗率(1/10⁵)	构成(%)	中标率(1/10⁵)	世标率(1/10⁵)	累积率0—74(%)
发病	全省	合计	25 056	23.29	7.92	14.14	13.92	1.65
		男性	14 364	26.45	7.72	16.67	16.45	1.94
		女性	10 692	20.07	8.21	11.73	11.50	1.35
	城市	合计	13 907	28.42	9.28	17.43	17.15	2.03
		男性	7 972	32.55	9.17	20.72	20.46	2.41
		女性	5 935	24.29	9.44	14.39	14.10	1.65
	农村	合计	11 149	19.01	6.70	11.47	11.29	1.34
		男性	6 392	21.44	6.46	13.45	13.26	1.57
		女性	4 757	16.49	7.06	9.54	9.37	1.10
死亡	全省	合计	12 101	11.25	5.65	6.39	6.29	0.65
		男性	6 804	12.53	4.98	7.64	7.53	0.78
		女性	5 297	9.94	6.84	5.24	5.16	0.53
	城市	合计	6 316	12.91	6.64	7.43	7.33	0.76
		男性	3 532	14.42	5.82	8.91	8.85	0.90
		女性	2 784	11.39	8.10	6.13	6.02	0.63
	农村	合计	5 785	9.86	4.86	5.56	5.46	0.57
		男性	3 272	10.97	4.31	6.64	6.50	0.69
		女性	2 513	8.71	5.83	4.53	4.45	0.45

江苏省结直肠癌年龄别发病率在0—39岁处于较低水平,之后快速升高,至80—84岁组达高峰。不同性别、城乡结直肠癌年龄别发病率变化趋势与全省基本一致,但农村女性发病高峰出现在75—79岁组。结直肠癌年龄别死亡率在0—49岁年龄段处于较低水平,50岁开始随年龄增长快速上升,至85岁及以上年龄组达高峰。不同性别、城乡结直肠癌年龄别死亡率变化趋势与全省一致(图5-5a至图5-5f)。

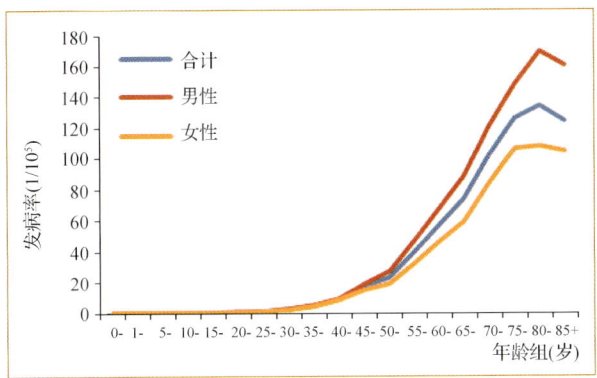

图5-5a　2011—2013年江苏省肿瘤登记地区结直肠癌年龄别发病率

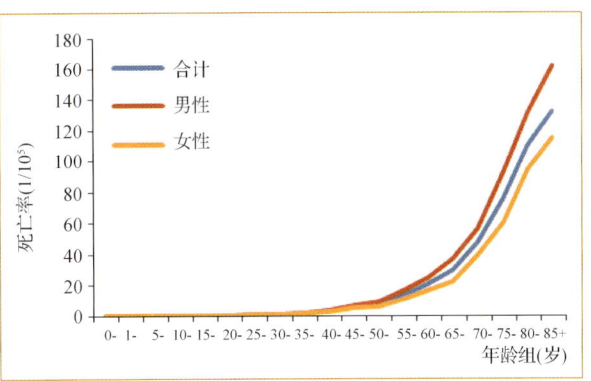

图5-5b　2011—2013年江苏省肿瘤登记地区结直肠癌年龄别死亡率

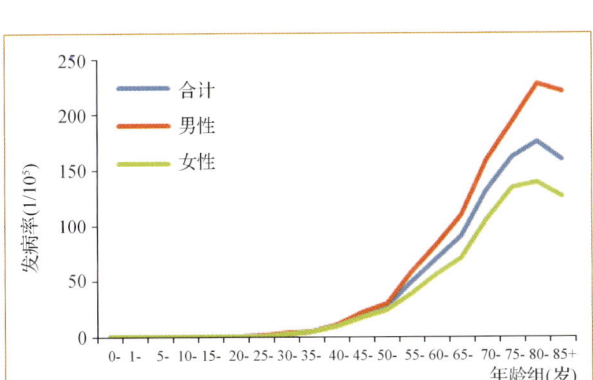

图5-5c　2011—2013年江苏省城市肿瘤登记地区结直肠癌年龄别发病率

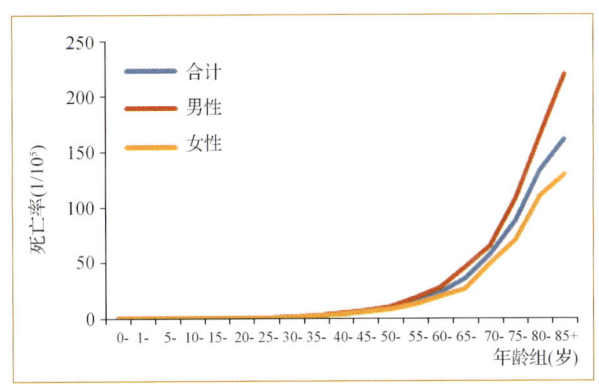

图5-5d　2011—2013年江苏省城市肿瘤登记地区结直肠癌年龄别死亡率

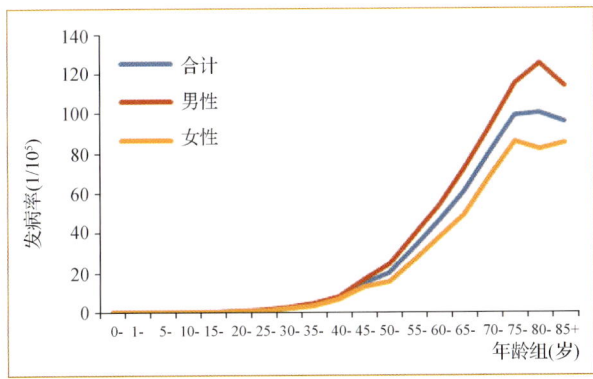

图5-5e　2011—2013年江苏省农村肿瘤登记地区结直肠癌年龄别发病率

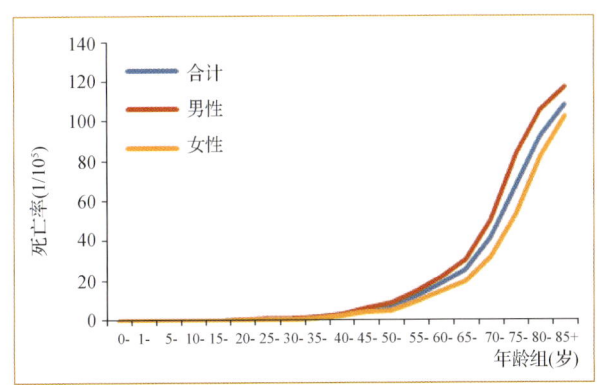

图5-5f　2011—2013年江苏省农村肿瘤登记地区结直肠癌年龄别死亡率

江苏省10个城市肿瘤登记地区中,常州市区男性和女性的结直肠癌发病中标率最高,分别为33.39/10万和22.00/10万,其后依次为苏州市区和无锡市区。常州市区男性和女性的结直肠癌死亡中标率最高,分别为13.39/10万和8.85/10万,其后依次为苏州市区和无锡市区(图5-5g)。

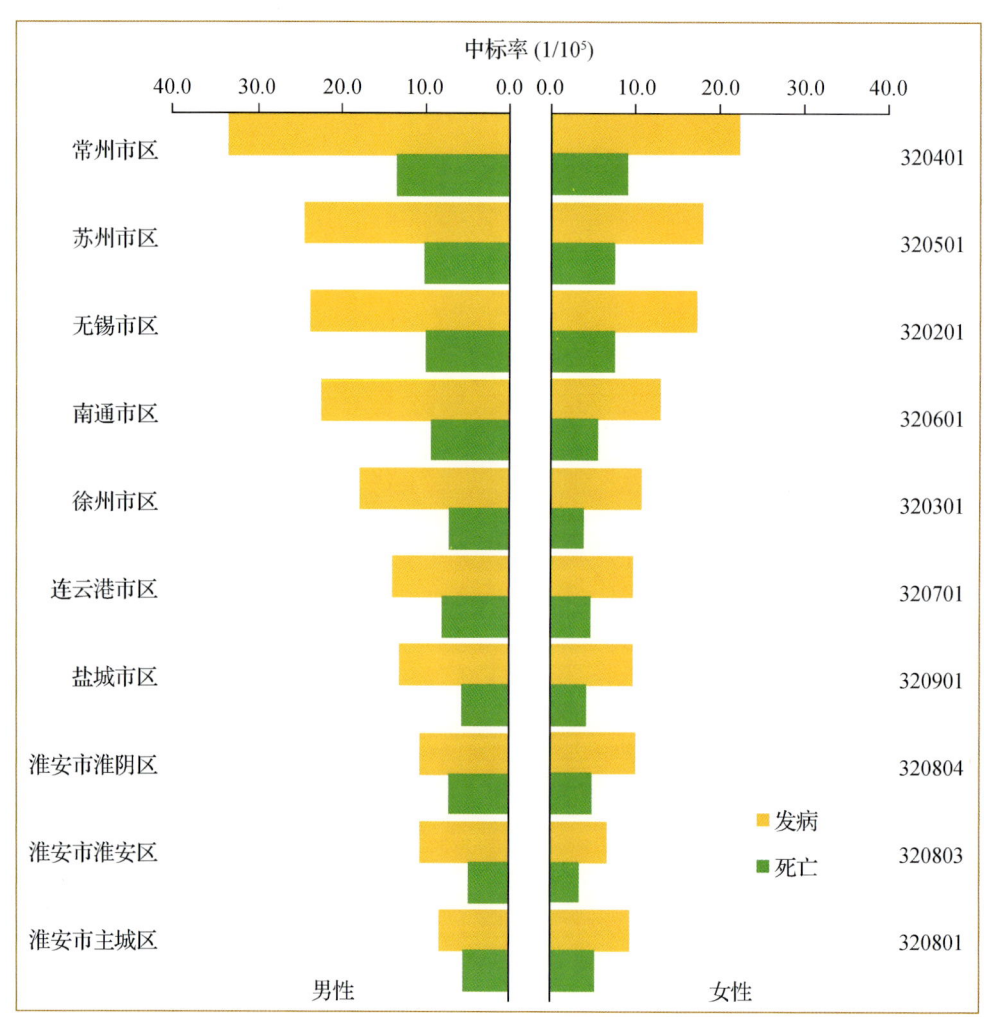

图5-5g 2011—2013年江苏省城市肿瘤登记地区结直肠癌发病率和死亡率

江苏省 24 个农村肿瘤登记地区中，男性结直肠癌发病中标率最高的是丹阳市，发病率为 24.55/10 万，其次为金坛市和启东市；女性发病中标率最高的也是丹阳市，发病率为 16.86/10 万，其次为金坛市和海门市。丹阳市男性和女性结直肠癌死亡中标率最高，死亡率分别为 13.46/10 万和 8.25/10 万，其后依次为扬中市和金坛市（图 5-5h）。

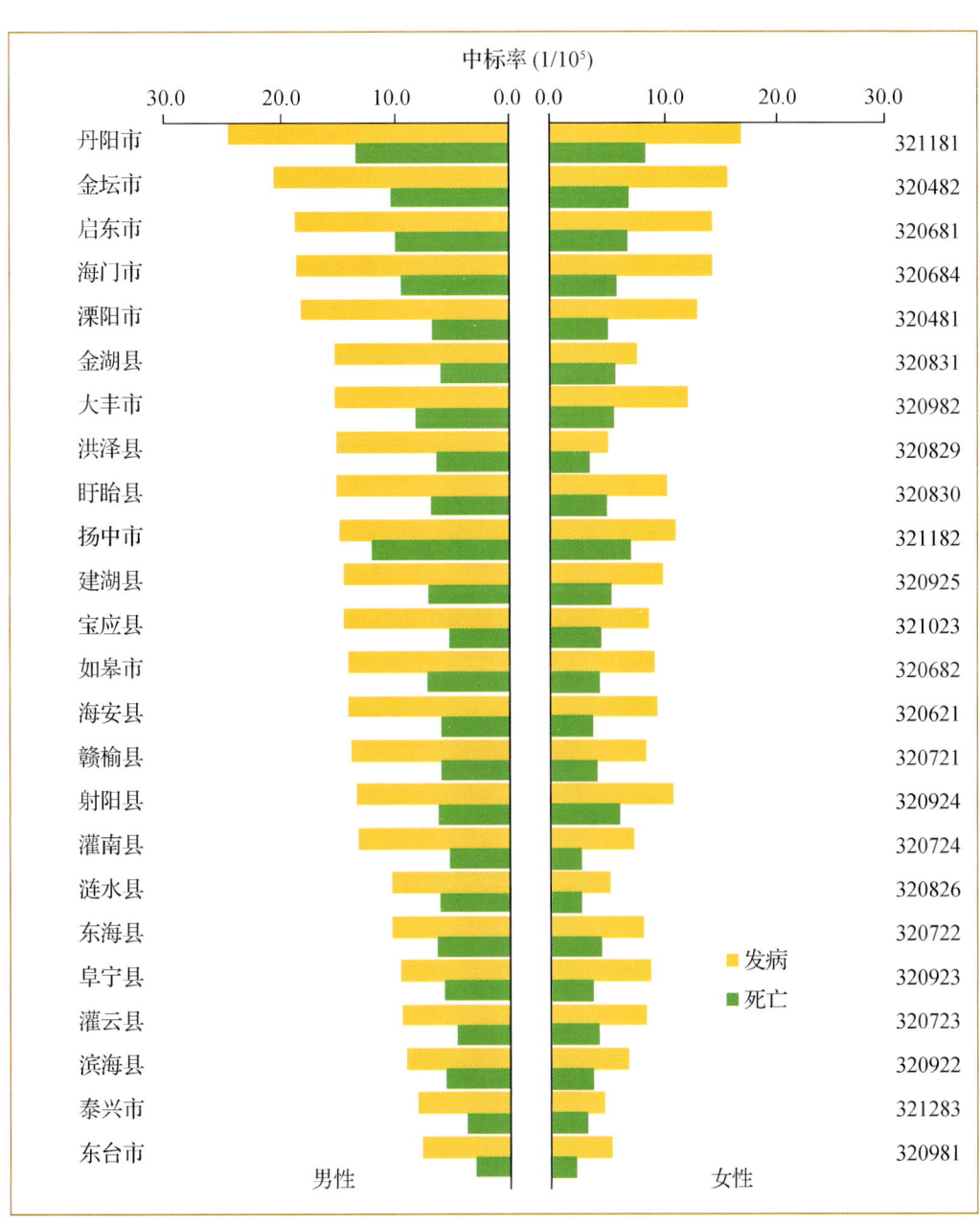

图 5-5h　2011—2013 年江苏省农村肿瘤登记地区结直肠癌发病率和死亡率

六、肝脏（C22）

2011—2013年江苏省肿瘤登记地区新发肝癌病例33 799例，发病率为31.42/10万，中标率为20.07/10万，世标率为19.59/10万，占全部恶性肿瘤发病的10.69%；其中男、女性肝癌发病率分别为45.29/10万和17.27/10万，男性约为女性的2.62倍。农村肝癌发病率较城市高20.90%，中国人口标化后高20.64%。同期全省肿瘤登记地区因肝癌死亡病例31 293例，死亡率为29.09/10万，中标率为18.24/10万，世标率为17.87/10万，占全部恶性肿瘤死亡的14.61%；肝癌死亡率和标化率均为男性高于女性，农村高于城市（表5.6）。

表5.6 2011—2013年江苏省肿瘤登记地区肝癌发病和死亡情况

指标	地区	性别	病例数	粗率(1/10^5)	构成(%)	中标率(1/10^5)	世标率(1/10^5)	累积率0—74(%)
发病	全省	合计	33 799	31.42	10.69	20.07	19.59	2.24
		男性	24 598	45.29	13.23	30.07	29.24	3.32
		女性	9 201	17.27	7.06	10.14	10.01	1.14
	城市	合计	13 798	28.20	9.21	18.04	17.65	2.04
		男性	10 057	41.06	11.56	27.29	26.64	3.05
		女性	3 741	15.31	5.95	8.99	8.86	1.02
	农村	合计	20 001	34.10	12.02	21.76	21.21	2.41
		男性	14 541	48.76	14.69	32.39	31.40	3.54
		女性	5 460	18.93	8.10	11.10	10.97	1.25
死亡	全省	合计	31 293	29.09	14.61	18.24	17.87	2.02
		男性	22 778	41.94	16.66	27.48	26.84	3.03
		女性	8 515	15.98	10.99	9.10	8.99	1.00
	城市	合计	12 561	25.67	13.21	15.98	15.71	1.79
		男性	9 093	37.12	14.98	24.25	23.78	2.70
		女性	3 468	14.19	10.09	7.97	7.89	0.88
	农村	合计	18 732	31.93	15.73	20.12	19.67	2.22
		男性	13 685	45.89	18.01	30.16	29.39	3.31
		女性	5 047	17.50	11.71	10.05	9.92	1.11

江苏省登记地区肝癌年龄别发病率在0—34岁处于较低水平,之后快速升高,至80—84岁组达高峰。不同性别、城乡肝癌年龄别发病率变化趋势与全省基本一致,但城市男性和女性发病高峰出现在85岁及以上年龄组。全省肝癌年龄别死亡率在0—34岁年龄段处于较低水平,35岁开始随年龄增长快速上升,至80—84岁组达高峰。城乡肝癌年龄别死亡率变化趋势与全省基本一致,但城市肝癌死亡率高峰出现在85岁及以上年龄组,而农村于80—84岁组达最高水平(图5-6a至图5-6f)。

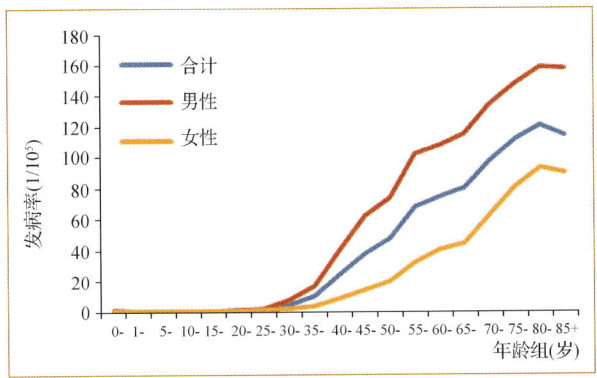

图5-6a 2011—2013年江苏省肿瘤登记地区肝癌年龄别发病率

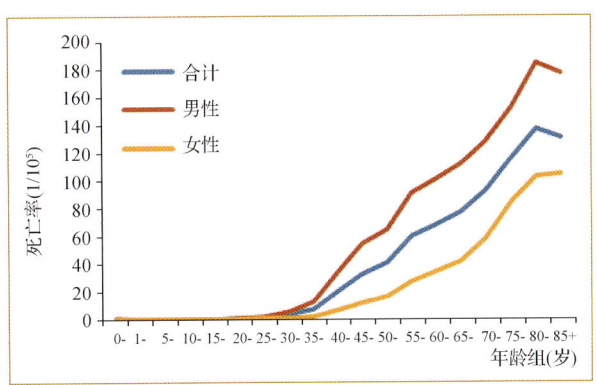

图5-6b 2011—2013年江苏省肿瘤登记地区肝癌年龄别死亡率

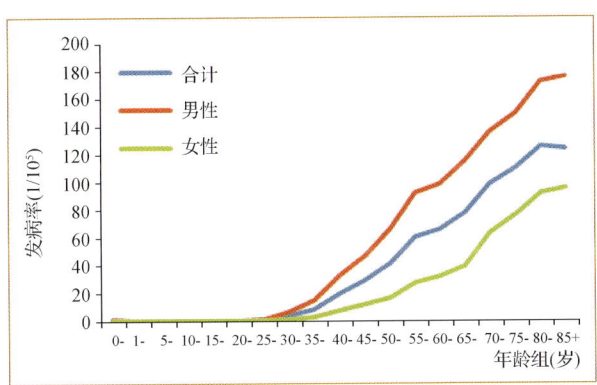

图5-6c 2011—2013年江苏省城市肿瘤登记地区肝癌年龄别发病率

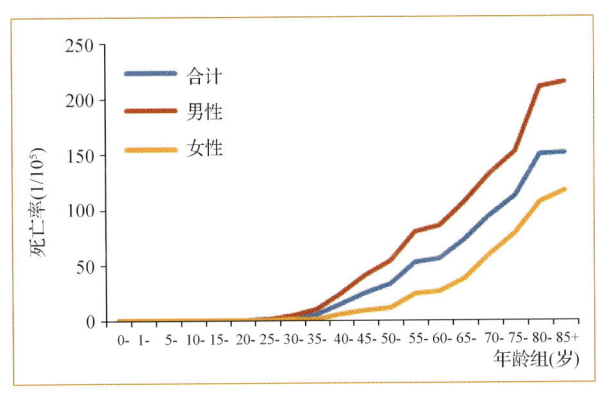

图5-6d 2011—2013年江苏省城市肿瘤登记地区肝癌年龄别死亡率

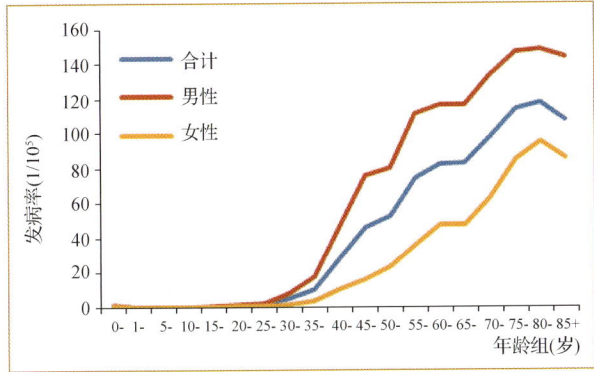

图5-6e 2011—2013年江苏省农村肿瘤登记地区肝癌年龄别发病率

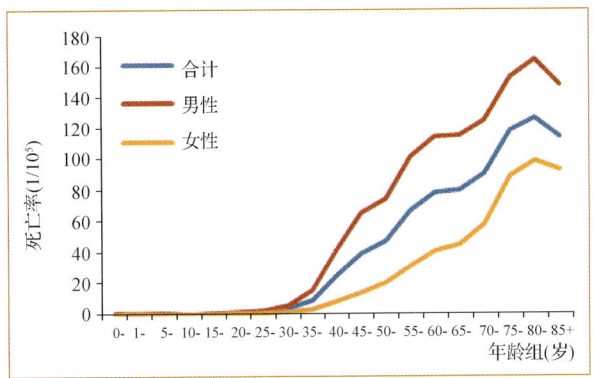

图5-6f 2011—2013年江苏省农村肿瘤登记地区肝癌年龄别死亡率

江苏省10个城市肿瘤登记地区中,男性肝癌发病中标率最高的是南通市区,发病率为42.94/10万,其次为淮安市淮阴区和徐州市区;女性发病中标率最高的为淮安市淮阴区,发病率为13.33/10万,其次为南通市区和常州市区。城市男性肝癌死亡中标率最高的为南通市区,死亡率为40.82/10万,其次为淮安市淮阴区和常州市区;女性死亡中标率最高的也是南通市区,死亡率为11.64/10万,其次为常州市区和淮安市淮阴区(图5-6g)。

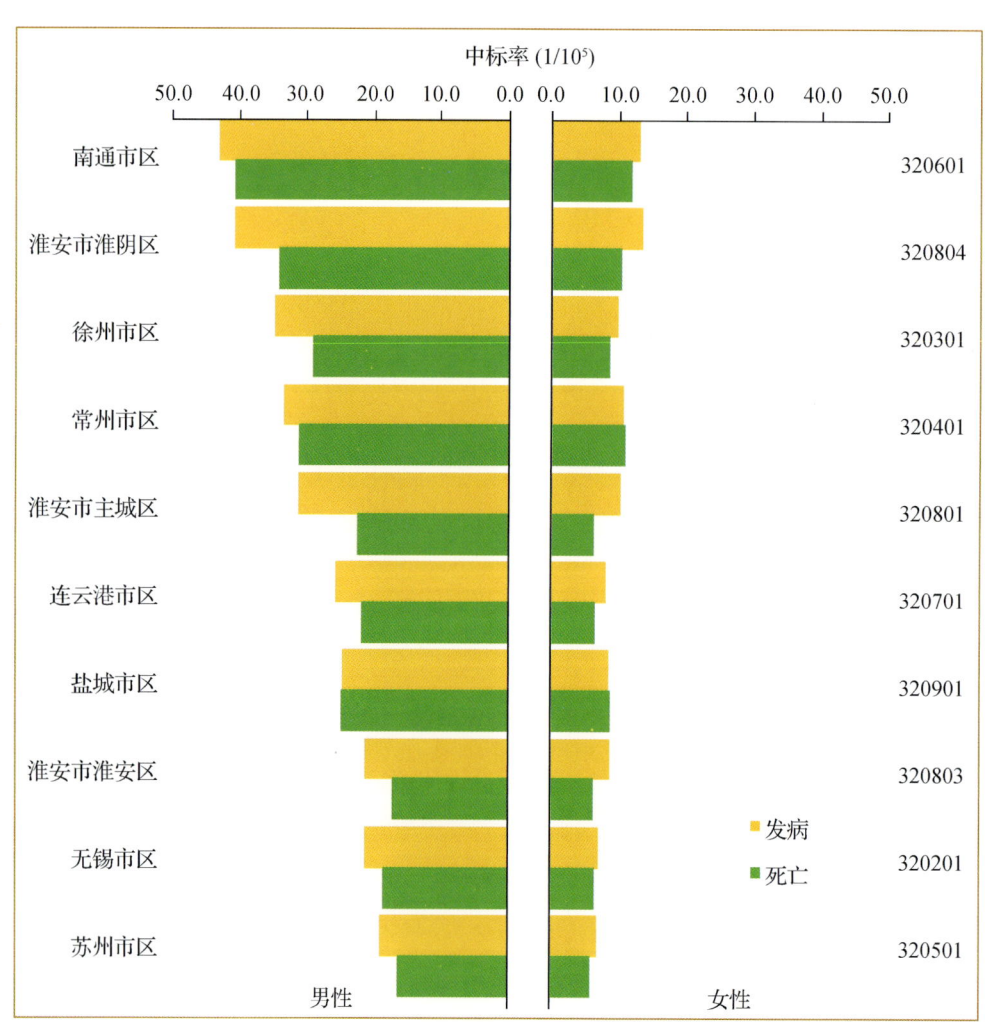

图5-6g　2011—2013年江苏省城市肿瘤登记地区肝癌发病率和死亡率

江苏省24个农村肿瘤登记地区中,男性肝癌发病中标率最高的是启东市,发病率为58.00/10万,其次为泰兴市和海门市;女性发病中标率最高的也为启东市,发病率为19.77/10万,其次为海门市和射阳县。农村男性肝癌死亡中标率最高的为启东市,死亡率为51.27/10万,其次为泰兴市和海门市;女性死亡中标率最高的也是启东市,死亡率为16.90/10万,其次为射阳县和灌云县(图5-6h)。

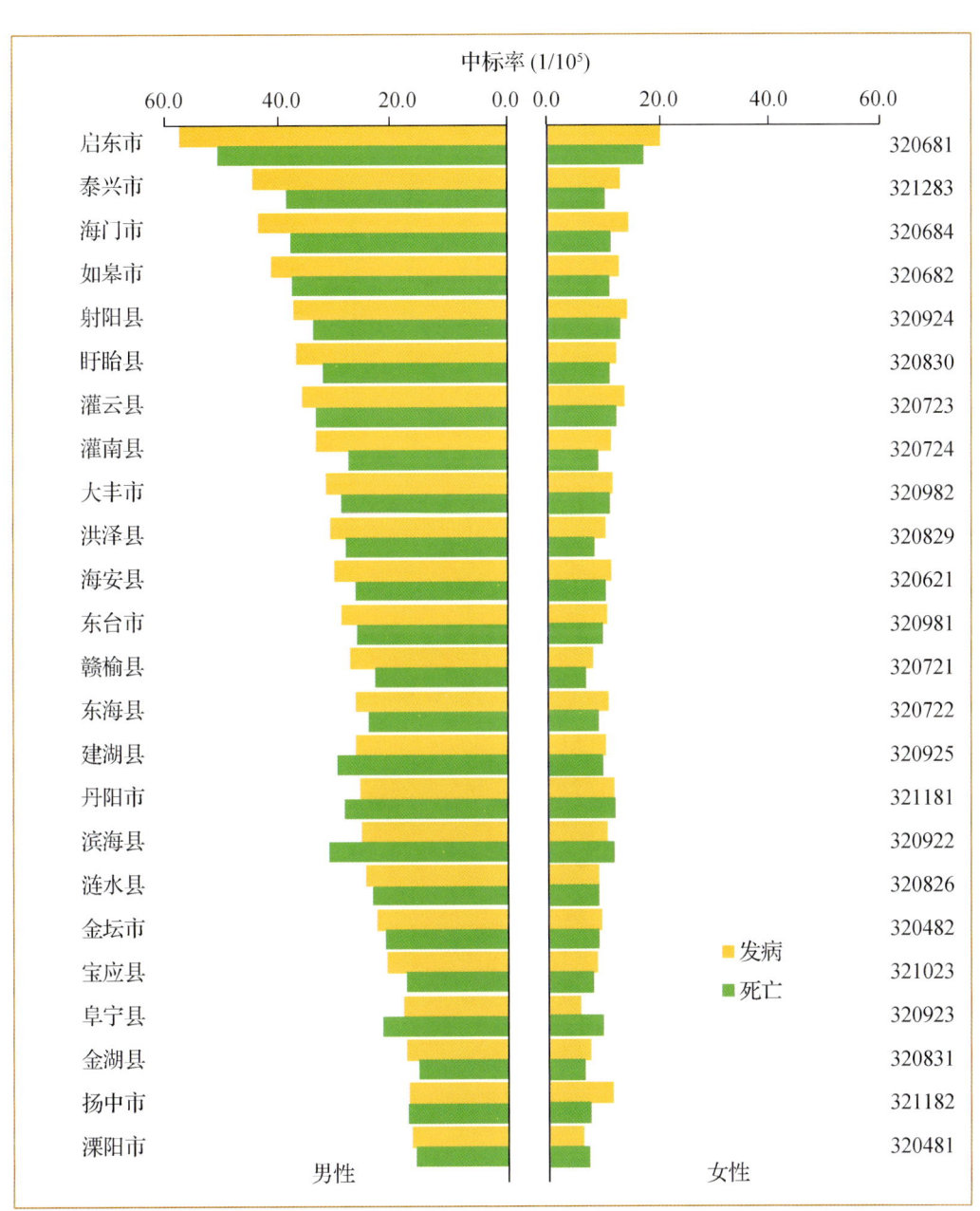

图5-6h 2011—2013年江苏省农村肿瘤登记地区肝癌发病率和死亡率

七、胆囊及胆道其他(C23-C24)

2011—2013年江苏省登记地区胆囊及胆道其他恶性肿瘤(简称胆囊恶性肿瘤)新发病例4 130例,发病率为3.84/10万,中标率为2.20/10万,世标率为2.18/10万,占全部恶性肿瘤发病的1.31%;其中男、女性胆囊恶性肿瘤发病率分别为3.29/10万和4.40/10万,男女性发病比例为1:1.34。城市胆囊恶性肿瘤发病率较农村高42.93%,中国人口标化后高43.77%。同期全省肿瘤登记地区胆囊恶性肿瘤死亡病例3 163例,死亡率为2.94/10万,中标率为1.63/10万,世标率为1.62/10万,占全部恶性肿瘤死亡的1.48%;胆囊恶性肿瘤死亡率和标化率均为女性高于男性,城市高于农村(表5.7)。

表5.7　2011—2013年江苏省肿瘤登记地区胆囊恶性肿瘤发病和死亡情况

指标	地区	性别	病例数	粗率(1/10⁵)	构成(%)	中标率(1/10⁵)	世标率(1/10⁵)	累积率0—74(%)
发病	全省	合计	4 130	3.84	1.31	2.20	2.18	0.25
		男性	1 785	3.29	0.96	2.01	1.99	0.23
		女性	2 345	4.40	1.80	2.38	2.36	0.28
	城市	合计	2 246	4.59	1.50	2.65	2.63	0.30
		男性	930	3.80	1.07	2.36	2.33	0.27
		女性	1 316	5.39	2.09	2.92	2.91	0.34
	农村	合计	1 884	3.21	1.13	1.84	1.83	0.22
		男性	855	2.87	0.86	1.74	1.73	0.20
		女性	1 029	3.57	1.53	1.94	1.92	0.23
死亡	全省	合计	3 163	2.94	1.48	1.63	1.62	0.18
		男性	1 376	2.53	1.01	1.53	1.51	0.17
		女性	1 787	3.35	2.31	1.72	1.71	0.19
	城市	合计	1 598	3.27	1.68	1.82	1.80	0.19
		男性	662	2.70	1.09	1.66	1.63	0.18
		女性	936	3.83	2.72	1.95	1.94	0.21
	农村	合计	1 565	2.67	1.31	1.49	1.47	0.17
		男性	714	2.39	0.94	1.44	1.42	0.16
		女性	851	2.95	1.97	1.53	1.52	0.17

胆囊恶性肿瘤年龄别发病率在0—44岁前较低,45岁开始快速升高,于80—84岁达发病高峰。不同性别、城乡胆囊恶性肿瘤发病率变化趋势与全省基本一致,但城市合计、城市女性和

农村男性发病峰值出现于 85 岁及以上年龄组。全省胆囊恶性肿瘤年龄别死亡率在 0—49 岁年龄段处于较低水平,50 岁开始随年龄增长迅速升高,并于 85 岁及以上年龄组达死亡高峰。不同性别、城乡胆囊恶性肿瘤年龄别死亡率变化趋势与全省基本一致,仅死亡高峰出现年龄有所差别,全省女性、城市合计和城市女性死亡峰值出现在 85 岁及以上年龄组,而其他均在 80—84 岁年龄组达死亡最高水平(图 5 - 7a 至图 5 - 7f)。

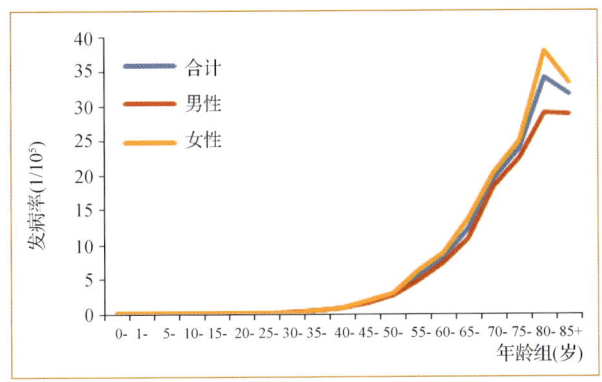

图 5 - 7a 2011—2013 年江苏省肿瘤登记地区胆囊恶性肿瘤年龄别发病率

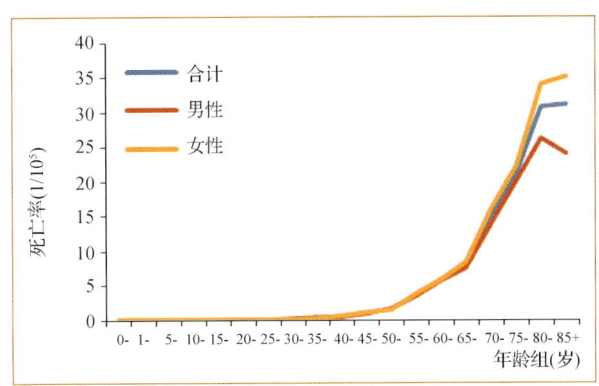

图 5 - 7b 2011—2013 年江苏省肿瘤登记地区胆囊恶性肿瘤年龄别死亡率

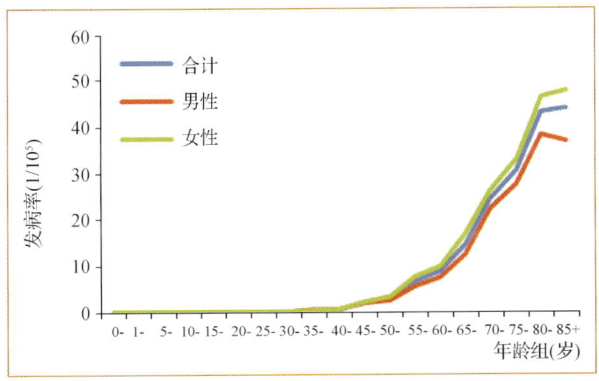

图 5 - 7c 2011—2013 年江苏省城市肿瘤登记地区胆囊恶性肿瘤年龄别发病率

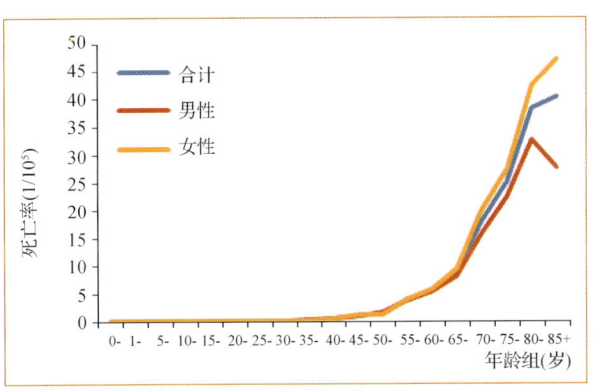

图 5 - 7d 2011—2013 年江苏省城市肿瘤登记地区胆囊恶性肿瘤年龄别死亡率

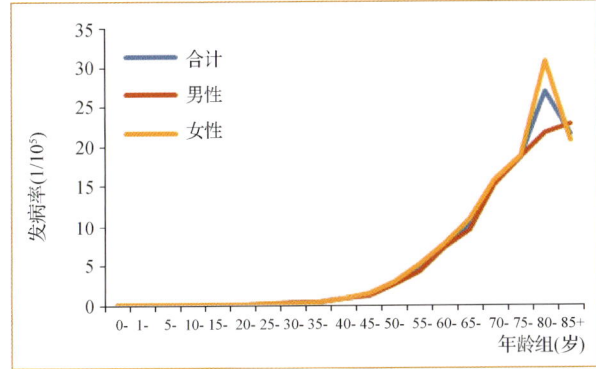

图 5 - 7e 2011—2013 年江苏省农村肿瘤登记地区胆囊恶性肿瘤年龄别发病率

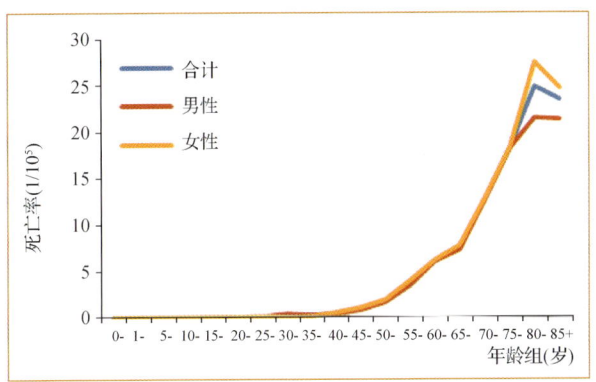

图 5 - 7f 2011—2013 年江苏省农村肿瘤登记地区胆囊恶性肿瘤年龄别死亡率

江苏省10个城市肿瘤登记地区中,苏州市区和常州市区男性胆囊恶性肿瘤发病中标率最高,均为3.04/10万,其次为徐州市区和淮安市主城区;女性发病中标率最高的是苏州市区,发病率为4.29/10万,其次为常州市区和无锡市区。城市男性胆囊恶性肿瘤死亡中标率最高的为苏州市区,死亡率为2.19/10万,其次为无锡市区和徐州市区;女性死亡中标率最高的是苏州市区,死亡率为2.89/10万,其次为无锡市区和常州市区(图5-7g)。

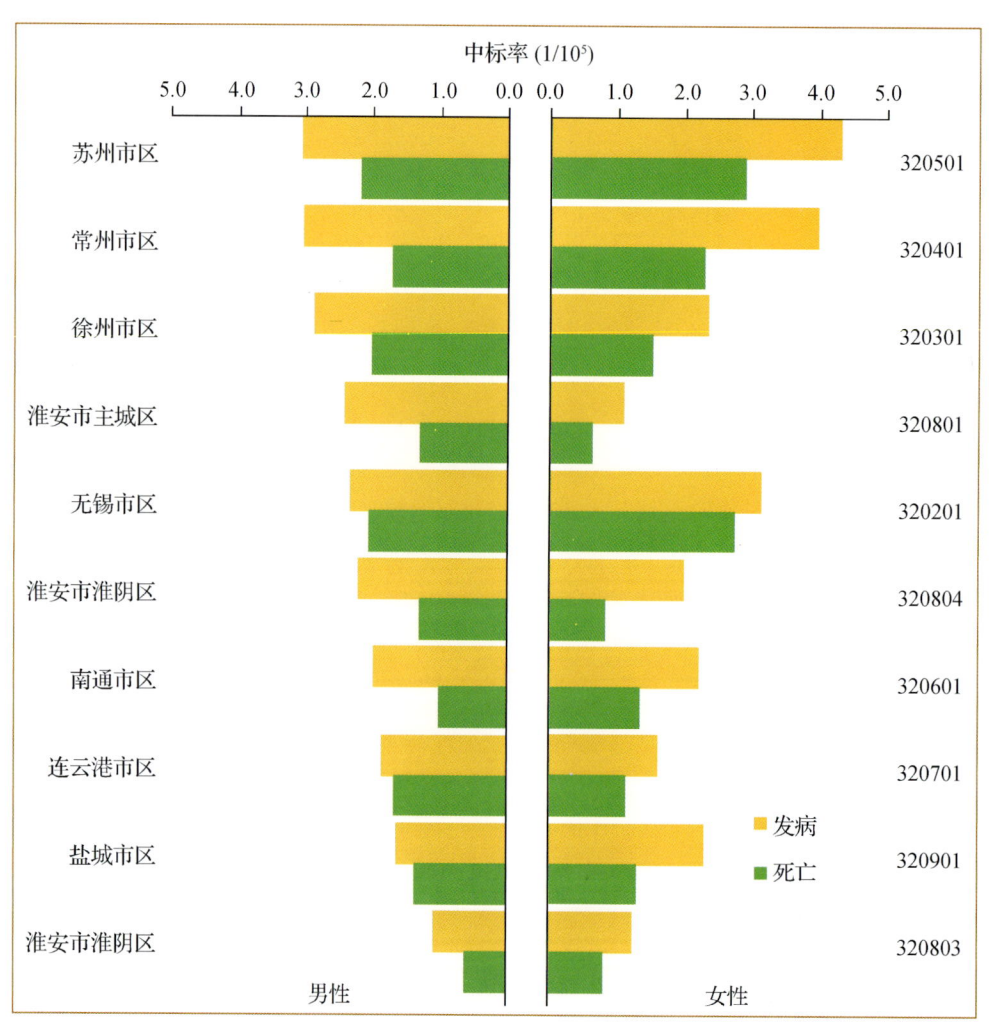

图5-7g 2011—2013年江苏省城市肿瘤登记地区胆囊恶性肿瘤发病率和死亡率

江苏省 24 个农村肿瘤登记地区中,男性胆囊恶性肿瘤发病中标率最高的是金湖县,发病率为 2.82/10 万,其次为如皋市和灌云县;女性发病中标率最高的为金湖县,发病率为 3.60/10 万,其次为大丰市和扬中市。农村男性胆囊恶性肿瘤死亡中标率最高的为扬中市,死亡率为 2.75/10 万,其次为灌云县和启东市;女性死亡中标率最高的是金湖县,死亡率为 2.63/10 万,其次为大丰市和丹阳市(图 5 - 7h)。

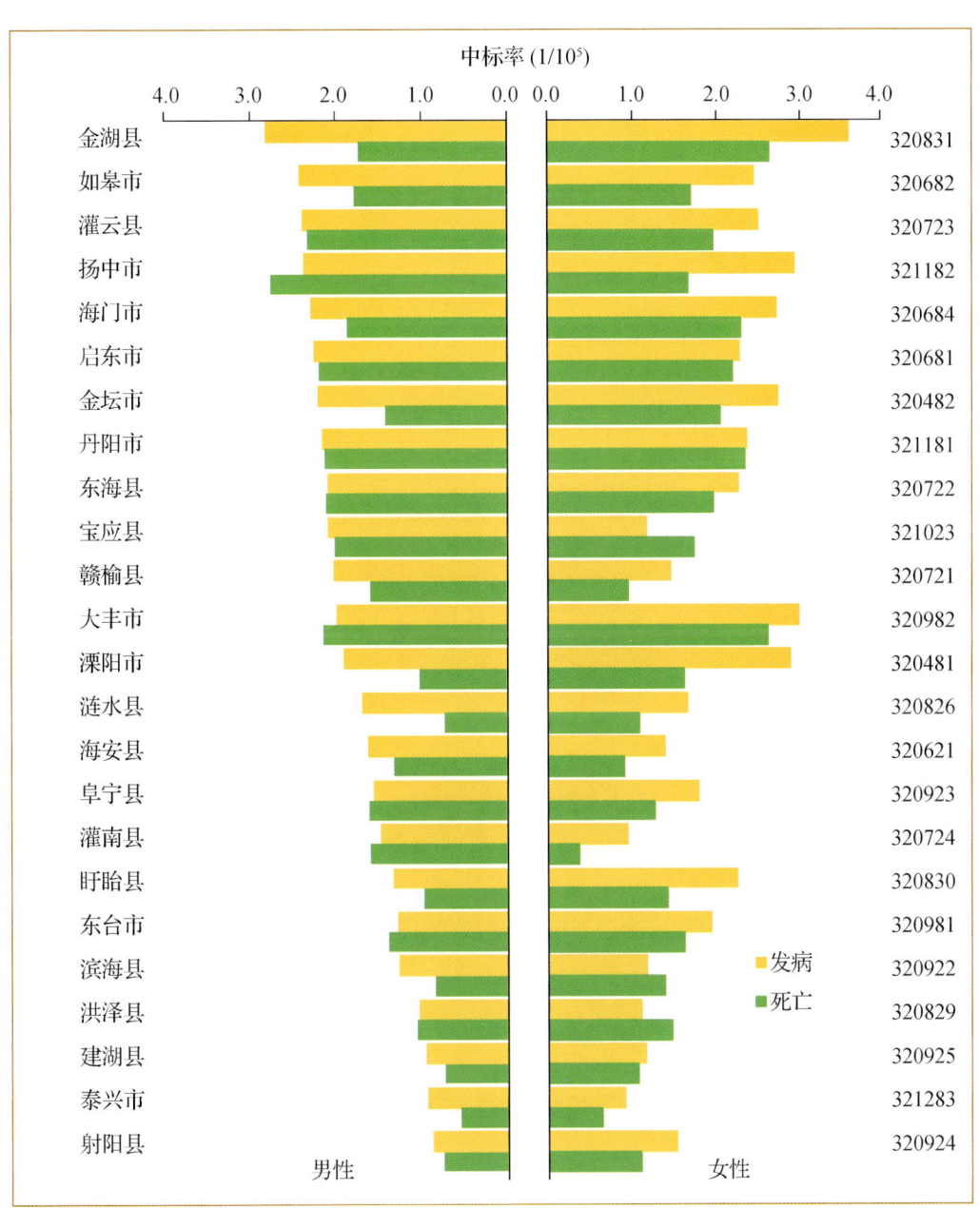

图 5 - 7h　2011—2013 年江苏省农村肿瘤登记地区胆囊恶性肿瘤发病率和死亡率

八、胰腺（C25）

2011—2013年全省肿瘤登记地区新发胰腺癌病例9 503例，发病率为8.83/10万，中标率为5.11/10万，世标率为5.07/10万，占全部恶性肿瘤发病的3.01%；其中男、女性胰腺癌发病率分别为9.80/10万和7.84/10万，男性约为女性的1.25倍。城市胰腺癌发病率较农村高18.31%，中国人口标化后高20.10%。同期全省肿瘤登记地区因胰腺癌死亡例数为9 108例，死亡率为8.47/10万，中标率为4.82/10万，世标率为4.78/10万，占全部恶性肿瘤死亡的4.25%；胰腺癌死亡率和标化率均为男性高于女性，城市高于农村（表5.8）。

表5.8　2011—2013年江苏省肿瘤登记地区胰腺癌发病和死亡情况

指标	地区	性别	病例数	粗率（1/10⁵）	构成（%）	中标率（1/10⁵）	世标率（1/10⁵）	累积率0—74（%）
发病	全省	合计	9 503	8.83	3.01	5.11	5.07	0.60
		男性	5 325	9.80	2.86	6.00	5.95	0.71
		女性	4 178	7.84	3.21	4.26	4.22	0.49
	城市	合计	4 720	9.65	3.15	5.64	5.59	0.66
		男性	2 707	11.05	3.11	6.85	6.80	0.81
		女性	2 013	8.24	3.20	4.50	4.45	0.51
	农村	合计	4 783	8.15	2.87	4.70	4.66	0.56
		男性	2 618	8.78	2.64	5.34	5.28	0.63
		女性	2 165	7.51	3.21	4.06	4.04	0.48
死亡	全省	合计	9 108	8.47	4.25	4.82	4.78	0.56
		男性	5 060	9.32	3.70	5.66	5.61	0.66
		女性	4 048	7.60	5.22	4.02	3.99	0.46
	城市	合计	4 598	9.40	4.84	5.40	5.35	0.61
		男性	2 587	10.56	4.26	6.51	6.45	0.75
		女性	2 011	8.23	5.85	4.37	4.32	0.48
	农村	合计	4 510	7.69	3.79	4.36	4.33	0.51
		男性	2 473	8.29	3.25	4.99	4.95	0.59
		女性	2 037	7.06	4.72	3.74	3.71	0.44

江苏省胰腺癌年龄别发病率在 0—44 岁处于较低水平,45 岁后随年龄增长快速升高,至 80—84 岁组达发病高峰。不同性别、城乡胰腺癌年龄别发病率变化趋势与全省一致。胰腺癌年龄别死亡率在 0—44 岁年龄段处于较低水平,45 岁开始随年龄增长快速上升,至 80—84 岁组达高峰。不同性别、城乡胰腺癌年龄别死亡率变化趋势与全省一致(图 5-8a 至图 5-8f)。

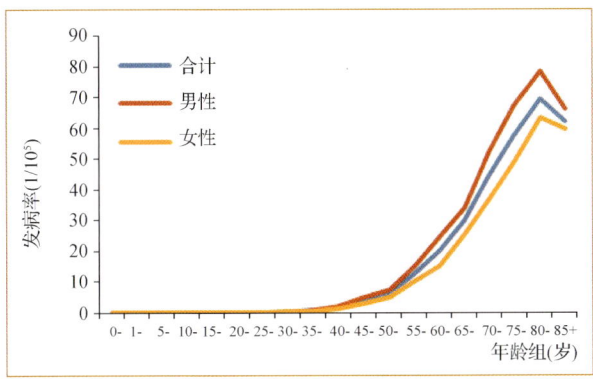

图 5-8a　2011—2013 年江苏省肿瘤登记地区胰腺癌年龄别发病率

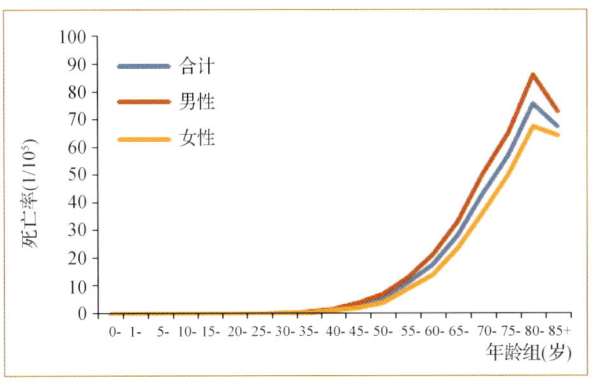

图 5-8b　2011—2013 年江苏省肿瘤登记地区胰腺癌年龄别死亡率

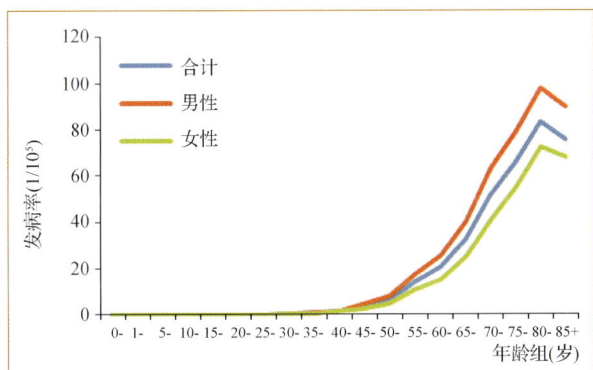

图 5-8c　2011—2013 年江苏省城市肿瘤登记地区胰腺癌年龄别发病率

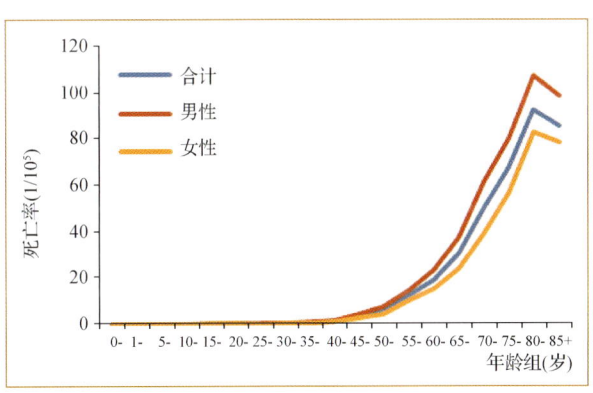

图 5-8d　2011—2013 年江苏省城市肿瘤登记地区胰腺癌年龄别死亡率

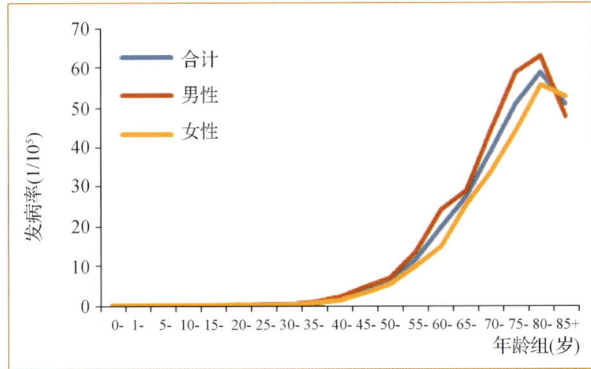

图 5-8e　2011—2013 年江苏省农村肿瘤登记地区胰腺癌年龄别发病率

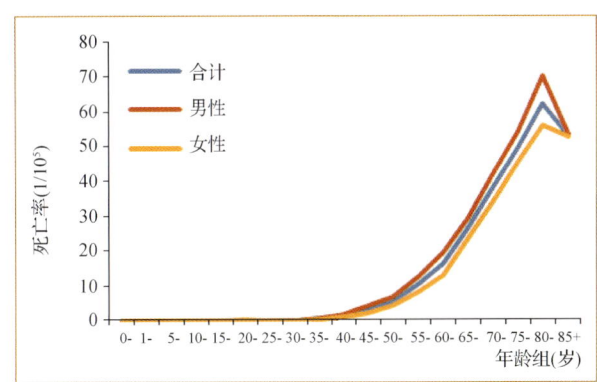

图 5-8f　2011—2013 年江苏省农村肿瘤登记地区胰腺癌年龄别死亡率

江苏省10个城市肿瘤登记地区中,男性和女性胰腺癌发病中标率最高的均为常州市区,发病率分别为10.28/10万和6.19/10万,其次为苏州市区和南通市区。城市男性胰腺癌死亡中标率最高的是常州市区,死亡率为10.50/10万,其次为无锡市区和南通市区;女性胰腺癌死亡中标率最高的为常州市区,死亡率为6.41/10万,其次为苏州市区和南通市区(图5-8g)。

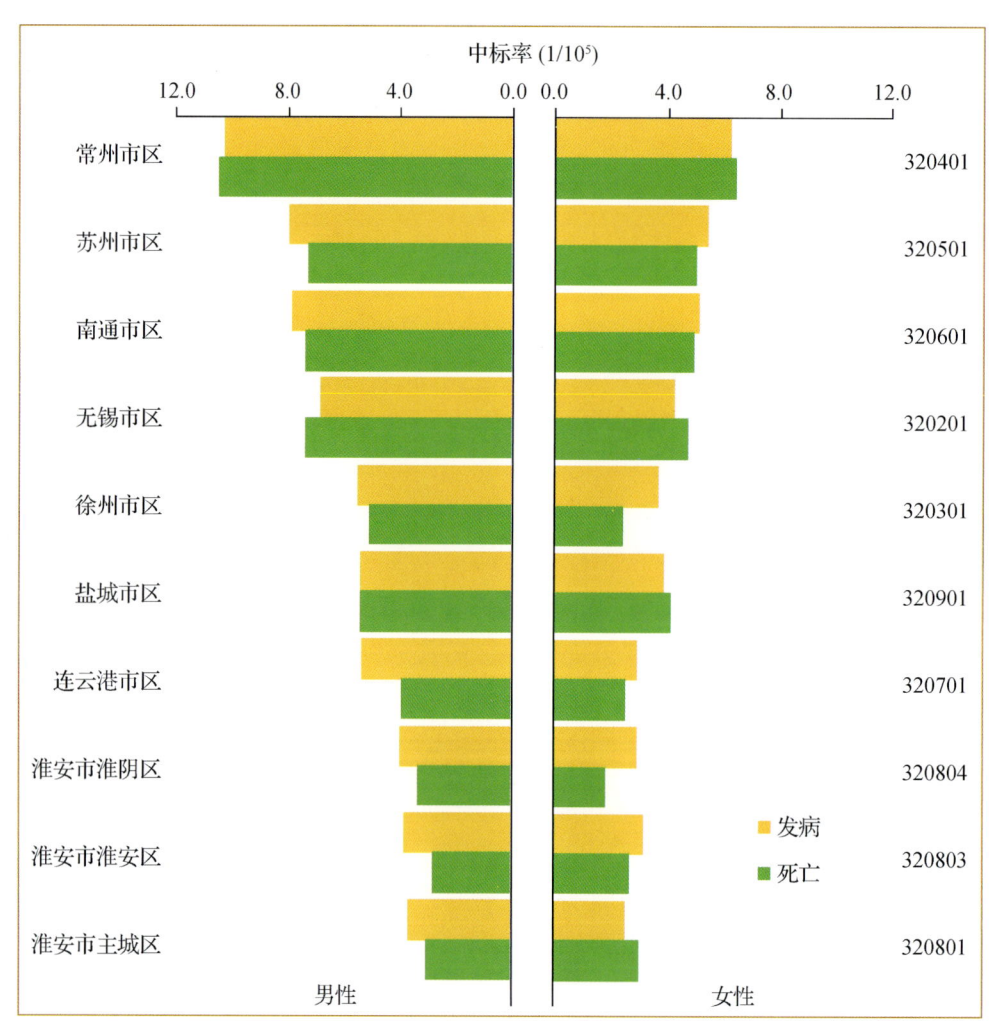

图5-8g　2011—2013年江苏省城市肿瘤登记地区胰腺癌发病率和死亡率

江苏省24个农村肿瘤登记地区中,男性胰腺癌发病中标率最高的是启东市,发病率为9.06/10万,其次为如皋市和海门市;女性发病中标率最高的为启东市,发病率为7.00/10万,其后依次为金坛市和海门市。农村男性胰腺癌死亡中标率最高的是启东市,死亡率为8.80/10万,其次为丹阳市和金坛市;女性胰腺癌死亡中标率最高的为丹阳市,死亡率为6.89/10万,其次为启东市和金坛市(图5-8h)。

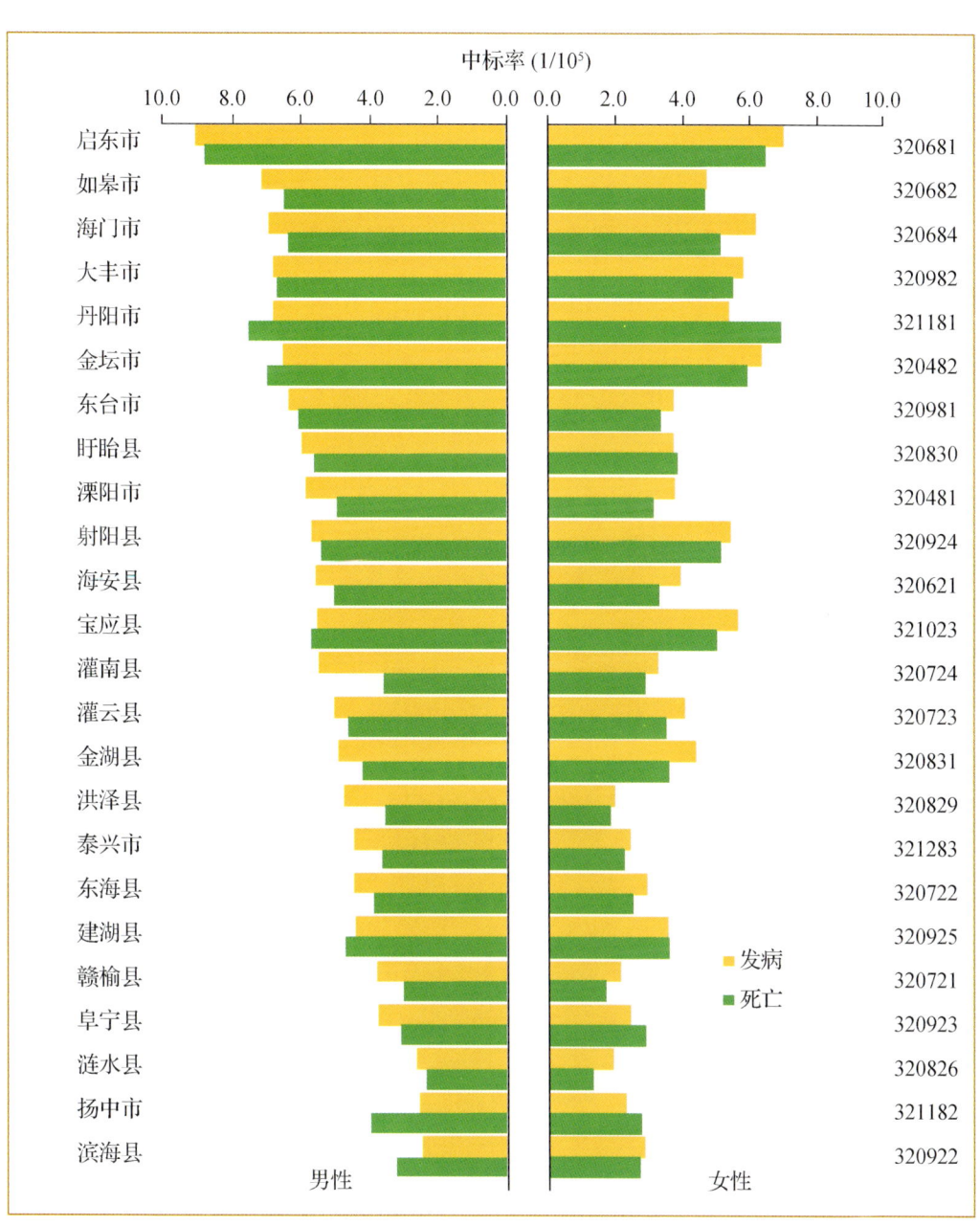

图5-8h 2011—2013年江苏省农村肿瘤登记地区胰腺癌发病率和死亡率

九、喉（C32）

2011—2013年江苏省肿瘤登记地区新发喉癌病例1 313例，占全部恶性肿瘤发病的0.42%，发病率为1.22/10万，中标率为0.74/10万，世标率为0.75/10万。其中男、女性喉癌发病率分别为2.14/10万和0.28/10万，男性约为女性的7.64倍；城市喉癌发病率较农村高50.59%，中国人口标化后高57.47%。同期全省肿瘤登记地区因喉癌死亡病例为741例，占全部恶性肿瘤死亡的0.35%，死亡率为0.69/10万，中标率、世标率均为0.39/10万；喉癌死亡率和标化率均为男性高于女性，城市高于农村（表5.9）。

表5.9 2011—2013年江苏省肿瘤登记地区喉癌发病和死亡情况

指标	地区	性别	病例数	粗率(1/10⁵)	构成(%)	中标率(1/10⁵)	世标率(1/10⁵)	累积率0—74(%)
发病	全省	合计	1 313	1.22	0.42	0.74	0.75	0.10
		男性	1 162	2.14	0.62	1.33	1.34	0.17
		女性	151	0.28	0.12	0.17	0.17	0.02
	城市	合计	731	1.49	0.49	0.93	0.93	0.12
		男性	657	2.68	0.76	1.70	1.71	0.22
		女性	74	0.30	0.12	0.19	0.18	0.02
	农村	合计	582	0.99	0.35	0.59	0.60	0.08
		男性	505	1.69	0.51	1.03	1.05	0.13
		女性	77	0.27	0.11	0.16	0.16	0.02
死亡	全省	合计	741	0.69	0.35	0.39	0.39	0.05
		男性	643	1.18	0.47	0.71	0.71	0.08
		女性	98	0.18	0.13	0.10	0.10	0.01
	城市	合计	380	0.78	0.40	0.46	0.45	0.06
		男性	333	1.36	0.55	0.84	0.83	0.10
		女性	47	0.19	0.14	0.11	0.11	0.01
	农村	合计	361	0.62	0.30	0.34	0.34	0.04
		男性	310	1.04	0.41	0.61	0.61	0.07
		女性	51	0.18	0.12	0.09	0.09	0.01

2011—2013年江苏省喉癌年龄别发病率在0—44岁处于较低水平，45岁后快速升高，至75—79岁组达高峰。男、女性年龄别发病率变化趋势有明显差异，男性发病率变化趋势与全省基本一致，女性发病率变化趋势则相对平缓，且男性和女性发病高峰分别出现在75—79岁组和70—74岁组。城乡及其不同性别喉癌年龄别发病率变化趋势与全省基本一致，仅发病高峰出现年龄有所差

别。全省喉癌年龄别死亡率在 0—54 岁年龄段处于较低水平,55 岁开始随年龄增长快速上升,至 80—84 岁组达高峰。全省不同性别的喉癌年龄别死亡率变化趋势也有明显差异,男性死亡率变化趋势与全省一致,女性死亡率随年龄增长而上升的趋势相对平缓,且死亡率峰值出现在 85 岁及以上年龄组。城市喉癌年龄别死亡率变化趋势与全省一致,农村则略有差异,主要表现为死亡高峰出现年龄与全省有所差别(图 5-9a 至图 5-9f)。

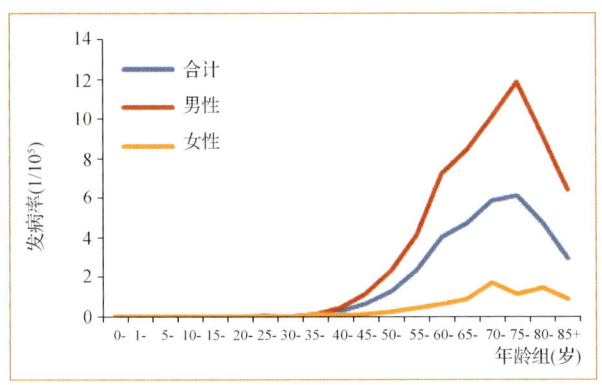

图 5-9a　2011—2013 年江苏省肿瘤登记地区喉癌年龄别发病率

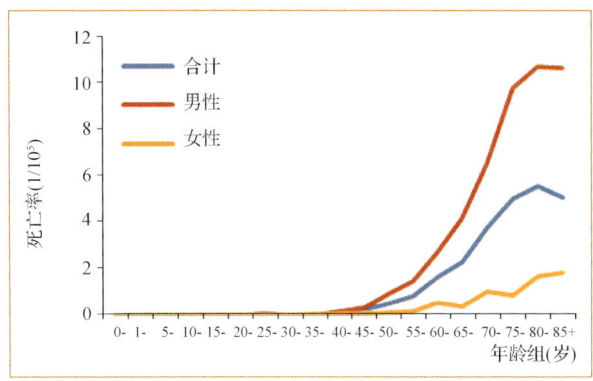

图 5-9b　2011—2013 年江苏省肿瘤登记地区喉癌年龄别死亡率

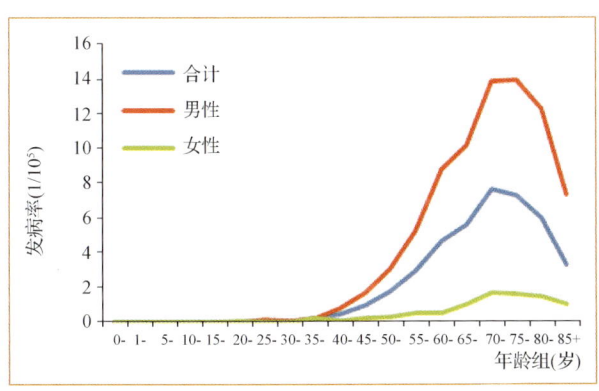

图 5-9c　2011—2013 年江苏省城市肿瘤登记地区喉癌年龄别发病率

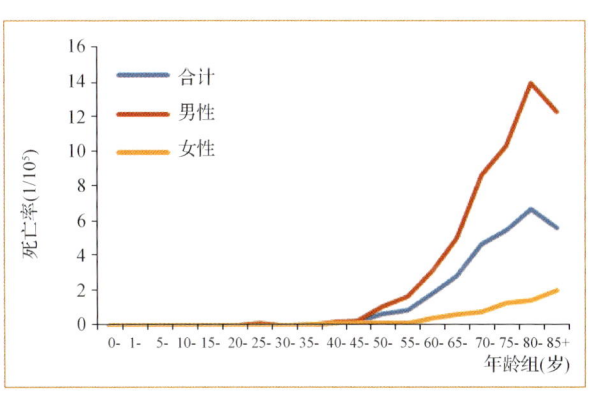

图 5-9d　2011—2013 年江苏省城市肿瘤登记地区喉癌年龄别死亡率

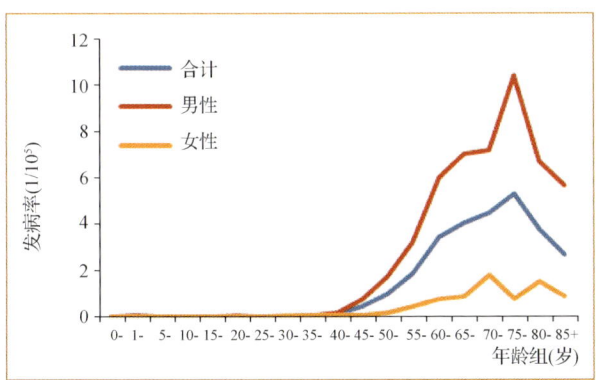

图 5-9e　2011—2013 年江苏省农村肿瘤登记地区喉癌年龄别发病率

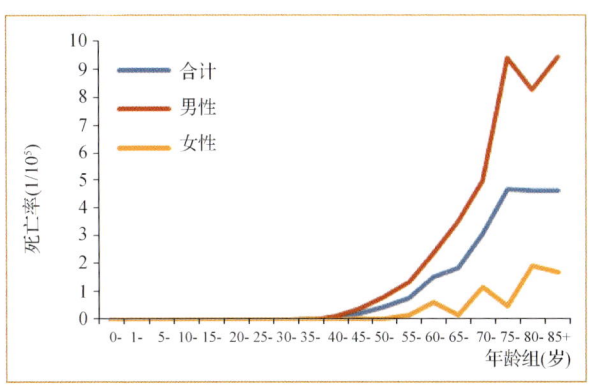

图 5-9f　2011—2013 年江苏省农村肿瘤登记地区喉癌年龄别死亡率

江苏省10个城市肿瘤登记地区中,男性喉癌发病中标率最高的是常州市区,发病率为2.86/10万,其次为淮安市主城区和连云港市区;女性发病中标率最高的为淮安市淮安区,发病率为0.56/10万,其次为淮安市主城区和盐城市区。城市男性喉癌死亡中标率最高的为常州市区,死亡率为1.11/10万,其次为淮安市主城区和淮安市淮安区;女性喉癌死亡中标率最高的是淮安市主城区,死亡率为0.41/10万,其次为淮安市淮安区和盐城市区(图5-9g)。

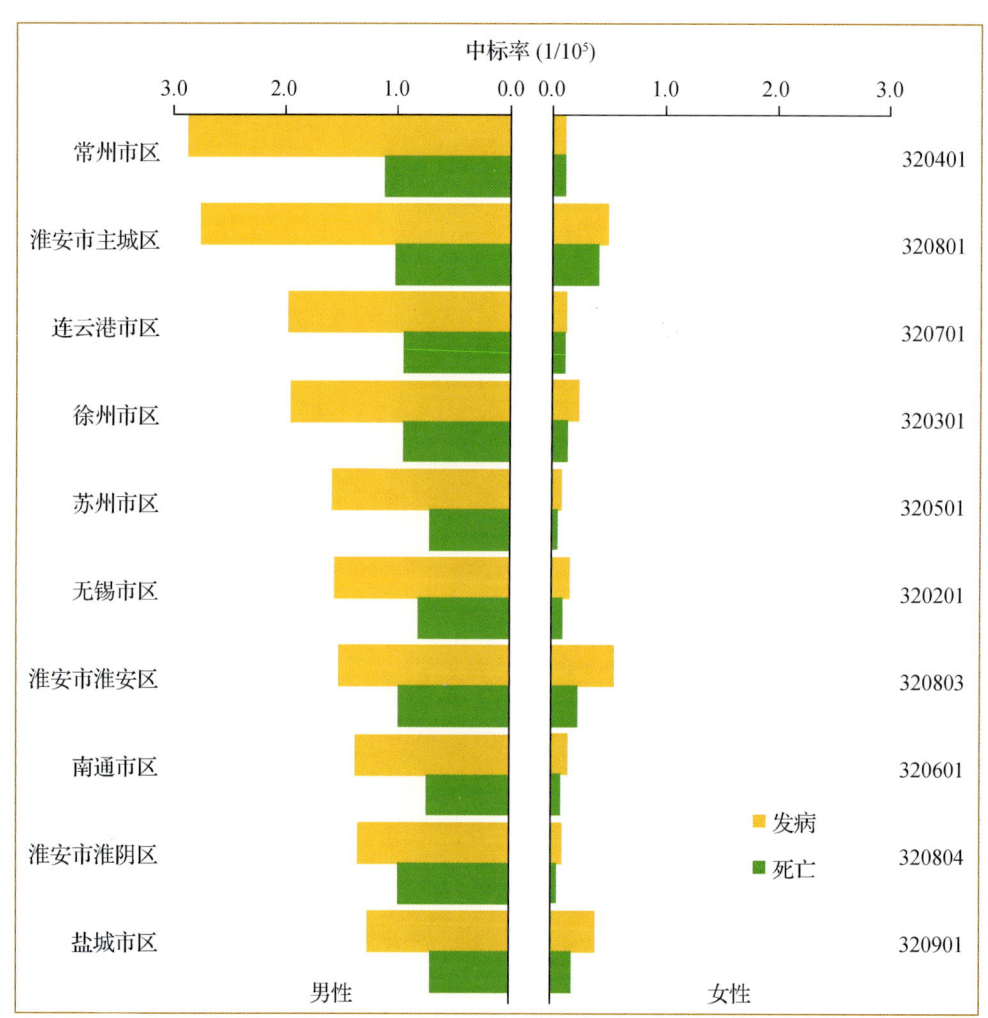

图5-9g　2011—2013年江苏省城市肿瘤登记地区喉癌发病率和死亡率

江苏省24个农村肿瘤登记地区中,男性喉癌发病中标率最高的是盱眙县,发病率为2.24/10万,其次为赣榆县和东海县;女性发病中标率最高的为射阳县,发病率为0.46/10万,其次为大丰市和洪泽县。农村男性喉癌死亡中标率最高的为丹阳市,死亡率为1.34/10万,其次为宝应县和东海县;女性喉癌死亡中标率最高的是阜宁县,死亡率为0.34/10万,其次为大丰市和金坛市(图5-9h)。

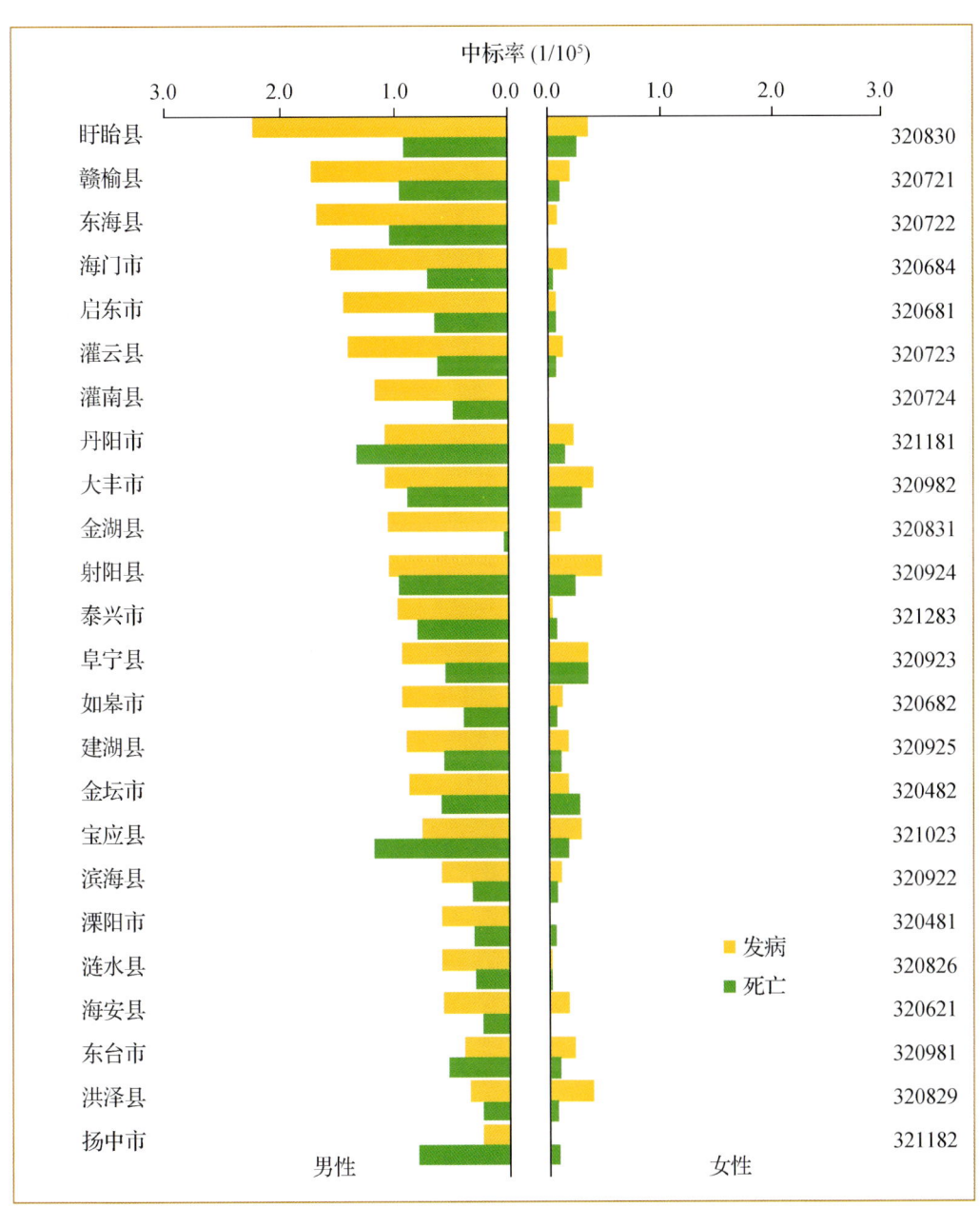

图5-9h 2011—2013年江苏省农村肿瘤登记地区喉癌发病率和死亡率

十、气管,支气管,肺(C33-C34)

2011—2013年江苏省肿瘤登记地区新发肺癌病例55 759例,发病率为51.83/10万,中标率为30.57/10万,世标率为30.46/10万,占全部恶性肿瘤发病的17.63%;其中男、女性肺癌发病率分别为70.19/10万和33.11/10万,男性约为女性的2.12倍。城市肺癌发病率较农村高5.83%,中国人口标化后高8.95%。同期全省肿瘤登记地区因肺癌死亡病例46 962例,死亡率为43.65/10万,中标率为25.07/10万,世标率为24.82/10万,占全部恶性肿瘤死亡的21.93%。无论城乡,肺癌死亡率和标化率均为男性高于女性;城乡比较时,除农村女性肺癌死亡率和标化率高于城市女性外,其他均为城市高于农村(表5.10)。

表5.10 2011—2013年江苏省肿瘤登记地区肺癌发病和死亡情况

指标	地区	性别	病例数	粗率 (1/10^5)	构成 (%)	中标率 (1/10^5)	世标率 (1/10^5)	累积率 0—74(%)
发病	全省	合计	55 759	51.83	17.63	30.57	30.46	3.78
		男性	38 121	70.19	20.50	42.87	42.80	5.33
		女性	17 638	33.11	13.54	18.92	18.73	2.22
	城市	合计	26 143	53.43	17.45	32.03	31.90	3.97
		男性	17 982	73.42	20.68	45.63	45.54	5.68
		女性	8 161	33.40	12.98	19.41	19.21	2.28
	农村	合计	29 616	50.49	17.80	29.40	29.32	3.63
		男性	20 139	67.54	20.34	40.72	40.67	5.06
		女性	9 477	32.86	14.06	18.51	18.33	2.17
死亡	全省	合计	46 962	43.65	21.93	25.07	24.82	2.97
		男性	32 684	60.18	23.91	36.28	35.96	4.28
		女性	14 278	26.80	18.43	14.63	14.43	1.65
	城市	合计	21 522	43.99	22.63	25.57	25.29	2.99
		男性	15 153	61.87	24.96	37.98	37.65	4.42
		女性	6 369	26.07	18.53	14.29	14.07	1.58
	农村	合计	25 440	43.37	21.36	24.69	24.47	2.95
		男性	17 531	58.79	23.07	35.00	34.68	4.18
		女性	7 909	27.42	18.34	14.92	14.75	1.71

2011—2013年江苏省肺癌年龄别发病率在0—39岁处于较低水平，40岁之后快速升高，并于80—84岁组达高峰。不同性别、城乡肺癌年龄别发病率变化趋势与全省基本一致，但农村合计和农村女性肺癌年龄别发病高峰提前出现在75—79岁组。同期全省肺癌年龄别死亡率在0—44岁年龄段处于较低水平，45岁开始随年龄增长迅速上升，至80—84岁组达高峰。城乡、不同性别肺癌年龄别死亡率变化趋势与全省一致（图5-10a至图5-10f）。

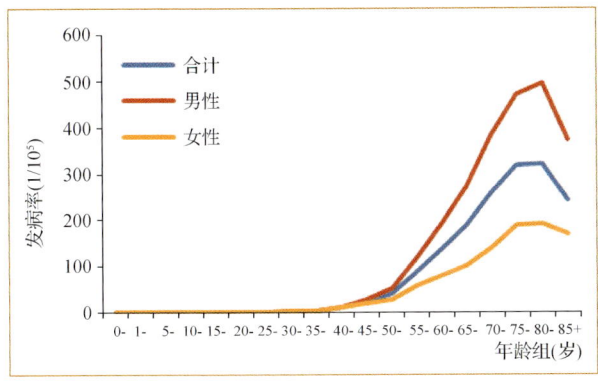

图5-10a 2011—2013年江苏省肿瘤登记地区肺癌年龄别发病率

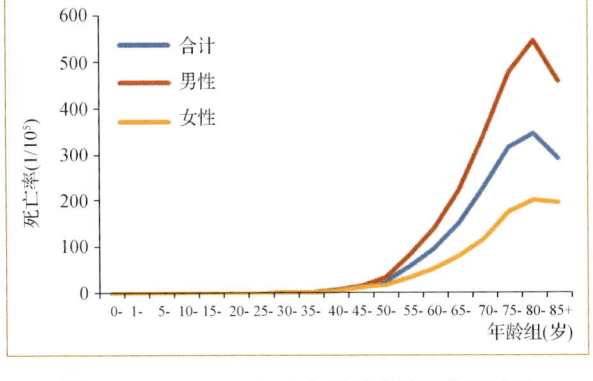

图5-10b 2011—2013年江苏省肿瘤登记地区肺癌年龄别死亡率

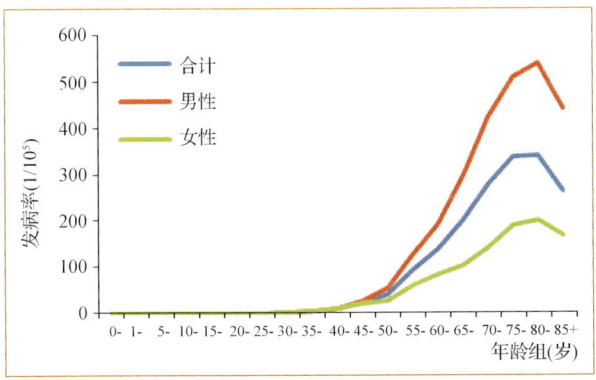

图5-10c 2011—2013年江苏省城市肿瘤登记地区肺癌年龄别发病率

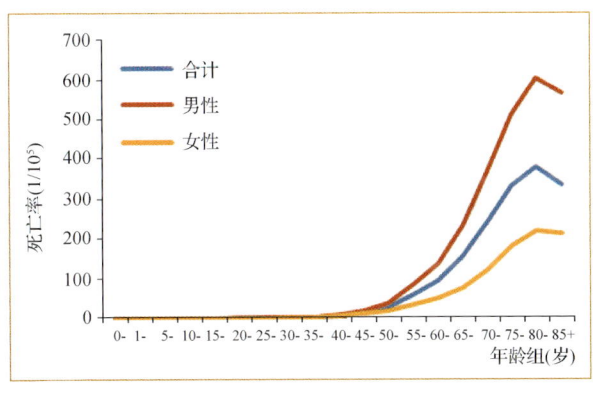

图5-10d 2011—2013年江苏省城市肿瘤登记地区肺癌年龄别死亡率

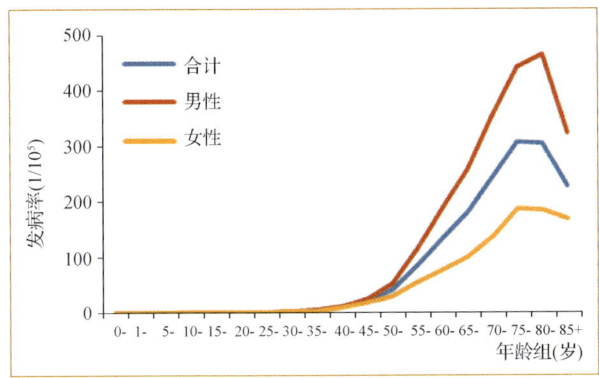

图5-10e 2011—2013年江苏省农村肿瘤登记地区肺癌年龄别发病率

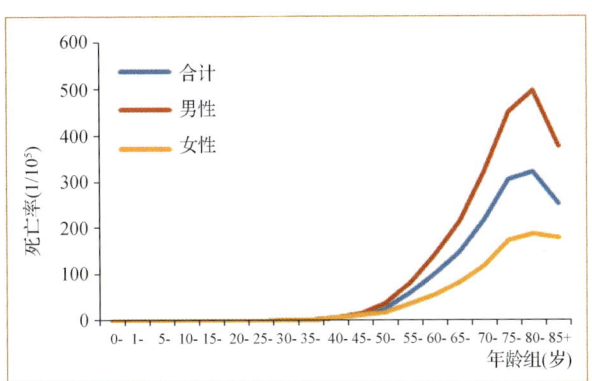

图5-10f 2011—2013年江苏省农村肿瘤登记地区肺癌年龄别死亡率

江苏省10个城市肿瘤登记地区中,男性肺癌发病中标率最高的是常州市区,发病率为58.64/10万,其次为徐州市区和淮安市淮阴区;女性发病中标率最高的是南通市区,发病率为24.70/10万,其次为常州市区和徐州市区。城市男性肺癌死亡中标率最高的为徐州市区,死亡率为50.14/10万,其次为常州市区和淮安市淮阴区;女性死亡中标率最高的是常州市区,死亡率为18.39/10万,其次为徐州市区和连云港市区(图5-10g)。

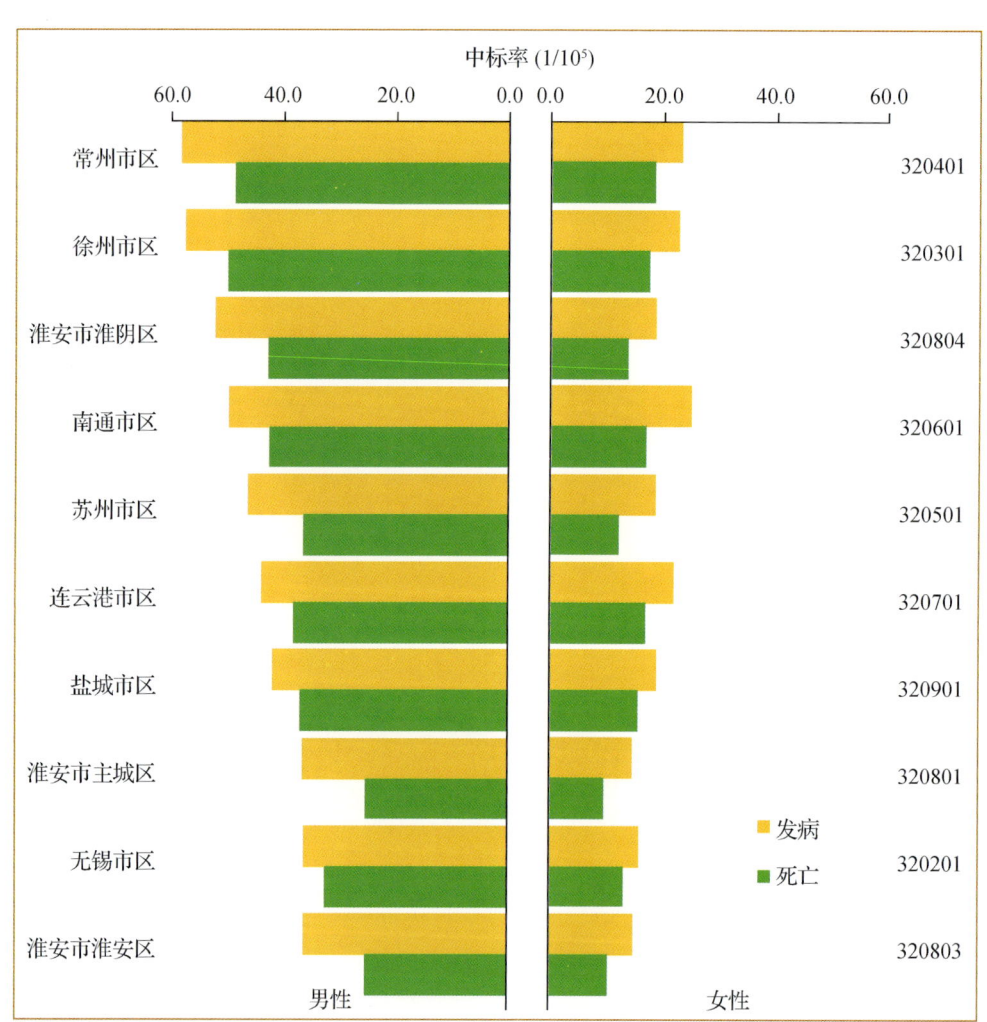

图5-10g 2011—2013年江苏省城市肿瘤登记地区肺癌发病率和死亡率

江苏省 24 个农村肿瘤登记地区中,男性肺癌发病中标率最高的为启东市,发病率为 56.69/10 万,其次为海门市和盱眙县;女性肺癌发病中标率最高的为射阳县,发病率为 25.36/10 万,其次为东海县和大丰市。农村男性肺癌死亡中标率最高的是启东市,死亡率为 52.29/10 万,其次为丹阳市和海门市;女性肺癌死亡中标率最高的是大丰市,死亡率为 22.90/10 万,其次为射阳县和海门市(图 5-10h)。

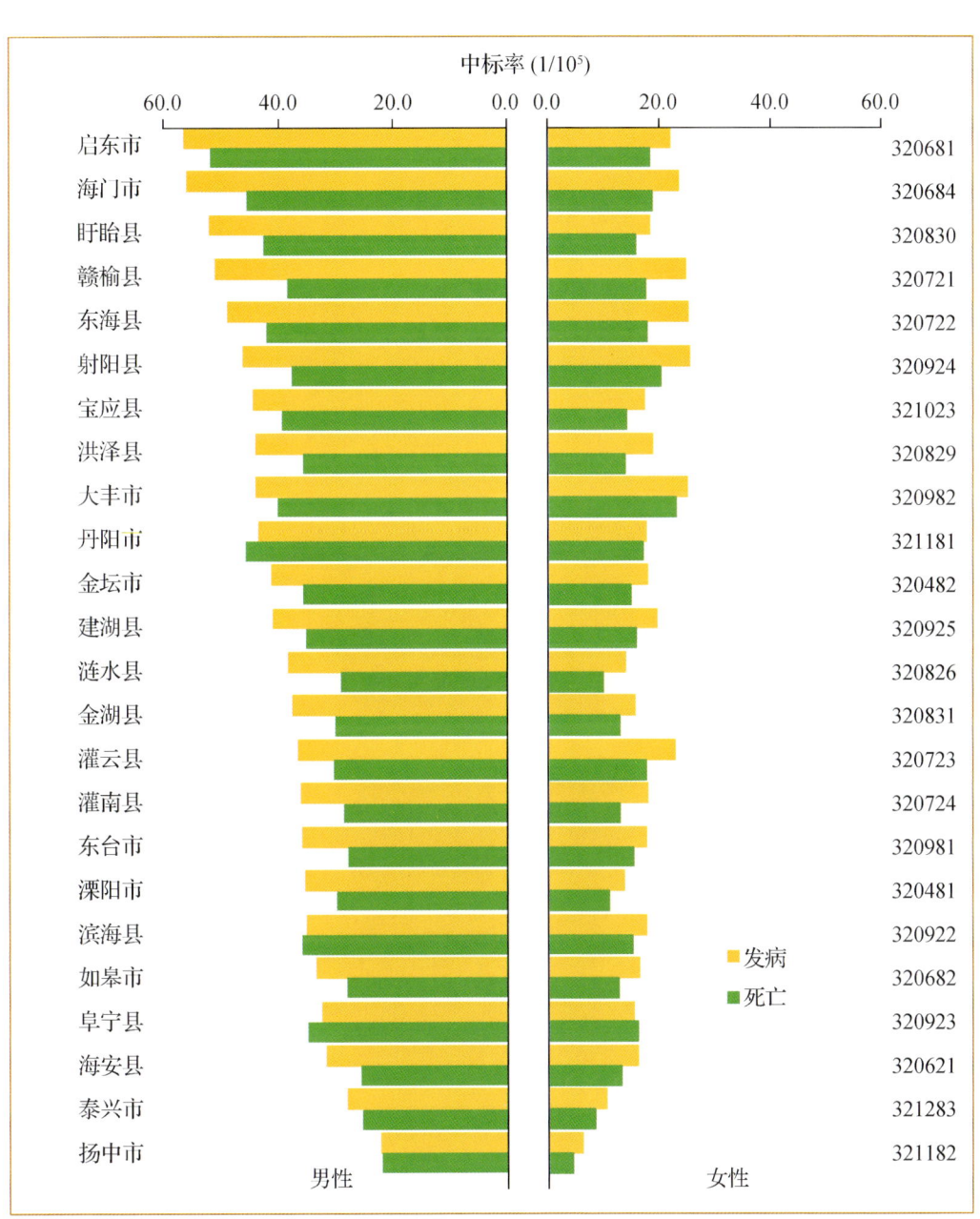

图 5-10h　2011—2013 年江苏省农村肿瘤登记地区肺癌发病率和死亡率

十一、骨和关节软骨(C40-C41)

2011—2013年江苏省肿瘤登记地区新发骨和关节软骨恶性肿瘤病例2 327例，发病率为2.16/10万，中标率为1.45/10万，世标率为1.42/10万，占全部恶性肿瘤发病的0.74%；其中男、女性骨和关节软骨恶性肿瘤发病率分别为2.43/10万和1.89/10万，男性约为女性的1.29倍。农村骨和关节软骨恶性肿瘤发病率较城市高7.44%，中国人口标化后高6.42%。同期全省肿瘤登记地区因骨和关节软骨恶性肿瘤死亡例数为2 322例，死亡率为2.16/10万，中标率为1.35/10万，世标率为1.32/10万，占全部恶性肿瘤死亡的1.08%。无论城乡，男性骨和关节软骨恶性肿瘤死亡率和标化率略高于女性；无论男女，城市与农村的骨和关节软骨恶性肿瘤死亡率和标化率基本持平(表5.11)。

表5.11　2011—2013年江苏省肿瘤登记地区骨和关节软骨恶性肿瘤发病和死亡情况

指标	地区	性别	病例数	粗率(1/10⁵)	构成(%)	中标率(1/10⁵)	世标率(1/10⁵)	累积率0—74(%)
发病	全省	合计	2 327	2.16	0.74	1.45	1.42	0.15
		男性	1 321	2.43	0.71	1.67	1.63	0.18
		女性	1 006	1.89	0.77	1.25	1.22	0.13
	城市	合计	1 017	2.08	0.68	1.40	1.39	0.15
		男性	581	2.37	0.67	1.67	1.65	0.18
		女性	436	1.78	0.69	1.15	1.14	0.12
	农村	合计	1 310	2.23	0.79	1.49	1.45	0.16
		男性	740	2.48	0.75	1.68	1.63	0.18
		女性	570	1.98	0.85	1.33	1.29	0.14
死亡	全省	合计	2 322	2.16	1.08	1.35	1.32	0.15
		男性	1 376	2.53	1.01	1.64	1.61	0.18
		女性	946	1.78	1.22	1.07	1.05	0.12
	城市	合计	1 029	2.10	1.08	1.32	1.29	0.14
		男性	614	2.51	1.01	1.66	1.63	0.18
		女性	415	1.70	1.21	1.01	0.98	0.11
	农村	合计	1 293	2.20	1.09	1.37	1.35	0.15
		男性	762	2.56	1.00	1.63	1.60	0.18
		女性	531	1.84	1.23	1.12	1.11	0.12

江苏省骨和关节软骨恶性肿瘤年龄别发病率在0—39岁处于较低水平，之后快速升高，至80—84岁组达高峰。不同性别、城乡骨和关节软骨恶性肿瘤年龄别发病率变化趋势与全省基本一致，

但女性发病率高峰出现在75—79岁组。全省骨和关节软骨恶性肿瘤年龄别死亡率在0—44岁年龄段处于较低水平,45岁开始随年龄增长快速上升,至75—79岁组达高峰;其中男性和女性年龄别死亡率变化趋势与全省基本一致,但男性于80—84岁达死亡高峰。农村骨和关节软骨恶性肿瘤年龄别死亡率变化趋势与全省一致,而城市地区年龄别死亡率从45岁开始随年龄增长迅速上升后,至85岁及以上年龄组达死亡最高水平(图5-11a至图5-11f)。

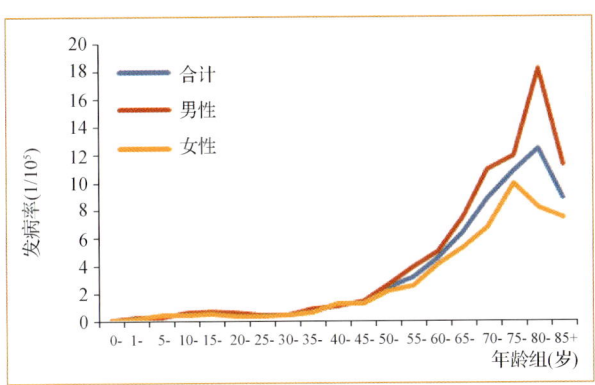

图5-11a 2011—2013年江苏省肿瘤登记地区骨和关节软骨恶性肿瘤年龄别发病率

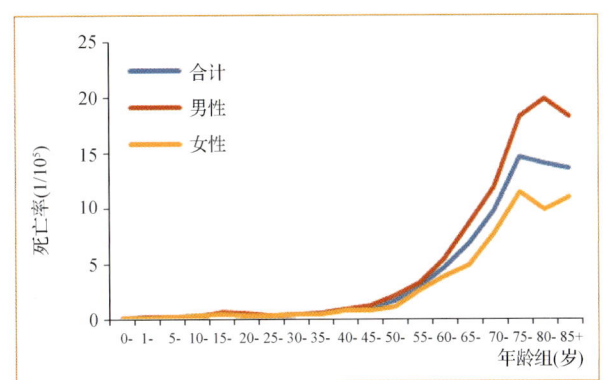

图5-11b 2011—2013年江苏省肿瘤登记地区骨和关节软骨恶性肿瘤年龄别死亡率

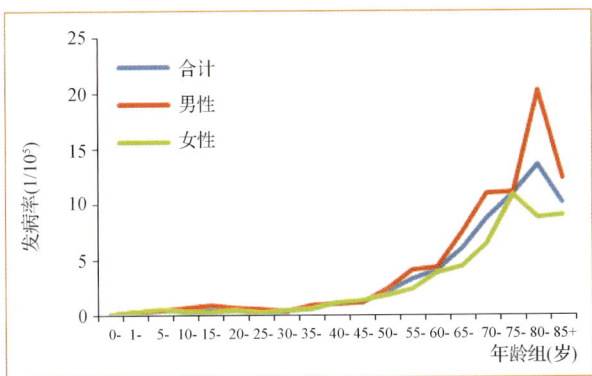

图5-11c 2011—2013年江苏省城市肿瘤登记地区骨和关节软骨恶性肿瘤年龄别发病率

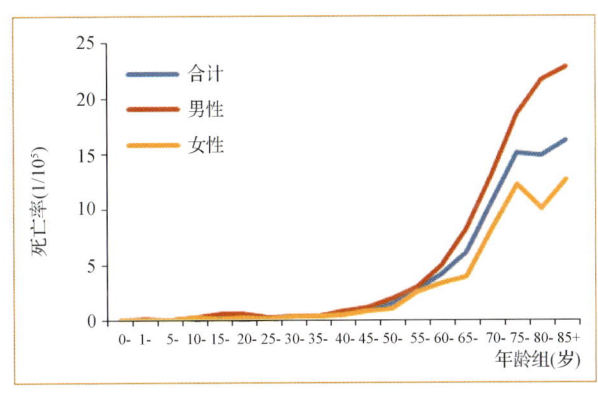

图5-11d 2011—2013年江苏省城市肿瘤登记地区骨和关节软骨恶性肿瘤年龄别死亡率

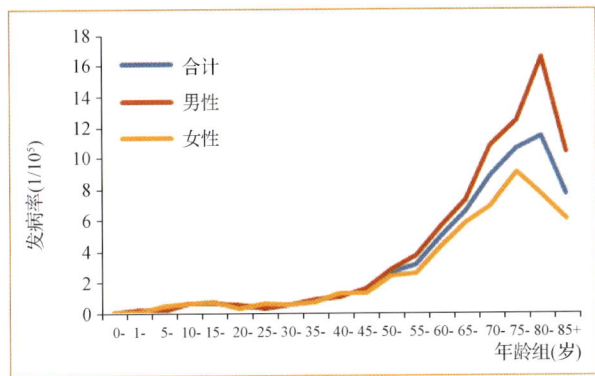

图5-11e 2011—2013年江苏省农村肿瘤登记地区骨和关节软骨恶性肿瘤年龄别发病率

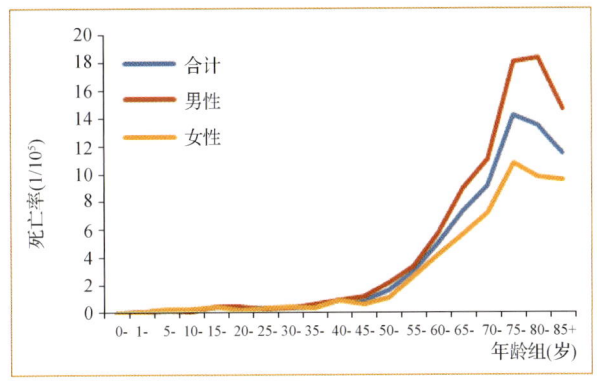

图5-11f 2011—2013年江苏省农村肿瘤登记地区骨和关节软骨恶性肿瘤年龄别死亡率

江苏省10个城市肿瘤登记地区中,男性骨和关节软骨恶性肿瘤发病中标率最高的是徐州市区,发病率为2.51/10万,其次为盐城市区和连云港市区;女性发病中标率最高的为盐城市区,发病率为1.83/10万,其次为南通市区和苏州市区。城市男性骨和关节软骨恶性肿瘤死亡中标率最高的是常州市区,死亡率为2.81/10万,其次为南通市区和盐城市区;女性死亡中标率最高的是盐城市区,死亡率为1.86/10万,其次为常州市区和南通市区(图5-11g)。

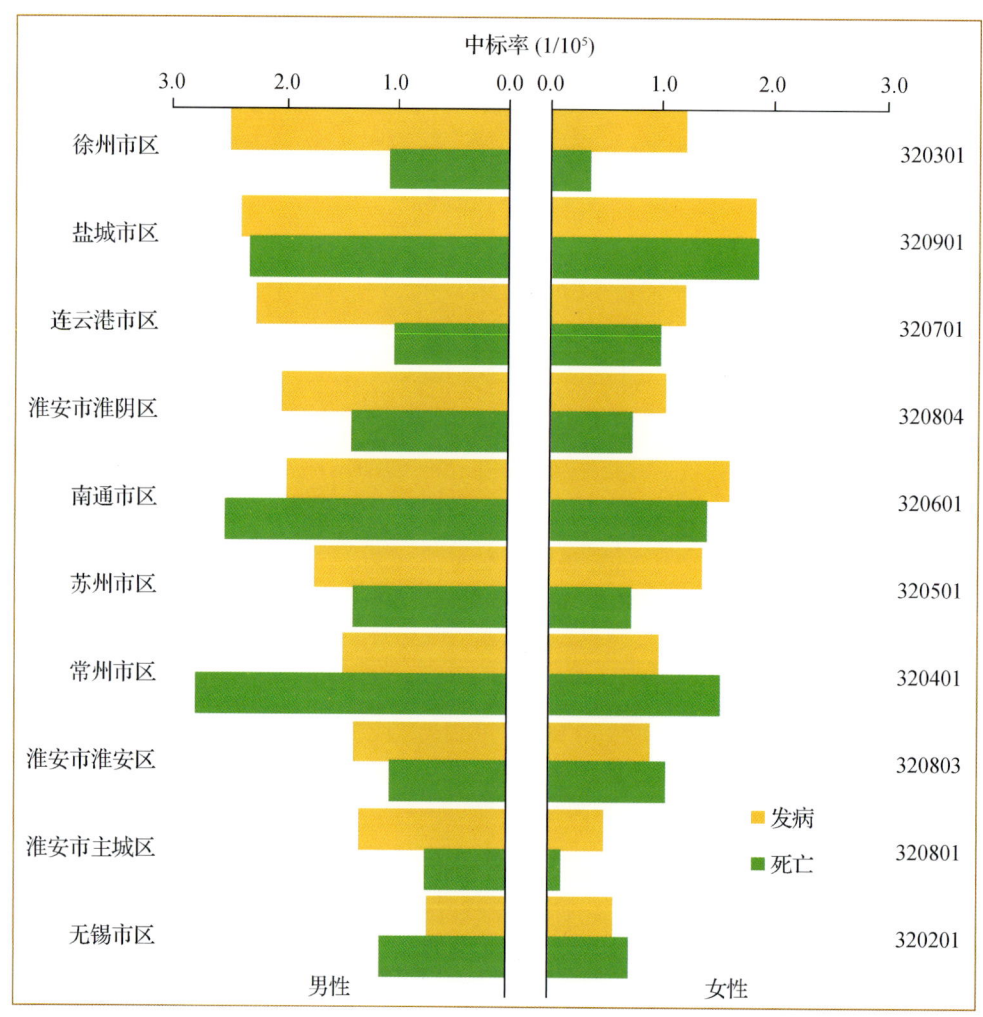

图5-11g　2011—2013年江苏省城市肿瘤登记地区骨和关节软骨恶性肿瘤发病率和死亡率

江苏省 24 个农村肿瘤登记地区中，男性骨和关节软骨恶性肿瘤发病中标率最高的是宝应县，发病率为 2.93/10 万，其次为洪泽县和盱眙县；女性发病中标率最高的为大丰市，发病率为 3.46/10 万，其次为宝应县和丹阳市。农村男性骨和关节软骨恶性肿瘤死亡中标率最高的是宝应县，死亡率为 3.05/10 万，其次为丹阳市和阜宁县；女性死亡中标率最高的是丹阳市，死亡率为 2.92/10 万，其次为宝应县和大丰市（图 5 - 11h）。

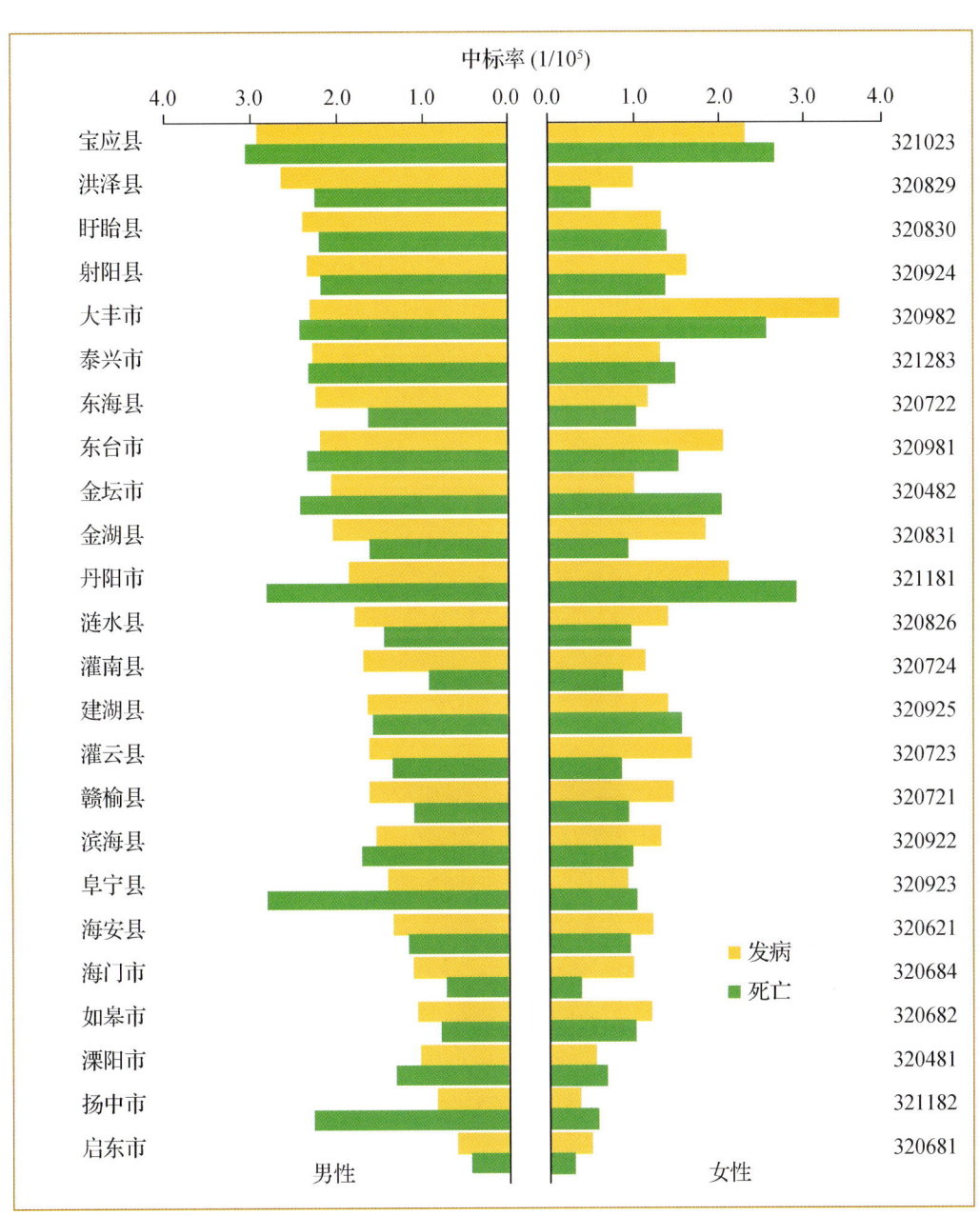

图 5 - 11h　2011—2013 年江苏省农村肿瘤登记地区骨和关节软骨恶性肿瘤发病率和死亡率

十二、乳房(C50)

2011—2013 年江苏省肿瘤登记地区新发女性乳腺癌 17 882 例，发病率为 33.57/10 万，中标率为 23.44/10 万，世标率为 21.96/10 万，占女性全部恶性肿瘤发病的 13.73%。城市女性乳腺癌的发病率高于农村女性，中国人口标化前后，城市女性乳腺癌发病率均约是农村女性的 1.48 倍。同期全省肿瘤登记地区女性因乳腺癌死亡病例 4 303 例，死亡率为 8.08/10 万，中标率为 5.07/10 万，世标率为 4.94/10 万，占女性全部恶性肿瘤死亡的 5.55%。城市女性乳腺癌死亡率较农村女性高 14.95%，中国人口标化后高 15.40%（表 5.12）。

表 5.12 2011—2013 年江苏省肿瘤登记地区女性乳腺癌发病和死亡情况

指标	地区	病例数	粗率(1/10⁵)	构成(%)	中标率(1/10⁵)	世标率(1/10⁵)	累积率0—74(%)
发病	全省	17 882	33.57	13.73	23.44	21.96	2.35
	城市	9 952	40.73	15.83	28.52	26.77	2.89
	农村	7 930	27.50	11.77	19.22	17.97	1.91
死亡	全省	4 303	8.08	5.55	5.07	4.94	0.55
	城市	2 123	8.69	6.18	5.47	5.35	0.59
	农村	2 180	7.56	5.06	4.74	4.61	0.51

江苏省女性乳腺癌年龄别发病率在 0—29 岁处于较低水平，30 岁后迅速升高，城乡都在 45—49 岁组和 55—59 岁组出现两个发病高峰，其中城市 55—59 岁组达发病最高水平，农村发病最高出现在 45—49 岁组。全省女性乳腺癌年龄别死亡率在 0—39 岁年龄段处于较低水平，40 岁开始随年龄增长快速上升，55—59 岁出现第一个死亡高峰，60 岁后死亡处于较高水平，于 85 岁及以上年龄组死亡率达最高。城乡女性乳腺癌年龄别死亡率变化趋势与全省一致（图 5-12a、图 5-12b）。

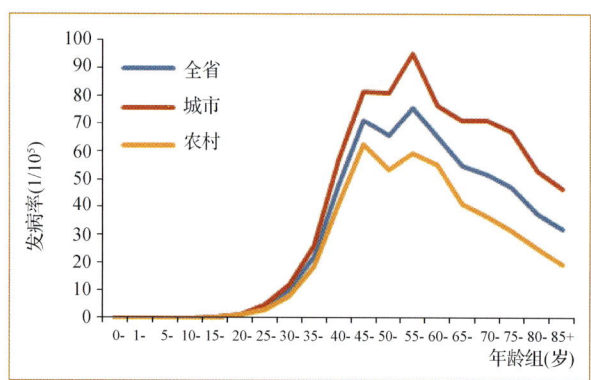

图 5-12a 2011—2013 年江苏省肿瘤登记地区女性乳腺癌年龄别发病率

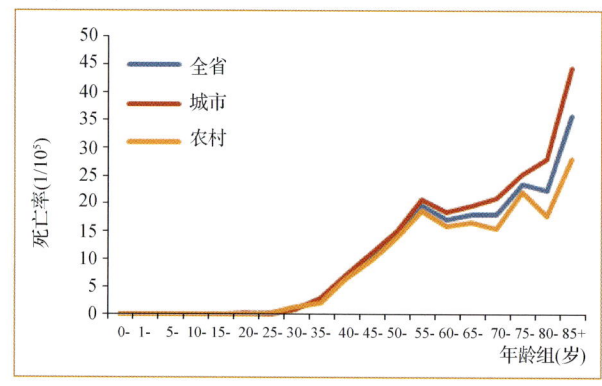

图 5-12b 2011—2013 年江苏省肿瘤登记地区女性乳腺癌年龄别死亡率

江苏省 10 个城市肿瘤登记地区中,女性乳腺癌发病中标率最高的是常州市区,发病率为 38.44/10 万,其次为苏州市区和连云港市区。城市女性乳腺癌死亡中标率最高的为淮安市淮阴区,死亡率为 9.28/10 万,其次为常州市区和淮安市主城区(图 5 - 12c)。

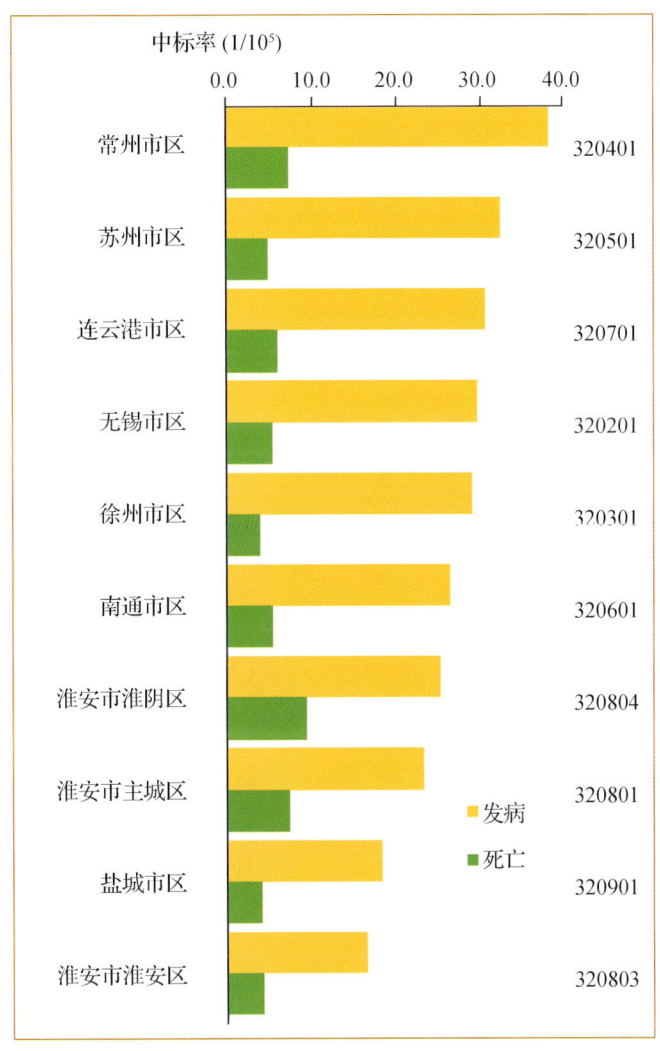

图 5 - 12c　2011—2013 年江苏省城市肿瘤登记地区女性乳腺癌发病率和死亡率

江苏省24个农村肿瘤登记地区中,女性乳腺癌发病中标率最高的是金坛市,发病率为27.41/10万,其次为海门市和启东市。农村女性乳腺癌死亡中标率最高的为灌云县,死亡率为6.59/10万,其次为东海县和启东市(图5-12d)。

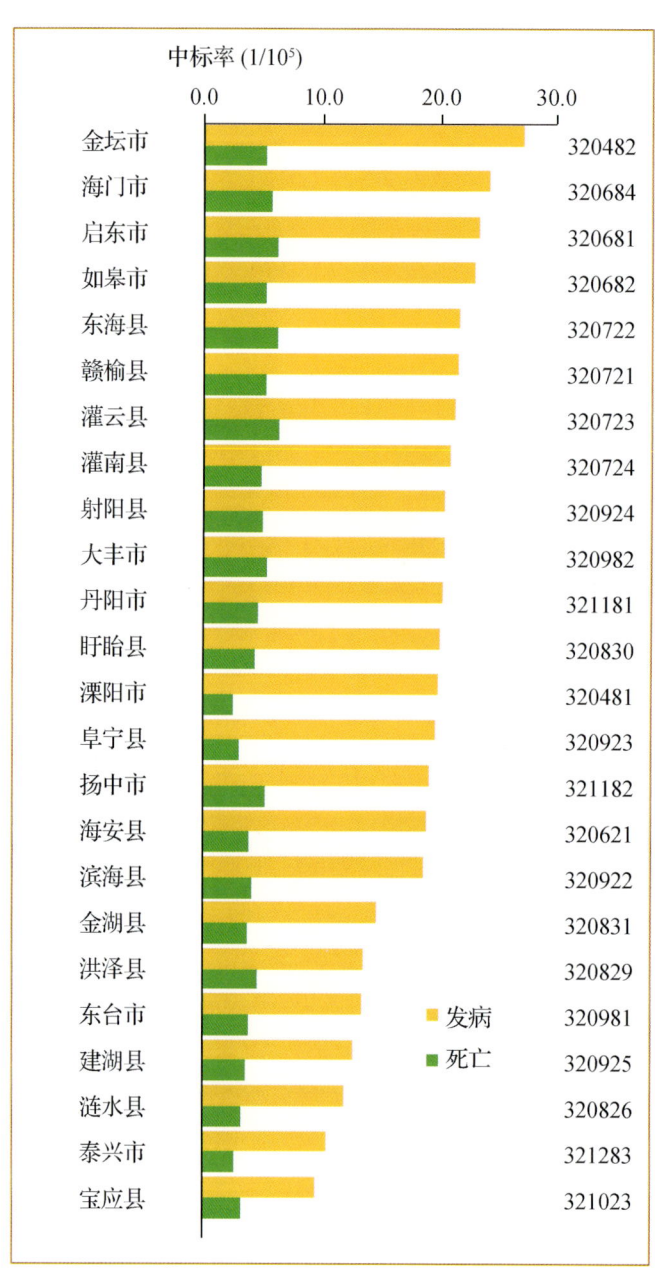

图5-12d 2011—2013年江苏省农村肿瘤登记地区女性乳腺癌发病率和死亡率

十三、子宫颈（C53）

2011—2013年江苏省肿瘤登记地区新发子宫颈癌病例7 971例，发病率为14.96/10万，中标率为10.90/10万，世标率为9.89/10万，占女性全部恶性肿瘤发病的6.12%；城市子宫颈癌发病率较农村低8.17%，中国人口标化后低3.12%。同期全省肿瘤登记地区因子宫颈癌死亡病例为1 936例，死亡率为3.63/10万，中标率为2.29/10万，世标率为2.16/10万，占女性全部恶性肿瘤死亡的2.50%；子宫颈癌死亡率和标化率均为农村高于城市（表5.13）。

表5.13 2011—2013年江苏省肿瘤登记地区子宫颈癌发病和死亡情况

指标	地区	病例数	粗率(1/10⁵)	构成(%)	中标率(1/10⁵)	世标率(1/10⁵)	累积率0—74(%)
发病	全省	7 971	14.96	6.12	10.90	9.89	1.01
	城市	3 501	14.33	5.57	10.72	9.63	0.96
	农村	4 470	15.50	6.63	11.05	10.11	1.05
死亡	全省	1 936	3.63	2.50	2.29	2.16	0.23
	城市	750	3.07	2.18	2.04	1.90	0.20
	农村	1 186	4.11	2.75	2.50	2.38	0.26

江苏省子宫颈癌年龄别发病率在0—24岁处于较低水平，25岁后快速升高，至45—49岁组达发病最高峰，之后逐步下降，但在75—79岁年龄组又出现一个小高峰。城乡子宫颈癌年龄别发病率变化趋势与全省基本一致，仅发病小高峰出现年龄组有所差别，城市和农村分别出现在70—74岁组和75—79岁组。全省子宫颈癌年龄别死亡率在0—29岁年龄段处于较低水平，30岁开始随年龄增长迅速上升，并在75—79岁和85岁及以上年龄组先后出现两个死亡高峰。农村子宫颈癌年龄别死亡率变化趋势与全省一致；而城市年龄别死亡率变化趋势呈现单峰型，子宫颈癌死亡率从30岁开始随年龄增长快速升高，于75—79岁组达死亡峰值，之后逐步下降（图5-13a、图5-13b）。

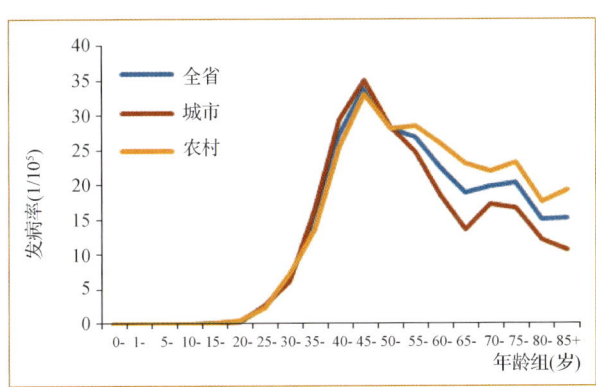

图5-13a 2011—2013年江苏省肿瘤登记地区子宫颈癌年龄别发病率

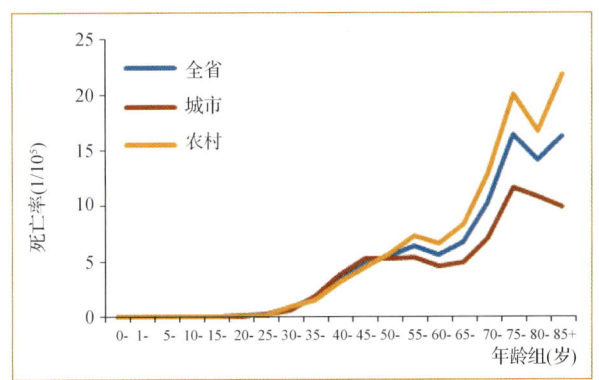

图5-13b 2011—2013年江苏省肿瘤登记地区子宫颈癌年龄别死亡率

江苏省10个城市肿瘤登记地区中,子宫颈癌发病中标率最高的是无锡市区,发病率为15.96/10万,其次为盐城市区和常州市区。城市子宫颈癌死亡中标率最高的为盐城市区,死亡率为4.48/10万,其次为淮安市主城区和连云港市区(图5-13c)。

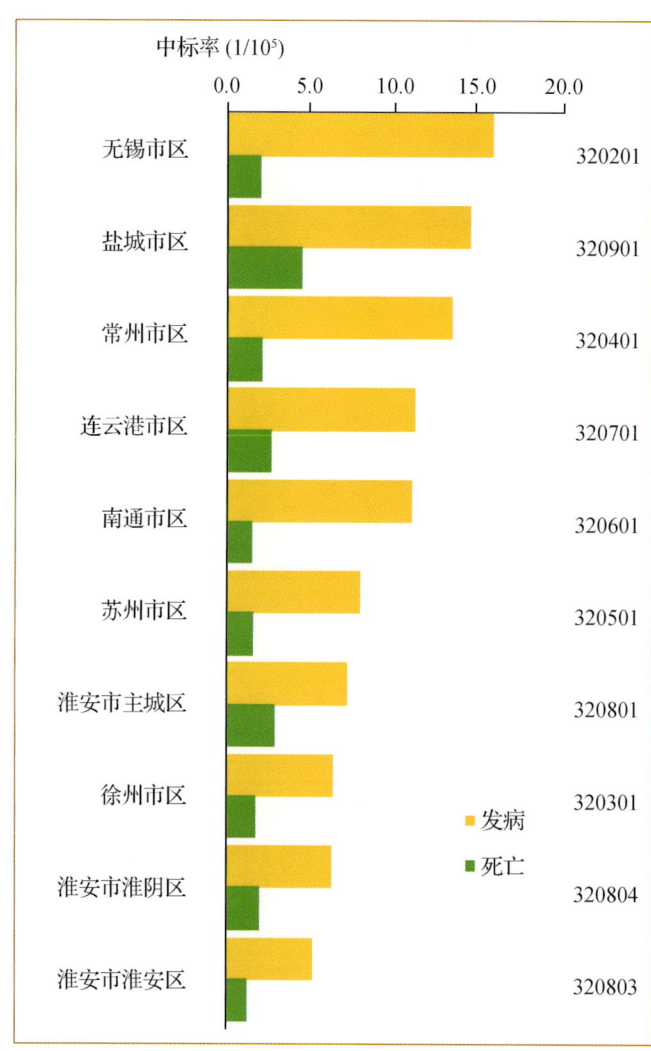

图5-13c 2011—2013年江苏省城市肿瘤登记地区子宫颈癌发病率和死亡率

江苏省 24 个农村肿瘤登记地区中,子宫颈癌发病中标率最高的为大丰市,发病率为 18.82/10 万,其次为建湖县和海门市。农村子宫颈癌死亡中标率最高的为建湖县,死亡率为 4.27/10 万,其次为大丰市和金湖县(图 5-13d)。

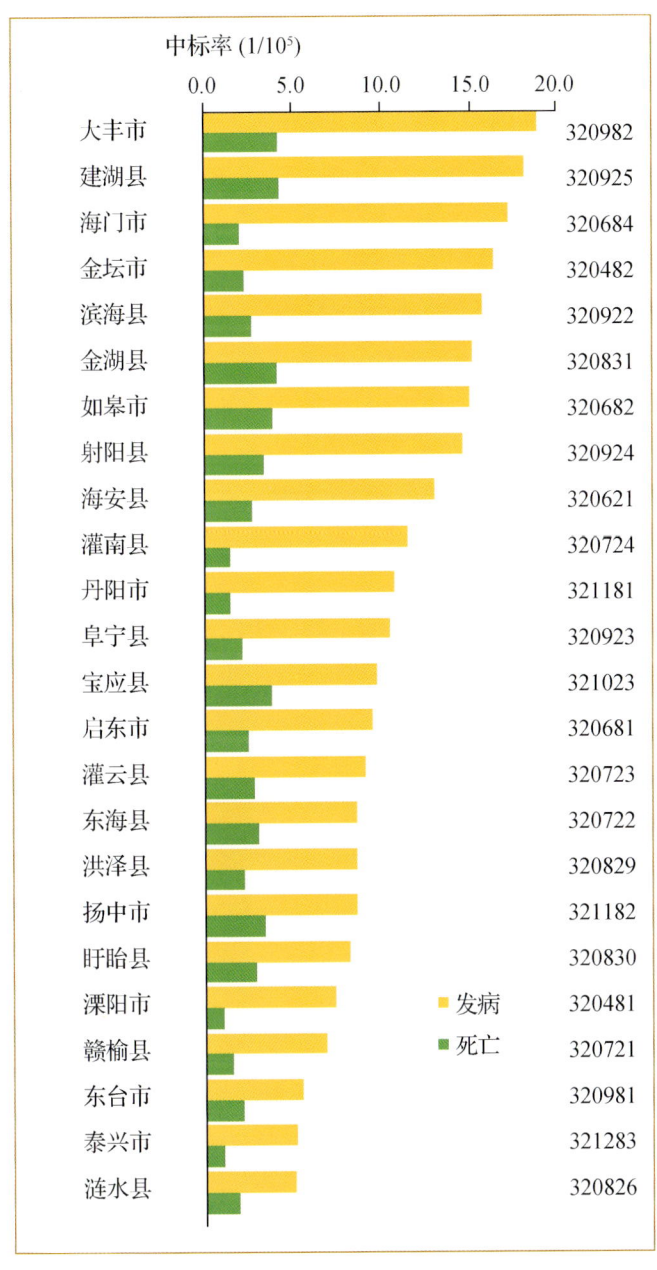

图 5-13d　2011—2013 年江苏省农村肿瘤登记地区子宫颈癌发病率和死亡率

十四、子宫体及子宫部位不明（C54-C55）

2011—2013年江苏省肿瘤登记地区子宫体及子宫部位不明（简称子宫体）癌新发病例4 175例，发病率为7.84/10万，中标率为5.22/10万，世标率为5.04/10万，占女性全部恶性肿瘤发病的3.21%；城市子宫体癌发病率较农村高9.79%，中国人口标化后高11.48%。同期全省登记地区子宫体癌死亡病例1 445例，死亡率为2.71/10万，中标率为1.60/10万，世标率为1.56/10万，占女性全部恶性肿瘤死亡的1.86%；子宫体癌死亡率和标化率均为农村高于城市（表5.14）。

表5.14　2011—2013年江苏省肿瘤登记地区子宫体癌发病和死亡情况

指标	地区	病例数	粗率(1/10⁵)	构成(%)	中标率(1/10⁵)	世标率(1/10⁵)	累积率0—74(%)
发病	全省	4 175	7.84	3.21	5.22	5.04	0.56
	城市	2 012	8.23	3.20	5.52	5.34	0.60
	农村	2 163	7.50	3.21	4.96	4.78	0.53
死亡	全省	1 445	2.71	1.86	1.60	1.56	0.17
	城市	620	2.54	1.80	1.50	1.46	0.15
	农村	825	2.86	1.91	1.68	1.65	0.18

江苏省子宫体癌年龄别发病率在0—29岁处于较低水平，30岁之后快速升高，至55—59岁组达高峰，之后逐渐下降。城乡子宫体癌年龄别发病率变化趋势与全省一致。全省子宫体癌年龄别死亡率在0—39岁年龄段处于较低水平，40岁开始随年龄增长迅速上升，在85岁及以上年龄组达死亡率高峰。城乡子宫体癌年龄别死亡率变化趋势与全省基本一致，仅农村子宫体癌死亡率高峰提前至80—84岁组（图5-14a、图5-14b）。

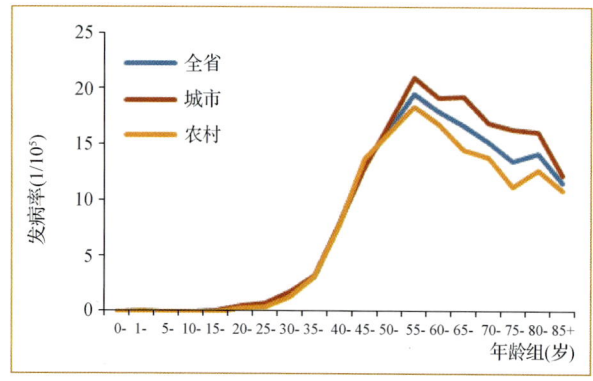

图5-14a　2011—2013年江苏省肿瘤登记地区子宫体癌年龄别发病率

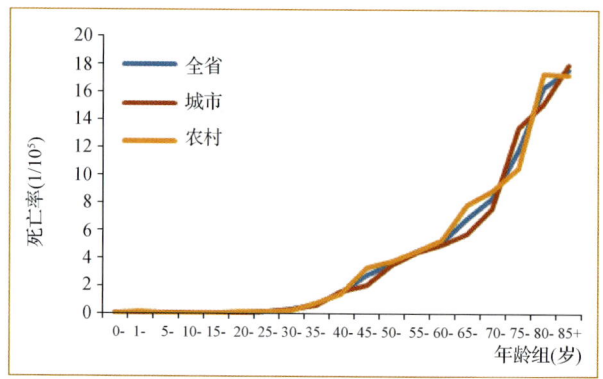

图5-14b　2011—2013年江苏省肿瘤登记地区子宫体癌年龄别死亡率

江苏省10个城市肿瘤登记地区中,子宫体癌发病中标率最高的是常州市区,发病率为6.95/10万,其次为无锡市区和南通市区。城市子宫体癌死亡中标率最高的为常州市区,死亡率为2.25/10万,其次为淮安市淮阴区和连云港市区(图5-14c)。

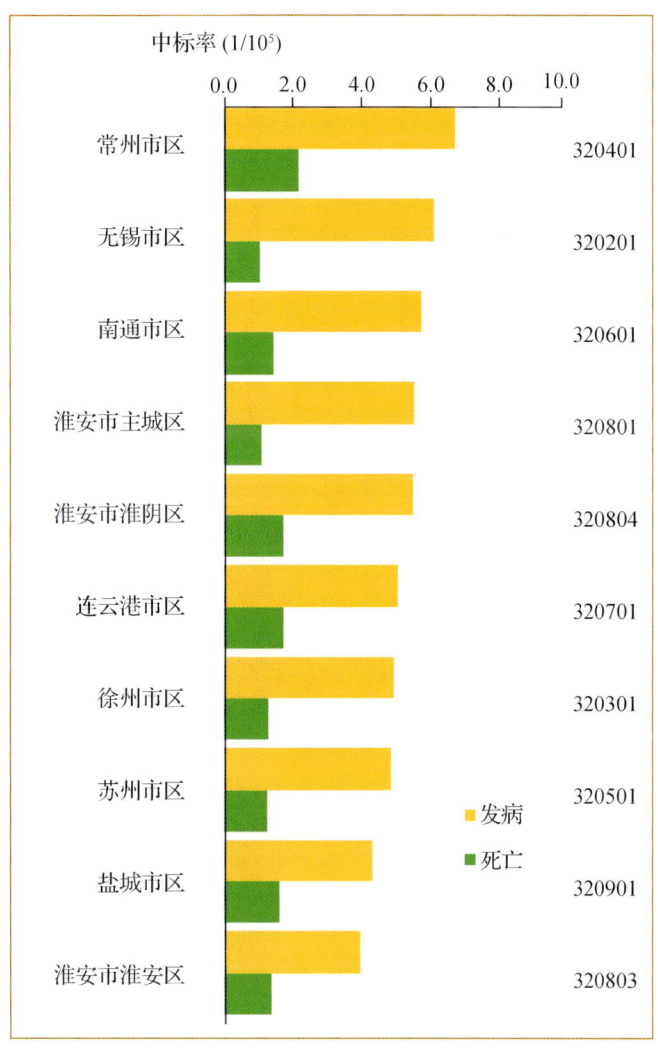

图5-14c 2011—2013年江苏省城市肿瘤登记地区子宫体癌发病率和死亡率

江苏省24个农村肿瘤登记地区中,子宫体癌发病中标率最高的是滨海县,发病率为8.63/10万,其次为海门市和金湖县。农村子宫体癌死亡中标率最高的为东海县,死亡率为2.58/10万,其次为滨海县和东台市(图5-14d)。

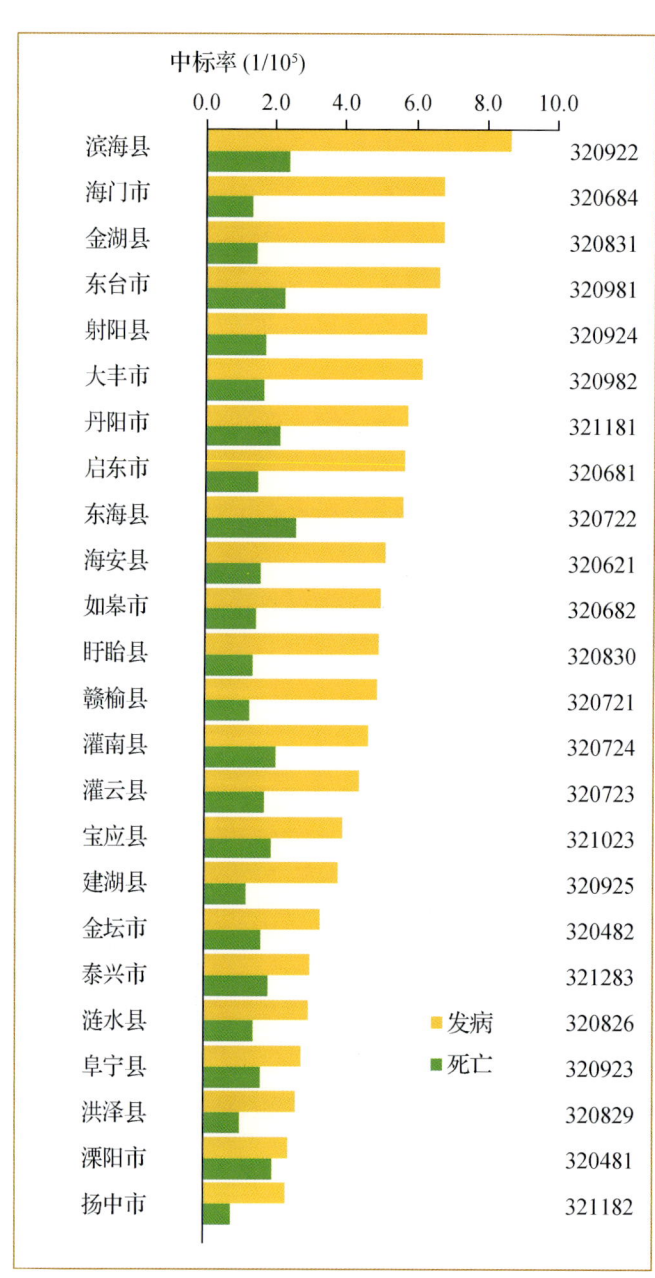

图5-14d 2011—2013年江苏省农村肿瘤登记地区子宫体癌发病率和死亡率

十五、卵巢(C56)

2011—2013年江苏省肿瘤登记地区新发卵巢癌病例3 105例,发病率为5.83/10万,中标率为4.16/10万,世标率为3.96/10万,占女性全部恶性肿瘤发病的2.38%。城市卵巢癌发病率约为农村的1.30倍,中国人口标化后约为1.32倍。同期全省肿瘤登记地区因卵巢癌死亡1 375例,死亡率为2.58/10万,中标率为1.65/10万,世标率为1.63/10万,占女性全部恶性肿瘤死亡的1.77%;卵巢癌死亡率和标化率均为城市高于农村(表5.15)。

表5.15 2011—2013年江苏省肿瘤登记地区卵巢癌发病和死亡情况

指标	地区	病例数	粗率(1/10⁵)	构成(%)	中标率(1/10⁵)	世标率(1/10⁵)	累积率 0—74(%)
发病	全省	3 105	5.83	2.38	4.16	3.96	0.43
	城市	1 627	6.66	2.59	4.80	4.57	0.49
	农村	1 478	5.12	2.19	3.62	3.45	0.37
死亡	全省	1 375	2.58	1.77	1.65	1.63	0.19
	城市	683	2.80	1.99	1.80	1.77	0.20
	农村	692	2.40	1.60	1.53	1.51	0.18

江苏省卵巢癌年龄别发病率在0—34岁处于较低水平,35岁后在波动中快速升高,至55—59岁组达高峰,并在55—69岁年龄段维持较高水平,70岁后开始下降。城乡卵巢癌年龄别发病率变化趋势与全省基本一致,但高峰出现年龄和发病率在较高水平维持的年龄段有所差别。城市卵巢癌发病率高峰出现在60—64岁组,其发病率在较高水平持续的年龄组为55—74岁组;而农村卵巢癌发病高峰出现在65—69岁组,并且在55—69岁年龄段均处于较高水平。全省卵巢癌年龄别死亡率变化趋势呈现一个双峰型曲线,在0—39岁年龄组处于较低水平,40岁开始随年龄增长快速上升,于65—69岁组达死亡最高水平,之后有所下降,并于80—84岁组出现第二个小高峰。城乡卵巢癌年龄别死亡率变化趋势与全省基本一致,均为一个双峰型变化,仅死亡率最高峰出现年龄组有所差别,城市出现在80—84岁组,而农村于65—69岁组达死亡峰值(图5-15a、图5-15b)。

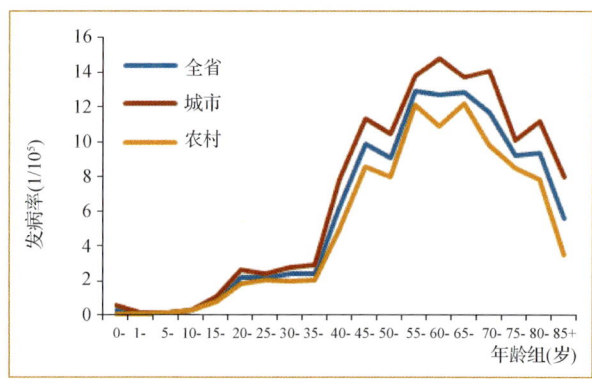

图 5‑15a 2011—2013 年江苏省肿瘤登记地区卵巢癌年龄别发病率

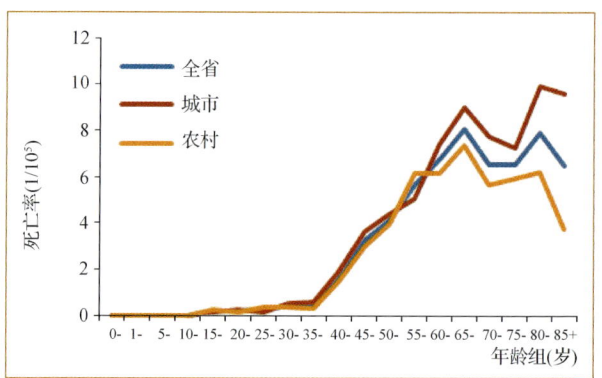

图 5‑15b 2011—2013 年江苏省肿瘤登记地区卵巢癌年龄别死亡率

江苏省 10 个城市肿瘤登记地区中,卵巢癌发病中标率最高的是南通市区,发病率为 6.26/10 万,其次为常州市区和苏州市区。城市卵巢癌死亡中标率最高的为淮安市主城区,死亡率为 2.53/10 万,其次为徐州市区和无锡市区(图 5‑15c)。

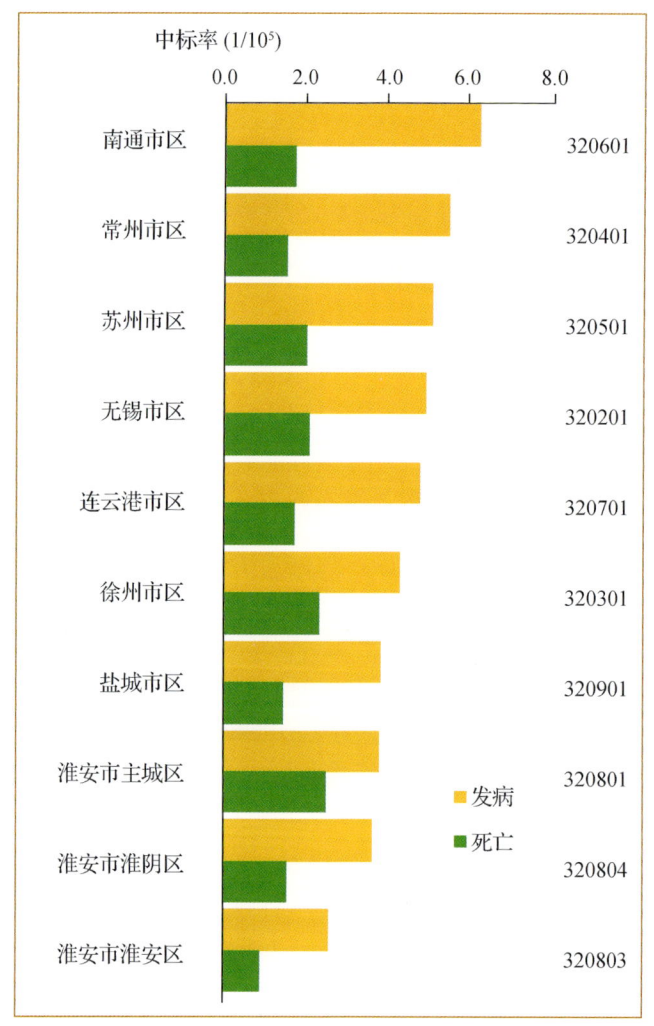

图 5‑15c 2011—2013 年江苏省城市肿瘤登记地区卵巢癌发病率和死亡率

江苏省 24 个农村肿瘤登记地区中,卵巢癌发病中标率最高的是海门市,发病率为 6.36/10 万,其次为大丰市和金坛市。农村卵巢癌死亡中标率最高的也是海门市,死亡率为 2.99/10 万,其次为大丰市和金湖县(图 5-15d)。

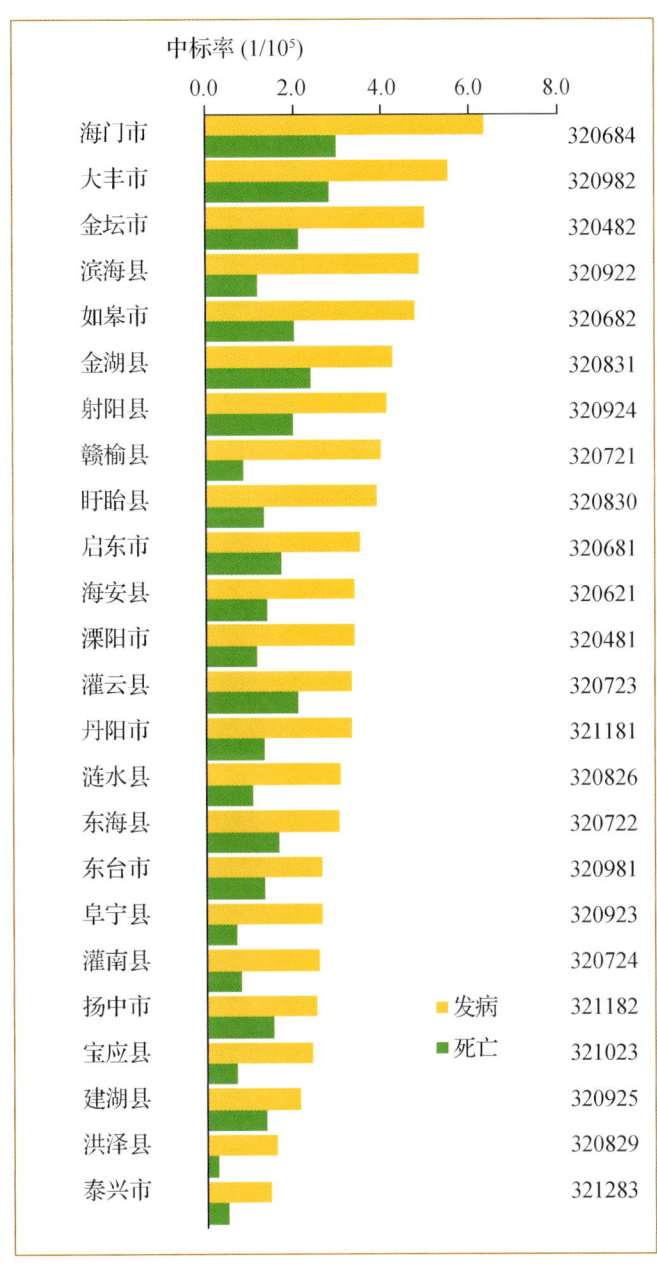

图 5-15d 2011—2013 年江苏省农村肿瘤登记地区卵巢癌发病率和死亡率

十六、前列腺（C61）

2011—2013年江苏省肿瘤登记地区新发前列腺癌病例4 530例，发病率为8.34/10万，中标率为4.83/10万，世标率为4.73/10万，占男性全部恶性肿瘤发病的2.44%。城市前列腺癌发病率较农村高117.44%，中国人口标化后高130.36%。同期全省肿瘤登记地区因前列腺癌死亡病例1 990例，死亡率为3.66/10万，中标率为2.04/10万，世标率为2.06/10万，占男性全部恶性肿瘤死亡的1.46%；前列腺癌死亡率和标化率均为城市高于农村（表5.16）。

表5.16 2011—2013年江苏省肿瘤登记地区前列腺癌发病和死亡情况

指标	地区	病例数	粗率（1/10⁵）	构成（%）	中标率（1/10⁵）	世标率（1/10⁵）	累积率0—74（%）
发病	全省	4 530	8.34	2.44	4.83	4.73	0.49
	城市	2 904	11.86	3.34	7.09	6.98	0.74
	农村	1 626	5.45	1.64	3.08	2.97	0.30
死亡	全省	1 990	3.66	1.46	2.04	2.06	0.16
	城市	1 093	4.46	1.80	2.56	2.61	0.19
	农村	897	3.01	1.18	1.64	1.63	0.13

江苏省前列腺癌年龄别发病率在0—54岁处于较低水平，55岁之后快速升高，至85岁及以上年龄组达高峰。城乡前列腺癌年龄别发病率变化趋势与全省基本一致，仅发病率高峰出现年龄有所差别，城市发病高峰出现在85岁及以上组，农村于80—84岁组达最高水平。全省前列腺癌年龄别死亡率在0—59岁年龄段处于较低水平，60岁开始随年龄增长快速上升，至85岁及以上年龄组达高峰。城乡前列腺癌年龄别死亡率变化趋势与全省一致（图5-16a、图5-16b）。

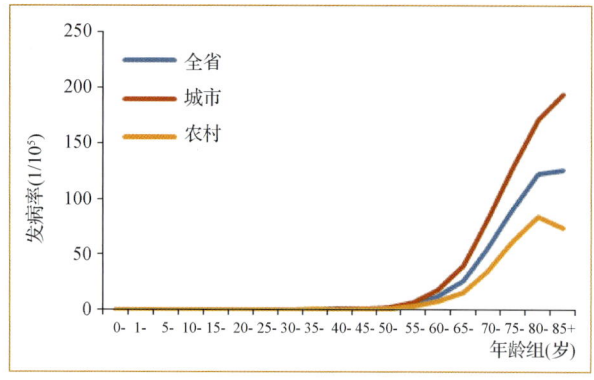

图5-16a 2011—2013年江苏省肿瘤登记地区前列腺癌年龄别发病率

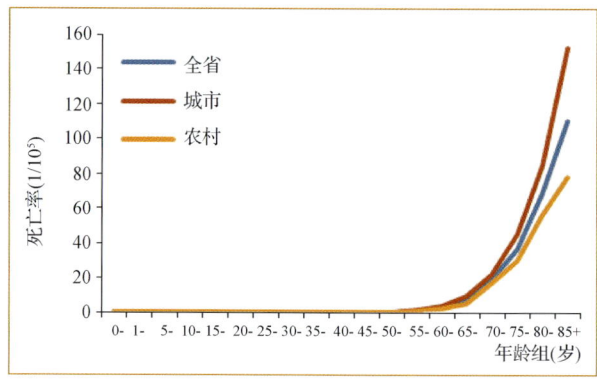

图5-16b 2011—2013年江苏省肿瘤登记地区前列腺癌年龄别死亡率

江苏省 10 个城市肿瘤登记地区中,前列腺癌发病、死亡中标率最高的均是常州市区,发病率和死亡率分别为 13.34/10 万和 4.40/10 万,其次均为无锡市区和南通市区(图 5-16c)。

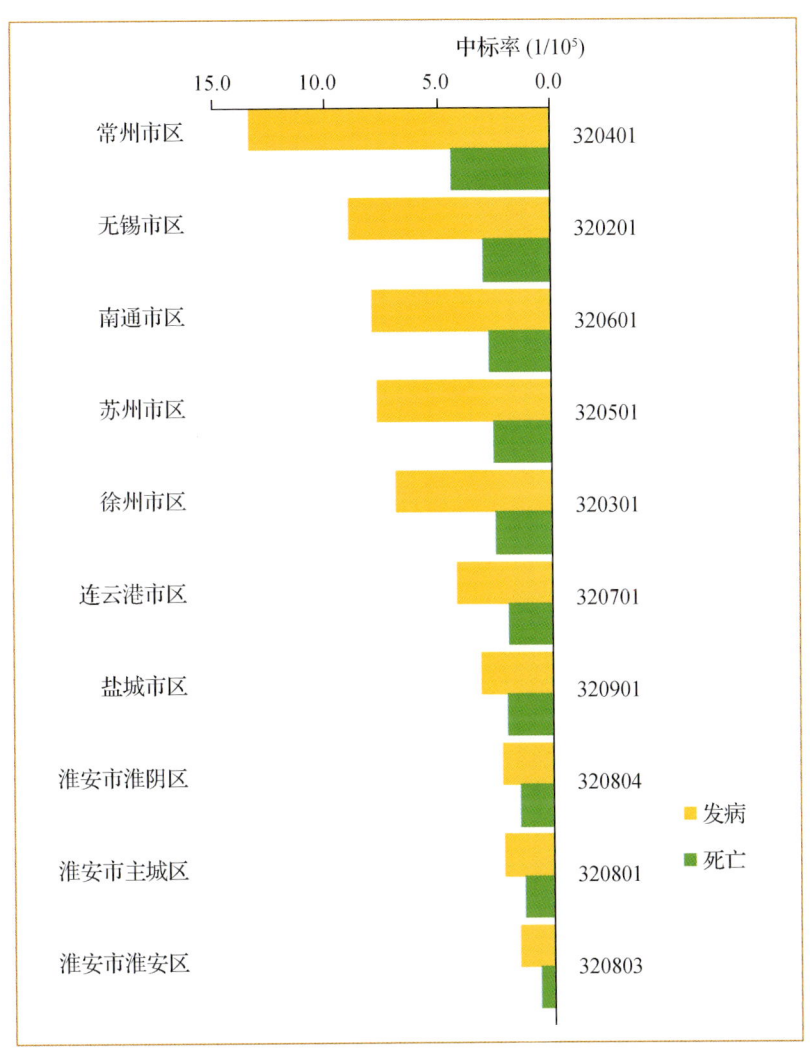

图 5-16c 2011—2013 年江苏省城市肿瘤登记地区前列腺癌发病率和死亡率

江苏省 24 个农村肿瘤登记地区中,前列腺癌发病中标率最高的是丹阳市,发病率为 7.72/10 万,其次为启东市和海门市。农村前列腺癌死亡中标率最高的是启东市,死亡率为 3.67/10 万,其次为海门市和大丰市(图 5-16d)。

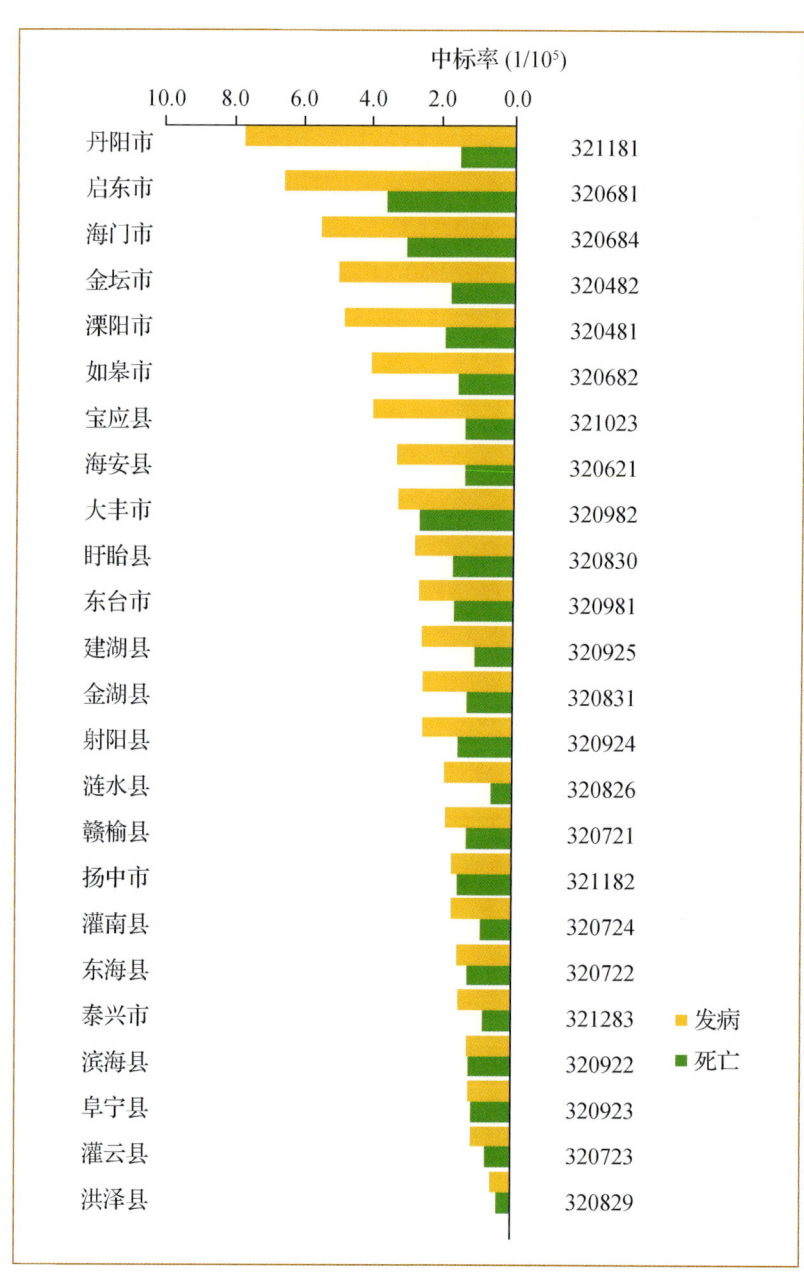

图 5-16d 2011—2013 年江苏省农村肿瘤登记地区前列腺癌发病率和死亡率

十七、肾及泌尿系统不明(C64-C66;C68)

2011—2013年江苏省肿瘤登记地区新发肾及泌尿系统不明(简称肾)恶性肿瘤病例3 719例,发病率为3.46/10万,中标率为2.23/10万,世标率为2.22/10万,占全部恶性肿瘤发病的1.18%;其中男、女发病率分别为4.23/10万和2.67/10万,男性高于女性。城市发病率是农村的2.24倍,中国人口标化后为2.23倍。同期全省肿瘤登记地区因肾恶性肿瘤死亡病例1 206例,死亡率为1.12/10万,中标率和世标率均为0.66/10万,占全部恶性肿瘤死亡的0.56%。肾恶性肿瘤死亡率和标化死亡率均为男性高于女性,城市高于农村(表5.17)。

表5.17　2011—2013年江苏省肿瘤登记地区肾恶性肿瘤发病和死亡情况

指标	地区	性别	病例数	粗率(1/10⁵)	构成(%)	中标率(1/10⁵)	世标率(1/10⁵)	累积率0—74(%)
发病	全省	合计	3 719	3.46	1.18	2.23	2.22	0.26
		男性	2 295	4.23	1.23	2.77	2.76	0.32
		女性	1 424	2.67	1.09	1.71	1.70	0.19
	城市	合计	2 420	4.95	1.62	3.22	3.17	0.37
		男性	1 494	6.10	1.72	4.04	3.98	0.46
		女性	926	3.79	1.47	2.43	2.41	0.28
	农村	合计	1 299	2.21	0.78	1.42	1.43	0.17
		男性	801	2.69	0.81	1.75	1.77	0.21
		女性	498	1.73	0.74	1.10	1.11	0.12
死亡	全省	合计	1 206	1.12	0.56	0.66	0.66	0.07
		男性	764	1.41	0.56	0.87	0.87	0.10
		女性	442	0.83	0.57	0.47	0.47	0.05
	城市	合计	661	1.35	0.70	0.80	0.79	0.09
		男性	426	1.74	0.70	1.09	1.08	0.12
		女性	235	0.96	0.68	0.53	0.54	0.06
	农村	合计	545	0.93	0.46	0.55	0.56	0.06
		男性	338	1.13	0.44	0.70	0.71	0.08
		女性	207	0.72	0.48	0.41	0.42	0.04

江苏省肾恶性肿瘤年龄别发病率在0—44岁处于较低水平,45岁后随年龄增长迅速升高,至75—79岁年龄组达高峰。城乡肾恶性肿瘤年龄别发病率变化趋势与全省基本一致,仅发病高峰年龄有所差异,城市地区发病高峰出现在75—79岁年龄组,而农村于80—84岁组达最高水平。

全省肾恶性肿瘤年龄别死亡率在 0—54 岁年龄组处于较低水平，55 岁开始随年龄增长快速上升，全省和城市地区在 85 岁及以上年龄组达死亡高峰，农村地区最高死亡率出现在 80—84 岁组（图 5-17a 至图 5-17f）。

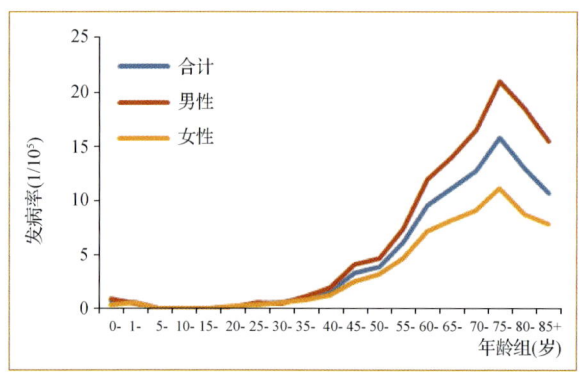

图 5-17a　2011—2013 年江苏省肿瘤登记地区肾恶性肿瘤年龄别发病率

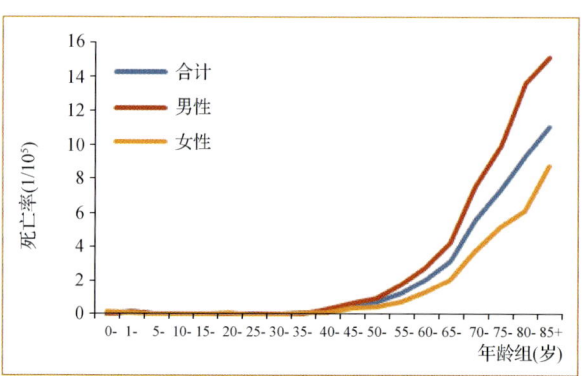

图 5-17b　2011—2013 年江苏省肿瘤登记地区肾恶性肿瘤年龄别死亡率

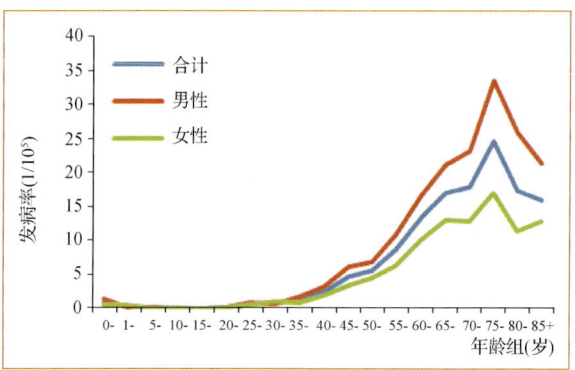

图 5-17c　2011—2013 年江苏省城市肿瘤登记地区肾恶性肿瘤年龄别发病率

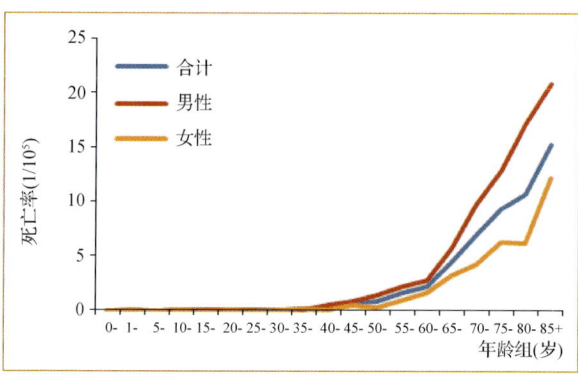

图 5-17d　2011—2013 年江苏省城市肿瘤登记地区肾恶性肿瘤年龄别死亡率

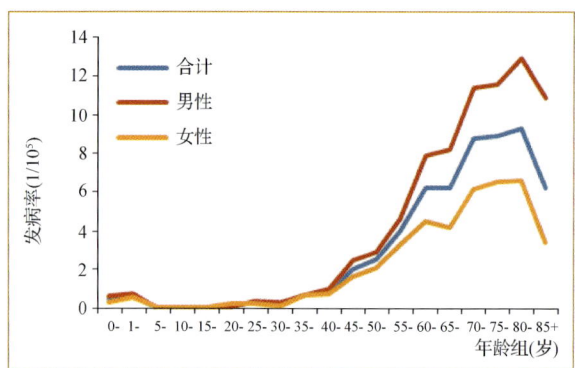

图 5-17e　2011—2013 年江苏省农村肿瘤登记地区肾恶性肿瘤年龄别发病率

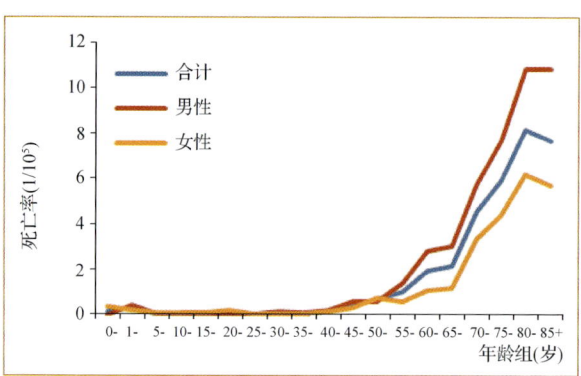

图 5-17f　2011—2013 年江苏省农村肿瘤登记地区肾恶性肿瘤年龄别死亡率

江苏省10个城市肿瘤登记地区中,男、女性肾恶性肿瘤发病中标率最高的都是徐州市区,发病率分别为6.50/10万和3.64/10万,其后依次为常州市区和无锡市区。城市男性肾恶性肿瘤死亡中标率最高的为徐州市区,死亡率为1.84/10万,其次为连云港市区和南通市区;女性死亡中标率最高的为徐州市区,死亡率为0.91/10万,其次为常州市区和苏州市区(图5-17g)。

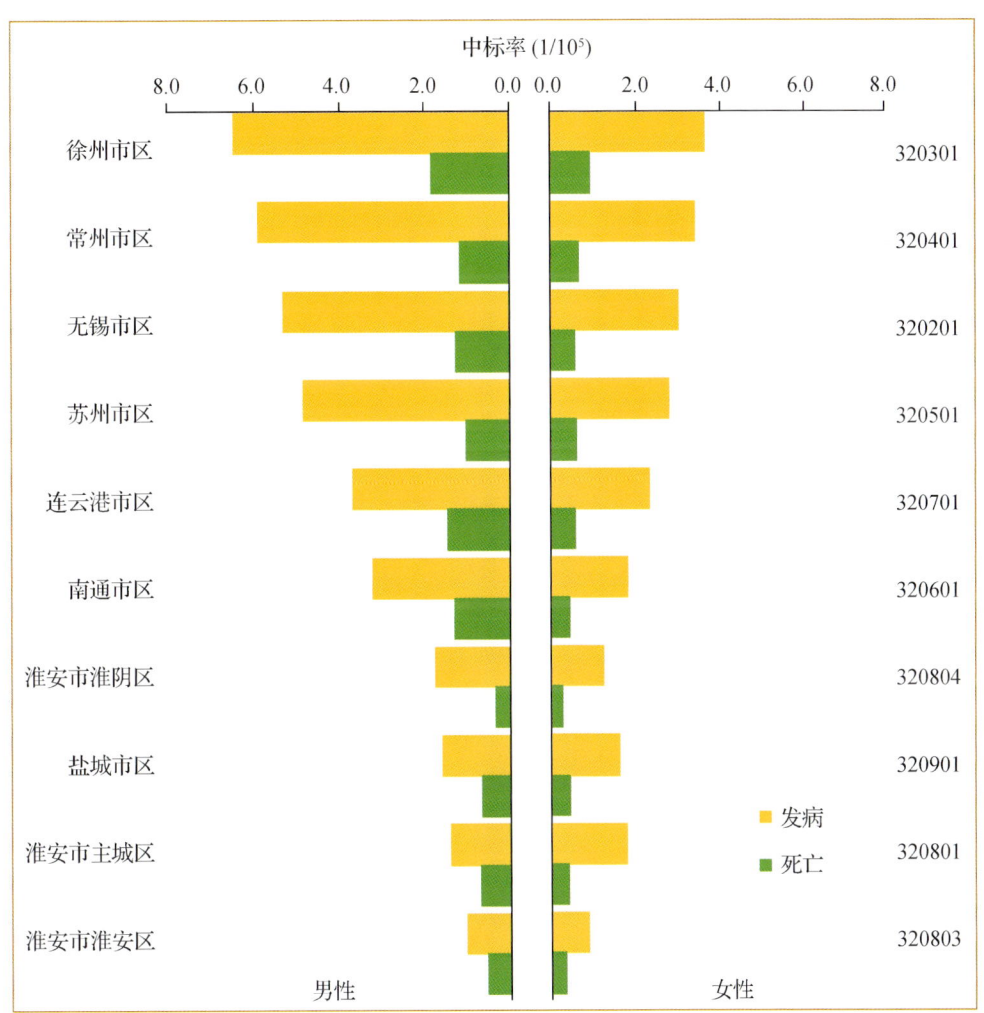

图5-17g　2011—2013年江苏省城市肿瘤登记地区肾恶性肿瘤发病率和死亡率

江苏省24个农村肿瘤登记地区中,男性肾恶性肿瘤发病中标率最高的是金湖县,发病率为3.32/10万,其次为金坛市和海门市;女性发病中标率最高的为海门市,发病率为2.29/10万,其次为大丰市和金坛市。农村男性肾恶性肿瘤死亡中标率最高的为金湖县,死亡率为1.50/10万,其次为盱眙县和东台市;女性死亡中标率最高的为洪泽县,死亡率为0.72/10万,其次为海门市和盱眙县(图5-17h)。

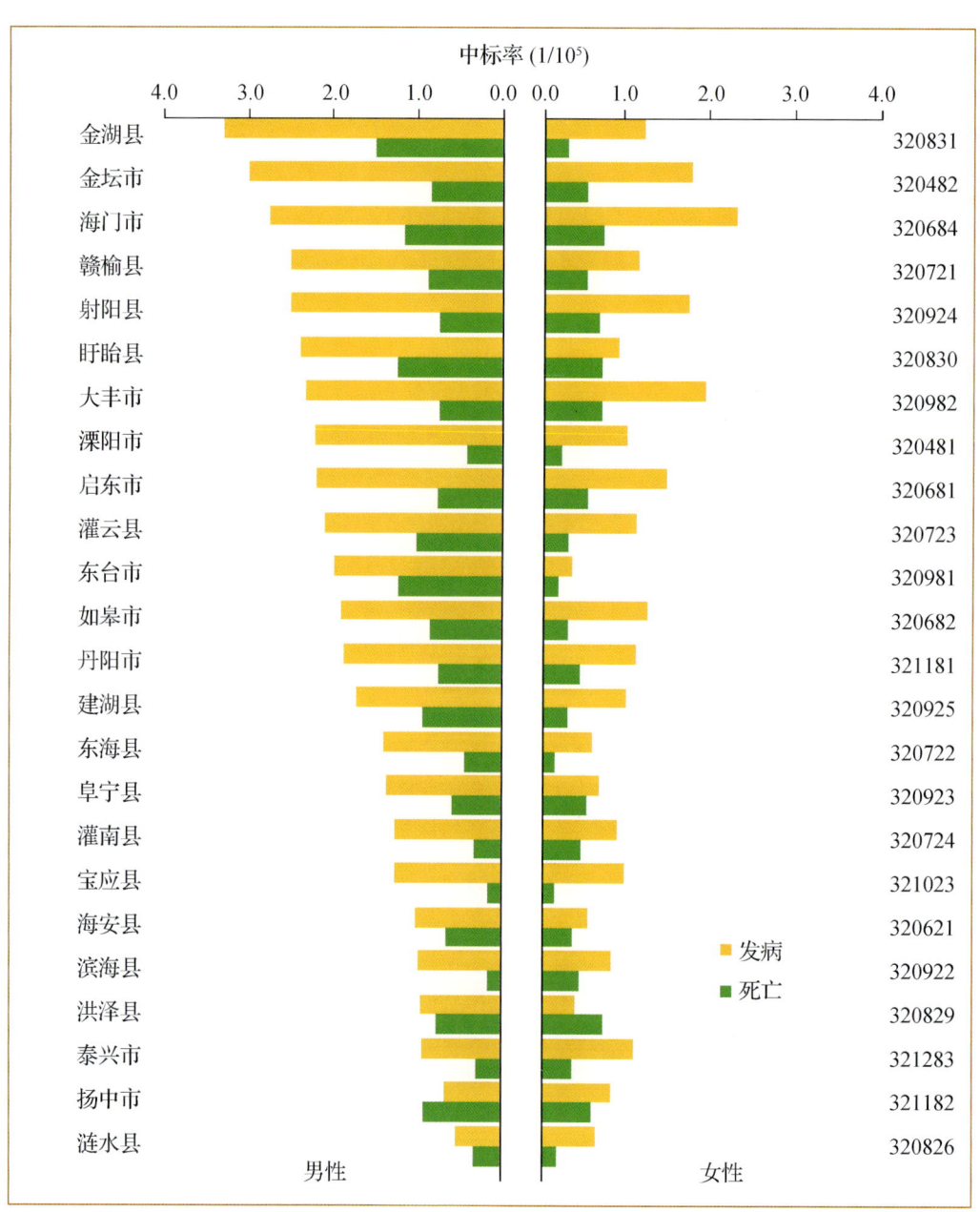

图5-17h 2011—2013年江苏省农村肿瘤登记地区肾恶性肿瘤发病率和死亡率

十八、膀胱（C67）

2011—2013 年江苏省肿瘤登记地区新发膀胱癌病例 5 681 例，发病率为 5.28/10 万，中标率为 3.07/10 万，世标率为 3.03/10 万，占全部恶性肿瘤发病的 1.80%；其中男、女性膀胱癌发病率分别为 8.19/10 万和 2.31/10 万，男性约为女性的 3.54 倍。城市膀胱癌发病率较农村高 36.16%，中国人口标化后高 40.47%。同期全省肿瘤登记地区因膀胱癌死亡病例 2 220 例，死亡率为 2.06/10 万，中标率为 1.06/10 万，世标率为 1.06/10 万，占全部恶性肿瘤死亡的 1.04%；膀胱癌死亡率和标化率均为男性高于女性，城市略高于农村（表 5.18）。

表 5.18 2011—2013 年江苏省肿瘤登记地区膀胱癌发病和死亡情况

指标	地区	性别	病例数	粗率 (1/10⁵)	构成 (%)	中标率 (1/10⁵)	世标率 (1/10⁵)	累积率 0—74(%)
发病	全省	合计	5 681	5.28	1.80	3.07	3.03	0.35
		男性	4 449	8.19	2.39	4.99	4.95	0.55
		女性	1 232	2.31	0.95	1.28	1.26	0.14
	城市	合计	3 021	6.17	2.02	3.65	3.59	0.40
		男性	2 382	9.73	2.74	6.04	5.98	0.66
		女性	639	2.62	1.02	1.46	1.43	0.15
	农村	合计	2 660	4.53	1.60	2.59	2.58	0.30
		男性	2 067	6.93	2.09	4.16	4.14	0.47
		女性	593	2.06	0.88	1.12	1.11	0.13
死亡	全省	合计	2 220	2.06	1.04	1.06	1.06	0.09
		男性	1 715	3.16	1.25	1.79	1.81	0.14
		女性	505	0.95	0.65	0.44	0.44	0.04
	城市	合计	1 026	2.10	1.08	1.08	1.09	0.09
		男性	789	3.22	1.30	1.87	1.89	0.14
		女性	237	0.97	0.69	0.44	0.45	0.04
	农村	合计	1 194	2.04	1.00	1.04	1.04	0.09
		男性	926	3.11	1.22	1.74	1.75	0.14
		女性	268	0.93	0.62	0.44	0.43	0.03

江苏省膀胱癌年龄别发病率在 0—44 岁处于较低水平,45 岁之后快速升高,至 80—84 岁组达高峰,之后略有下降。不同性别、城乡膀胱癌年龄别发病率变化趋势与全省基本一致,仅发病高峰出现年龄略有差别。全省膀胱癌年龄别死亡率在 0—59 岁年龄段处于较低水平,60 岁开始随年龄增长快速上升,至 85 岁及以上年龄组达最高水平。不同性别、城乡膀胱癌年龄别死亡率变化趋势与全省一致(图 5 - 18a 至图 5 - 18f)。

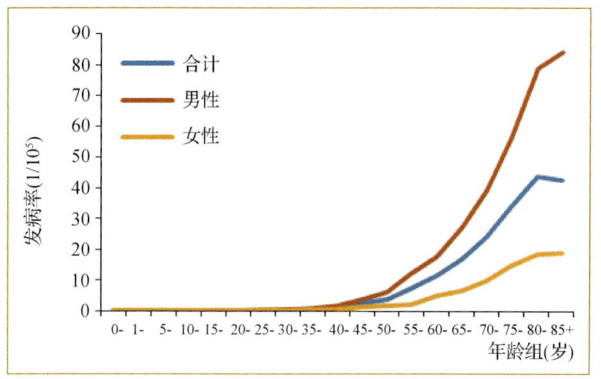

图 5 - 18a 2011—2013 年江苏省肿瘤登记地区膀胱癌年龄别发病率

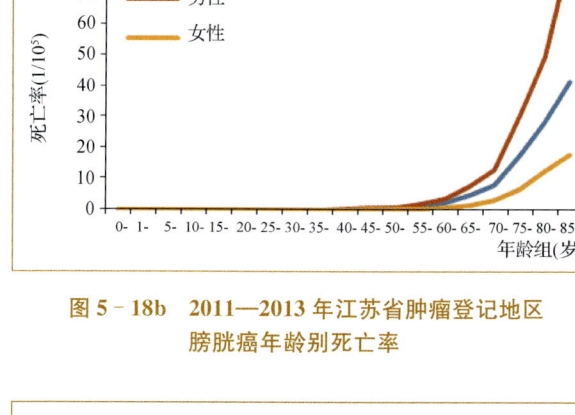

图 5 - 18b 2011—2013 年江苏省肿瘤登记地区膀胱癌年龄别死亡率

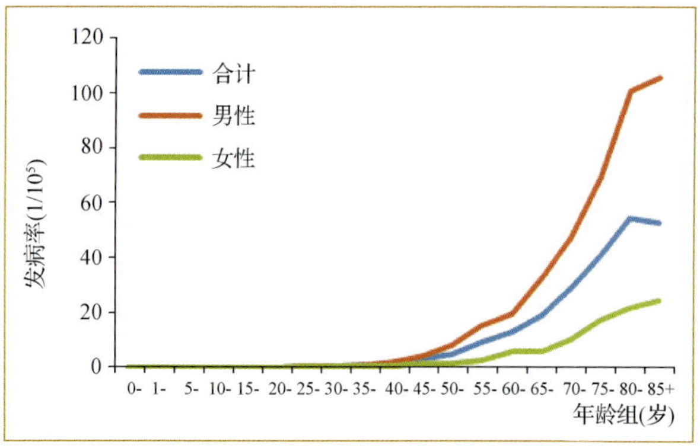

图 5 - 18c 2011—2013 年江苏省城市肿瘤登记地区膀胱癌年龄别发病率

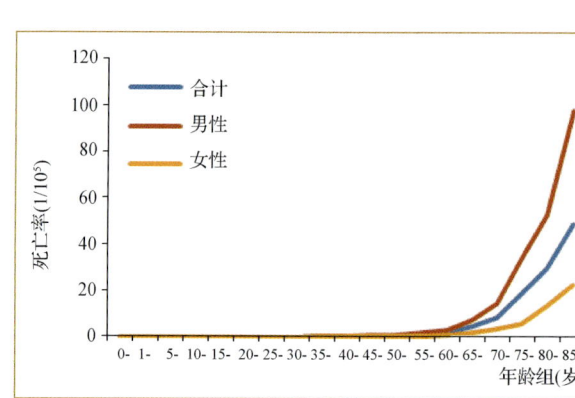

图 5 - 18d 2011—2013 年江苏省城市肿瘤登记地区膀胱癌年龄别死亡率

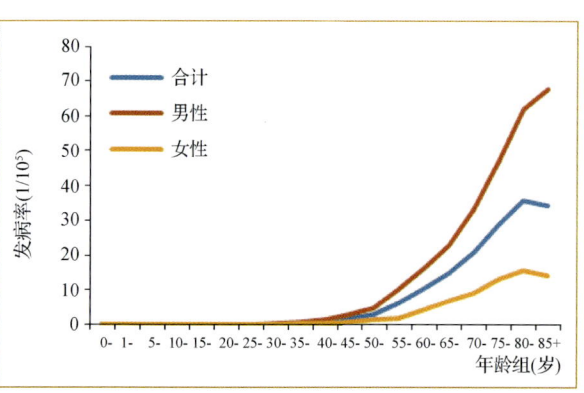

图 5 - 18e 2011—2013 年江苏省农村肿瘤登记地区膀胱癌年龄别发病率

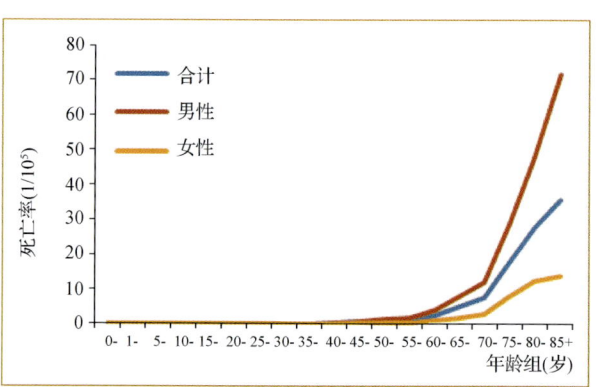

图 5 - 18f 2011—2013 年江苏省农村肿瘤登记地区膀胱癌年龄别死亡率

江苏省10个城市肿瘤登记地区中,男性膀胱癌发病中标率最高的是常州市区,发病率为8.52/10万,其次为徐州市区和南通市区;女性发病中标率最高的为南通市区,发病率为1.96/10万,其次为常州市区和连云港市区。城市男性膀胱癌死亡中标率最高的为常州市区,死亡率为2.55/10万,其次为南通市区和连云港市区;女性死亡中标率最高的是无锡市区,死亡率为0.62/10万,其次为淮安市淮阴区和南通市区(图5-18g)。

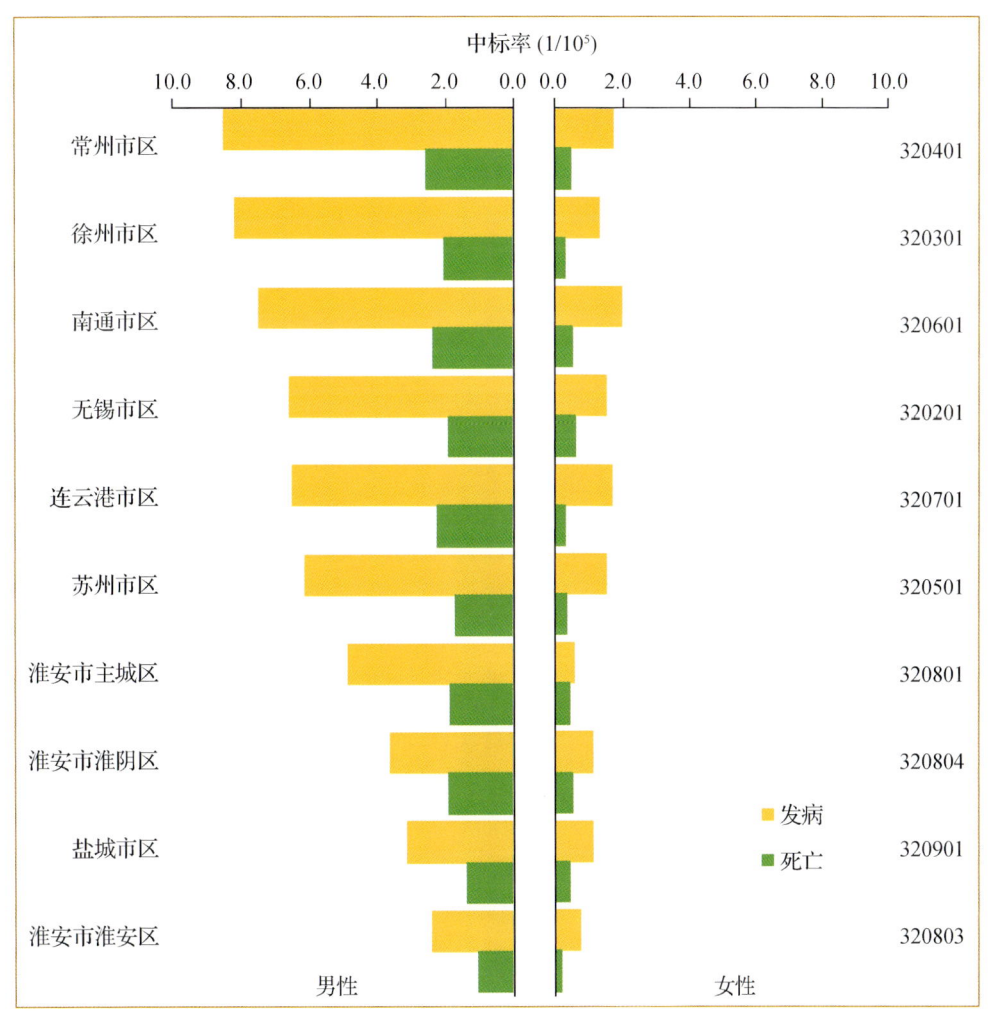

图 5-18g　2011—2013 年江苏省城市肿瘤登记地区膀胱癌发病率和死亡率

江苏省 24 个农村肿瘤登记地区中,男性膀胱癌发病中标率最高的是丹阳市,发病率为 8.04/10 万,其次为海门市和启东市;女性发病中标率最高的是海门市,发病率为 2.15/10 万,其次为大丰市和金坛市。农村男性膀胱癌死亡中标率最高的为启东市,死亡率为 4.13/10 万,其次为海门市和赣榆县;女性死亡中标率最高的是灌云县,死亡率为 0.88/10 万,其次为启东市和射阳县(图 5-18h)。

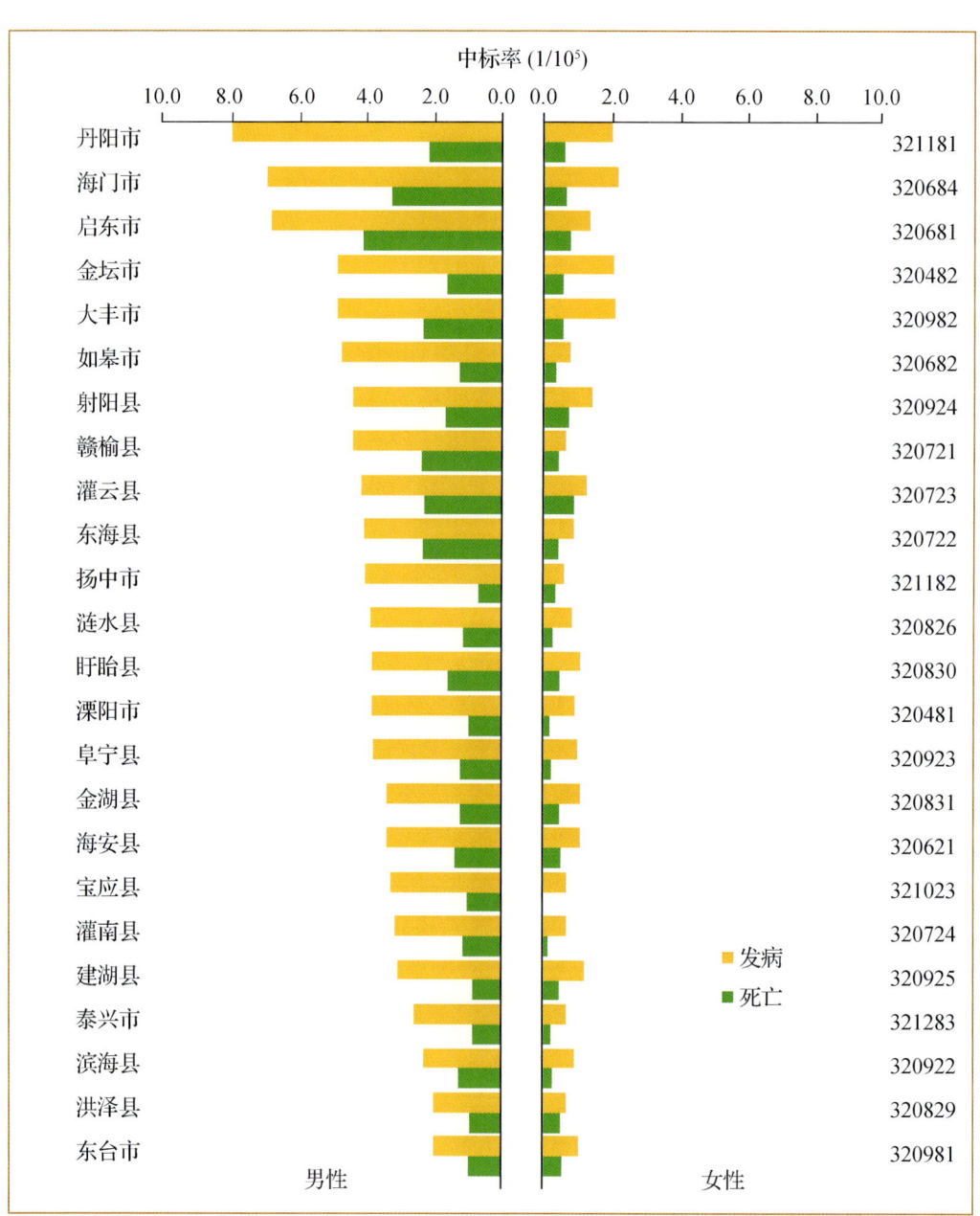

图 5-18h　2011—2013 年江苏省农村肿瘤登记地区膀胱癌发病率和死亡率

十九、脑及中枢神经系统(C70-72)

2011—2013年江苏省肿瘤登记地区新发脑及中枢神经系统肿瘤(简称脑瘤)病例6 895例,发病率为6.41/10万,中标率为4.49/10万,世标率为4.42/10万,占全部恶性肿瘤发病的2.18%。男、女性脑瘤发病率分别为6.35/10万和6.47/10万,女性高于男性,但标化后男性高于女性。脑瘤发病率和标化发病率均为城市高于农村,城市发病率比农村高6.59%,中国人口标化后高8.56%。同期全省肿瘤登记地区因脑瘤死亡病例4 941例,死亡率为4.59/10万,中标率为3.12/10万,世标率为3.08/10万,占全部恶性肿瘤死亡的2.31%。脑瘤死亡率和标化率均为男性高于女性,农村高于城市(表5.19)。

表5.19 2011—2013年江苏省肿瘤登记地区脑瘤发病和死亡情况

指标	地区	性别	病例数	粗率 (1/10⁵)	构成 (%)	中标率 (1/10⁵)	世标率 (1/10⁵)	累积率 0—74(%)
发病	全省	合计	6 895	6.41	2.18	4.49	4.42	0.47
		男性	3 448	6.35	1.85	4.59	4.51	0.48
		女性	3 447	6.47	2.65	4.39	4.35	0.47
	城市	合计	3 245	6.63	2.17	4.69	4.62	0.49
		男性	1 583	6.46	1.82	4.75	4.67	0.49
		女性	1 662	6.80	2.64	4.64	4.57	0.50
	农村	合计	3 650	6.22	2.19	4.32	4.27	0.46
		男性	1 865	6.25	1.88	4.48	4.40	0.48
		女性	1 785	6.19	2.65	4.17	4.15	0.44
死亡	全省	合计	4 941	4.59	2.31	3.12	3.08	0.33
		男性	2 772	5.10	2.03	3.61	3.55	0.38
		女性	2 169	4.07	2.80	2.63	2.62	0.28
	城市	合计	2 063	4.22	2.17	2.85	2.82	0.30
		男性	1 133	4.63	1.87	3.27	3.23	0.34
		女性	930	3.81	2.71	2.43	2.42	0.25
	农村	合计	2 878	4.91	2.42	3.34	3.31	0.36
		男性	1 639	5.50	2.16	3.89	3.82	0.42
		女性	1 239	4.30	2.87	2.79	2.78	0.29

全省脑瘤年龄别发病率在0—29岁年龄段处于较低水平,30岁开始快速升高,至75—79岁组达高峰。不同性别、城乡脑瘤年龄别发病率变化趋势与全省基本一致,但城市男性发病高峰出现在85岁及以上年龄组。全省和农村脑瘤年龄别死亡率在0—34岁年龄段处于较低水平,35岁开始随年龄增长快速上升,75—79岁组死亡水平最高。城市脑瘤年龄别死亡率变化趋势与全省基本一致,但分别于75—79岁组和85岁及以上组出现死亡次高峰和最高峰,呈现双峰型(图5-19a至图5-19f)。

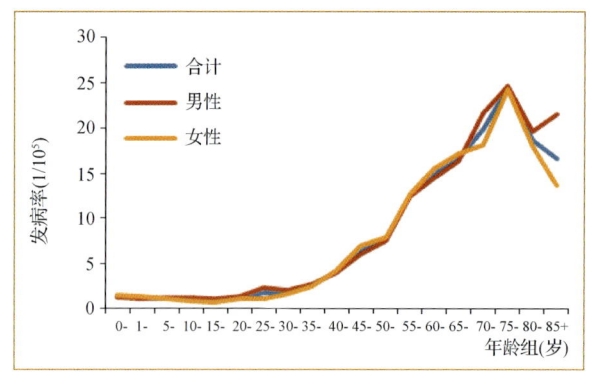

图5-19a　2011—2013年江苏省肿瘤登记地区脑瘤年龄别发病率

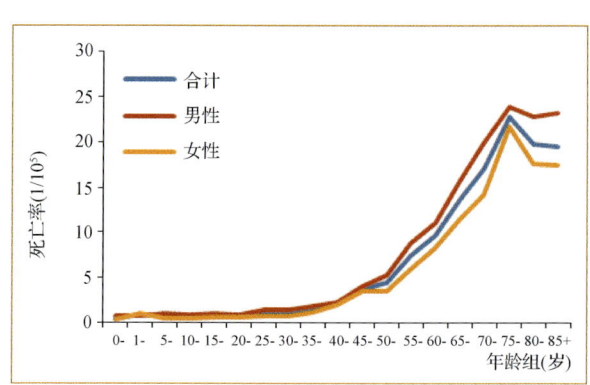

图5-19b　2011—2013年江苏省肿瘤登记地区脑瘤年龄别死亡率

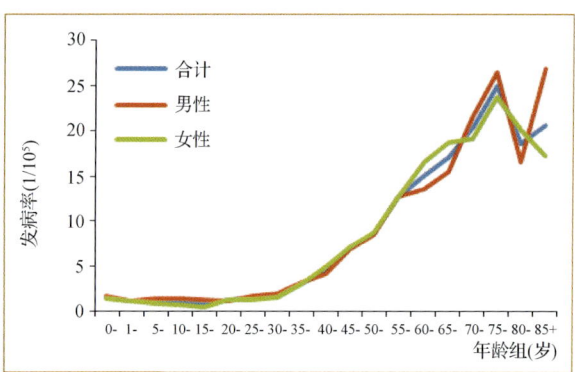

图5-19c　2011—2013年江苏省城市肿瘤登记地区脑瘤年龄别发病率

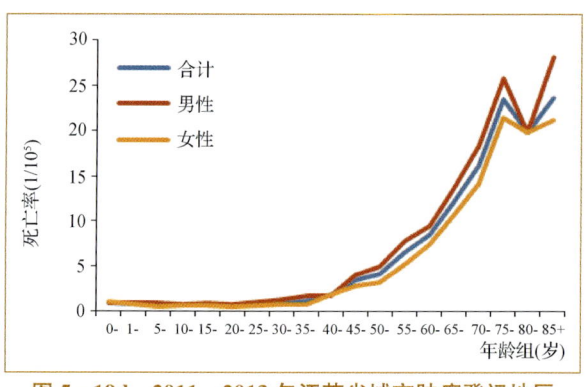

图5-19d　2011—2013年江苏省城市肿瘤登记地区脑瘤年龄别死亡率

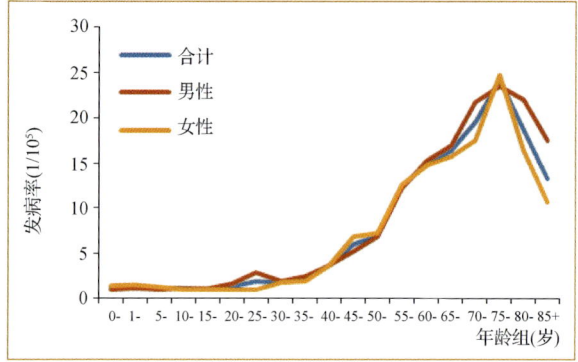

图5-19e　2011—2013年江苏省农村肿瘤登记地区脑瘤年龄别发病率

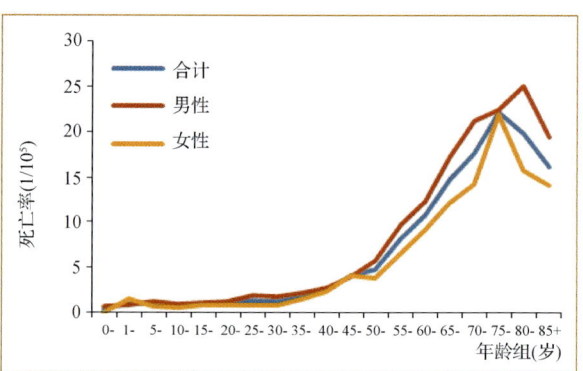

图5-19f　2011—2013年江苏省农村肿瘤登记地区脑瘤年龄别死亡率

江苏省 10 个城市肿瘤登记地区中，男、女性脑瘤发病中标率最高的均是常州市区，发病率分别为 6.16/10 万和 7.05/10 万，其后依次为徐州市区和南通市区。城市男性脑瘤死亡中标率最高的为常州市区，死亡率为 4.49/10 万，其次为连云港市区和淮安市淮阴区；女性脑瘤死亡中标率最高的也是常州市区，死亡率为 3.44/10 万，其次为盐城市区和南通市区（图 5-19g）。

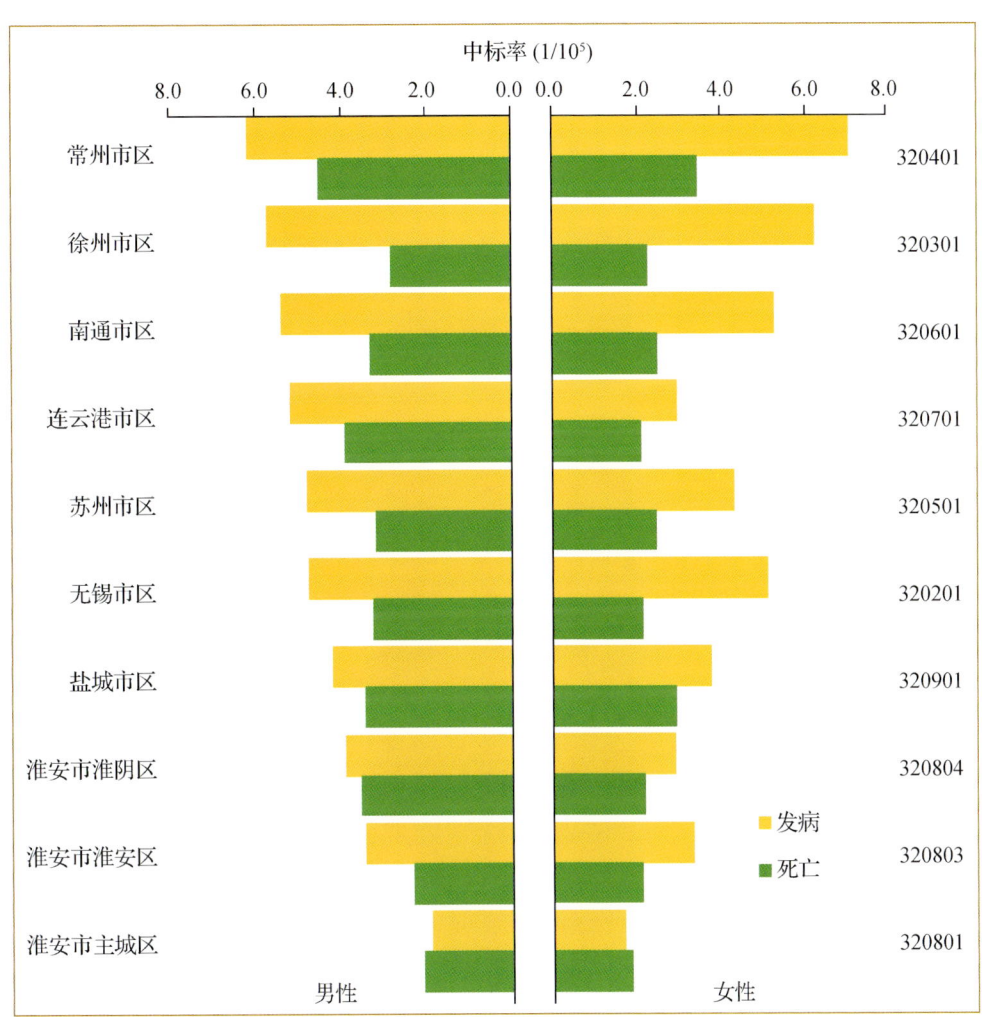

图 5-19g 2011—2013 年江苏省城市肿瘤登记地区脑瘤发病率和死亡率

江苏省 24 个农村肿瘤登记地区中,男性脑瘤发病中标率最高的是海门市,发病率为 6.70/10 万,其次为赣榆县和大丰市;女性发病中标率最高的也是海门市,发病率为 9.18/10 万,其次为射阳县和大丰市。农村男性脑瘤死亡中标率最高的为盱眙县,死亡率为 5.25/10 万,其次为启东市和丹阳市;女性脑瘤死亡中标率最高的也是盱眙县,死亡率为 4.25/10 万,其次为海门市和阜宁县(图 5 - 19h)。

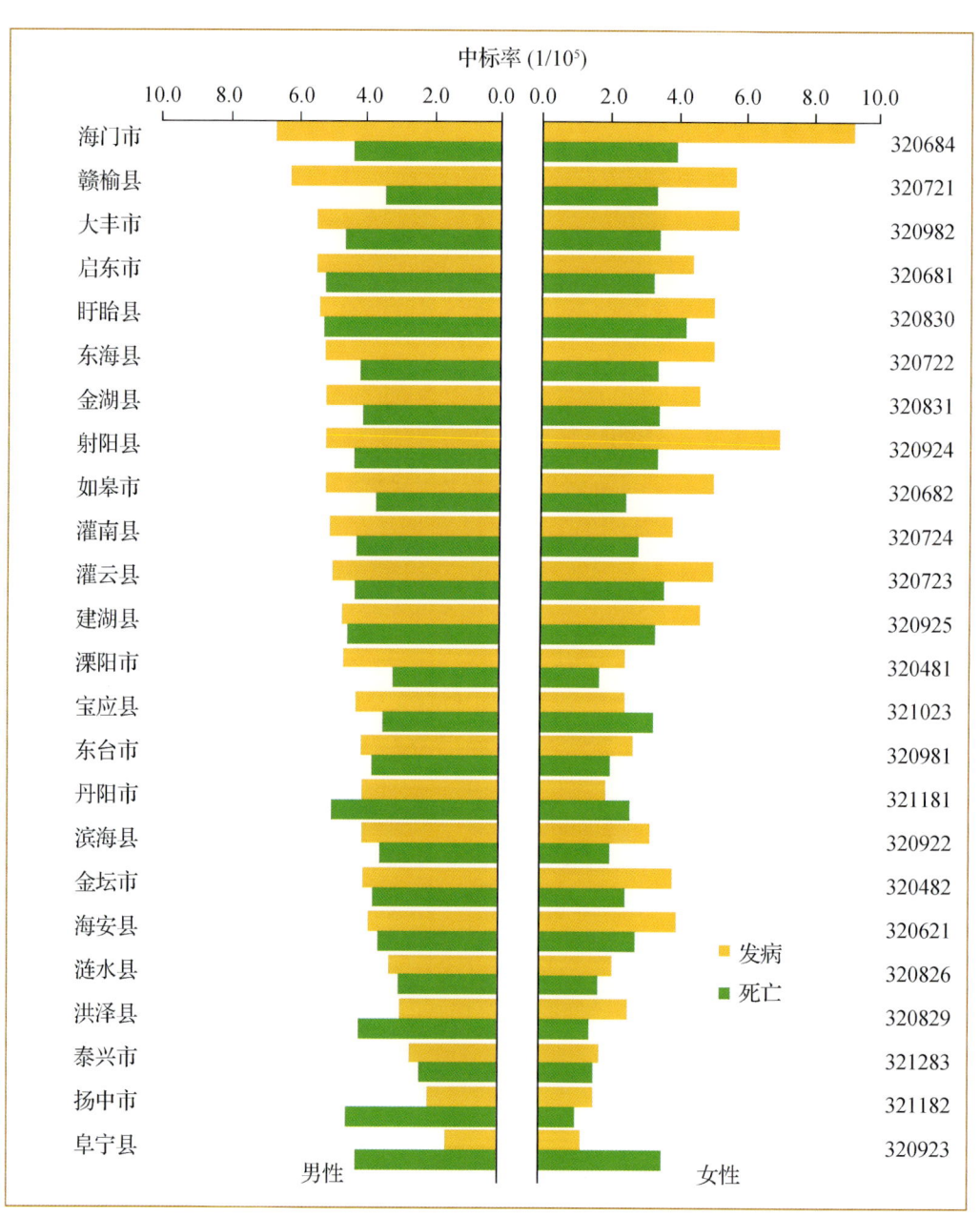

图 5 - 19h　2011—2013 年江苏省农村肿瘤登记地区脑瘤发病率和死亡率

二十、甲状腺（C73）

2011—2013年江苏省肿瘤登记地区新发甲状腺癌病例4 244例，发病率为3.94/10万，中标率为3.20/10万，世标率为2.85/10万，占全部恶性肿瘤发病的1.34%。男、女性甲状腺癌发病率分别为1.82/10万和6.11/10万，女性是男性的3.35倍，中国人口标化后为3.27倍。甲状腺癌发病率和中标率均为城市高于农村，城市发病率是农村的2.45倍，中国人口标化后为2.47倍。同期全省肿瘤登记地区甲状腺癌死亡病例359例，死亡率为0.33/10万，中标率为0.20/10万，世标率为0.19/10万，占全部恶性肿瘤死亡的0.17%。甲状腺癌死亡率和中标率均为女性高于男性，城市高于农村（表5.20）。

表 5.20 2011—2013 年江苏省肿瘤登记地区甲状腺癌发病和死亡情况

指标	地区	性别	病例数	粗率（1/10⁵）	构成（%）	中标率（1/10⁵）	世标率（1/10⁵）	累积率 0—74（%）
发病	全省	合计	4 244	3.94	1.34	3.20	2.85	0.28
		男性	991	1.82	0.53	1.50	1.33	0.13
		女性	3 253	6.11	2.50	4.90	4.37	0.42
	城市	合计	2 850	5.83	1.90	4.71	4.19	0.41
		男性	690	2.82	0.79	2.33	2.05	0.20
		女性	2 160	8.84	3.44	7.07	6.31	0.62
	农村	合计	1 394	2.38	0.84	1.90	1.71	0.17
		男性	301	1.01	0.30	0.79	0.72	0.08
		女性	1 093	3.79	1.62	3.03	2.72	0.26
死亡	全省	合计	359	0.33	0.17	0.20	0.19	0.02
		男性	129	0.24	0.09	0.14	0.14	0.02
		女性	230	0.43	0.30	0.24	0.24	0.02
	城市	合计	187	0.38	0.20	0.23	0.22	0.02
		男性	66	0.27	0.11	0.16	0.17	0.02
		女性	121	0.50	0.35	0.28	0.27	0.03
	农村	合计	172	0.29	0.14	0.17	0.17	0.02
		男性	63	0.21	0.08	0.13	0.13	0.01
		女性	109	0.38	0.25	0.21	0.20	0.02

江苏省甲状腺癌年龄别发病率在0—14岁处于较低水平,15岁开始随年龄增长快速升高,至45—49岁组达高峰,然后逐渐下降。不同性别、城乡甲状腺癌年龄别发病率变化趋势与全省基本一致,仅发病率水平和高峰出现年龄有所差异。全省甲状腺癌年龄别死亡率在60岁前处于较低水平,60岁后快速上升,至85岁及以上年龄组达高峰。除农村男性死亡率峰值出现在75—79岁年龄组外,不同性别、城乡甲状腺癌年龄别死亡率总体变化趋势与全省一致(图5-20a至图5-20f)。

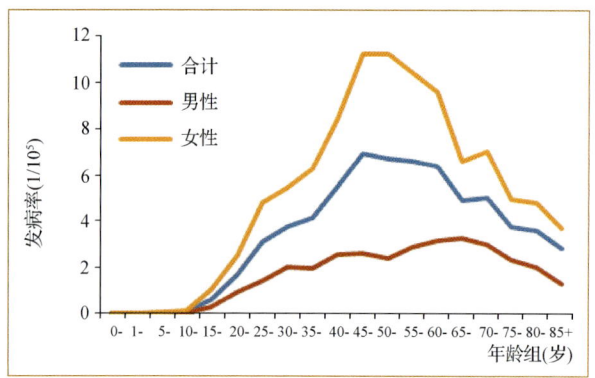

图5-20a 2011—2013年江苏省肿瘤登记地区甲状腺癌年龄别发病率

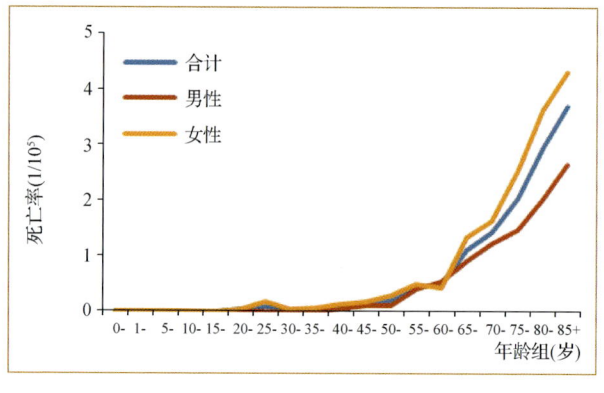

图5-20b 2011—2013年江苏省肿瘤登记地区甲状腺癌年龄别死亡率

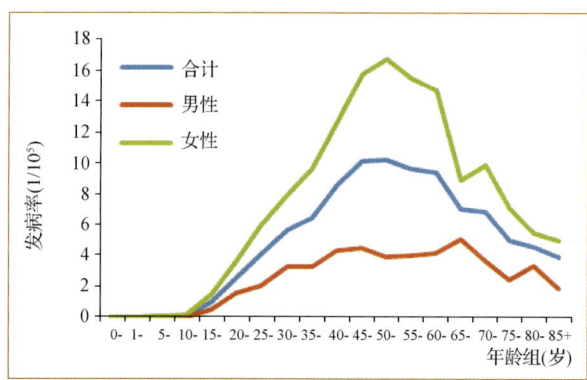

图5-20c 2011—2013年江苏省城市肿瘤登记地区甲状腺癌年龄别发病率

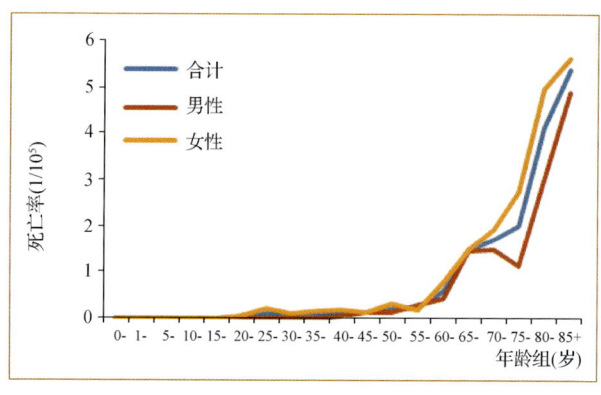

图5-20d 2011—2013年江苏省城市肿瘤登记地区甲状腺癌年龄别死亡率

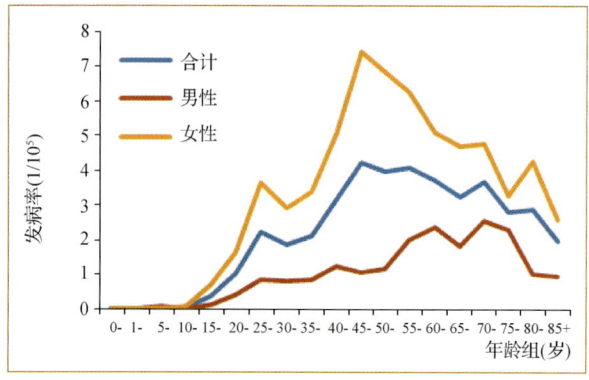

图5-20e 2011—2013年江苏省农村肿瘤登记地区甲状腺癌年龄别发病率

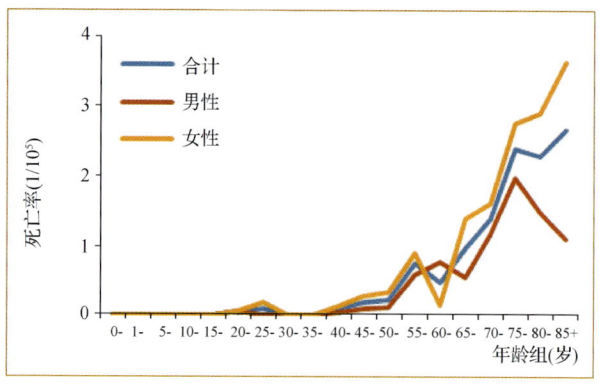

图5-20f 2011—2013年江苏省农村肿瘤登记地区甲状腺癌年龄别死亡率

江苏省 10 个城市肿瘤登记地区中，男性甲状腺癌发病中标率最高的是徐州市区，发病率为 4.16/10万，其次为连云港市区和无锡市区；女性发病中标率最高的是常州市区，发病率为 11.44/10万，其次为徐州市区和苏州市区。城市男性甲状腺癌死亡中标率最高的为淮安市主城区，死亡率为 0.38/10万，其次为连云港市区和常州市区；女性死亡中标率最高的是淮安市淮阴区，死亡率为 0.85/10万，其次为常州市区和连云港市区（图5-20g）。

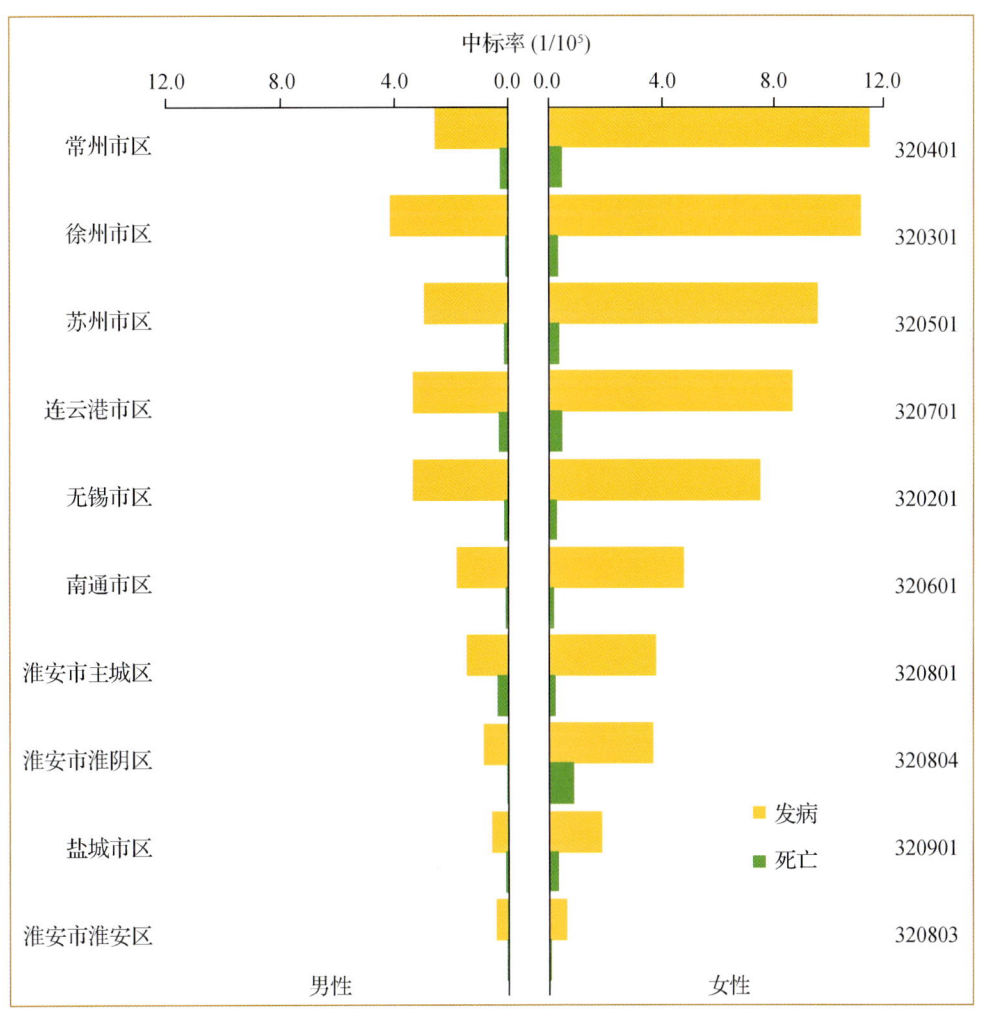

图 5-20g　2011—2013 年江苏省城市肿瘤登记地区甲状腺癌发病率和死亡率

江苏省 24 个农村肿瘤登记地区中,男性甲状腺癌发病中标率最高的是海门市,发病率为 2.22/10 万,其次为金湖县和金坛市;女性发病中标率最高的是金坛市,发病率为 8.46/10 万,其次为海门市和金湖县。农村男性甲状腺癌死亡中标率最高的为射阳县,死亡率为 0.28/10 万,其次为赣榆县和启东市;女性死亡中标率最高的是丹阳市,死亡率为 0.67/10 万,其次为灌云县和赣榆县(图 5-20h)。

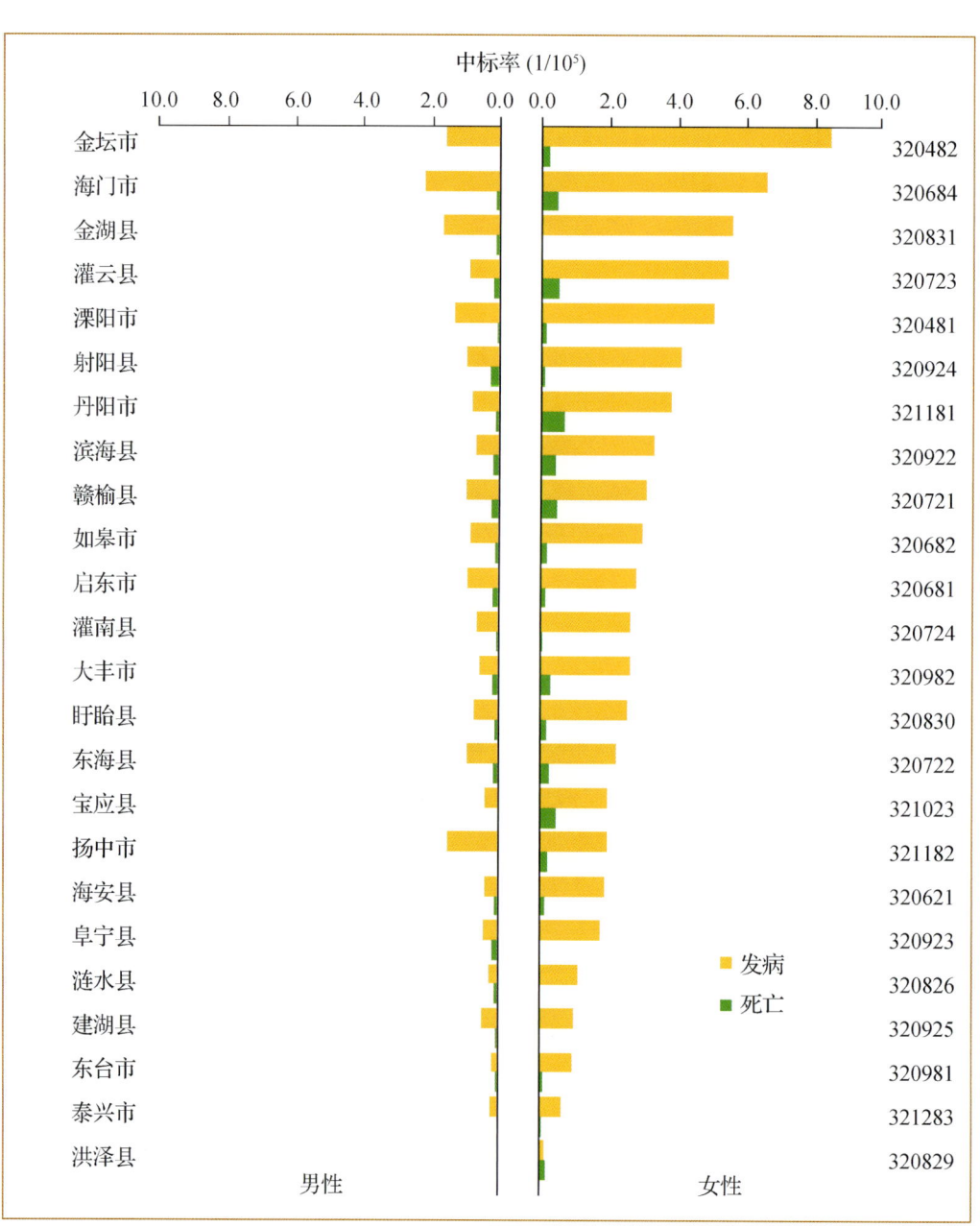

图 5-20h　2011—2013 年江苏省农村肿瘤登记地区甲状腺癌发病率和死亡率

二十一、淋巴瘤（C81-C85；C88；C90；C96）

2011—2013年江苏省肿瘤登记地区新发淋巴瘤病例5 892例，发病率为5.48/10万，中标率为3.61/10万，世标率为3.55/10万，占全部恶性肿瘤发病的1.86%；其中男、女性淋巴瘤发病率分别为6.50/10万和4.43/10万，男性约为女性的1.47倍。城市淋巴瘤发病率较农村高22.44%，中国人口标化后高24.88%。同期全省肿瘤登记地区因淋巴瘤死亡病例3 796例，死亡率为3.53/10万，中标率为2.19/10万，世标率为2.17/10万，占全部恶性肿瘤死亡的1.77%；淋巴瘤死亡率和标化率男性高于女性，城市与农村基本持平（表5.21）。

表5.21　2011—2013年江苏省肿瘤登记地区淋巴瘤发病和死亡情况

指标	地区	性别	病例数	粗率（1/10⁵）	构成（%）	中标率（1/10⁵）	世标率（1/10⁵）	累积率0—74（%）
发病	全省	合计	5 892	5.48	1.86	3.61	3.55	0.41
		男性	3 532	6.50	1.90	4.40	4.34	0.49
		女性	2 360	4.43	1.81	2.84	2.79	0.32
	城市	合计	2 977	6.08	1.99	4.05	3.97	0.46
		男性	1 786	7.29	2.05	4.97	4.88	0.56
		女性	1 191	4.87	1.89	3.18	3.10	0.36
	农村	合计	2 915	4.97	1.75	3.24	3.22	0.37
		男性	1 746	5.86	1.76	3.94	3.91	0.44
		女性	1 169	4.05	1.73	2.55	2.53	0.29
死亡	全省	合计	3 796	3.53	1.77	2.19	2.17	0.25
		男性	2 329	4.29	1.70	2.78	2.75	0.31
		女性	1 467	2.75	1.89	1.63	1.61	0.19
	城市	合计	1 692	3.46	1.78	2.15	2.14	0.24
		男性	1 055	4.31	1.74	2.80	2.79	0.32
		女性	637	2.61	1.85	1.54	1.52	0.17
	农村	合计	2 104	3.59	1.77	2.24	2.21	0.26
		男性	1 274	4.27	1.68	2.77	2.73	0.31
		女性	830	2.88	1.92	1.70	1.69	0.20

江苏省淋巴瘤年龄别发病率在 40 岁前处于较低水平,之后快速升高,至 80—84 岁组达高峰。不同性别、城乡淋巴瘤年龄别发病率变化趋势与全省基本一致,仅全省女性和农村女性发病率高峰提前出现在 75—79 岁年龄组。全省淋巴瘤年龄别死亡率在 0—44 岁年龄段处于较低水平,45 岁开始随年龄增长快速上升,至 85 岁及以上组达高峰。城乡淋巴瘤年龄别死亡率变化趋势与全省基本一致,但农村提前在 80—84 岁年龄组达死亡最高水平(图 5-21a 至图 5-21f)。

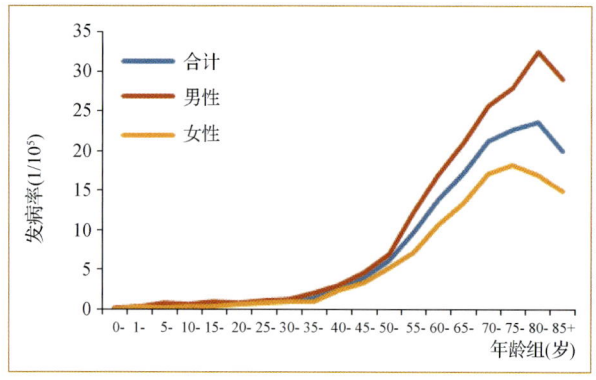

图 5-21a　2011—2013 年江苏省肿瘤登记地区淋巴瘤年龄别发病率

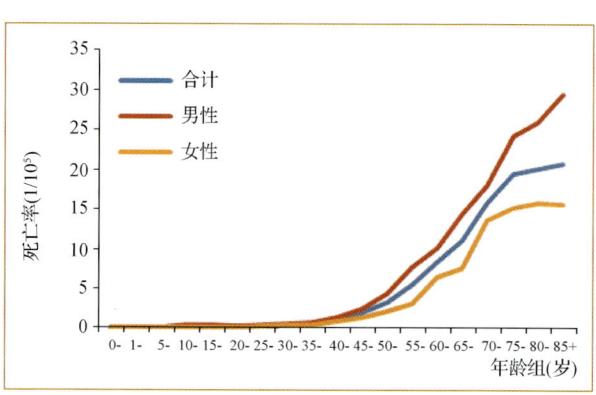

图 5-21b　2011—2013 年江苏省肿瘤登记地区淋巴瘤年龄别死亡率

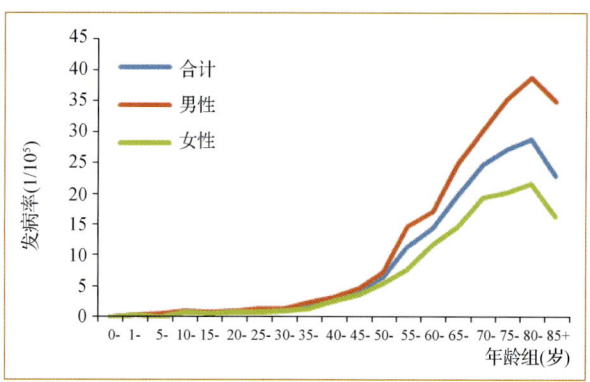

图 5-21c　2011—2013 年江苏省城市肿瘤登记地区淋巴瘤年龄别发病率

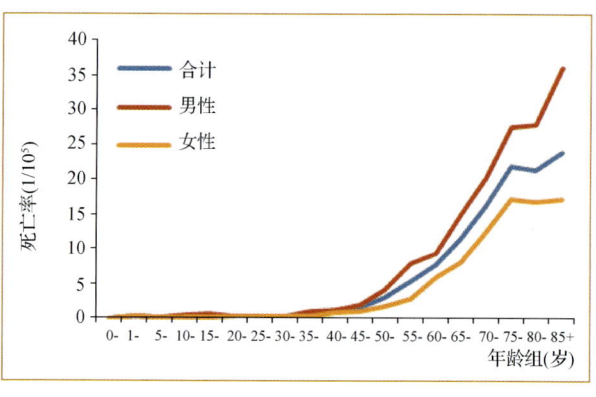

图 5-21d　2011—2013 年江苏省城市肿瘤登记地区淋巴瘤年龄别死亡率

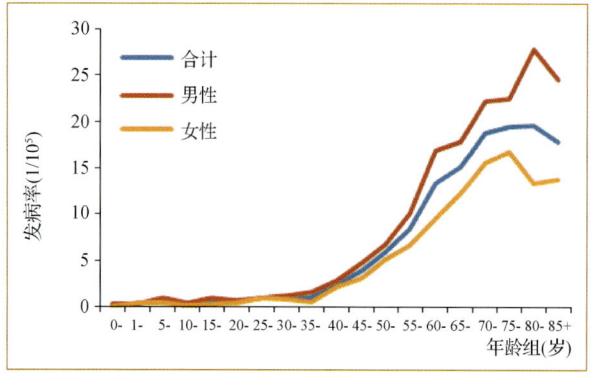

图 5-21e　2011—2013 年江苏省农村肿瘤登记地区淋巴瘤年龄别发病率

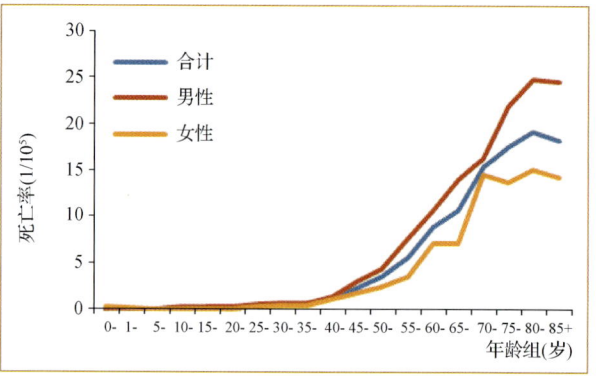

图 5-21f　2011—2013 年江苏省农村肿瘤登记地区淋巴瘤年龄别死亡率

江苏省10个城市肿瘤登记地区中,男性淋巴瘤发病中标率最高的是常州市区,发病率为9.21/10万,其次为苏州市区和连云港市区;女性发病中标率最高的也为常州市区,发病率为5.90/10万,其次为南通市区和苏州市区。城市男性淋巴瘤死亡中标率最高的为常州市区,死亡率为4.11/10万,其次为淮安市淮阴区和连云港市区;女性死亡中标率最高的也是常州市区,死亡率为2.10/10万,其次为无锡市区和淮安市淮阴区(图5-21g)。

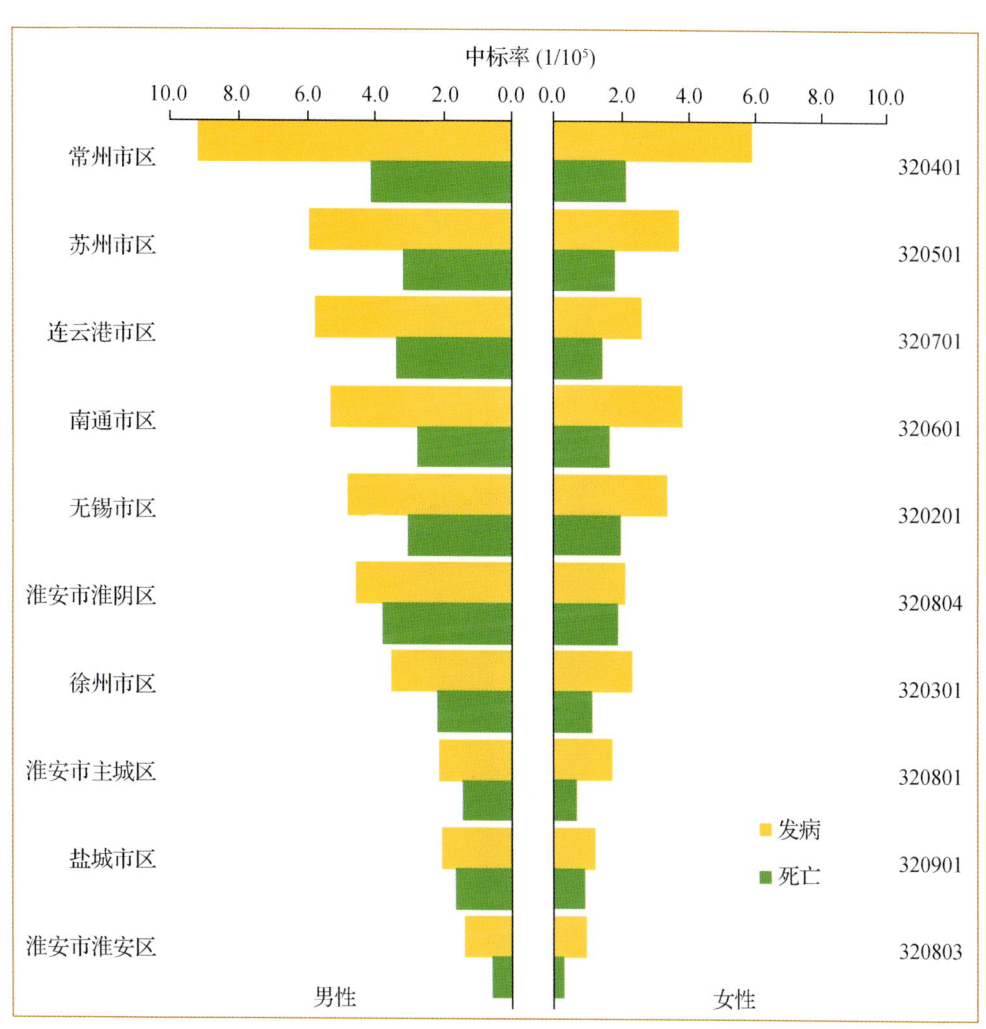

图5-21g 2011—2013年江苏省城市肿瘤登记地区淋巴瘤发病率和死亡率

江苏省24个农村肿瘤登记地区中,男性淋巴瘤发病中标率最高的是海门市,发病率为7.41/10万,其次为启东市和东海县;女性发病中标率最高的也为海门市,发病率为4.59/10万,其次为启东市和溧阳市。农村男性淋巴瘤死亡中标率最高的为启东市,死亡率为5.44/10万,其次为丹阳市和海门市;女性死亡中标率最高的也是启东市,死亡率为3.07/10万,其次为丹阳市和盱眙县(图5-21h)。

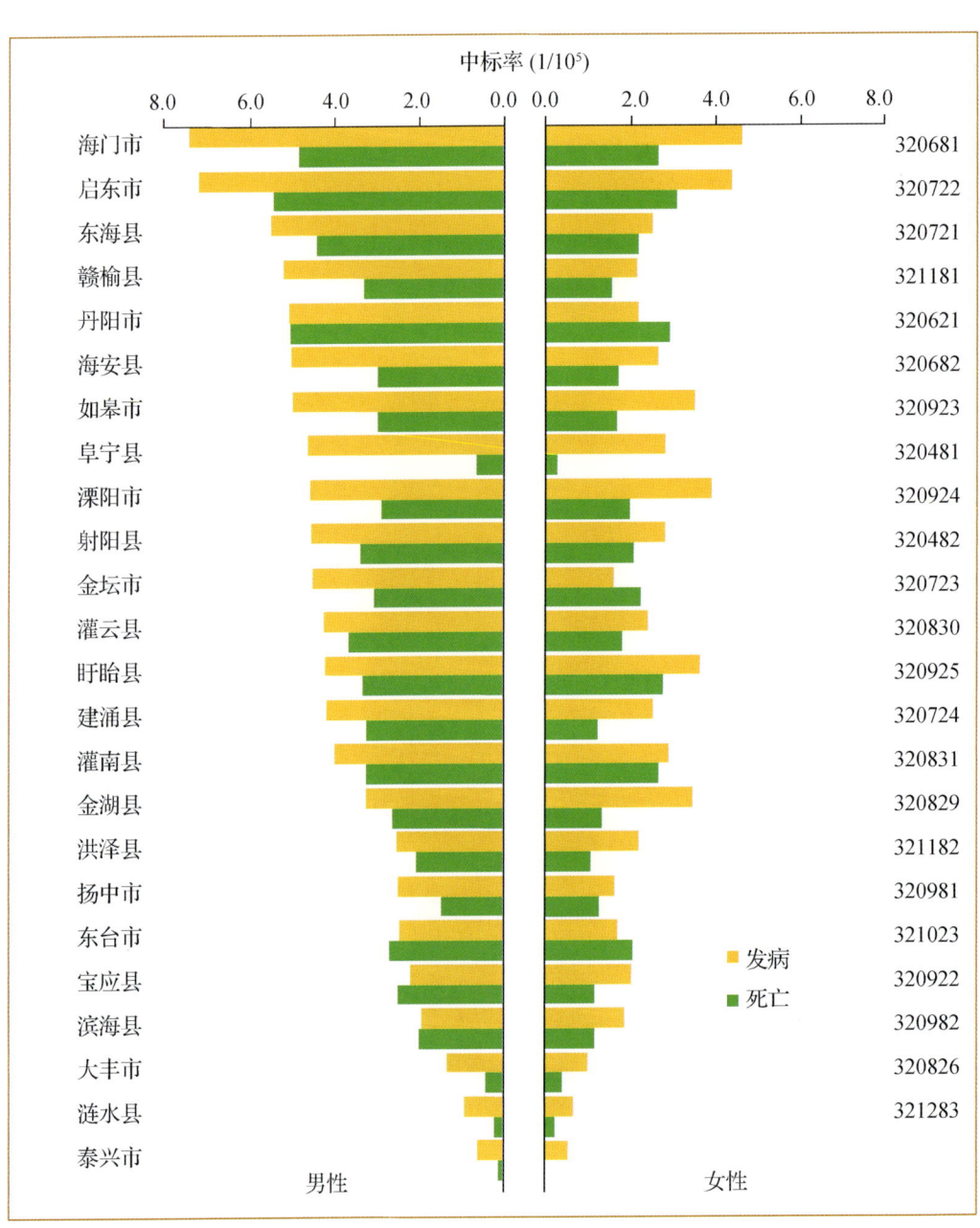

图 5-21h 2011—2013 年江苏省农村肿瘤登记地区淋巴瘤发病率和死亡率

二十二、白血病（C91-C95）

2011—2013年江苏省肿瘤登记地区新发白血病病例6 044例，发病率为5.62/10万，中标率为4.34/10万，世标率为4.39/10万，占全部恶性肿瘤发病的1.91%；其中男、女性白血病发病率分别为6.33/10万和4.89/10万，男性为女性的1.29倍。城市白血病发病率较农村高17.46%，中国人口标化后高18.63%。同期全省肿瘤登记地区因白血病死亡病例4 651例，死亡率为4.32/10万，中标率为3.15/10万，世标率为3.14/10万，占全部恶性肿瘤死亡的2.17%；白血病死亡率和标化率均为男性高于女性，城市高于农村（表5.22）。

表5.22 2011—2013年江苏省肿瘤登记地区白血病发病和死亡情况

指标	地区	性别	病例数	粗率(1/10⁵)	构成(%)	中标率(1/10⁵)	世标率(1/10⁵)	累积率0—74(%)
发病	全省	合计	6 044	5.62	1.91	4.34	4.39	0.41
		男性	3 438	6.33	1.85	4.94	4.94	0.46
		女性	2 606	4.89	2.00	3.75	3.85	0.36
	城市	合计	2 991	6.11	2.00	4.75	4.82	0.44
		男性	1 721	7.03	1.98	5.48	5.50	0.50
		女性	1 270	5.20	2.02	4.06	4.19	0.38
	农村	合计	3 053	5.20	1.83	4.00	4.03	0.38
		男性	1 717	5.76	1.73	4.52	4.49	0.43
		女性	1 336	4.63	1.98	3.48	3.58	0.34
死亡	全省	合计	4 651	4.32	2.17	3.15	3.14	0.31
		男性	2 705	4.98	1.98	3.74	3.70	0.36
		女性	1 946	3.65	2.51	2.58	2.60	0.25
	城市	合计	2 221	4.54	2.34	3.25	3.21	0.31
		男性	1 280	5.23	2.11	3.87	3.79	0.37
		女性	941	3.85	2.74	2.66	2.65	0.26
	农村	合计	2 430	4.14	2.04	3.09	3.09	0.30
		男性	1 425	4.78	1.88	3.65	3.62	0.35
		女性	1 005	3.48	2.33	2.52	2.56	0.25

江苏省白血病年龄别发病率在 0—4 岁年龄组较高，5—39 岁年龄段维持在相对低水平，最低见于 10—14 岁组，40 岁之后快速升高，至 80—84 岁组达高峰。不同性别、城乡白血病年龄别发病率变化趋势与全省基本一致，仅发病高峰出现年龄有所差异。全省白血病年龄别死亡率在 0—39 岁年龄段处于较低水平，40 岁开始随年龄增长快速上升，至 80—84 岁组达最高峰。不同性别、城乡白血病年龄别死亡率变化趋势与全省基本一致，但农村合计和农村女性死亡率在 75—79 岁组达最高水平（图 5－22a 至图 5－22f）。

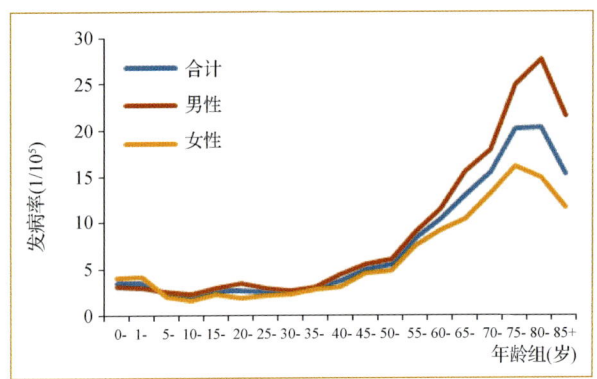

图 5－22a 2011—2013 年江苏省肿瘤登记地区白血病年龄别发病率

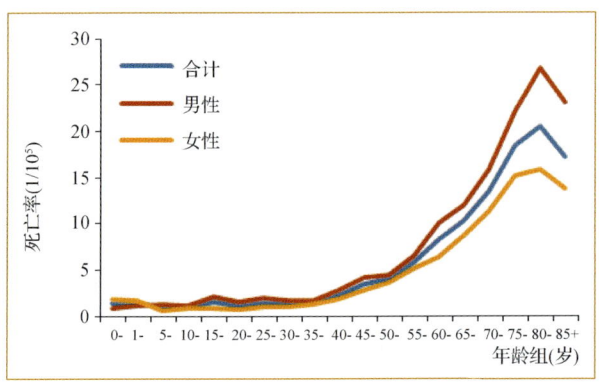

图 5－22b 2011—2013 年江苏省肿瘤登记地区白血病年龄别死亡率

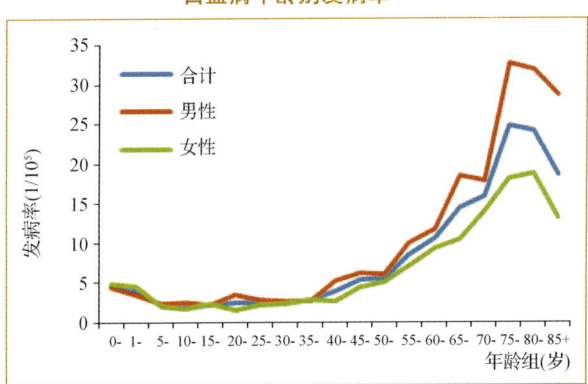

图 5－22c 2011—2013 年江苏省城市肿瘤登记地区白血病年龄别发病率

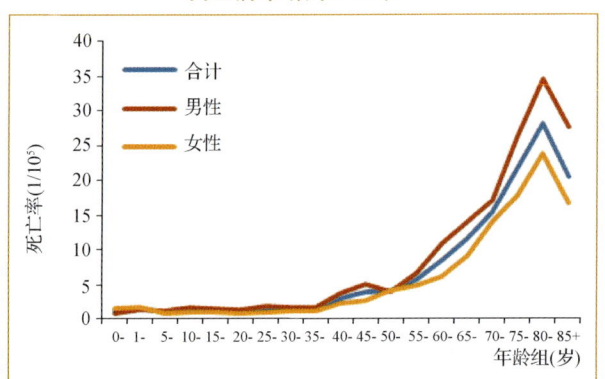

图 5－22d 2011—2013 年江苏省城市肿瘤登记地区白血病年龄别死亡率

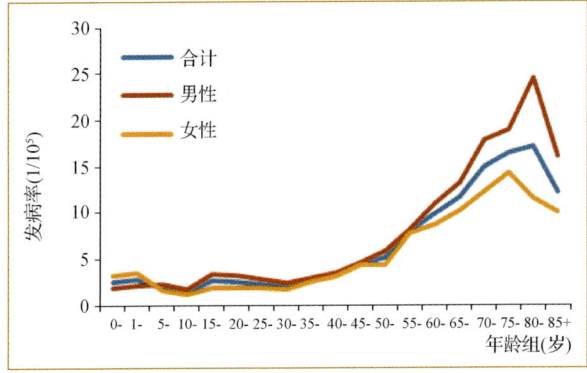

图 5－22e 2011—2013 年江苏省农村肿瘤登记地区白血病年龄别发病率

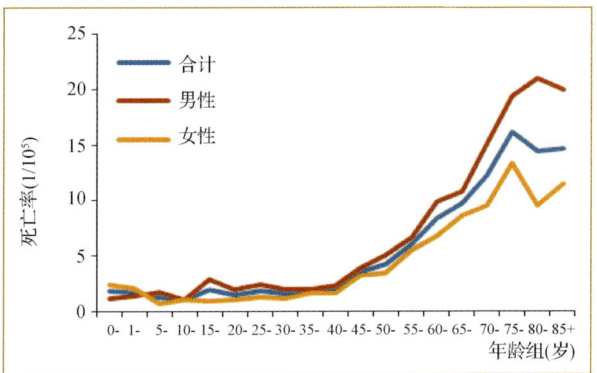

图 5－22f 2011—2013 年江苏省农村肿瘤登记地区白血病年龄别死亡率

江苏省10个城市肿瘤登记地区中,男性白血病发病中标率最高的是常州市区,发病率为7.41/10万,其次为南通市区和苏州市区;女性发病中标率最高的是南通市区,发病率为4.98/10万,其次为苏州市区和常州市区。城市男性白血病死亡中标率最高的为南通市区,死亡率为4.85/10万,其次为常州市区和苏州市区;女性死亡中标率最高的也是南通市区,死亡率为3.65/10万,其次为淮安市淮阴区和连云港市区(图5-22g)。

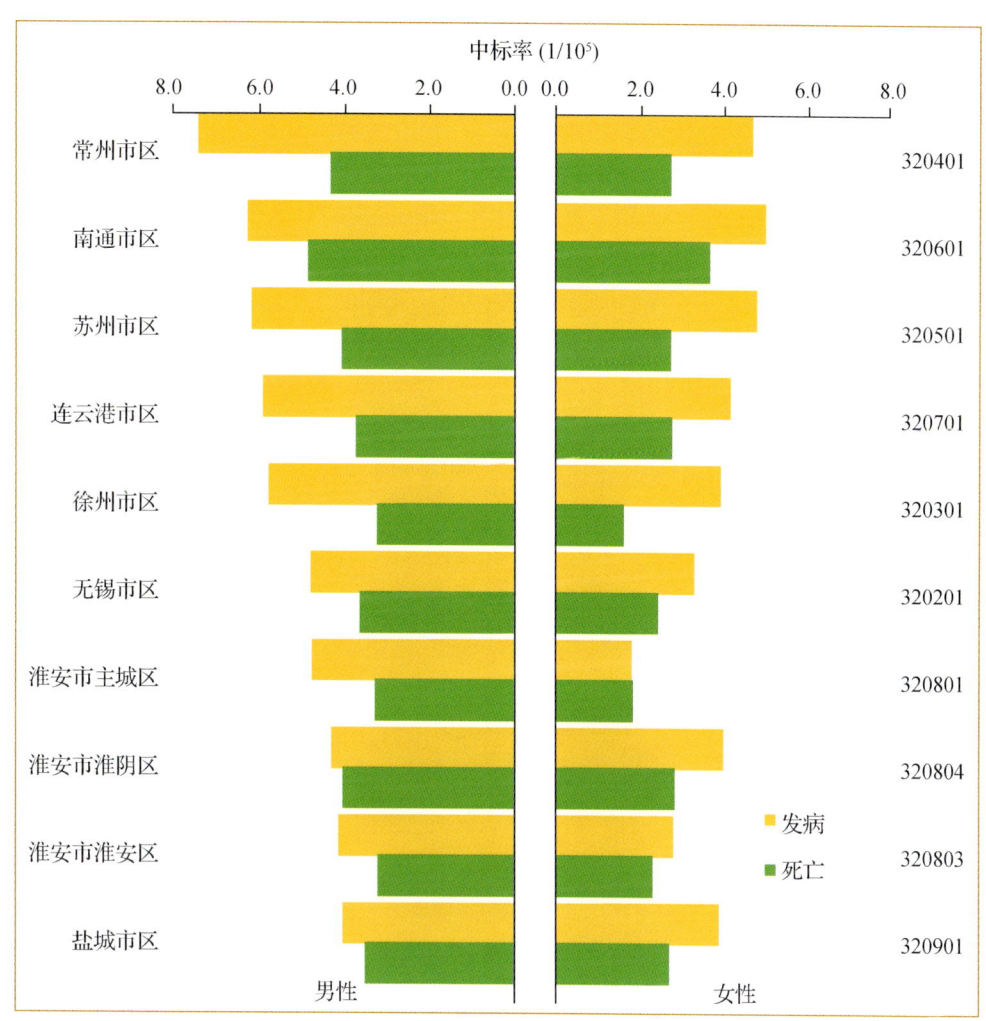

图5-22g　2011—2013年江苏省城市肿瘤登记地区白血病发病率和死亡率

江苏省24个农村肿瘤登记地区中,男性白血病发病中标率最高的是东海县,发病率为6.51/10万,其次为海门市和启东市;女性发病中标率最高的是海门市,发病率为6.50/10万,其次为滨海县和金坛市。农村男性白血病死亡中标率最高的为阜宁县,死亡率为6.68/10万,其次为大丰市和启东市;女性死亡中标率最高的也是阜宁县,死亡率为5.41/10万,其次为宝应县和射阳县(图5-22h)。

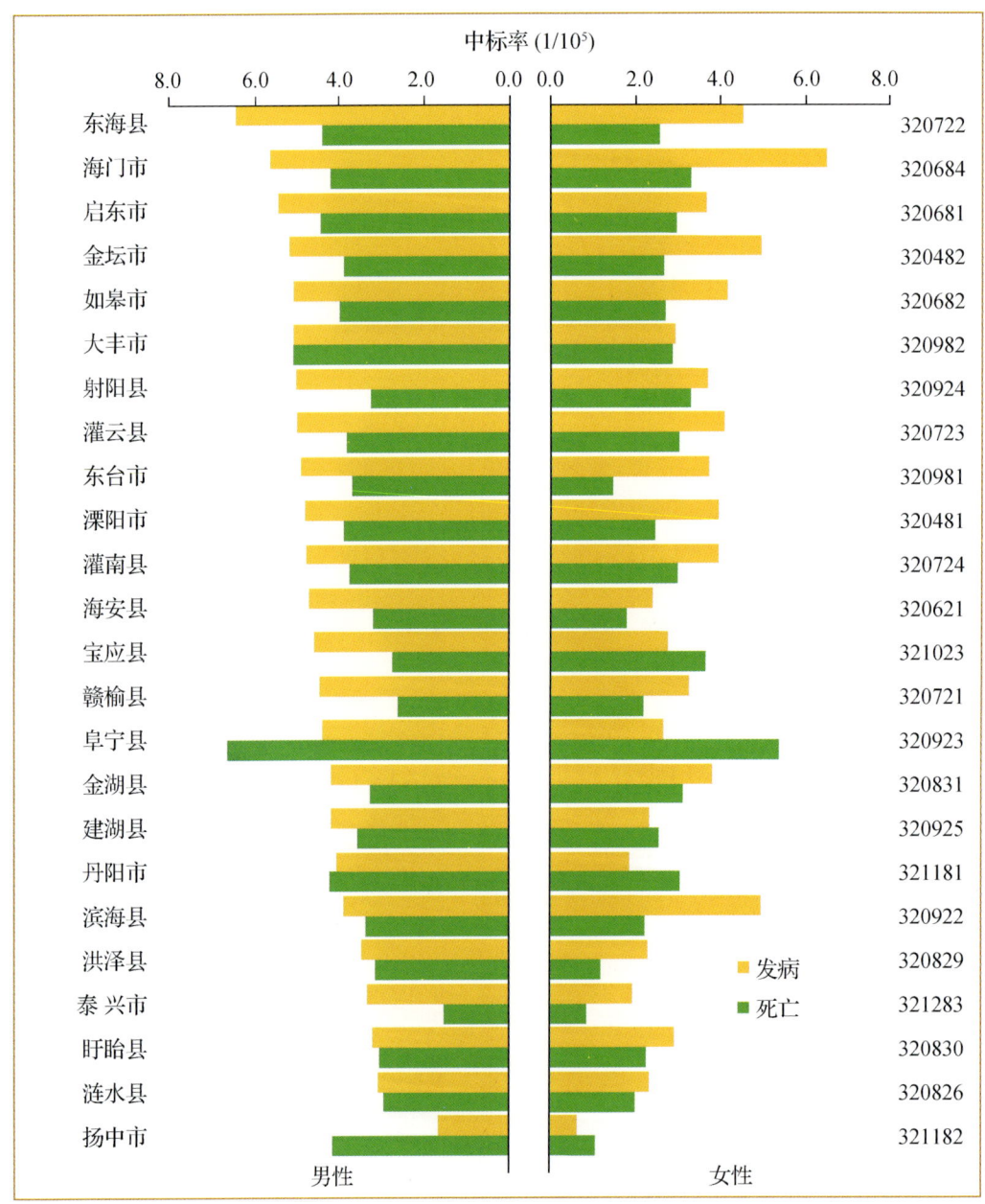

图5-22h 2011—2013年江苏省农村肿瘤登记地区白血病发病率和死亡率

附 录

附录一　2011—2013年江苏省肿瘤登记地区恶性肿瘤发病情况

2011—2013年江苏省肿瘤登记地区男女合计恶性肿瘤发病主要指标

部 位	病例数	构成(%)	年龄组(岁)											
			0	1—4	5—9	10—14	15—19	20—24	25—29	30—34	35—39	40—44	45—49	50—54
唇	171	0.05	0.16	0.00	0.00	0.00	0.00	0.02	0.01	0.00	0.01	0.02	0.05	0.09
舌	591	0.19	0.55	0.00	0.00	0.00	0.00	0.00	0.04	0.07	0.09	0.15	0.30	0.64
口	1047	0.33	0.97	0.00	0.05	0.04	0.00	0.05	0.02	0.11	0.06	0.13	0.32	0.59
唾液腺	541	0.17	0.50	0.00	0.02	0.06	0.05	0.11	0.25	0.32	0.19	0.47	0.59
扁桃腺	105	0.03	0.10	0.00	0.00	0.00	0.00	0.00	0.00	0.03	0.01	0.03	0.11
其他的口咽	160	0.05	0.15	0.00	0.00	0.00	0.00	0.00	0.00	0.00	0.00	0.01	0.01	0.08
鼻咽	2480	0.78	2.31	0.00	0.00	0.00	0.06	0.17	0.17	0.40	0.47	1.49	2.35	3.34
喉咽	215	0.07	0.20	0.00	0.00	0.00	0.00	0.00	0.00	0.00	0.01	0.04	0.09	0.09
咽,部位不明	178	0.06	0.17	0.00	0.00	0.00	0.00	0.00	0.00	0.00	0.00	0.01	0.02	0.05
食管	44873	14.19	41.71	0.00	0.00	0.00	0.00	0.00	0.09	0.16	0.36	0.73	2.73	10.37
胃	50207	15.88	46.67	0.00	0.00	0.00	0.00	0.08	0.77	1.24	2.74	3.93	10.24	20.70
小肠	1123	0.36	1.04	0.00	0.00	0.00	0.00	0.03	0.01	0.07	0.10	0.21	0.52	0.84
结肠	11651	3.68	10.83	0.00	0.00	0.00	0.02	0.00	0.39	0.54	1.24	2.21	3.88	7.46
直肠	13146	4.16	12.22	0.00	0.00	0.00	0.00	0.00	0.20	0.45	1.26	2.08	4.58	9.47
肛门	259	0.08	0.24	0.00	0.00	0.00	0.00	0.01	0.00	0.00	0.03	0.08	0.10	0.08
肝脏	33799	10.69	31.42	0.99	0.30	0.14	0.08	0.32	0.68	1.36	4.52	9.69	24.11	38.21
胆囊及其他	4130	1.31	3.84	0.00	0.00	0.00	0.00	0.02	0.02	0.11	0.13	0.36	0.78	1.68
胰腺	9503	3.01	8.83	0.00	0.00	0.00	0.00	0.03	0.14	0.15	0.34	0.79	1.66	3.85
鼻,鼻窦及其他	401	0.13	0.37	0.00	0.00	0.02	0.00	0.03	0.04	0.05	0.08	0.10	0.21	0.40
喉	1313	0.42	1.22	0.00	0.00	0.00	0.00	0.00	0.02	0.03	0.03	0.13	0.25	0.65
气管,支气管,肺	55759	17.63	51.83	0.00	0.02	0.02	0.04	0.12	0.44	1.01	2.30	4.08	10.83	23.17
其他的胸腔器官	726	0.23	0.67	0.30	0.05	0.04	0.06	0.00	0.14	0.09	0.22	0.17	0.43	0.64
骨	2327	0.74	2.16	0.00	0.17	0.30	0.51	0.59	0.42	0.36	0.42	0.70	1.09	1.31
皮肤的黑色素瘤	626	0.20	0.58	0.00	0.00	0.00	0.02	0.03	0.04	0.15	0.08	0.12	0.26	0.39
其他的皮肤	2291	0.72	2.13	0.10	0.02	0.02	0.00	0.03	0.16	0.17	0.27	0.39	0.65	1.10
间皮瘤	94	0.03	0.09	0.00	0.02	0.00	0.00	0.00	0.01	0.03	0.02	0.00	0.08	0.08
卡波氏肉瘤	24	0.01	0.02	0.00	0.02	0.00	0.00	0.00	0.00	0.00	0.00	0.02	0.00	0.03
周围神经,其他结缔	595	0.19	0.55	0.30	0.20	0.20	0.19	0.05	0.06	0.17	0.13	0.23	0.37	0.69
乳房	18129	5.73	16.85	0.00	0.00	0.00	0.04	0.09	0.55	2.05	5.16	11.36	24.35	35.95
外阴	162	0.05	0.15	0.00	0.00	0.00	0.00	0.00	0.00	0.01	0.01	0.01	0.11	0.13
阴道	111	0.04	0.10	0.00	0.00	0.00	0.00	0.00	0.01	0.01	0.00	0.05	0.10	0.09
子宫颈	7971	2.52	7.41	0.00	0.00	0.00	0.00	0.03	0.20	1.25	3.32	7.50	13.68	16.94
子宫体	3073	0.97	2.86	0.00	0.00	0.00	0.00	0.00	0.11	0.19	0.55	1.13	2.84	4.93
子宫,部位不明	1102	0.35	1.02	0.00	0.00	0.02	0.00	0.00	0.02	0.09	0.12	0.24	0.46	1.14	1.72
卵巢	3105	0.98	2.89	0.00	0.02	0.02	0.04	0.11	0.41	1.03	1.09	1.17	1.19	3.12	4.90
其他的女性生殖器	241	0.08	0.22	0.00	0.00	0.00	0.00	0.00	0.01	0.03	0.07	0.03	0.07	0.22	0.52
胎盘	36	0.01	0.03	0.00	0.00	0.00	0.00	0.00	0.00	0.16	0.00	0.04	0.00	0.01	0.03
阴茎	385	0.12	0.36	0.00	0.00	0.00	0.00	0.00	0.01	0.00	0.00	0.00	0.06	0.09	0.33
前列腺	4530	1.43	4.21	0.00	0.00	0.00	0.00	0.00	0.02	0.01	0.00	0.03	0.04	0.06	0.16
睾丸	236	0.07	0.22	0.00	0.17	0.04	0.00	0.00	0.15	0.16	0.30	0.24	0.20	0.21
其他的男性生殖器	90	0.03	0.08	0.00	0.00	0.02	0.00	0.00	0.00	0.00	0.00	0.00	0.03	0.05
肾	3055	0.97	2.84	0.69	0.55	0.06	0.06	0.05	0.19	0.47	0.55	0.99	1.56	3.11
肾盂	300	0.09	0.28	0.00	0.00	0.00	0.00	0.00	0.00	0.00	0.01	0.00	0.00	0.07
输尿管	283	0.09	0.26	0.00	0.00	0.00	0.00	0.00	0.00	0.00	0.00	0.00	0.00	0.08
膀胱	5681	1.80	5.28	0.00	0.00	0.00	0.00	0.02	0.09	0.27	0.36	0.65	1.06	2.40
其他的泌尿器官	81	0.03	0.08	0.00	0.00	0.00	0.00	0.00	0.00	0.00	0.00	0.01	0.04	0.03
眼	152	0.05	0.14	0.40	0.27	0.00	0.00	0.02	0.02	0.00	0.01	0.01	0.09	0.09
脑,神经系统	6895	2.18	6.41	1.39	1.27	1.19	1.11	0.99	1.32	1.75	1.85	2.64	4.11	6.47
甲状腺	4244	1.34	3.94	0.00	0.00	0.04	0.06	0.62	1.72	3.12	3.75	4.13	5.54	6.92
肾上腺	163	0.05	0.15	0.00	0.00	0.03	0.06	0.03	0.06	0.08	0.13	0.13
其他的内分泌腺	346	0.11	0.32	0.00	0.05	0.00	0.06	0.12	0.09	0.13	0.18	0.17	0.30	0.44
霍奇金病	262	0.08	0.24	0.00	0.02	0.02	0.00	0.14	0.14	0.12	0.10	0.08	0.19	0.20
非霍奇金淋巴瘤	4294	1.36	3.99	0.00	0.27	0.38	0.50	0.44	0.51	0.85	0.98	1.29	2.12	3.25
免疫增生性疾病	44	0.01	0.04	0.00	0.02	0.02	0.00	0.00	0.01	0.00	0.00	0.00	0.00	0.03
多发性骨髓瘤	1292	0.41	1.20	0.00	0.02	0.00	0.10	0.00	0.02	0.07	0.05	0.09	0.14	0.38	0.60
淋巴样白血病	1389	0.44	1.29	1.19	1.69	0.87	0.67	0.65	0.53	0.57	0.58	0.70	0.79	0.99
髓样白血病	1926	0.61	1.79	0.79	0.40	0.28	0.36	0.78	0.92	0.90	0.89	0.90	1.40	1.67
白血病,未特指	2729	0.86	2.54	1.49	1.37	1.03	0.86	1.14	1.21	1.05	0.95	1.29	1.53	2.30
其他的或未指明部位	5570	1.76	5.18	0.59	0.37	0.12	0.19	0.24	0.66	0.57	0.67	1.24	2.37	3.81
所有部位合计	316212	100.00	293.91	8.62	7.57	4.99	5.15	7.77	13.81	21.92	37.13	64.58	134.12	225.30
所有部位除外 C44	313921	99.28	291.78	8.52	7.54	4.97	5.15	7.74	13.65	21.75	36.86	64.18	133.47	224.20

年龄组(岁)							粗率 (1/10⁵)	中标率 (1/10⁵)	世标率 (1/10⁵)	累积率(%)		截缩率 35—64 岁	ICD-10
55—59	60—64	65—69	70—74	75—79	80—84	85+				0—64岁	0—74岁		
0.12	0.16	0.30	0.59	0.86	0.80	1.60	0.88	0.10	0.09	0.00	0.01	0.11	C00
0.69	1.12	1.67	1.59	1.71	2.09	1.97	1.47	0.35	0.35	0.02	0.04	0.68	C01-C02
1.01	1.73	2.57	3.52	3.97	4.48	5.41	5.67	0.59	0.60	0.03	0.07	0.92	C03-C06
0.66	0.81	0.91	1.48	1.34	1.59	1.48	1.56	0.36	0.34	0.02	0.04	0.57	C07-C08
0.13	0.20	0.18	0.42	0.51	0.30	0.25	0.29	0.06	0.06	0.00	0.01	0.10	C09
0.13	0.26	0.41	0.79	0.57	0.65	0.92	0.68	0.09	0.09	0.00	0.01	0.13	C10
3.45	5.66	5.37	5.62	5.53	4.86	4.61	4.30	1.58	1.51	0.11	0.17	3.37	C11
0.25	0.53	0.55	0.88	0.68	0.99	0.74	0.39	0.12	0.12	0.01	0.02	0.21	C12-C13
0.13	0.37	0.46	0.55	0.83	1.02	0.92	0.68	0.10	0.10	0.01	0.01	0.15	C14
26.16	74.14	120.63	172.25	223.98	258.73	250.72	200.73	24.17	24.46	1.18	3.16	32.03	C15
36.57	77.87	125.67	178.26	240.69	275.96	271.75	199.65	27.76	27.67	1.40	3.49	38.91	C16
0.90	1.98	2.55	3.59	4.19	5.28	5.23	4.88	0.64	0.63	0.04	0.08	1.04	C17
10.22	17.57	25.44	34.45	49.10	59.36	66.80	60.66	6.57	6.45	0.35	0.76	9.82	C18
12.64	21.83	30.76	38.66	51.75	65.89	65.20	61.63	7.43	7.33	0.42	0.87	11.95	C19-C20
0.20	0.45	0.50	0.73	1.03	0.87	2.09	2.54	0.14	0.14	0.01	0.02	0.21	C21
47.34	67.99	74.50	80.31	97.80	112.31	121.24	115.06	20.07	19.59	1.35	2.24	39.96	C22
2.80	5.52	8.00	12.14	19.23	23.80	34.02	31.65	2.20	2.18	0.10	0.25	2.74	C23-C24
6.39	12.77	19.99	29.74	44.53	57.54	69.69	62.22	5.11	5.07	0.23	0.60	6.48	C25
0.41	0.72	1.06	1.10	1.37	1.29	1.54	0.88	0.24	0.24	0.02	0.03	0.43	C30-C31
1.31	2.34	4.01	4.74	5.85	6.15	4.74	2.93	0.74	0.75	0.04	0.10	1.23	C32
40.67	88.77	136.02	189.03	259.41	319.69	321.21	244.00	30.57	30.46	1.54	3.78	42.94	C33-C34
0.94	1.20	1.59	2.00	2.54	2.62	2.21	1.86	0.45	0.45	0.03	0.05	0.75	C37-C38
2.36	3.15	4.49	6.28	8.73	10.78	12.36	8.79	1.45	1.42	0.08	0.15	1.97	C40-C41
0.69	0.93	1.49	1.59	1.94	3.38	2.83	4.10	0.36	0.36	0.02	0.04	0.57	C43
1.46	2.23	4.21	5.97	7.76	12.07	21.34	28.91	1.23	1.22	0.05	0.12	1.48	C44
0.09	0.22	0.15	0.35	0.23	0.42	0.12	0.20	0.06	0.06	0.00	0.01	0.10	C45
0.01	0.05	0.07	0.02	0.11	0.08	0.12	0.00	0.01	0.02	0.00	0.00	0.03	C46
0.58	1.03	1.24	1.17	1.34	2.20	2.34	1.95	0.39	0.40	0.03	0.04	0.63	C47;C49
32.56	37.46	32.83	27.51	27.02	26.00	22.57	21.39	11.87	11.11	0.91	1.18	28.19	C50
0.08	0.21	0.35	0.48	0.57	0.91	1.05	1.07	0.09	0.09	0.00	0.01	0.13	C51
0.17	0.13	0.23	0.46	0.23	0.38	0.49	0.20	0.07	0.07	0.00	0.01	0.12	C52
13.82	13.14	11.08	9.30	10.07	10.85	8.67	9.67	5.46	4.95	0.40	0.50	12.73	C53
6.29	7.48	6.84	6.15	5.51	4.82	4.67	3.22	1.92	1.86	0.15	0.21	4.59	C54
1.79	2.12	1.99	2.11	2.20	2.39	3.51	4.10	0.69	0.66	0.05	0.07	1.46	C55
4.43	6.31	6.25	6.34	5.91	4.90	5.35	3.52	2.08	1.97	0.15	0.21	4.12	C56
0.29	0.55	0.48	0.59	0.43	0.46	0.25	0.78	0.15	0.15	0.01	0.02	0.34	C57
0.01	0.01	0.00	0.02	0.03	0.00	0.00	0.00	0.04	0.04	0.00	0.00	0.00	C58
0.37	0.64	0.89	1.01	1.48	1.63	2.28	1.86	0.22	0.21	0.01	0.03	0.37	C60
0.60	2.12	5.95	13.00	27.04	41.33	51.55	46.10	2.26	2.20	0.04	0.25	1.19	C61
0.23	0.29	0.33	0.26	0.37	0.49	0.86	0.29	0.18	0.17	0.01	0.02	0.24	C62
0.03	0.12	0.22	0.42	0.48	0.42	0.43	0.20	0.05	0.05	0.00	0.01	0.06	C63
3.48	5.13	8.10	8.61	9.67	11.77	8.92	6.45	1.87	1.86	0.12	0.21	3.36	C64
0.29	0.53	0.75	0.95	1.34	1.59	1.97	1.47	0.16	0.16	0.01	0.02	0.24	C65
0.12	0.34	0.65	1.26	1.34	1.75	1.60	2.44	0.15	0.15	0.01	0.02	0.16	C66
3.96	7.43	11.55	16.96	24.28	34.16	43.98	42.78	3.07	3.03	0.14	0.35	3.88	C67
0.04	0.12	0.12	0.29	0.37	0.65	0.43	0.29	0.05	0.04	0.00	0.01	0.05	C68
0.08	0.25	0.15	0.44	0.60	0.57	0.86	0.98	0.09	0.11	0.01	0.01	0.10	C69
7.74	12.54	15.04	16.72	19.91	24.52	18.70	16.61	4.49	4.42	0.29	0.47	7.37	C70-C72
6.73	6.60	6.36	4.91	5.05	3.76	3.63	2.83	3.20	2.85	0.23	0.28	5.97	C73
0.28	0.21	0.40	0.35	0.43	0.34	0.49	0.59	0.11	0.11	0.01	0.01	0.19	C74
0.44	0.51	0.56	0.73	0.94	0.91	0.92	0.49	0.24	0.23	0.02	0.02	0.39	C75
0.28	0.37	0.50	0.59	0.63	0.95	0.80	0.78	0.18	0.18	0.01	0.02	0.25	C81
4.45	7.04	9.91	12.25	14.75	15.60	17.65	15.73	2.65	2.60	0.16	0.29	4.19	C82-C85;C96
0.04	0.08	0.05	0.11	0.31	0.27	0.12	0.10	0.03	0.03	0.00	0.00	0.03	C88
1.43	2.26	3.41	4.27	5.71	6.00	5.11	3.52	0.74	0.75	0.04	0.09	1.18	C90
0.89	1.68	2.47	2.71	3.54	4.93	4.80	2.44	1.05	1.12	0.06	0.10	1.16	C91
1.91	2.93	3.59	4.05	4.76	6.30	5.84	3.71	1.35	1.31	0.09	0.13	1.92	C92-C94
2.64	3.71	4.26	6.26	7.13	8.96	9.72	9.08	1.94	1.96	0.12	0.18	2.44	C95
5.64	9.25	12.24	15.68	21.00	22.09	28.85	29.50	3.25	3.23	0.19	0.37	5.12	O&U
299.48	523.16	722.33	942.60	1240.67	1474.85	1529.53	1280.76	182.64	179.80	10.34	21.25	291.07	ALL
298.02	520.92	718.12	936.64	1232.91	1462.78	1508.18	1251.84	181.41	178.59	10.28	21.13	289.59	ALLbC44

2011—2013年江苏省肿瘤登记地区男性恶性肿瘤发病主要指标

部 位	病例数	构成(%)	0	1—4	5—9	10—14	15—19	20—24	25—29	30—34	35—39	40—44	45—49	50—54
唇	98	0.05	0.18	0.00	0.00	0.00	0.00	0.03	0.02	0.00	0.00	0.02	0.04	0.11
舌	326	0.18	0.60	0.00	0.00	0.00	0.00	0.00	0.02	0.05	0.05	0.14	0.27	0.72
口	596	0.32	1.10	0.00	0.05	0.07	0.00	0.03	0.02	0.11	0.08	0.10	0.39	0.61
唾液腺	307	0.17	0.57	0.00	0.00	0.04	0.00	0.03	0.10	0.35	0.15	0.24	0.47	0.59
扁桃腺	69	0.04	0.13	0.00	0.00	0.00	0.00	0.00	0.00	0.00	0.03	0.02	0.06	0.11
其他的口咽	125	0.07	0.23	0.00	0.00	0.00	0.00	0.00	0.00	0.00	0.00	0.00	0.02	0.17
鼻咽	1736	0.93	3.20	0.00	0.00	0.00	0.04	0.20	0.24	0.54	0.61	1.94	3.21	4.72
喉咽	181	0.10	0.33	0.00	0.00	0.00	0.00	0.00	0.00	0.00	0.00	0.05	0.02	0.13
咽,部位不明	136	0.07	0.25	0.00	0.00	0.00	0.00	0.00	0.00	0.00	0.00	0.02	0.00	0.08
食管	30031	16.15	55.29	0.00	0.00	0.00	0.00	0.00	0.05	0.19	0.51	0.96	3.88	16.24
胃	35407	19.04	65.19	0.00	0.00	0.00	0.00	0.00	0.69	1.02	2.24	3.64	11.05	26.99
小肠	635	0.34	1.17	0.00	0.00	0.05	0.00	0.00	0.08	0.15	0.29	0.59	0.88	
结肠	6558	3.53	12.07	0.00	0.00	0.00	0.04	0.12	0.49	0.72	1.53	2.66	4.09	8.72
直肠	7655	4.12	14.09	0.00	0.00	0.00	0.00	0.09	0.24	0.48	1.27	2.01	4.86	10.36
肛门	151	0.08	0.28	0.00	0.00	0.00	0.00	0.02	0.00	0.05	0.10	0.14	0.13	
肝脏	24598	13.23	45.29	1.32	0.33	0.15	0.11	0.46	0.93	1.96	7.57	16.32	39.75	62.40
胆囊及其他	1785	0.96	3.29	0.00	0.00	0.00	0.00	0.00	0.03	0.02	0.11	0.18	0.38	0.76	1.50
胰腺	5325	2.86	9.80	0.00	0.00	0.00	0.00	0.00	0.02	0.16	0.31	1.03	1.98	4.82
鼻,鼻窦及其他	268	0.14	0.49	0.00	0.00	0.05	0.00	0.06	0.00	0.07	0.05	0.08	0.14	0.27	0.51
喉	1162	0.62	2.14	0.00	0.00	0.05	0.00	0.00	0.02	0.05	0.03	0.12	0.45	1.18
气管,支气管,肺	38121	20.50	70.19	0.00	0.00	0.05	0.04	0.00	0.20	0.37	0.99	2.14	4.40	11.27	26.71
其他的胸腔器官	443	0.24	0.82	0.00	0.00	0.07	0.07	0.03	0.17	0.11	0.20	0.19	0.53	0.65
骨	1321	0.71	2.43	0.00	0.23	0.19	0.60	0.69	0.56	0.37	0.41	0.84	1.00	1.37
皮肤的黑色素瘤	317	0.17	0.58	0.00	0.00	0.00	0.00	0.00	0.05	0.08	0.03	0.12	0.14	0.48
其他的皮肤	1204	0.65	2.22	0.19	0.05	0.04	0.00	0.03	0.15	0.19	0.28	0.34	0.69	1.22
间皮瘤	46	0.02	0.08	0.00	0.00	0.00	0.00	0.00	0.00	0.03	0.02	0.08	0.04	
卡波氏肉瘤	12	0.01	0.02	0.00	0.00	0.05	0.00	0.00	0.00	0.00	0.00	0.00	0.00	0.04
周围神经,其他结缔	337	0.18	0.62	0.56	0.28	0.07	0.18	0.00	0.07	0.11	0.15	0.29	0.35	0.76
乳房	247	0.13	0.45	0.00	0.00	0.00	0.00	0.00	0.00	0.00	0.05	0.10	0.36	0.22	0.63
外阴	—		—	—	—	—	—	—	—	—	—	—	—	—
阴道	—		—	—	—	—	—	—	—	—	—	—	—	—
子宫颈	—		—	—	—	—	—	—	—	—	—	—	—	—
子宫体	—		—	—	—	—	—	—	—	—	—	—	—	—
子宫,部位不明	—		—	—	—	—	—	—	—	—	—	—	—	—
卵巢	—		—	—	—	—	—	—	—	—	—	—	—	—
其他的女性生殖器	—		—	—	—	—	—	—	—	—	—	—	—	—
胎盘	—		—	—	—	—	—	—	—	—	—	—	—	—
阴茎	385	0.21	0.71	0.00	0.00	0.00	0.00	0.00	0.00	0.02	0.03	0.00	0.12	0.39	0.65
前列腺	4530	2.44	8.34	0.00	0.00	0.00	0.00	0.00	0.03	0.02	0.00	0.05	0.07	0.12	0.32
睾丸	236	0.13	0.43	0.00	0.00	0.33	0.07	0.00	0.14	0.29	0.32	0.61	0.48	0.41	0.42
其他的男性生殖器	90	0.05	0.17	0.00	0.00	0.00	0.04	0.00	0.00	0.00	0.03	0.00	0.00	0.06	0.11
肾	1894	1.02	3.49	0.94	0.51	0.07	0.04	0.06	0.15	0.56	0.54	1.15	1.86	3.98
肾盂	195	0.10	0.36	0.00	0.00	0.00	0.00	0.00	0.00	0.00	0.00	0.00	0.02	0.04
输尿管	146	0.08	0.27	0.00	0.00	0.00	0.00	0.00	0.00	0.00	0.00	0.00	0.00	0.06
膀胱	4449	2.39	8.19	0.00	0.00	0.05	0.00	0.00	0.04	0.03	0.10	0.32	0.54	0.89	1.65	3.67
其他的泌尿器官	60	0.03	0.11	0.00	0.00	0.00	0.00	0.00	0.00	0.00	0.00	0.02	0.08	0.04
眼	76	0.04	0.14	0.00	0.00	0.19	0.00	0.00	0.02	0.00	0.00	0.02	0.08	0.04
脑,神经系统	3448	1.85	6.35	1.32	1.17	1.26	1.27	1.18	1.44	2.36	2.01	2.82	3.96	5.96
甲状腺	991	0.53	1.82	0.00	0.00	0.00	0.04	0.00	0.26	0.93	1.42	2.04	1.96	2.59	2.61
肾上腺	97	0.05	0.18	0.19	0.00	0.00	0.00	0.06	0.07	0.03	0.03	0.10	0.22	0.13
其他的内分泌腺	176	0.09	0.32	0.00	0.05	0.00	0.11	0.14	0.10	0.13	0.13	0.10	0.29	0.32
霍奇金病	159	0.09	0.29	0.00	0.05	0.04	0.11	0.23	0.10	0.11	0.10	0.12	0.33	0.23
非霍奇金淋巴瘤	2581	1.39	4.75	0.19	0.23	0.59	0.60	0.55	0.64	0.99	1.12	1.77	2.23	3.73
免疫增生性疾病	31	0.02	0.06	0.00	0.00	0.00	0.00	0.00	0.00	0.00	0.00	0.00	0.00	0.02
多发性骨髓瘤	761	0.41	1.40	0.00	0.05	0.15	0.00	0.14	0.00	0.10	0.05	0.13	0.14	0.43	0.74
淋巴样白血病	799	0.43	1.47	1.32	1.59	1.11	0.74	0.69	0.69	0.59	0.59	0.57	0.86	1.10
髓样白血病	1098	0.59	2.02	0.38	0.14	0.22	0.35	0.89	1.27	0.94	0.97	0.93	1.63	1.81
白血病,未特指	1541	0.83	2.84	1.32	1.17	1.11	1.10	1.36	1.47	1.42	1.12	1.48	1.88	2.53
其他的或未指明部位	3032	1.63	5.58	0.56	0.37	0.22	0.25	0.20	0.59	0.43	0.56	1.17	2.04	3.58
所有部位合计	185972	100.00	342.40	8.27	7.04	5.59	5.65	8.04	12.36	17.52	28.71	50.69	107.76	204.96
所有部位除外 C44	184768	99.35	340.19	8.08	7.00	5.55	5.65	8.02	12.21	17.33	28.43	50.35	107.07	203.74

年龄组(岁)							粗率 (1/10⁵)	中标率 (1/10⁵)	世标率 (1/10⁵)	累积率(%)		截缩率 35—64 岁	ICD-10
55—59	60—64	65—69	70—74	75—79	80—84	85+				0—64岁	0—74岁		
0.18	0.18	0.26	0.83	1.16	0.98	1.45	1.33	0.11	0.11	0.00	0.01	0.12	C00
0.89	1.37	1.63	1.74	1.91	2.53	2.90	1.87	0.39	0.38	0.03	0.04	0.75	C01-C02
1.20	1.88	3.36	4.14	4.64	5.14	7.26	5.87	0.69	0.70	0.04	0.08	1.08	C03-C06
0.83	0.96	1.08	1.79	1.68	2.12	2.18	1.87	0.40	0.38	0.02	0.04	0.65	C07-C08
0.16	0.28	0.26	0.70	0.75	0.33	0.29	0.00	0.08	0.08	0.00	0.01	0.13	C09
0.21	0.41	0.62	1.31	0.87	0.98	1.89	0.80	0.14	0.14	0.01	0.02	0.20	C10
4.75	8.42	8.08	7.55	7.89	6.21	7.26	6.14	2.20	2.12	0.16	0.24	4.80	C11
0.47	0.96	0.98	1.53	1.28	1.47	1.45	0.53	0.21	0.21	0.01	0.03	0.36	C12-C13
0.21	0.65	0.69	0.87	1.10	1.63	1.60	1.60	0.15	0.15	0.01	0.02	0.23	C14
40.96	109.26	171.50	230.93	295.50	340.14	337.72	284.23	33.44	33.94	1.72	4.35	46.91	C15
52.49	115.25	188.87	263.12	355.12	409.13	399.54	293.31	40.02	40.11	2.01	5.10	55.77	C16
0.97	2.40	3.14	3.84	4.58	6.12	7.84	4.80	0.75	0.73	0.04	0.09	1.21	C17
11.45	20.29	29.52	40.52	56.08	67.52	84.32	76.86	7.65	7.51	0.40	0.88	11.27	C18
15.18	26.46	36.94	47.36	63.33	79.93	82.72	78.73	8.85	8.77	0.49	1.04	13.97	C19-C20
0.21	0.44	0.62	0.74	1.28	0.98	2.76	4.54	0.17	0.17	0.01	0.02	0.24	C21
73.49	102.70	107.84	115.88	134.15	147.86	158.63	158.00	30.07	29.24	2.07	3.32	61.95	C22
2.58	4.78	7.32	10.69	18.15	22.45	28.88	28.82	2.01	1.99	0.09	0.23	2.49	C23-C24
7.54	15.18	24.82	34.06	52.49	67.44	78.37	66.19	6.00	5.95	0.28	0.71	7.89	C25
0.63	1.01	1.47	1.26	2.03	1.80	2.32	1.07	0.33	0.32	0.02	0.04	0.60	C30-C31
2.35	4.13	7.28	8.46	10.09	11.92	9.14	6.41	1.33	1.34	0.08	0.17	2.19	C32
52.70	119.10	190.60	274.41	383.48	471.18	497.21	374.18	42.87	42.80	2.04	5.33	56.67	C33-C34
1.17	1.34	2.09	2.57	3.19	3.51	3.63	2.94	0.55	0.54	0.03	0.06	0.90	C37-C38
2.61	3.85	4.93	7.37	10.85	11.84	18.14	11.21	1.67	1.63	0.09	0.18	2.17	C40-C41
0.68	0.93	1.34	1.79	2.44	3.67	3.63	5.34	0.37	0.37	0.02	0.04	0.55	C43
1.59	2.56	5.06	6.89	8.35	13.64	24.09	32.03	1.37	1.37	0.06	0.14	1.68	C44
0.10	0.18	0.16	0.35	0.29	0.57	0.15	0.27	0.06	0.05	0.00	0.01	0.09	C45
0.03	0.08	0.07	0.00	0.12	0.00	0.00	0.00	0.02	0.02	0.00	0.00	0.04	C46
0.70	1.21	1.57	1.40	1.51	2.69	3.34	1.87	0.44	0.44	0.03	0.04	0.74	C47;C49
0.73	0.70	1.27	0.79	1.57	1.71	2.03	2.94	0.31	0.30	0.02	0.03	0.61	C50
—	—	—	—	—	—	—	—	—	—	—	—	—	C51
—	—	—	—	—	—	—	—	—	—	—	—	—	C52
—	—	—	—	—	—	—	—	—	—	—	—	—	C53
—	—	—	—	—	—	—	—	—	—	—	—	—	C54
—	—	—	—	—	—	—	—	—	—	—	—	—	C55
—	—	—	—	—	—	—	—	—	—	—	—	—	C56
—	—	—	—	—	—	—	—	—	—	—	—	—	C57
—	—	—	—	—	—	—	—	—	—	—	—	—	C58
0.73	1.27	1.76	2.01	3.02	3.51	5.37	5.07	0.44	0.44	0.02	0.05	0.73	C60
1.17	4.16	11.72	25.73	54.98	88.91	121.62	125.97	4.83	4.73	0.09	0.49	2.34	C61
0.44	0.57	0.65	0.52	0.75	1.06	2.03	0.80	0.37	0.34	0.02	0.03	0.48	C62
0.05	0.23	0.42	0.83	0.99	0.90	1.02	0.53	0.11	0.11	0.00	0.01	0.13	C63
4.04	6.17	10.19	11.16	12.88	15.51	12.48	9.87	2.33	2.31	0.15	0.27	4.12	C64
0.44	0.70	1.01	1.05	1.86	2.37	2.90	2.67	0.21	0.22	0.01	0.03	0.31	C65
0.16	0.44	0.65	1.31	1.22	1.96	2.32	2.40	0.16	0.16	0.01	0.02	0.18	C66
6.23	12.42	17.83	27.21	39.32	56.42	78.81	84.07	4.99	4.95	0.22	0.55	6.11	C67
0.03	0.15	0.10	0.48	0.52	1.14	0.87	0.53	0.07	0.07	0.00	0.01	0.07	C68
0.05	0.28	0.29	0.35	0.87	0.82	0.87	0.80	0.09	0.10	0.00	0.01	0.11	C69
7.57	12.44	14.53	16.31	21.69	24.74	19.59	21.62	4.59	4.51	0.29	0.48	7.17	C70-C72
2.40	2.89	3.20	3.27	3.02	2.37	2.03	1.33	1.50	1.33	0.10	0.13	2.56	C73
0.29	0.26	0.36	0.39	0.70	0.49	0.87	0.80	0.13	0.12	0.01	0.01	0.21	C74
0.47	0.49	0.62	0.83	1.16	0.98	1.45	0.80	0.24	0.23	0.01	0.02	0.35	C75
0.26	0.52	0.62	0.74	0.75	1.06	1.16	0.53	0.22	0.22	0.01	0.02	0.32	C81
5.11	8.78	12.64	14.78	18.04	19.19	23.66	22.69	3.24	3.19	0.19	0.36	5.08	C82-C85;C96
0.05	0.13	0.07	0.17	0.46	0.49	0.29	0.27	0.03	0.03	0.00	0.00	0.04	C88
1.62	2.79	3.69	5.28	6.50	7.27	7.55	5.60	0.89	0.90	0.05	0.11	1.35	C90
1.07	1.73	2.97	3.53	4.00	6.61	6.82	4.00	1.19	1.26	0.07	0.11	1.27	C91
2.17	3.51	3.92	4.71	5.51	7.92	8.13	5.60	1.52	1.46	0.09	0.15	2.16	C92-C94
2.84	3.85	4.57	7.33	8.35	10.37	12.77	12.01	2.23	2.22	0.13	0.21	2.69	C95
5.92	9.68	14.50	18.71	25.81	25.88	34.11	39.50	3.59	3.60	0.20	0.42	5.39	O&U
320.17	620.41	909.68	1219.60	1638.26	1965.48	2117.44	1801.22	215.65	214.40	11.49	25.78	319.41	ALL
318.58	617.86	904.62	1212.71	1629.90	1951.85	2093.35	1769.20	214.28	213.03	11.43	25.65	317.73	ALLbC44

2011—2013年江苏省肿瘤登记地区女性恶性肿瘤发病主要指标

部 位	病例数	构成(%)	年龄组(岁)										
			0	1—4	5—9	10—14	15—19	20—24	25—29	30—34	35—39	40—44	45—49	50—54
唇	73	0.06	0.14	0.00	0.00	0.00	0.00	0.00	0.00	0.00	0.03	0.02	0.06	0.08
舌	265	0.20	0.50	0.00	0.00	0.00	0.00	0.00	0.05	0.08	0.13	0.17	0.34	0.57
口	451	0.35	0.85	0.00	0.05	0.00	0.00	0.06	0.03	0.11	0.05	0.17	0.26	0.57
唾液腺	234	0.18	0.44	0.00	0.00	0.00	0.08	0.06	0.13	0.16	0.48	0.14	0.46	0.59
扁桃腺	36	0.03	0.07	0.00	0.00	0.00	0.00	0.03	0.00	0.00	0.03	0.00	0.02	0.11
其他的口咽	35	0.03	0.07	0.00	0.00	0.00	0.00	0.00	0.00	0.00	0.00	0.00	0.00	0.00
鼻咽	744	0.57	1.40	0.00	0.00	0.00	0.08	0.13	0.10	0.26	0.33	1.04	1.51	1.96
喉咽	34	0.03	0.06	0.00	0.00	0.00	0.00	0.00	0.00	0.03	0.00	0.02	0.06	0.06
咽,部位不明	42	0.03	0.08	0.00	0.00	0.00	0.04	0.00	0.00	0.00	0.00	0.00	0.02	0.02
食管	14842	11.40	27.86	0.00	0.00	0.00	0.00	0.00	0.13	0.13	0.20	0.50	1.59	4.50
胃	14800	11.36	27.78	0.00	0.00	0.00	0.00	0.00	0.13	0.86	1.45	3.23	4.22	9.45	14.39
小肠	488	0.37	0.92	0.00	0.00	0.00	0.00	0.00	0.03	0.05	0.05	0.14	0.44	0.80
结肠	5093	3.91	9.56	0.00	0.00	0.00	0.00	0.00	0.28	0.37	0.96	1.78	3.69	6.21
直肠	5491	4.22	10.31	0.00	0.00	0.00	0.00	0.10	0.15	0.42	1.24	2.16	4.31	8.57
肛门	108	0.08	0.20	0.00	0.00	0.00	0.00	0.00	0.00	0.00	0.00	0.07	0.06	0.04
肝脏	9201	7.06	17.27	0.63	0.27	0.13	0.04	0.16	0.43	0.77	1.49	3.13	8.68	13.97
胆囊及其他	2345	1.80	4.40	0.00	0.00	0.00	0.00	0.00	0.03	0.11	0.08	0.33	0.81	1.86
胰腺	4178	3.21	7.84	0.00	0.00	0.00	0.00	0.06	0.00	0.25	0.13	0.38	0.54	1.35	2.87
鼻,鼻窦及其他	133	0.10	0.25	0.00	0.00	0.05	0.00	0.04	0.00	0.00	0.05	0.08	0.05	0.16	0.30
喉	151	0.12	0.28	0.00	0.00	0.00	0.00	0.00	0.03	0.00	0.00	0.03	0.14	0.06	0.13
气管,支气管,肺	17638	13.54	33.11	0.00	0.00	0.00	0.00	0.08	0.03	0.51	1.03	2.45	3.77	10.39	19.63
其他的胸腔器官	283	0.22	0.53	0.63	0.11	0.00	0.04	0.00	0.10	0.08	0.23	0.14	0.32	0.63
骨	1006	0.77	1.89	0.00	0.11	0.43	0.41	0.48	0.28	0.34	0.43	0.57	1.17	1.25
皮肤的黑色素瘤	309	0.24	0.58	0.00	0.00	0.00	0.04	0.06	0.00	0.00	0.21	0.13	0.12	0.38	0.30
其他的皮肤	1087	0.83	2.04	0.00	0.00	0.00	0.00	0.00	0.03	0.18	0.16	0.25	0.45	0.60	0.97
间皮瘤	48	0.04	0.09	0.00	0.05	0.00	0.00	0.00	0.00	0.00	0.03	0.03	0.02	0.08	0.13
卡波氏肉瘤	12	0.01	0.02	0.00	0.00	0.00	0.00	0.00	0.00	0.00	0.00	0.00	0.02	0.00	0.02
周围神经,其他结缔	258	0.20	0.48	0.00	0.11	0.34	0.21	0.10	0.05	0.24	0.10	0.17	0.38	0.61
乳房	17882	13.73	33.57	0.00	0.00	0.00	0.00	0.08	0.19	1.11	4.01	10.17	22.24	48.14	71.34
外阴	162	0.12	0.30	0.00	0.00	0.00	0.00	0.00	0.00	0.00	0.03	0.02	0.22	0.25
阴道	111	0.09	0.21	0.00	0.00	0.00	0.00	0.00	0.03	0.00	0.00	0.09	0.20	0.19
子宫颈	7971	6.12	14.96	0.00	0.00	0.00	0.00	0.06	0.40	2.48	6.61	14.92	27.17	33.92
子宫体	3073	2.36	5.77	0.00	0.00	0.00	0.00	0.00	0.23	0.37	1.09	2.25	5.64	9.88
子宫,部位不明	1102	0.85	2.07	0.00	0.05	0.00	0.00	0.03	0.18	0.24	0.48	0.92	2.26	3.44
卵巢	3105	2.38	5.83	0.21	0.00	0.09	0.25	0.87	2.10	2.16	2.32	2.37	6.20	9.81
其他的女性生殖器	241	0.19	0.45	0.00	0.00	0.00	0.00	0.00	0.05	0.03	0.00	0.05	0.14	0.44	1.03
胎盘	36	0.03	0.07	0.00	0.00	0.00	0.00	0.18	0.32	0.13	0.07	0.04	0.06
阴茎	—	—	—	—	—	—	—	—	—	—	—	—	—	—
前列腺	—	—	—	—	—	—	—	—	—	—	—	—	—	—
睾丸	—	—	—	—	—	—	—	—	—	—	—	—	—	—
其他的男性生殖器	—	—	—	—	—	—	—	—	—	—	—	—	—	—
肾	1161	0.89	2.18	0.42	0.59	0.04	0.08	0.03	0.23	0.37	0.56	0.83	1.27	2.24
肾盂	105	0.08	0.20	0.00	0.00	0.00	0.00	0.00	0.00	0.03	0.03	0.00	0.04	0.11
输尿管	137	0.11	0.26	0.00	0.00	0.00	0.00	0.00	0.00	0.00	0.00	0.00	0.00	0.11
膀胱	1232	0.95	2.31	0.00	0.05	0.00	0.00	0.00	0.08	0.21	0.18	0.43	0.48	1.14
其他的泌尿器官	21	0.02	0.04	0.00	0.00	0.00	0.00	0.00	0.00	0.00	0.00	0.00	0.00	0.02
眼	76	0.06	0.14	0.84	0.37	0.00	0.00	0.00	0.03	0.00	0.00	0.03	0.00	0.10	0.15
脑,神经系统	3447	2.65	6.47	1.47	1.39	1.11	0.91	0.77	1.19	1.16	1.69	2.46	4.25	6.99
甲状腺	3253	2.50	6.11	0.00	0.00	0.00	0.04	0.12	1.03	2.53	4.80	5.45	6.28	8.44	11.23
肾上腺	66	0.05	0.12	0.21	0.00	0.00	0.00	0.00	0.00	0.03	0.10	0.07	0.04	0.13
其他的内分泌腺	170	0.13	0.32	0.00	0.00	0.05	0.00	0.00	0.10	0.08	0.13	0.23	0.24	0.32	0.57
霍奇金病	103	0.08	0.19	0.00	0.00	0.00	0.04	0.03	0.18	0.13	0.10	0.05	0.06	0.17
非霍奇金淋巴瘤	1713	1.32	3.22	0.00	0.00	0.32	0.13	0.37	0.32	0.38	0.71	0.83	0.81	2.01	2.76
免疫增生性疾病	13	0.01	0.02	0.00	0.00	0.00	0.04	0.00	0.00	0.03	0.00	0.00	0.00	0.00	0.04
多发性骨髓瘤	531	0.41	1.00	0.00	0.00	0.00	0.04	0.00	0.00	0.00	0.05	0.05	0.14	0.32	0.46
淋巴样白血病	590	0.45	1.11	1.05	1.82	0.60	0.58	0.61	0.35	0.00	0.55	0.58	0.83	0.73	0.89
髓样白血病	828	0.64	1.55	1.26	0.69	0.34	0.37	0.65	0.56	0.87	0.81	0.88	1.17	1.52
白血病,未特指	1188	0.91	2.23	1.68	1.60	0.94	0.58	0.90	0.94	0.69	0.78	1.09	1.19	2.07
其他的或未指明部位	2538	1.95	4.76	0.63	0.37	0.00	0.12	0.29	0.73	0.71	0.78	1.30	2.70	4.03
所有部位合计	130240	100.00	244.48	9.01	8.17	4.30	4.55	7.45	15.31	26.26	45.47	78.32	160.10	245.67
所有部位除外 C44	129153	99.17	242.43	9.01	8.17	4.30	4.55	7.42	15.13	26.10	45.21	77.87	159.50	244.70

年龄组(岁)							粗率 (1/10^5)	中标率 (1/10^5)	世标率 (1/10^5)	累积率(%)		截缩率 35—64 岁	ICD-10
55—59	60—64	65—69	70—74	75—79	80—84	85+				0—64岁	0—74岁		
0.05	0.13	0.34	0.36	0.56	0.64	1.71	0.62	0.08	0.07	0.00	0.01	0.10	C00
0.49	0.86	1.71	1.42	1.52	1.70	1.28	1.23	0.32	0.31	0.02	0.04	0.62	C01—C02
0.81	1.58	1.75	2.89	3.31	3.90	4.06	5.55	0.50	0.50	0.03	0.06	0.75	C03—C06
0.49	0.67	0.74	1.16	1.01	1.13	0.96	1.39	0.32	0.30	0.02	0.03	0.49	C07—C08
0.11	0.11	0.10	0.13	0.28	0.28	0.21	0.46	0.04	0.04	0.00	0.00	0.07	C09
0.05	0.11	0.20	0.27	0.28	0.35	0.21	0.62	0.04	0.04	0.00	0.00	0.05	C10
2.11	2.81	2.62	3.65	3.26	3.69	2.67	3.24	0.96	0.90	0.06	0.10	1.92	C11
0.03	0.08	0.10	0.22	0.11	0.57	0.21	0.31	0.04	0.04	0.00	0.00	0.06	C12—C13
0.05	0.08	0.24	0.22	0.56	0.50	0.43	0.15	0.05	0.05	0.00	0.01	0.06	C14
10.82	37.72	68.27	112.37	154.74	188.02	186.72	152.52	15.18	15.25	0.62	1.95	16.70	C15
20.07	39.11	60.61	91.67	129.92	160.29	177.75	145.59	15.95	15.63	0.77	1.88	21.53	C16
0.84	1.55	1.95	3.34	3.82	4.54	3.31	4.93	0.54	0.54	0.03	0.07	0.86	C17
8.95	14.75	21.25	28.26	42.33	52.27	53.91	51.30	5.54	5.44	0.29	0.64	8.35	C18
10.01	17.03	24.41	29.77	40.54	53.69	52.31	51.77	6.07	5.95	0.34	0.69	9.87	C19—C20
0.19	0.46	0.37	0.71	0.79	0.78	1.60	1.39	0.11	0.11	0.01	0.01	0.17	C21
20.23	31.99	40.17	44.01	62.60	81.42	93.73	90.28	10.14	10.01	0.61	1.14	17.56	C22
3.03	6.29	8.71	13.62	20.27	24.96	37.79	33.28	2.38	2.36	0.11	0.28	3.00	C23—C24
5.19	10.28	15.03	25.32	36.83	48.94	63.31	59.93	4.26	4.22	0.18	0.49	5.02	C25
0.19	0.43	0.64	0.93	0.73	0.85	0.96	0.77	0.16	0.16	0.01	0.02	0.27	C30—C31
0.24	0.48	0.64	0.93	1.74	1.13	1.49	0.92	0.17	0.17	0.01	0.02	0.25	C32
28.21	57.31	79.84	101.91	139.30	188.09	191.74	168.85	18.92	18.73	1.02	2.22	28.79	C33—C34
0.70	1.04	1.08	1.42	1.91	1.84	1.17	1.23	0.36	0.36	0.02	0.04	0.60	C37—C38
2.11	2.44	4.03	5.16	6.68	9.86	8.11	7.40	1.25	1.22	0.07	0.13	1.75	C40—C41
0.70	0.94	1.65	1.38	1.46	3.12	2.24	3.39	0.36	0.35	0.02	0.04	0.60	C43
1.33	1.90	3.33	5.03	7.19	10.71	19.32	27.12	1.09	1.08	0.05	0.11	1.28	C44
0.08	0.27	0.13	0.36	0.17	0.28	0.11	0.15	0.06	0.06	0.00	0.01	0.11	C45
0.00	0.03	0.07	0.04	0.11	0.14	0.21	0.00	0.01	0.01	0.00	0.00	0.02	C46
0.46	0.83	0.91	0.93	1.18	1.77	1.60	2.00	0.35	0.35	0.02	0.03	0.52	C47;C49
65.55	75.57	65.32	54.78	51.65	47.09	37.69	32.05	23.44	21.96	1.82	2.35	56.18	C50
0.16	0.43	0.71	0.98	1.12	1.70	1.81	1.69	0.17	0.17	0.01	0.02	0.27	C51
0.35	0.27	0.47	0.93	0.45	0.71	0.85	0.31	0.13	0.13	0.01	0.02	0.25	C52
28.15	26.77	22.49	18.78	19.82	20.28	15.05	15.25	10.90	9.89	0.81	1.01	25.61	C53
12.82	15.23	13.88	12.42	10.84	9.01	8.11	5.08	3.85	3.73	0.31	0.42	9.26	C54
3.65	4.31	4.03	4.27	4.32	4.47	6.09	6.47	1.36	1.31	0.10	0.14	2.95	C55
9.03	12.85	12.67	12.82	11.62	9.15	9.29	5.55	4.16	3.96	0.30	0.43	8.31	C56
0.59	1.12	0.97	1.20	0.84	0.85	0.43	1.23	0.30	0.29	0.02	0.03	0.68	C57
0.03	0.03	0.00	0.04	0.06	0.00	0.00	0.00	0.07	0.06	0.00	0.00	0.04	C58
—	—	—	—	—	—	—	—	—	—	—	—	—	C60
—	—	—	—	—	—	—	—	—	—	—	—	—	C61
—	—	—	—	—	—	—	—	—	—	—	—	—	C62
—	—	—	—	—	—	—	—	—	—	—	—	—	C63
2.89	4.04	5.95	6.01	6.57	8.51	6.30	4.47	1.43	1.42	0.10	0.16	2.60	C64
0.14	0.35	0.47	0.85	0.84	0.92	1.28	0.77	0.11	0.11	0.01	0.01	0.16	C65
0.08	0.24	0.64	1.20	1.46	1.56	1.07	2.47	0.14	0.14	0.01	0.02	0.15	C66
1.60	2.25	5.08	6.50	9.71	14.82	18.36	18.95	1.28	1.26	0.06	0.14	1.60	C67
0.05	0.08	0.13	0.09	0.22	0.21	0.11	0.15	0.02	0.02	0.00	0.00	0.04	C68
0.11	0.21	0.00	0.53	0.34	0.35	0.85	1.08	0.10	0.13	0.01	0.01	0.09	C69
7.92	12.64	15.56	17.13	18.19	24.33	18.04	13.71	4.39	4.35	0.29	0.47	7.57	C70—C72
11.22	10.44	9.61	6.59	7.02	4.96	4.80	3.70	4.90	4.37	0.36	0.42	9.42	C73
0.27	0.16	0.44	0.31	0.17	0.21	0.21	0.46	0.09	0.09	0.01	0.01	0.17	C74
0.41	0.54	0.50	0.62	0.73	0.85	0.53	0.31	0.24	0.22	0.02	0.02	0.42	C75
0.30	0.21	0.37	0.45	0.51	0.85	0.53	0.92	0.14	0.13	0.01	0.01	0.18	C81
3.76	5.25	7.09	9.66	11.57	12.48	13.24	11.71	2.08	2.03	0.12	0.23	3.28	C82—C85;C96
0.03	0.03	0.03	0.04	0.17	0.07	0.00	0.00	0.02	0.02	0.00	0.00	0.02	C88
1.24	1.71	3.13	3.25	4.94	4.89	3.31	2.31	0.60	0.60	0.04	0.08	1.00	C90
0.70	1.63	1.95	1.87	3.09	3.48	3.31	1.54	0.92	0.98	0.06	0.08	1.05	C91
1.65	2.33	3.26	3.38	4.04	4.89	4.16	2.62	1.18	1.17	0.08	0.11	1.68	C92—C94
2.43	3.56	3.93	5.16	5.95	7.73	7.47	7.40	1.65	1.71	0.10	0.16	2.20	C95
5.35	8.81	9.92	12.59	16.34	18.79	24.98	23.73	2.93	2.89	0.18	0.32	4.83	O&U
278.03	422.32	529.49	659.97	855.78	1048.66	1097.05	980.31	151.85	147.37	9.13	16.71	261.35	ALL
276.71	420.42	526.16	654.94	848.59	1037.95	1077.73	953.20	150.76	146.30	9.08	16.60	260.07	ALLbC44

附录二 2011—2013年江苏省城市肿瘤登记地区恶性肿瘤发病情况

2011—2013年江苏省城市肿瘤登记地区男女合计恶性肿瘤发病主要指标

部位	病例数	构成(%)	0	1—4	5—9	10—14	15—19	20—24	25—29	30—34	35—39	40—44	45—49	50—54
唇	81	0.05	0.17	0.00	0.00	0.00	0.00	0.00	0.00	0.00	0.03	0.03	0.07	0.12
舌	296	0.20	0.60	0.00	0.00	0.00	0.00	0.00	0.05	0.10	0.21	0.32	0.74	
口	475	0.32	0.97	0.00	0.00	0.11	0.05	0.00	0.03	0.08	0.05	0.18	0.51	0.72
唾液腺	292	0.19	0.60	0.00	0.00	0.05	0.09	0.07	0.11	0.32	0.38	0.28	0.46	0.76
扁桃腺	51	0.03	0.10	0.00	0.00	0.00	0.00	0.00	0.00	0.00	0.05	0.03	0.05	0.09
其他的口咽	83	0.06	0.17	0.00	0.00	0.00	0.00	0.00	0.00	0.00	0.00	0.00	0.00	0.09
鼻咽	1222	0.82	2.50	0.00	0.00	0.00	0.04	0.11	0.19	0.54	0.38	1.73	2.49	3.54
喉咽	129	0.09	0.26	0.00	0.00	0.00	0.00	0.00	0.00	0.00	0.03	0.08	0.02	0.12
咽,部位不明	77	0.05	0.16	0.00	0.00	0.00	0.00	0.00	0.00	0.00	0.03	0.00	0.00	0.05
食管	15203	10.15	31.07	0.00	0.00	0.00	0.00	0.00	0.08	0.05	0.28	0.46	1.82	8.16
胃	23828	15.90	48.70	0.00	0.00	0.00	0.00	0.11	0.65	1.37	3.15	4.31	11.44	21.72
小肠	664	0.44	1.36	0.00	0.00	0.00	0.00	0.04	0.03	0.05	0.18	0.18	0.48	0.95
结肠	7181	4.79	14.68	0.00	0.00	0.00	0.04	0.07	0.44	0.64	1.59	2.84	4.99	9.02
直肠	6590	4.40	13.47	0.00	0.00	0.00	0.00	0.11	0.16	0.46	1.33	2.22	5.43	10.85
肛门	136	0.09	0.28	0.00	0.00	0.00	0.00	0.00	0.00	0.00	0.03	0.10	0.07	0.14
肝脏	13798	9.21	28.20	0.95	0.34	0.05	0.00	0.32	0.38	1.10	4.00	8.74	19.58	29.28
胆囊及其他	2246	1.50	4.59	0.00	0.00	0.00	0.00	0.04	0.00	0.11	0.03	0.41	0.69	2.17
胰腺	4720	3.15	9.65	0.00	0.00	0.00	0.00	0.07	0.11	0.11	0.40	0.77	1.56	3.68
鼻,鼻窦及其他	191	0.13	0.39	0.00	0.00	0.00	0.00	0.00	0.05	0.00	0.13	0.08	0.14	0.42
喉	731	0.49	1.49	0.00	0.00	0.00	0.00	0.00	0.03	0.05	0.03	0.21	0.44	0.93
气管,支气管,肺	26143	17.45	53.43	0.00	0.00	0.06	0.00	0.11	0.33	0.94	2.47	4.46	11.02	24.12
其他的胸腔器官	436	0.29	0.89	0.48	0.06	0.05	0.09	0.00	0.08	0.08	0.23	0.26	0.69	0.88
骨	1017	0.68	2.08	0.00	0.28	0.41	0.47	0.57	0.49	0.29	0.33	0.67	1.04	1.18
皮肤的黑色素瘤	314	0.21	0.64	0.00	0.00	0.00	0.00	0.04	0.05	0.11	0.08	0.15	0.25	0.35
其他的皮肤	1094	0.73	2.24	1.24	0.06	0.00	0.00	0.04	0.27	0.13	0.30	0.57	0.71	1.34
间皮瘤	48	0.03	0.10	0.00	0.00	0.00	0.00	0.00	0.00	0.00	0.00	0.00	0.09	0.12
卡波氏肉瘤	16	0.01	0.03	0.00	0.00	0.00	0.00	0.00	0.00	0.00	0.00	0.00	0.00	0.05
周围神经,其他结缔	319	0.21	0.65	0.24	0.11	0.23	0.26	0.11	0.11	0.24	0.15	0.26	0.46	0.65
乳房	10101	6.74	20.65	0.00	0.00	0.00	0.04	0.07	0.54	2.47	6.19	13.51	28.86	41.40
外阴	96	0.06	0.20	0.00	0.00	0.00	0.00	0.00	0.00	0.03	0.03	0.03	0.21	0.14
阴道	60	0.04	0.12	0.00	0.00	0.00	0.00	0.00	0.00	0.03	0.00	0.05	0.14	0.07
子宫颈	3501	2.34	7.16	0.00	0.00	0.00	0.00	0.00	0.16	1.37	3.07	8.28	14.89	17.53
子宫体	1718	1.15	3.51	0.00	0.00	0.00	0.00	0.00	0.14	0.24	0.73	1.26	3.36	5.78
子宫,部位不明	294	0.20	0.60	0.00	0.00	0.00	0.00	0.00	0.04	0.14	0.13	0.18	0.36	0.67
卵巢	1627	1.09	3.33	0.24	0.06	0.13	0.35	0.35	1.25	1.21	1.36	1.42	3.96	5.67
其他的女性生殖器	133	0.09	0.27	0.00	0.00	0.00	0.04	0.00	0.00	0.03	0.05	0.03	0.28	0.56
胎盘	21	0.01	0.04	0.00	0.00	0.00	0.00	0.00	0.11	0.24	0.00	0.08	0.00	0.02
阴茎	166	0.11	0.34	0.00	0.00	0.00	0.00	0.00	0.00	0.03	0.00	0.00	0.02	0.35
前列腺	2904	1.94	5.94	0.00	0.00	0.00	0.00	0.00	0.03	0.00	0.03	0.00	0.12	0.21
睾丸	117	0.08	0.24	0.00	0.22	0.09	0.00	0.14	0.16	0.24	0.38	0.34	0.23	0.19
其他的男性生殖器	59	0.04	0.12	0.00	0.00	0.00	0.00	0.00	0.00	0.00	0.00	0.00	0.02	0.07
肾	1955	1.30	4.00	0.95	0.39	0.10	0.09	0.04	0.00	0.22	0.62	0.83	1.32	2.39	4.44
肾盂	210	0.14	0.43	0.00	0.00	0.00	0.00	0.00	0.00	0.00	0.00	0.00	0.00	0.12
输尿管	198	0.13	0.40	0.00	0.00	0.00	0.00	0.00	0.00	0.00	0.00	0.00	0.00	0.16
膀胱	3021	2.02	6.17	0.00	0.06	0.00	0.00	0.00	0.14	0.35	0.48	0.83	1.15	2.98
其他的泌尿器官	57	0.04	0.12	0.00	0.00	0.00	0.00	0.00	0.00	0.00	0.00	0.03	0.00	0.07
眼	70	0.05	0.14	0.48	0.34	0.00	0.00	0.04	0.00	0.00	0.03	0.00	0.02	0.07
脑,神经系统	3245	2.17	6.63	1.67	1.23	1.23	1.17	0.96	1.31	1.55	1.86	3.17	4.63	7.05
甲状腺	2850	1.90	5.83	0.00	0.00	0.00	0.05	0.00	0.96	2.56	4.05	5.61	6.47	8.56	10.13
肾上腺	73	0.05	0.15	0.24	0.00	0.00	0.00	0.00	0.03	0.00	0.00	0.08	0.10	0.12	0.12
其他的内分泌腺	144	0.10	0.29	0.00	0.00	0.00	0.00	0.18	0.11	0.19	0.18	0.15	0.35	0.37
霍奇金病	136	0.09	0.28	0.00	0.06	0.00	0.00	0.21	0.24	0.16	0.10	0.13	0.23	0.16
非霍奇金淋巴瘤	2143	1.43	4.38	0.00	0.28	0.27	0.82	0.43	0.60	0.91	1.08	1.70	2.30	3.40
免疫增生性疾病	31	0.02	0.06	0.00	0.00	0.00	0.00	0.00	0.00	0.00	0.00	0.00	0.00	0.05
多发性骨髓瘤	667	0.45	1.36	0.00	0.00	0.00	0.05	0.00	0.00	0.00	0.08	0.10	0.00	0.37	0.58
淋巴样白血病	800	0.53	1.64	2.39	2.63	1.37	1.17	0.74	0.60	0.67	0.76	0.90	0.90	1.30
髓样白血病	1092	0.73	2.23	1.19	0.39	0.50	0.47	0.74	1.25	1.10	1.08	1.19	2.07	2.04
白血病,未特指	1099	0.73	2.25	1.19	1.17	0.55	0.65	0.92	0.84	0.91	0.88	0.88	1.20	2.15
其他的或未指明部位	3851	2.57	7.87	1.19	0.56	0.18	0.26	0.43	0.87	0.80	0.91	1.83	4.03	5.69
所有部位合计	149820	100.00	306.21	11.45	8.50	5.25	6.17	8.44	14.99	24.12	41.75	73.52	146.31	235.71
所有部位除外 C44	148726	99.27	303.98	11.21	8.44	5.25	6.17	8.40	14.72	23.99	41.44	72.95	145.60	234.37

年龄组(岁)							粗率 (1/10⁵)	中标率 (1/10⁵)	世标率 (1/10⁵)	累积率(%)		截缩率 35—64 岁	ICD-10
55—59	60—64	65—69	70—74	75—79	80—84	85+				0—64岁	0—74岁		
0.18	0.18	0.25	0.69	1.12	0.70	1.24	0.86	0.10	0.10	0.00	0.01	0.12	C00
0.54	1.11	2.01	1.67	2.44	2.19	2.76	1.51	0.39	0.38	0.03	0.05	0.74	C01-C02
1.14	1.75	2.72	3.79	3.88	3.59	4.28	4.95	0.61	0.62	0.04	0.07	1.03	C03-C06
0.57	0.99	0.92	2.27	1.51	2.01	1.52	2.15	0.44	0.41	0.03	0.04	0.63	C07-C08
0.15	0.15	0.21	0.49	0.59	0.44	0.14	0.22	0.07	0.07	0.00	0.01	0.10	C09
0.15	0.35	0.49	0.84	0.72	0.61	1.11	0.86	0.10	0.10	0.01	0.01	0.16	C10
3.99	6.49	5.51	6.21	5.86	5.34	5.39	4.74	1.72	1.65	0.12	0.19	3.69	C11
0.36	0.76	0.78	1.18	0.99	0.96	0.83	0.65	0.16	0.17	0.01	0.02	0.30	C12-C13
0.09	0.35	0.39	0.59	0.99	0.70	0.97	1.29	0.09	0.09	0.00	0.01	0.12	C14
20.89	57.23	88.14	130.83	169.19	197.92	190.34	155.47	18.32	18.53	0.89	2.39	24.15	C15
39.58	82.68	128.22	189.90	261.49	290.45	287.09	219.64	29.51	29.39	1.47	3.72	40.85	C16
1.08	2.42	3.22	4.38	6.39	8.40	7.88	7.32	0.83	0.82	0.04	0.10	1.21	C17
13.59	23.60	34.14	46.99	69.45	87.02	101.04	85.27	8.97	8.79	0.45	1.04	12.90	C18
13.53	24.48	34.35	42.61	59.97	72.94	72.02	70.63	8.31	8.20	0.46	0.98	13.35	C19-C20
0.21	0.61	0.57	0.59	1.25	1.05	2.63	3.45	0.16	0.16	0.01	0.02	0.25	C21
41.29	60.44	65.56	77.44	98.29	110.29	125.23	123.60	18.04	17.65	1.16	2.04	34.07	C22
2.91	6.66	8.69	14.63	24.23	30.52	42.99	43.93	2.65	2.63	0.11	0.30	3.08	C23-C24
6.57	14.17	20.39	32.66	51.75	65.94	83.07	75.80	5.64	5.59	0.24	0.66	6.68	C25
0.36	0.76	1.17	1.13	1.58	1.40	1.80	1.29	0.26	0.25	0.02	0.03	0.43	C30-C31
1.71	2.92	4.67	5.62	7.64	7.26	5.94	3.23	0.93	0.93	0.05	0.12	1.56	C32
40.36	93.57	137.90	200.24	278.81	336.72	341.55	264.43	32.03	31.90	1.58	3.97	44.04	C33-C34
1.29	1.75	2.16	2.27	3.16	4.11	2.76	2.15	0.60	0.59	0.04	0.07	1.07	C37-C38
2.07	3.18	3.99	5.91	8.62	10.93	13.55	10.12	1.40	1.39	0.07	0.15	1.82	C40-C41
0.81	1.02	1.66	1.72	2.30	4.55	2.49	4.74	0.40	0.40	0.02	0.04	0.62	C43
1.14	2.72	4.31	5.91	9.48	12.94	21.70	28.21	1.32	1.31	0.06	0.14	1.60	C44
0.12	0.26	0.11	0.59	0.33	0.35	0.14	0.22	0.06	0.06	0.00	0.01	0.11	C45
0.00	0.09	0.11	0.05	0.20	0.17	0.14	0.00	0.02	0.02	0.00	0.00	0.04	C46
0.78	1.31	1.24	1.38	1.51	2.89	3.04	2.80	0.47	0.46	0.03	0.04	0.72	C47;C49
40.42	47.30	38.66	36.16	37.66	37.61	32.48	30.36	14.54	13.64	1.10	1.47	33.82	C50
0.09	0.12	0.46	0.74	0.72	1.40	1.24	1.72	0.12	0.12	0.01	0.01	0.16	C51
0.18	0.20	0.28	0.49	0.33	0.35	0.69	0.43	0.08	0.08	0.00	0.01	0.14	C52
13.89	12.18	9.19	6.75	8.76	9.01	7.05	6.89	5.39	4.84	0.40	0.48	12.88	C53
7.17	9.20	8.38	8.47	7.18	7.26	7.19	4.95	2.37	2.29	0.18	0.26	5.44	C54
1.17	1.17	1.13	1.13	1.45	1.57	2.21	3.01	0.41	0.39	0.03	0.04	0.81	C55
5.13	6.78	7.32	6.80	7.18	5.42	6.50	5.17	2.41	2.29	0.17	0.24	4.78	C56
0.30	0.67	0.53	0.89	0.72	0.70	0.41	1.29	0.18	0.17	0.01	0.02	0.37	C57
0.00	0.00	0.00	0.00	0.07	0.00	0.00	0.00	0.05	0.04	0.00	0.00	0.02	C58
0.24	0.67	0.99	0.79	0.99	1.66	2.49	2.15	0.20	0.20	0.01	0.02	0.32	C60
0.90	3.10	8.69	19.75	39.96	58.34	71.05	68.05	3.28	3.21	0.07	0.36	1.73	C61
0.12	0.26	0.35	0.44	0.33	0.35	0.69	0.00	0.22	0.22	0.01	0.01	0.24	C62
0.06	0.15	0.28	0.79	0.79	0.61	0.41	0.22	0.08	0.08	0.00	0.01	0.08	C63
5.07	7.45	11.34	12.81	13.43	18.02	10.78	7.75	2.66	2.61	0.17	0.30	4.82	C64
0.39	0.67	1.13	1.53	1.84	2.97	3.32	3.01	0.25	0.25	0.01	0.03	0.34	C65
0.15	0.47	0.81	2.32	2.04	2.54	2.63	4.52	0.23	0.24	0.01	0.03	0.22	C66
5.01	9.00	12.76	19.26	28.64	41.02	54.46	52.97	3.65	3.59	0.16	0.40	4.58	C67
0.06	0.09	0.14	0.44	0.59	1.14	0.69	0.65	0.07	0.07	0.00	0.01	0.08	C68
0.06	0.29	0.14	0.54	0.72	0.70	0.83	0.86	0.10	0.12	0.01	0.01	0.08	C69
8.64	12.77	15.06	17.14	20.41	25.01	18.66	20.67	4.69	4.62	0.30	0.49	7.86	C70-C72
10.23	9.67	9.37	6.99	6.85	4.99	4.56	3.88	4.71	4.19	0.34	0.41	8.98	C73
0.18	0.12	0.46	0.34	0.46	0.52	0.97	0.86	0.10	0.10	0.01	0.01	0.17	C74
0.36	0.53	0.46	0.64	0.79	0.52	0.55	0.65	0.23	0.22	0.01	0.02	0.35	C75
0.30	0.50	0.57	0.59	0.72	0.96	0.83	0.65	0.21	0.21	0.01	0.02	0.29	C81
4.80	8.18	10.11	13.94	16.00	17.49	21.42	17.66	2.95	2.88	0.17	0.32	4.57	C82-C85;C96
0.06	0.12	0.11	0.15	0.59	0.52	0.14	0.00	0.04	0.04	0.00	0.01	0.05	C88
1.29	2.54	3.68	5.17	7.37	8.13	6.36	4.52	0.84	0.84	0.04	0.11	1.21	C90
0.96	2.10	2.72	3.45	3.95	6.82	7.19	3.66	1.38	1.50	0.08	0.12	1.38	C91
2.55	3.42	4.70	4.88	5.33	9.10	6.08	4.31	1.70	1.64	0.11	0.16	2.48	C92-C94
2.25	3.18	3.36	6.26	6.72	9.01	11.06	10.77	1.67	1.68	0.09	0.16	2.02	C95
9.09	14.02	18.13	24.63	33.25	32.54	45.89	47.16	5.00	4.98	0.28	0.57	7.85	O&U
316.61	548.93	725.17	986.87	1329.58	1568.68	1652.48	1428.30	193.43	189.98	10.78	22.36	303.63	ALL
315.47	546.21	720.86	980.96	1320.10	1555.74	1630.78	1400.09	192.10	188.67	10.72	22.23	302.04	ALLbC44

2011—2013年江苏省城市肿瘤登记地区男性恶性肿瘤发病主要指标

部 位	病例数	构成(%)	年龄组(岁)										
			0	1—4	5—9	10—14	15—19	20—24	25—29	30—34	35—39	40—44	45—49	50—54
唇	46	0.05	0.19	0.00	0.00	0.00	0.00	0.00	0.00	0.00	0.00	0.05	0.05	0.09
舌	168	0.19	0.69	0.00	0.00	0.00	0.00	0.00	0.00	0.06	0.10	0.16	0.28	0.93
口	289	0.33	1.18	0.00	0.00	0.10	0.09	0.00	0.00	0.06	0.10	0.10	0.65	0.74
唾液腺	167	0.19	0.68	0.00	0.00	0.09	0.00	0.07	0.05	0.39	0.15	0.42	0.61	0.56
扁桃腺	33	0.04	0.13	0.00	0.00	0.00	0.00	0.00	0.00	0.05	0.05	0.09	0.00	0.09
其他的口咽	64	0.07	0.26	0.00	0.00	0.00	0.00	0.00	0.00	0.00	0.00	0.00	0.00	0.19
鼻咽	863	0.99	3.52	0.00	0.00	0.00	0.00	0.00	0.14	0.27	0.77	0.41	2.28	3.49	4.91
喉咽	112	0.13	0.46	0.00	0.00	0.00	0.00	0.00	0.00	0.00	0.00	0.10	0.05	0.14
咽,部位不明	63	0.07	0.26	0.00	0.00	0.00	0.00	0.00	0.00	0.00	0.00	0.05	0.00	0.09
食管	10403	11.96	42.47	0.00	0.00	0.00	0.00	0.00	0.05	0.00	0.36	0.62	2.42	13.67
胃	16834	19.36	68.73	0.00	0.00	0.00	0.00	0.00	0.07	0.59	0.99	2.60	3.84	11.73	27.29
小肠	374	0.43	1.53	0.00	0.00	0.10	0.00	0.00	0.00	0.06	0.20	0.16	0.70	0.88
结肠	4038	4.64	16.49	0.00	0.00	0.00	0.08	0.14	0.43	0.88	1.94	3.27	5.07	10.15
直肠	3858	4.44	15.75	0.00	0.00	0.00	0.14	0.22	0.44	1.38	2.08	5.91	12.14
肛门	76	0.09	0.31	0.00	0.00	0.00	0.00	0.00	0.00	0.05	0.10	0.09	0.19
肝脏	10057	11.56	41.06	1.36	0.42	0.09	0.16	0.55	0.43	1.60	6.88	14.73	32.26	46.85
胆囊及其他	930	1.07	3.80	0.00	0.00	0.00	0.00	0.07	0.00	0.11	0.05	0.52	0.65	2.04
胰腺	2707	3.11	11.05	0.00	0.00	0.00	0.00	0.05	0.11	0.36	0.99	1.77	4.73
鼻,鼻窦及其他	135	0.16	0.55	0.00	0.00	0.00	0.14	0.11	0.06	0.15	0.10	0.23	0.51
喉	657	0.76	2.68	0.00	0.00	0.00	0.00	0.00	0.00	0.11	0.05	0.21	0.79	1.67
气管,支气管,肺	17982	20.68	73.42	0.00	0.00	0.00	0.00	0.14	0.32	0.94	2.24	4.77	10.94	27.76
其他的胸腔器官	272	0.31	1.11	0.00	0.00	0.00	0.08	0.07	0.11	0.06	0.20	0.31	0.88	0.93
骨	581	0.67	2.37	0.00	0.00	0.31	0.34	0.66	0.82	0.65	0.50	0.31	0.83	0.98	1.11
皮肤的黑色素瘤	157	0.18	0.64	0.00	0.00	0.00	0.00	0.00	0.05	0.11	0.05	0.16	0.09	0.37
其他的皮肤	591	0.68	2.41	0.45	0.00	0.00	0.00	0.00	0.27	0.28	0.25	0.62	0.84	1.71
间皮瘤	27	0.03	0.11	0.00	0.00	0.00	0.00	0.00	0.00	0.00	0.00	0.00	0.00	0.09
卡波氏肉瘤	8	0.01	0.03	0.00	0.00	0.00	0.00	0.00	0.00	0.00	0.00	0.05	0.00	0.09
周围神经,其他结缔	184	0.21	0.75	0.45	0.10	0.09	0.33	0.00	0.16	0.17	0.20	0.31	0.37	0.70
乳房	149	0.17	0.61	0.00	0.00	0.00	0.00	0.00	0.00	0.06	0.20	0.42	0.14	0.88
外阴	—	—	—	—	—	—	—	—	—	—	—	—	—	—
阴道	—	—	—	—	—	—	—	—	—	—	—	—	—	—
子宫颈	—	—	—	—	—	—	—	—	—	—	—	—	—	—
子宫体	—	—	—	—	—	—	—	—	—	—	—	—	—	—
子宫,部位不明	—	—	—	—	—	—	—	—	—	—	—	—	—	—
卵巢	—	—	—	—	—	—	—	—	—	—	—	—	—	—
其他的女性生殖器	—	—	—	—	—	—	—	—	—	—	—	—	—	—
胎盘	—	—	—	—	—	—	—	—	—	—	—	—	—	—
阴茎	166	0.19	0.68	0.00	0.00	0.00	0.00	0.00	0.00	0.00	0.00	0.10	0.56	0.70
前列腺	2904	3.34	11.86	0.00	0.00	0.00	0.00	0.07	0.05	0.00	0.05	0.00	0.23	0.42
睾丸	117	0.13	0.48	0.00	0.42	0.17	0.00	0.27	0.32	0.50	0.76	0.67	0.47	0.37
其他的男性生殖器	59	0.07	0.24	0.00	0.00	0.00	0.00	0.00	0.00	0.06	0.00	0.00	0.05	0.14
肾	1224	1.41	5.00	1.36	0.21	0.17	0.00	0.07	0.22	0.77	0.71	1.66	2.89	5.84
肾盂	129	0.15	0.53	0.00	0.00	0.00	0.00	0.00	0.00	0.00	0.00	0.00	0.14	0.05
输尿管	97	0.11	0.40	0.00	0.00	0.00	0.00	0.00	0.00	0.00	0.00	0.00	0.00	0.14
膀胱	2382	2.74	9.73	0.00	0.00	0.10	0.00	0.00	0.07	0.11	0.44	0.71	1.04	1.86	4.36
其他的泌尿器官	44	0.05	0.18	0.00	0.00	0.00	0.00	0.00	0.00	0.06	0.00	0.05	0.19	0.05
眼	37	0.04	0.15	0.00	0.00	0.21	0.00	0.00	0.00	0.00	0.00	0.00	0.05	0.05
脑,神经系统	1583	1.82	6.46	1.81	1.26	1.55	1.48	1.37	1.24	1.82	2.09	3.22	4.24	6.95
甲状腺	690	0.79	2.82	0.00	0.00	0.00	0.00	0.48	1.56	2.04	3.26	3.27	4.33	4.49
肾上腺	43	0.05	0.18	0.00	0.00	0.00	0.00	0.00	0.05	0.00	0.05	0.10	0.19	0.14
其他的内分泌腺	80	0.09	0.33	0.00	0.00	0.00	0.25	0.27	0.16	0.17	0.10	0.10	0.33	0.32
霍奇金病	84	0.10	0.34	0.00	0.00	0.10	0.00	0.34	0.16	0.22	0.10	0.16	0.42	0.09
非霍奇金淋巴瘤	1274	1.46	5.20	0.00	0.00	0.31	0.52	0.99	0.48	0.70	1.05	1.27	2.18	2.33	3.75
免疫增生性疾病	24	0.03	0.10	0.00	0.00	0.00	0.00	0.00	0.00	0.00	0.00	0.00	0.05	0.00	0.00
多发性骨髓瘤	404	0.46	1.65	0.00	0.00	0.00	0.09	0.00	0.07	0.00	0.11	0.06	0.10	0.10	0.42	0.79
淋巴样白血病	468	0.54	1.91	2.71	2.41	1.81	1.40	0.75	0.86	0.55	0.71	0.57	1.12	1.62
髓样白血病	641	0.74	2.62	0.90	0.10	0.43	0.41	0.82	1.67	1.32	1.22	1.30	2.61	2.27
白血病,未特指	612	0.70	2.50	0.90	1.15	0.34	0.91	0.75	1.08	1.16	0.92	1.04	1.72	2.50
其他的或未指明部位	2083	2.40	8.50	0.90	0.31	0.34	0.33	0.34	0.54	0.77	0.71	1.71	3.45	5.42
所有部位合计	86970	100.00	355.07	10.85	7.87	6.19	7.17	8.62	12.58	18.71	31.13	54.57	108.76	201.99
所有部位除外 C44	86379	99.32	352.66	10.40	7.76	6.19	7.17	8.55	12.32	18.43	30.88	53.95	107.92	200.27

年龄组(岁)							粗率 (1/10^5)	中标率 (1/10^5)	世标率 (1/10^5)	累积率(%)		截缩率 35—64岁	ICD-10
55—59	60—64	65—69	70—74	75—79	80—84	85+				0—64岁	0—74岁		
0.30	0.12	0.21	1.08	1.75	0.57	1.00	1.23	0.12	0.12	0.00	0.02	0.13	C00
0.83	1.56	1.82	1.76	2.69	2.86	3.65	3.06	0.45	0.44	0.03	0.05	0.83	C01-C02
1.42	1.90	4.13	4.71	4.58	4.95	5.64	6.74	0.76	0.78	0.05	0.09	1.30	C03-C06
0.65	1.21	1.12	2.75	2.02	3.24	2.65	3.06	0.49	0.46	0.03	0.05	0.71	C07-C08
0.12	0.17	0.28	0.78	0.94	0.57	0.00	0.00	0.09	0.09	0.00	0.01	0.12	C09
0.30	0.46	0.70	1.37	1.21	0.95	1.99	1.84	0.16	0.17	0.01	0.02	0.23	C10
5.20	9.46	8.20	8.63	9.29	7.43	9.95	8.58	2.43	2.34	0.18	0.27	5.18	C11
0.65	1.38	1.40	2.06	2.02	1.33	1.99	1.23	0.29	0.29	0.02	0.04	0.52	C12-C13
0.12	0.63	0.56	0.98	1.48	1.33	1.99	3.06	0.16	0.16	0.01	0.02	0.20	C14
32.83	87.11	129.77	178.94	228.74	266.90	270.76	230.44	26.10	26.47	1.33	3.37	36.51	C15
55.97	124.01	196.06	284.94	390.93	436.07	431.35	333.40	42.91	43.01	2.12	5.50	58.62	C16
0.94	3.23	4.13	5.10	6.74	9.33	11.95	6.74	0.97	0.96	0.05	0.11	1.44	C17
14.23	27.21	40.08	54.52	83.12	100.97	131.06	121.96	10.50	10.33	0.52	1.21	14.56	C18
16.00	30.10	41.62	54.22	73.28	91.06	91.58	91.93	10.03	9.94	0.55	1.19	15.73	C19-C20
0.18	0.52	0.63	0.59	1.48	1.14	4.31	6.13	0.19	0.19	0.01	0.02	0.25	C21
65.42	92.19	98.45	114.92	135.25	149.55	172.21	175.89	27.29	26.64	1.80	3.05	53.31	C22
2.60	5.53	7.57	12.26	22.23	27.62	38.16	36.77	2.36	2.33	0.10	0.27	2.73	C23-C24
8.09	17.35	25.58	40.20	63.18	78.87	97.88	90.09	6.85	6.80	0.30	0.81	8.29	C25
0.59	1.21	1.54	1.37	2.56	2.10	2.99	1.84	0.37	0.36	0.02	0.04	0.61	C30-C31
3.07	5.25	8.76	10.20	13.88	13.91	12.28	7.35	1.70	1.71	0.10	0.22	2.82	C32
53.55	125.34	191.92	296.11	421.51	509.60	538.86	440.04	45.63	45.54	2.09	5.68	57.99	C33-C34
1.65	2.08	2.59	2.84	4.04	6.48	4.98	4.90	0.75	0.72	0.05	0.08	1.28	C37-C38
2.36	4.04	4.20	7.45	10.91	11.05	20.24	12.26	1.67	1.65	0.09	0.18	2.01	C40-C41
0.94	1.10	1.40	1.86	2.69	4.57	3.98	6.13	0.41	0.41	0.02	0.04	0.59	C43
1.54	3.00	5.40	6.37	10.64	15.81	24.22	31.26	1.54	1.53	0.07	0.16	1.95	C44
0.18	0.35	0.14	0.59	0.27	0.57	0.33	0.00	0.07	0.07	0.00	0.01	0.13	C45
0.00	0.12	0.07	0.00	0.27	0.00	0.00	0.00	0.02	0.02	0.00	0.00	0.05	C46
1.12	1.56	1.82	1.76	1.62	3.24	4.98	2.45	0.54	0.53	0.03	0.05	0.88	C47;C49
1.18	0.81	1.19	1.37	2.83	2.86	3.98	0.61	0.42	0.39	0.02	0.05	0.73	C50
—	—	—	—	—	—	—	—	—	—	—	—	—	C51
—	—	—	—	—	—	—	—	—	—	—	—	—	C52
—	—	—	—	—	—	—	—	—	—	—	—	—	C53
—	—	—	—	—	—	—	—	—	—	—	—	—	C54
—	—	—	—	—	—	—	—	—	—	—	—	—	C55
—	—	—	—	—	—	—	—	—	—	—	—	—	C56
—	—	—	—	—	—	—	—	—	—	—	—	—	C57
—	—	—	—	—	—	—	—	—	—	—	—	—	C58
0.47	1.33	1.96	1.57	2.02	3.62	5.97	6.13	0.42	0.42	0.03	0.04	0.76	C60
1.77	6.11	17.24	39.32	81.77	127.07	170.55	193.67	7.09	6.98	0.13	0.74	3.42	C61
0.24	0.52	0.70	0.88	0.67	0.76	1.66	0.00	0.43	0.40	0.03	0.03	0.49	C62
0.12	0.29	0.56	1.57	1.62	1.33	1.00	0.61	0.16	0.16	0.01	0.02	0.16	C63
5.96	9.28	14.22	16.57	18.46	24.38	15.93	10.42	3.36	3.30	0.21	0.39	6.00	C64
0.59	0.86	1.33	1.67	2.29	4.19	5.31	5.52	0.32	0.32	0.01	0.03	0.41	C65
0.24	0.58	0.91	2.16	1.75	2.86	3.32	4.29	0.24	0.25	0.01	0.03	0.26	C66
8.15	15.11	19.55	32.55	47.55	69.15	100.54	105.41	6.04	5.98	0.26	0.66	7.19	C67
0.06	0.17	0.14	0.78	0.67	2.10	1.33	1.23	0.12	0.11	0.00	0.01	0.11	C68
0.06	0.29	0.28	0.39	1.21	1.14	1.00	0.61	0.10	0.11	0.00	0.01	0.10	C69
8.50	12.74	13.59	15.49	21.69	26.48	16.59	26.97	4.75	4.67	0.30	0.49	7.56	C70-C72
3.96	3.98	4.13	5.10	3.64	2.48	3.32	1.84	2.33	2.05	0.16	0.20	4.03	C73
0.18	0.17	0.49	0.29	0.67	0.76	1.66	1.23	0.12	0.11	0.01	0.01	0.20	C74
0.41	0.46	0.56	0.88	1.35	0.38	1.00	1.23	0.26	0.25	0.02	0.03	0.34	C75
0.24	0.81	0.77	0.98	0.94	0.95	1.00	0.00	0.27	0.26	0.02	0.03	0.37	C81
5.61	10.38	12.19	16.86	20.07	22.48	27.87	26.97	3.60	3.52	0.21	0.39	5.42	C82-C85;C96
0.12	0.23	0.14	0.29	0.94	0.95	0.33	0.00	0.06	0.06	0.00	0.01	0.07	C88
1.42	3.34	3.99	6.77	8.35	10.86	9.62	7.97	1.05	1.04	0.05	0.13	1.43	C90
1.12	2.19	3.36	4.80	4.71	9.91	9.62	6.13	1.59	1.72	0.09	0.14	1.54	C91
2.83	4.55	5.19	6.18	5.93	11.81	7.96	7.97	1.98	1.90	0.12	0.18	2.91	C92-C94
2.30	3.40	3.43	7.55	7.27	11.05	14.27	14.71	1.90	1.88	0.10	0.18	2.27	C95
9.45	14.47	21.02	29.71	41.22	38.10	57.73	66.80	5.53	5.54	0.29	0.65	8.15	O&U
325.78	640.24	907.13	1292.12	1776.96	2127.76	2352.52	2118.69	226.97	225.47	11.66	27.00	322.91	ALL
324.24	637.24	901.74	1285.75	1766.31	2111.94	2328.30	2087.43	225.43	223.94	11.59	26.85	320.97	ALLbC44

2011—2013 年江苏省城市肿瘤登记地区女性恶性肿瘤发病主要指标

部 位	病例数	构成(%)	年龄组(岁)										
			0	1—4	5—9	10—14	15—19	20—24	25—29	30—34	35—39	40—44	45—49	50—54
唇	35	0.06	0.14	0.00	0.00	0.00	0.00	0.00	0.00	0.00	0.05	0.00	0.09	0.14
舌	128	0.20	0.52	0.00	0.00	0.00	0.00	0.00	0.00	0.05	0.10	0.26	0.36	0.55
口	186	0.30	0.76	0.00	0.12	0.00	0.00	0.00	0.06	0.10	0.00	0.26	0.36	0.69
唾液腺	125	0.20	0.51	0.00	0.00	0.00	0.18	0.07	0.17	0.26	0.60	0.15	0.32	0.97
扁桃腺	18	0.03	0.07	0.00	0.00	0.00	0.00	0.00	0.00	0.00	0.05	0.00	0.00	0.09
其他的口咽	19	0.03	0.08	0.00	0.00	0.00	0.00	0.00	0.00	0.00	0.00	0.00	0.00	0.00
鼻咽	359	0.57	1.47	0.00	0.00	0.00	0.00	0.07	0.11	0.31	0.35	1.18	1.50	2.17
喉咽	17	0.03	0.07	0.00	0.00	0.00	0.00	0.00	0.00	0.00	0.05	0.00	0.00	0.00
咽,部位不明	14	0.02	0.06	0.00	0.00	0.00	0.00	0.00	0.00	0.00	0.00	0.00	0.00	0.00
食管	4800	7.64	19.65	0.00	0.00	0.00	0.00	0.00	0.11	0.05	0.20	0.31	1.23	2.68
胃	6994	11.13	28.62	0.00	0.00	0.00	0.00	0.15	0.72	1.72	3.68	4.77	11.15	16.16
小肠	290	0.46	1.19	0.00	0.00	0.00	0.00	0.00	0.06	0.05	0.10	0.21	0.27	1.02
结肠	3143	5.00	12.86	0.00	0.00	0.00	0.00	0.00	0.44	0.42	1.24	2.41	4.91	7.90
直肠	2732	4.35	11.18	0.00	0.00	0.00	0.00	0.00	0.11	0.47	1.29	2.36	4.96	9.56
肛门	60	0.10	0.25	0.00	0.00	0.00	0.00	0.00	0.00	0.00	0.00	0.10	0.05	0.09
肝脏	3741	5.95	15.31	0.51	0.24	0.00	0.00	0.07	0.33	0.63	1.19	2.82	7.19	11.77
胆囊及其他	1316	2.09	5.39	0.00	0.00	0.00	0.00	0.00	0.00	0.10	0.00	0.31	0.73	2.31
胰腺	2013	3.20	8.24	0.00	0.00	0.00	0.00	0.15	0.17	0.10	0.45	0.56	1.37	2.63
鼻,鼻窦及其他	56	0.09	0.23	0.00	0.00	0.00	0.00	0.00	0.00	0.05	0.10	0.05	0.05	0.32
喉	74	0.12	0.30	0.00	0.00	0.00	0.00	0.00	0.06	0.00	0.00	0.00	0.21	0.09	0.18
气管,支气管,肺	8161	12.98	33.40	0.00	0.00	0.00	0.00	0.00	0.00	0.33	0.94	2.69	4.15	11.10	20.50
其他的胸腔器官	164	0.26	0.67	1.01	0.12	0.00	0.09	0.07	0.06	0.00	0.25	0.21	0.50	0.83
骨	436	0.69	1.78	0.00	0.24	0.49	0.27	0.29	0.33	0.10	0.35	0.51	1.09	1.25
皮肤的黑色素瘤	157	0.25	0.64	0.00	0.00	0.00	0.09	0.07	0.06	0.00	0.10	0.15	0.41	0.32
其他的皮肤	503	0.80	2.06	0.00	0.00	0.00	0.00	0.00	0.28	0.00	0.35	0.51	0.59	0.97
间皮瘤	21	0.03	0.09	0.00	0.00	0.00	0.00	0.00	0.00	0.00	0.00	0.00	0.09	0.14
卡波氏肉瘤	8	0.01	0.03	0.00	0.00	0.00	0.00	0.00	0.00	0.00	0.00	0.00	0.00	0.00
周围神经,其他结缔	135	0.21	0.55	0.00	0.00	0.12	0.39	0.18	0.22	0.06	0.31	0.10	0.21	0.55	0.60
乳房	9952	15.83	40.73	0.00	0.00	0.00	0.00	0.09	0.15	1.10	4.76	12.04	26.46	56.93	81.77
外阴	96	0.15	0.39	0.00	0.00	0.00	0.00	0.00	0.00	0.00	0.05	0.05	0.41	0.28
阴道	60	0.10	0.25	0.00	0.00	0.00	0.00	0.00	0.06	0.00	0.00	0.10	0.27	0.14
子宫颈	3501	5.57	14.33	0.00	0.00	0.00	0.00	0.00	0.00	0.33	2.67	6.07	16.46	29.44	35.00
子宫体	1718	2.73	7.03	0.00	0.00	0.00	0.00	0.00	0.28	0.47	1.44	2.51	6.64	11.54
子宫,部位不明	294	0.47	1.20	0.00	0.00	0.00	0.00	0.07	0.28	0.26	0.35	0.72	1.32	1.34
卵巢	1627	2.59	6.66	0.51	0.12	0.10	0.27	1.03	2.53	2.35	2.69	2.82	7.83	11.31
其他的女性生殖器	133	0.21	0.54	0.00	0.00	0.00	0.00	0.00	0.00	0.00	0.00	0.05	0.10	0.55	1.11
胎盘	21	0.03	0.09	0.00	0.00	0.00	0.00	0.00	0.22	0.00	0.47	0.15	0.15	0.00	0.05
阴茎	—	—	—	—	—	—	—	—	—	—	—	—	—	—
前列腺	—	—	—	—	—	—	—	—	—	—	—	—	—	—
睾丸	—	—	—	—	—	—	—	—	—	—	—	—	—	—
其他的男性生殖器	—	—	—	—	—	—	—	—	—	—	—	—	—	—
肾	731	1.16	2.99	0.51	0.60	0.00	0.09	0.00	0.22	0.47	0.95	0.97	1.91	3.05
肾盂	81	0.13	0.33	0.00	0.00	0.00	0.00	0.00	0.00	0.00	0.05	0.05	0.00	0.05	0.18
输尿管	101	0.16	0.41	0.00	0.00	0.00	0.00	0.00	0.00	0.00	0.00	0.00	0.00	0.00	0.18
膀胱	639	1.02	2.62	0.00	0.00	0.00	0.00	0.00	0.00	0.17	0.26	0.25	0.62	0.46	1.62
其他的泌尿器官	13	0.02	0.05	0.00	0.00	0.00	0.00	0.00	0.00	0.00	0.00	0.00	0.00	0.00	0.05
眼	33	0.05	0.14	1.01	0.48	0.00	0.00	0.00	0.07	0.00	0.00	0.05	0.00	0.00	0.09
脑,神经系统	1662	2.64	6.80	1.52	1.20	0.87	0.82	0.52	1.38	1.31	1.64	3.13	5.01	7.16
甲状腺	2160	3.44	8.84	0.00	0.00	0.10	0.18	1.47	3.58	5.96	7.91	9.64	12.70	15.74
肾上腺	30	0.05	0.12	0.51	0.00	0.00	0.00	0.00	0.00	0.00	0.10	0.10	0.05	0.09
其他的内分泌腺	64	0.10	0.26	0.00	0.00	0.00	0.07	0.06	0.21	0.25	0.21	0.36	0.42
霍奇金病	52	0.08	0.21	0.00	0.00	0.00	0.09	0.07	0.33	0.10	0.10	0.10	0.10	0.23
非霍奇金淋巴瘤	869	1.38	3.56	0.00	0.00	0.24	0.00	0.26	0.37	0.50	0.78	0.90	1.23	2.28	3.05
免疫增生性疾病	7	0.01	0.03	0.00	0.00	0.12	0.00	0.00	0.00	0.00	0.00	0.00	0.00	0.09
多发性骨髓瘤	263	0.42	1.08	0.00	0.00	0.00	0.00	0.07	0.00	0.06	0.00	0.10	0.10	0.32	0.37
淋巴样白血病	332	0.53	1.36	2.02	2.87	0.87	0.91	0.74	0.33	0.78	0.80	1.23	0.68	0.97
髓样白血病	451	0.72	1.85	1.52	0.72	0.58	0.54	0.66	0.83	0.89	0.95	1.08	1.55	1.80
白血病,未特指	487	0.77	1.99	1.52	1.20	0.78	0.36	1.10	0.61	0.68	0.85	0.72	0.68	1.80
其他的或未指明部位	1768	2.81	7.24	1.52	0.84	0.00	0.18	0.52	1.21	0.84	1.09	1.95	4.60	5.96
所有部位合计	62850	100.00	257.23	12.12	9.22	4.18	5.08	8.24	17.46	29.27	52.11	92.23	183.02	269.31
所有部位除外 C44	62347	99.20	255.17	12.12	9.22	4.18	5.08	8.24	17.19	29.27	51.76	91.72	182.43	268.35

年龄组（岁）							粗率 (1/10⁵)	中标率 (1/10⁵)	世标率 (1/10⁵)	累积率(%)		截缩率 35—64岁	ICD-10
55—59	60—64	65—69	70—74	75—79	80—84	85+				0—64岁	0—74岁		
0.06	0.24	0.29	0.30	0.52	0.81	1.42	0.66	0.08	0.08	0.00	0.01	0.12	C00
0.24	0.65	2.21	1.58	2.19	1.62	2.13	0.66	0.34	0.33	0.02	0.04	0.64	C01-C02
0.85	1.60	1.28	2.87	3.22	2.43	3.32	3.98	0.47	0.47	0.03	0.06	0.76	C03-C06
0.49	0.77	0.71	1.78	1.03	0.97	0.71	1.66	0.39	0.36	0.02	0.04	0.55	C07-C08
0.18	0.12	0.14	0.20	0.26	0.32	0.24	0.33	0.05	0.05	0.00	0.01	0.08	C09
0.00	0.24	0.29	0.30	0.26	0.32	0.47	0.33	0.04	0.04	0.00	0.01	0.08	C10
2.75	3.43	2.78	3.76	2.58	3.56	2.13	2.66	1.03	0.97	0.07	0.11	2.18	C11
0.06	0.12	0.14	0.30	0.00	0.00	0.65	0.00	0.33	0.05	0.04	0.00	0.00	0.07	C12-C13
0.06	0.06	0.21	0.20	0.52	0.16	0.24	0.33	0.03	0.03	0.00	0.01	0.05	C14
8.54	26.53	45.78	82.26	112.28	139.38	132.91	114.86	10.91	10.94	0.43	1.40	11.52	C15
22.64	40.21	59.18	93.94	137.77	166.87	184.09	158.02	16.80	16.41	0.80	1.96	22.69	C16
1.22	1.60	2.28	3.66	6.05	7.60	4.98	7.64	0.70	0.69	0.03	0.08	0.99	C17
12.94	19.90	28.09	39.40	56.40	75.19	79.61	65.40	7.57	7.41	0.39	0.87	11.23	C18
10.98	18.71	26.95	30.89	47.25	57.56	58.05	59.09	6.68	6.55	0.38	0.77	10.93	C19-C20
0.24	0.71	0.50	0.59	1.03	0.97	1.42	1.99	0.14	0.14	0.01	0.02	0.24	C21
16.35	27.84	32.09	39.60	62.96	76.97	91.69	95.28	8.99	8.86	0.50	1.02	14.59	C22
3.23	7.82	9.84	17.03	26.14	32.99	46.44	47.80	2.92	2.91	0.12	0.34	3.45	C23-C24
5.00	10.90	15.12	25.04	40.82	54.98	72.50	68.05	4.50	4.45	0.18	0.51	5.05	C25
0.12	0.30	0.78	0.89	0.64	0.81	0.95	1.00	0.15	0.14	0.01	0.02	0.24	C30-C31
0.31	0.53	0.50	0.99	1.67	1.62	1.42	1.00	0.19	0.18	0.01	0.02	0.28	C32
26.73	60.94	82.93	103.45	142.41	189.99	200.67	169.31	19.41	19.21	1.05	2.28	29.80	C33-C34
0.92	1.42	1.71	1.68	2.32	2.10	1.18	0.66	0.47	0.47	0.03	0.05	0.85	C37-C38
1.77	2.31	3.78	4.36	6.44	10.83	8.77	8.96	1.15	1.14	0.06	0.12	1.62	C40-C41
0.67	0.95	1.93	1.58	1.93	4.53	1.42	3.98	0.40	0.39	0.02	0.04	0.65	C43
0.73	2.43	3.21	5.44	8.37	10.51	19.90	26.56	1.12	1.10	0.05	0.11	1.25	C44
0.06	0.18	0.07	0.59	0.39	0.16	0.00	0.33	0.06	0.06	0.00	0.01	0.09	C45
0.00	0.06	0.14	0.10	0.13	0.32	0.24	0.00	0.02	0.02	0.00	0.00	0.03	C46
0.43	1.07	0.64	0.99	1.42	2.59	1.66	2.99	0.40	0.40	0.02	0.04	0.55	C47;C49
80.98	95.05	76.80	71.27	70.95	67.10	52.83	46.48	28.52	26.77	2.18	2.89	67.20	C50
0.18	0.24	0.93	1.48	1.42	2.59	2.13	2.66	0.23	0.23	0.01	0.03	0.32	C51
0.37	0.41	0.57	0.99	0.64	0.65	1.18	0.66	0.16	0.16	0.01	0.02	0.29	C52
28.25	24.70	18.54	13.56	17.13	16.65	12.08	10.62	10.72	9.63	0.81	0.96	25.79	C53
14.58	18.66	16.90	17.03	14.03	13.42	12.32	7.64	4.71	4.57	0.37	0.52	10.95	C54
2.38	2.37	2.28	2.28	2.83	2.91	3.79	4.65	0.81	0.77	0.06	0.08	1.64	C55
10.44	13.74	14.76	13.66	14.03	10.02	11.14	7.97	4.80	4.57	0.35	0.49	9.61	C56
0.61	1.36	1.07	1.78	1.42	1.29	0.71	1.99	0.35	0.34	0.02	0.04	0.75	C57
0.00	0.00	0.00	0.00	0.13	0.00	0.00	0.00	0.10	0.08	0.01	0.01	0.04	C58
—	—	—	—	—	—	—	—	—	—	—	—	—	C60
—	—	—	—	—	—	—	—	—	—	—	—	—	C61
—	—	—	—	—	—	—	—	—	—	—	—	—	C62
—	—	—	—	—	—	—	—	—	—	—	—	—	C63
4.15	5.57	8.41	9.01	8.63	12.61	7.11	6.31	1.98	1.95	0.13	0.22	3.62	C64
0.18	0.47	0.93	1.39	1.42	1.94	1.90	1.66	0.19	0.19	0.01	0.02	0.25	C65
0.06	0.36	0.71	2.47	2.32	2.26	2.13	4.65	0.23	0.23	0.01	0.03	0.18	C66
1.77	2.72	5.85	5.84	10.56	17.14	21.56	24.57	1.46	1.43	0.07	0.15	1.91	C67
0.06	0.00	0.14	0.10	0.52	0.32	0.24	0.33	0.03	0.03	0.00	0.01	0.04	C68
0.06	0.30	0.00	0.69	0.26	0.32	0.71	1.00	0.10	0.14	0.01	0.01	0.07	C69
8.79	12.79	16.54	18.81	19.19	23.77	20.14	17.26	4.64	4.57	0.31	0.50	8.16	C70-C72
16.72	15.52	14.69	8.91	9.91	7.11	5.45	4.98	7.07	6.31	0.52	0.62	13.96	C73
0.18	0.06	0.43	0.40	0.26	0.32	0.47	0.66	0.09	0.09	0.01	0.01	0.14	C74
0.31	0.59	0.36	0.40	0.26	0.65	0.24	0.33	0.20	0.18	0.01	0.02	0.36	C75
0.37	0.18	0.36	0.20	0.52	0.97	0.71	1.00	0.16	0.15	0.01	0.01	0.20	C81
3.97	5.92	7.99	10.99	12.10	13.26	16.82	12.61	2.34	2.27	0.14	0.25	3.70	C82-C85;C96
0.00	0.00	0.07	0.00	0.26	0.16	0.00	0.00	0.02	0.03	0.00	0.00	0.03	C88
1.16	1.72	3.35	3.56	6.44	5.82	4.03	2.66	0.65	0.65	0.04	0.09	0.99	C90
0.79	2.01	2.07	2.08	3.22	4.20	5.45	2.32	1.17	1.28	0.07	0.10	1.21	C91
2.26	2.25	4.21	3.56	4.76	6.79	4.74	2.32	1.43	1.41	0.09	0.13	2.05	C92-C94
2.20	2.96	3.28	4.95	6.18	7.28	8.77	8.63	1.46	1.50	0.09	0.14	1.78	C95
8.73	13.56	15.19	19.50	25.62	27.81	37.43	36.52	4.53	4.49	0.27	0.50	7.54	O&U
307.14	455.13	540.00	678.69	901.96	1094.17	1152.63	1054.34	163.23	157.87	9.86	17.77	283.34	ALL
306.40	452.71	536.79	673.24	893.59	1083.66	1132.73	1027.78	162.11	156.77	9.82	17.65	282.09	ALLbC44

附录三 2011—2013年江苏省农村肿瘤登记地区恶性肿瘤发病情况

2011—2013年江苏省农村肿瘤登记地区男女合计恶性肿瘤发病主要指标

部 位	病例数	构成(%)	年龄组(岁)											
			0	1—4	5—9	10—14	15—19	20—24	25—29	30—34	35—39	40—44	45—49	50—54
唇	90	0.05	0.15	0.00	0.00	0.00	0.00	0.03	0.02	0.00	0.00	0.02	0.04	0.08
舌	295	0.18	0.50	0.00	0.00	0.00	0.00	0.07	0.08	0.08	0.11	0.29	0.56
口	572	0.34	0.98	0.00	0.00	0.03	0.00	0.08	0.02	0.13	0.08	0.09	0.18	0.48
唾液腺	249	0.15	0.42	0.00	0.00	0.00	0.03	0.00	0.11	0.18	0.26	0.11	0.47	0.45
扁桃腺	54	0.03	0.09	0.00	0.00	0.00	0.00	0.00	0.00	0.00	0.00	0.00	0.02	0.12
其他的口咽	77	0.05	0.13	0.00	0.00	0.00	0.00	0.00	0.00	0.00	0.00	0.00	0.02	0.08
鼻咽	1258	0.76	2.14	0.00	0.00	0.00	0.07	0.21	0.16	0.26	0.56	1.28	2.25	3.18
喉咽	86	0.05	0.15	0.00	0.00	0.00	0.00	0.00	0.00	0.00	0.00	0.00	0.05	0.12
咽,部位不明	101	0.06	0.17	0.00	0.00	0.00	0.03	0.00	0.00	0.00	0.00	0.00	0.04	0.06
食管	29670	17.83	50.58	0.00	0.00	0.00	0.00	0.00	0.09	0.26	0.43	0.95	3.44	12.23
胃	26379	15.85	44.97	0.00	0.00	0.00	0.00	0.05	0.87	1.11	2.33	3.60	9.30	19.84
小肠	459	0.28	0.78	0.00	0.00	0.00	0.00	0.00	0.08	0.03	0.24	0.54	0.76	
结肠	4470	2.69	7.62	0.00	0.00	0.00	0.05	0.34	0.45	0.89	1.68	3.01	6.16	
直肠	6556	3.94	11.18	0.00	0.00	0.00	0.08	0.00	0.23	0.45	1.18	1.97	3.92	8.31
肛门	123	0.07	0.21	0.00	0.00	0.00	0.00	0.02	0.00	0.03	0.07	0.13	0.04	
肝脏	20001	12.02	34.10	1.02	0.00	0.27	0.21	0.07	0.32	0.94	1.61	5.04	10.50	27.67	45.69
胆囊及其他	1884	1.13	3.21	0.00	0.00	0.00	0.00	0.00	0.05	0.11	0.23	0.31	0.85	1.26
胰腺	4783	2.87	8.15	0.00	0.00	0.00	0.00	0.00	0.16	0.18	0.28	0.80	1.74	3.99
鼻,鼻窦及其他	210	0.13	0.36	0.00	0.00	0.03	0.00	0.00	0.02	0.05	0.00	0.11	0.27	0.39
喉	582	0.35	0.99	0.00	0.04	0.00	0.00	0.00	0.02	0.00	0.03	0.07	0.11	0.43
气管,支气管,肺	29616	17.80	50.49	0.00	0.00	0.03	0.07	0.13	0.53	1.08	2.12	3.76	10.68	22.38
其他的胸腔器官	290	0.17	0.49	0.17	0.04	0.03	0.03	0.00	0.18	0.11	0.20	0.09	0.22	0.45
骨	1310	0.79	2.23	0.00	0.09	0.21	0.55	0.61	0.37	0.42	0.51	0.73	1.12	1.41
皮肤的黑色素瘤	312	0.19	0.53	0.00	0.00	0.00	0.00	0.00	0.02	0.00	0.18	0.08	0.09	0.27	0.43
其他的皮肤	1197	0.72	2.04	0.00	0.00	0.03	0.00	0.00	0.07	0.21	0.23	0.24	0.60	0.89
间皮瘤	46	0.03	0.08	0.00	0.04	0.00	0.00	0.00	0.00	0.03	0.05	0.04	0.07	0.06
卡波氏肉瘤	8	0.00	0.01	0.00	0.04	0.00	0.00	0.00	0.00	0.00	0.00	0.00	0.02	0.00	0.02
周围神经,其他结缔	276	0.17	0.47	0.34	0.27	0.17	0.14	0.00	0.02	0.11	0.10	0.20	0.29	0.72
乳房	8028	4.82	13.69	0.00	0.00	0.00	0.00	0.11	0.55	1.63	4.12	9.51	20.80	31.39
外阴	66	0.04	0.11	0.00	0.00	0.00	0.00	0.00	0.00	0.00	0.00	0.00	0.04	0.12
阴道	51	0.03	0.09	0.00	0.00	0.00	0.00	0.00	0.00	0.00	0.00	0.04	0.07	0.12
子宫颈	4470	2.69	7.62	0.00	0.00	0.00	0.00	0.05	0.23	1.13	3.58	6.83	12.73	16.45
子宫体	1355	0.81	2.31	0.00	0.00	0.00	0.00	0.00	0.09	0.13	0.36	1.02	2.43	4.22
子宫,部位不明	808	0.49	1.38	0.00	0.00	0.00	0.00	0.00	0.00	0.11	0.31	0.55	1.50	2.60
卵巢	1478	0.89	2.52	0.00	0.00	0.00	0.00	0.00	0.38	0.85	0.97	0.99	2.47	4.26
其他的女性生殖器	108	0.06	0.18	0.00	0.00	0.00	0.00	0.00	0.00	0.03	0.03	0.09	0.18	0.48
胎盘	15	0.01	0.03	0.00	0.00	0.00	0.00	0.00	0.00	0.08	0.05	0.00	0.04	0.04
阴茎	219	0.13	0.37	0.00	0.00	0.00	0.00	0.00	0.02	0.00	0.00	0.07	0.04	0.31
前列腺	1626	0.98	2.77	0.00	0.00	0.00	0.00	0.00	0.00	0.00	0.03	0.07	0.02	0.12
睾丸	119	0.07	0.20	0.00	0.00	0.13	0.00	0.00	0.03	0.14	0.08	0.23	0.15	0.18	0.23
其他的男性生殖器	31	0.02	0.05	0.00	0.00	0.03	0.00	0.00	0.03	0.00	0.00	0.00	0.04	0.04
肾	1100	0.66	1.88	0.51	0.67	0.03	0.07	0.00	0.16	0.32	0.26	0.71	0.91	2.00
肾盂	90	0.05	0.15	0.00	0.00	0.00	0.00	0.00	0.00	0.00	0.00	0.00	0.02	0.04
输尿管	85	0.05	0.14	0.00	0.00	0.00	0.00	0.00	0.00	0.00	0.00	0.00	0.00	0.02
膀胱	2660	1.60	4.53	0.00	0.00	0.00	0.00	0.03	0.00	0.05	0.18	0.23	0.51	1.00	1.92
其他的泌尿器官	24	0.01	0.04	0.00	0.00	0.00	0.00	0.00	0.00	0.00	0.00	0.00	0.00	0.00
眼	82	0.05	0.14	0.34	0.22	0.00	0.00	0.05	0.00	0.00	0.00	0.02	0.15	0.12
脑,神经系统	3650	2.19	6.22	1.19	1.30	1.15	1.06	1.01	1.33	1.95	1.84	2.19	3.70	5.99
甲状腺	1394	0.84	2.38	0.00	0.00	0.03	0.03	0.37	1.01	2.22	1.87	2.12	3.15	4.22
肾上腺	90	0.05	0.15	0.17	0.00	0.00	0.05	0.09	0.00	0.05	0.07	0.15	0.14	
其他的内分泌腺	202	0.12	0.34	0.00	0.00	0.00	0.08	0.07	0.00	0.18	0.18	0.27	0.50	
霍奇金病	126	0.08	0.21	0.00	0.00	0.03	0.07	0.08	0.05	0.00	0.10	0.04	0.16	0.23
非霍奇金淋巴瘤	2151	1.29	3.67	0.17	0.27	0.45	0.24	0.45	0.44	0.79	0.87	0.93	1.98	3.12
免疫增生性疾病	13	0.01	0.02	0.00	0.00	0.03	0.00	0.00	0.02	0.00	0.00	0.00	0.00	0.02
多发性骨髓瘤	625	0.38	1.07	0.00	0.04	0.00	0.14	0.00	0.11	0.07	0.00	0.08	0.18	0.38	0.62
淋巴样白血病	589	0.35	1.00	0.34	0.94	0.49	0.27	0.59	0.48	0.47	0.41	0.53	0.71	0.74
髓样白血病	834	0.50	1.42	0.51	0.40	0.10	0.27	0.80	0.64	0.71	0.69	0.66	0.87	1.36
白血病,未特指	1630	0.98	2.78	1.70	1.53	1.40	1.02	1.31	1.51	1.19	1.02	1.64	1.79	2.42
其他的或未指明部位	1719	1.03	2.93	0.17	0.22	0.07	0.14	0.11	0.48	0.34	0.43	0.73	1.07	2.23
所有部位合计	166392	100.00	283.66	6.61	6.82	4.79	4.33	7.26	12.81	19.75	32.45	56.91	124.51	216.57
所有部位除外 C44	165195	99.28	281.62	6.61	6.82	4.76	4.33	7.23	12.74	19.54	32.22	56.67	123.91	215.68

| 年龄组(岁) | | | | | | | 粗率 (1/10^5) | 中标率 (1/10^5) | 世标率 (1/10^5) | 累积率(%) | | 截缩率 35—64岁 | ICD-10 |
55—59	60—64	65—69	70—74	75—79	80—84	85+				0—64岁	0—74岁		
0.07	0.14	0.34	0.52	0.65	0.87	1.88	0.89	0.09	0.09	0.00	0.01	0.10	C00
0.81	1.12	1.37	1.51	1.16	2.01	1.33	1.43	0.32	0.32	0.02	0.04	0.64	C01-C02
0.91	1.72	2.43	3.31	4.03	5.16	6.32	6.26	0.58	0.58	0.03	0.07	0.83	C03-C06
0.74	0.67	0.90	0.84	1.21	1.27	1.44	1.07	0.30	0.28	0.02	0.03	0.52	C07-C08
0.12	0.24	0.16	0.36	0.45	0.20	0.33	0.36	0.06	0.06	0.00	0.01	0.10	C09
0.12	0.19	0.34	0.76	0.45	0.67	0.78	0.54	0.08	0.08	0.00	0.01	0.11	C10
3.02	4.99	5.24	5.14	5.29	4.49	3.99	3.93	1.46	1.40	0.11	0.16	3.11	C11
0.17	0.33	0.34	0.64	0.45	1.01	0.66	0.18	0.09	0.09	0.00	0.01	0.14	C12-C13
0.17	0.38	0.53	0.52	0.70	1.27	0.89	0.18	0.10	0.10	0.01	0.01	0.16	C14
30.34	87.96	149.30	205.74	265.87	305.35	299.13	238.30	28.90	29.29	1.43	3.78	38.73	C15
34.18	73.94	123.42	168.85	224.79	264.85	259.45	183.06	26.35	26.29	1.34	3.31	37.32	C16
0.76	1.62	1.96	2.95	2.52	2.88	3.10	2.86	0.49	0.48	0.03	0.06	0.88	C17
7.55	12.64	17.77	24.30	33.53	38.15	39.34	40.22	4.63	4.55	0.25	0.54	7.24	C18
11.93	19.66	27.60	35.46	45.46	60.48	59.74	54.17	6.72	6.62	0.38	0.78	10.77	C19-C20
0.19	0.31	0.44	0.84	0.86	0.74	1.66	1.79	0.12	0.12	0.01	0.01	0.17	C21
52.14	74.16	82.38	82.63	97.42	113.85	118.03	107.98	21.76	21.21	1.51	2.41	44.84	C22
2.72	4.59	7.39	10.12	15.41	18.64	26.82	21.45	1.84	1.83	0.09	0.22	2.45	C23-C24
6.24	11.63	19.64	27.37	39.02	51.09	58.96	50.95	4.70	4.66	0.22	0.56	6.31	C25
0.45	0.69	0.97	1.08	1.21	1.21	1.33	0.54	0.23	0.23	0.02	0.03	0.44	C30-C31
1.00	1.86	3.43	4.02	4.48	5.30	3.77	2.68	0.59	0.60	0.03	0.08	0.96	C32
40.92	84.84	134.36	179.97	244.58	306.63	304.90	227.04	29.40	29.32	1.50	3.63	42.01	C33-C34
0.67	0.74	1.09	1.79	2.06	1.48	1.77	1.61	0.33	0.33	0.02	0.04	0.49	C37-C38
2.60	3.13	4.93	6.57	8.81	10.66	11.42	7.69	1.49	1.45	0.08	0.16	2.09	C40-C41
0.60	0.86	1.34	1.47	1.66	2.48	3.10	3.58	0.33	0.32	0.02	0.04	0.53	C43
1.71	1.84	4.12	6.02	6.44	11.40	21.06	29.50	1.15	1.15	0.05	0.11	1.38	C44
0.07	0.19	0.19	0.16	0.15	0.47	0.11	0.18	0.05	0.05	0.00	0.01	0.09	C45
0.02	0.02	0.03	0.00	0.05	0.00	0.11	0.00	0.01	0.01	0.00	0.00	0.02	C46
0.43	0.79	1.25	1.00	1.21	1.68	1.77	1.25	0.33	0.34	0.02	0.03	0.57	C47;C49
26.32	29.41	27.69	20.52	18.88	17.10	14.63	13.94	9.67	9.04	0.76	0.95	23.55	C50
0.07	0.29	0.25	0.28	0.45	0.54	0.89	0.54	0.06	0.06	0.00	0.01	0.11	C51
0.17	0.07	0.19	0.44	0.15	0.40	0.33	0.00	0.06	0.05	0.00	0.01	0.11	C52
13.77	13.93	12.75	11.35	11.08	12.27	9.97	11.98	5.52	5.04	0.41	0.52	12.63	C53
5.60	6.07	5.49	4.26	4.23	2.95	2.66	1.79	1.56	1.51	0.13	0.17	3.88	C54
2.29	2.89	2.74	2.91	2.77	3.02	4.54	5.01	0.91	0.87	0.07	0.09	2.00	C55
3.88	5.92	5.30	5.98	4.93	4.49	4.43	2.15	1.80	1.71	0.13	0.19	3.57	C56
0.29	0.45	0.44	0.36	0.20	0.27	0.11	0.36	0.13	0.12	0.01	0.01	0.31	C57
0.02	0.02	0.00	0.04	0.00	0.00	0.00	0.00	0.03	0.02	0.00	0.00	0.02	C58
0.48	0.62	0.81	1.20	1.86	1.61	2.11	1.61	0.23	0.22	0.01	0.03	0.36	C60
0.36	1.31	3.52	7.53	17.17	28.30	35.91	27.89	1.45	1.40	0.00	0.15	0.72	C61
0.31	0.31	0.31	0.12	0.40	0.60	1.00	0.54	0.16	0.15	0.01	0.01	0.24	C62
0.00	0.10	0.22	0.12	0.25	0.27	0.44	0.18	0.03	0.03	0.00	0.00	0.05	C63
2.22	3.23	5.24	5.22	6.80	6.97	7.43	5.36	1.23	1.24	0.08	0.14	2.15	C64
0.21	0.41	0.41	0.48	0.96	0.54	0.89	0.18	0.09	0.09	0.01	0.01	0.15	C65
0.10	0.24	0.50	0.40	0.81	1.14	0.78	0.72	0.08	0.08	0.00	0.01	0.11	C66
3.12	6.14	10.48	15.10	20.94	28.90	35.58	34.32	2.59	2.58	0.12	0.30	3.31	C67
0.02	0.14	0.09	0.16	0.20	0.27	0.22	0.00	0.02	0.02	0.00	0.00	0.03	C68
0.10	0.22	0.16	0.36	0.50	0.47	0.89	1.07	0.09	0.11	0.01	0.01	0.12	C69
7.03	12.35	15.03	16.38	19.53	24.14	18.73	13.23	4.32	4.27	0.28	0.46	6.96	C70-C72
3.95	4.09	3.71	3.23	3.68	2.82	2.88	1.97	1.90	1.71	0.13	0.17	3.48	C73
0.36	0.29	0.34	0.36	0.40	0.20	0.11	0.36	0.11	0.11	0.01	0.01	0.21	C74
0.50	0.50	0.65	0.80	1.06	1.21	1.22	0.36	0.24	0.23	0.02	0.02	0.41	C75
0.26	0.26	0.44	0.60	0.55	0.94	0.78	0.89	0.15	0.15	0.01	0.02	0.22	C81
4.17	6.12	9.73	10.88	13.79	14.15	14.63	14.12	2.41	2.38	0.15	0.27	3.88	C82-C85;C96
0.02	0.05	0.00	0.08	0.10	0.07	0.11	0.18	0.02	0.02	0.00	0.00	0.01	C88
1.55	2.03	3.18	3.55	4.43	4.36	4.10	2.68	0.67	0.67	0.04	0.08	1.15	C90
0.83	1.34	2.25	2.11	3.22	3.49	2.88	1.43	0.79	0.81	0.05	0.08	0.98	C91
1.41	2.53	2.62	3.39	4.33	4.16	5.65	3.22	1.06	1.03	0.07	0.10	1.45	C92-C94
2.95	4.13	5.05	6.26	7.45	8.92	8.64	7.69	2.16	2.19	0.14	0.20	2.79	C95
2.91	5.35	7.05	8.45	11.63	14.08	15.18	14.84	1.83	1.81	0.11	0.21	2.85	O&U
285.88	502.08	719.82	906.80	1172.68	1402.92	1430.94	1158.26	173.86	171.57	9.97	20.37	280.80	ALL
284.17	500.24	715.70	900.79	1166.24	1391.52	1409.88	1128.77	172.72	170.42	9.92	20.25	279.42	ALLbC44

2011—2013年江苏省农村肿瘤登记地区男性恶性肿瘤发病主要指标

部 位	病例数	构成(%)	年龄组(岁)										
			0	1—4	5—9	10—14	15—19	20—24	25—29	30—34	35—39	40—44	45—49	50—54
唇	52	0.05	0.17	0.00	0.00	0.00	0.00	0.05	0.04	0.00	0.00	0.00	0.04	0.12
舌	158	0.16	0.53	0.00	0.00	0.00	0.00	0.00	0.04	0.05	0.00	0.13	0.25	0.54
口	307	0.31	1.03	0.00	0.00	0.00	0.06	0.00	0.05	0.04	0.16	0.05	0.09	0.18	0.50
唾液腺	140	0.14	0.47	0.00	0.00	0.00	0.00	0.06	0.00	0.13	0.31	0.15	0.09	0.36	0.62
扁桃腺	36	0.04	0.12	0.00	0.00	0.00	0.00	0.00	0.00	0.00	0.00	0.00	0.00	0.00	0.12
其他的口咽	61	0.06	0.20	0.00	0.00	0.00	0.00	0.00	0.00	0.00	0.00	0.00	0.00	0.04	0.15
鼻咽	873	0.88	2.93	0.00	0.00	0.00	0.06	0.25	0.22	0.31	0.82	1.64	2.98	4.56
喉咽	69	0.07	0.23	0.00	0.00	0.00	0.00	0.00	0.00	0.00	0.00	0.00	0.00	0.00	0.12
咽,部位不明	73	0.07	0.24	0.00	0.00	0.00	0.00	0.00	0.00	0.00	0.00	0.00	0.00	0.04	0.08
食管	19628	19.83	65.82	0.00	0.00	0.00	0.00	0.00	0.04	0.31	0.66	1.24	5.02	18.39
胃	18573	18.76	62.28	0.00	0.00	0.00	0.00	0.00	0.00	0.76	1.04	1.89	3.47	10.52	26.73
小肠	261	0.26	0.88	0.00	0.00	0.00	0.00	0.00	0.00	0.10	0.05	0.40	0.51	0.89
结肠	2520	2.55	8.45	0.00	0.00	0.00	0.00	0.00	0.10	0.54	0.57	1.12	2.13	3.31	7.53
直肠	3797	3.84	12.73	0.00	0.00	0.00	0.00	0.00	0.27	0.52	1.17	1.95	4.04	8.88
肛门	75	0.08	0.25	0.00	0.00	0.00	0.00	0.00	0.00	0.00	0.05	0.09	0.18	0.08
肝脏	14541	14.69	48.76	1.29	0.25	0.19	0.06	0.00	0.40	1.35	2.30	8.27	17.68	45.60	75.36
胆囊及其他	855	0.86	2.87	0.00	0.00	0.00	0.00	0.00	0.04	0.00	0.10	0.31	0.27	0.84	1.04
胰腺	2618	2.64	8.78	0.00	0.00	0.00	0.00	0.00	0.00	0.00	0.21	0.26	1.07	2.15	4.91
鼻,鼻窦及其他	133	0.13	0.45	0.00	0.00	0.08	0.00	0.00	0.00	0.05	0.00	0.18	0.29	0.50
喉	505	0.51	1.69	0.00	0.00	0.08	0.00	0.00	0.00	0.04	0.00	0.04	0.18	0.77
气管,支气管,肺	20139	20.34	67.54	0.00	0.00	0.00	0.06	0.06	0.25	0.40	1.04	2.04	4.09	11.54	25.84
其他的胸腔器官	171	0.17	0.57	0.00	0.00	0.06	0.06	0.00	0.22	0.16	0.20	0.09	0.25	0.42
骨	740	0.75	2.48	0.00	0.17	0.06	0.56	0.60	0.49	0.26	0.51	0.84	1.02	1.58
皮肤的黑色素瘤	160	0.16	0.54	0.00	0.00	0.00	0.00	0.00	0.00	0.04	0.05	0.00	0.09	0.18	0.58
其他的皮肤	613	0.62	2.06	0.00	0.00	0.00	0.06	0.00	0.00	0.04	0.10	0.31	0.09	0.58	0.81
间皮瘤	19	0.02	0.06	0.00	0.00	0.00	0.00	0.00	0.00	0.00	0.00	0.05	0.04	0.07	0.00
卡波氏肉瘤	4	0.00	0.01	0.00	0.00	0.08	0.00	0.00	0.00	0.00	0.00	0.00	0.00	0.00	0.00
周围神经,其他结缔	153	0.15	0.51	0.64	0.42	0.06	0.06	0.00	0.00	0.00	0.05	0.10	0.27	0.33	0.81
乳房	98	0.10	0.33	0.00	0.00	0.00	0.00	0.00	0.00	0.00	0.05	0.00	0.31	0.29	0.42
外阴	—	—	—	—	—	—	—	—	—	—	—	—	—	—	—
阴道	—	—	—	—	—	—	—	—	—	—	—	—	—	—	—
子宫颈	—	—	—	—	—	—	—	—	—	—	—	—	—	—	—
子宫体	—	—	—	—	—	—	—	—	—	—	—	—	—	—	—
子宫,部位不明	—	—	—	—	—	—	—	—	—	—	—	—	—	—	—
卵巢	—	—	—	—	—	—	—	—	—	—	—	—	—	—	—
其他的女性生殖器	—	—	—	—	—	—	—	—	—	—	—	—	—	—	—
胎盘	—	—	—	—	—	—	—	—	—	—	—	—	—	—	—
阴茎	219	0.22	0.73	0.00	0.00	0.00	0.00	0.00	0.00	0.04	0.00	0.05	0.00	0.13	0.25	0.62
前列腺	1626	1.64	5.45	0.00	0.00	0.00	0.00	0.00	0.00	0.00	0.00	0.05	0.13	0.04	0.23
睾丸	119	0.12	0.40	0.00	0.00	0.25	0.00	0.00	0.00	0.16	0.46	0.31	0.36	0.46
其他的男性生殖器	31	0.03	0.10	0.00	0.00	0.00	0.06	0.00	0.00	0.00	0.00	0.00	0.00	0.07	0.08
肾	670	0.68	2.25	0.64	0.00	0.76	0.00	0.06	0.05	0.00	0.09	0.37	0.36	0.71	1.06	2.43
肾盂	66	0.07	0.22	0.00	0.00	0.00	0.00	0.00	0.00	0.00	0.00	0.00	0.00	0.00	0.04
输尿管	49	0.05	0.16	0.00	0.00	0.00	0.00	0.00	0.00	0.00	0.00	0.00	0.00	0.00	0.00
膀胱	2067	2.09	6.93	0.00	0.00	0.00	0.06	0.00	0.00	0.09	0.21	0.36	0.76	1.49	3.09
其他的泌尿器官	16	0.02	0.05	0.00	0.00	0.00	0.00	0.00	0.00	0.00	0.00	0.00	0.00	0.00	0.00
眼	39	0.04	0.13	0.00	0.00	0.17	0.00	0.00	0.00	0.04	0.00	0.00	0.00	0.04	0.11	0.04
脑,神经系统	1865	1.88	6.25	0.97	1.09	1.04	1.11	1.05	1.62	2.87	1.94	2.49	3.75	5.14
甲状腺	301	0.30	1.01	0.00	0.00	0.00	0.06	0.00	0.10	0.40	0.83	0.82	0.84	1.24	1.04
肾上腺	54	0.05	0.18	0.32	0.00	0.00	0.00	0.10	0.09	0.05	0.00	0.00	0.09	0.25	0.12
其他的内分泌腺	96	0.10	0.32	0.00	0.08	0.00	0.00	0.00	0.04	0.10	0.15	0.09	0.25	0.31
霍奇金病	75	0.08	0.25	0.00	0.00	0.06	0.12	0.15	0.04	0.00	0.10	0.09	0.25	0.35
非霍奇金淋巴瘤	1307	1.32	4.38	0.32	0.17	0.65	0.31	0.60	0.58	0.94	0.97	1.42	2.15	3.71
免疫增生性疾病	7	0.01	0.02	0.00	0.00	0.00	0.00	0.00	0.00	0.00	0.00	0.00	0.00	0.00	0.04
多发性骨髓瘤	357	0.36	1.20	0.00	0.08	0.00	0.19	0.00	0.20	0.09	0.05	0.15	0.18	0.44	0.70
淋巴样白血病	331	0.33	1.11	0.32	0.92	0.58	0.25	0.65	0.54	0.63	0.46	0.58	0.66	0.66
髓样白血病	457	0.46	1.53	0.00	0.17	0.06	0.31	0.95	0.94	0.57	0.71	0.62	0.87	1.43
白血病,未特指	929	0.94	3.12	1.61	1.18	1.69	1.24	1.79	1.80	1.67	1.33	1.87	2.00	2.55
其他的或未指明部位	949	0.96	3.18	0.32	0.42	0.13	0.19	0.10	0.20	0.63	0.00	0.41	0.71	0.95	2.05
所有部位合计	99002	100.00	332.00	6.43	6.38	5.13	4.52	7.63	12.17	16.39	26.29	47.36	106.99	207.43
所有部位除外 C44	98389	99.38	329.94	6.43	6.38	5.07	4.52	7.63	12.13	16.28	25.98	47.27	106.40	206.62

年龄组(岁)							粗率 (1/10⁵)	中标率 (1/10⁵)	世标率 (1/10⁵)	累积率(%)		截缩率 35—64岁	ICD-10
55—59	60—64	65—69	70—74	75—79	80—84	85+				0—64岁	0—74岁		
0.09	0.23	0.31	0.63	0.71	1.29	1.81	1.42	0.11	0.11	0.00	0.01	0.11	C00
0.93	1.22	1.47	1.73	1.32	2.29	2.32	0.95	0.34	0.34	0.02	0.04	0.68	C01—C02
1.03	1.87	2.69	3.69	4.68	5.29	8.51	5.20	0.64	0.64	0.03	0.08	0.90	C03—C06
0.98	0.75	1.04	1.02	1.43	1.29	1.81	0.95	0.34	0.32	0.02	0.03	0.60	C07—C08
0.19	0.37	0.24	0.63	0.61	0.14	0.52	0.00	0.07	0.08	0.00	0.01	0.13	C09
0.14	0.37	0.55	1.26	0.61	1.00	1.81	0.00	0.12	0.12	0.01	0.02	0.18	C10
4.39	7.57	7.89	6.68	6.82	5.29	5.16	4.25	2.02	1.95	0.15	0.22	4.48	C11
0.33	0.61	0.61	1.10	0.71	1.57	1.03	0.00	0.14	0.14	0.01	0.02	0.23	C12—C13
0.28	0.65	0.80	0.79	0.81	1.57	1.29	0.47	0.15	0.15	0.01	0.02	0.15	C14
47.39	127.22	207.93	272.58	345.97	395.07	389.77	325.73	39.31	39.95	2.04	5.13	55.66	C15
49.73	108.15	182.60	245.64	328.05	388.93	374.81	262.38	37.75	37.82	1.92	4.79	53.42	C16
0.98	1.73	2.26	2.83	2.95	3.71	4.64	3.31	0.57	0.55	0.03	0.06	1.02	C17
9.25	14.68	20.31	29.30	35.65	42.44	47.98	42.08	5.38	5.27	0.30	0.62	8.52	C18
14.54	23.52	32.85	41.87	55.81	71.58	75.84	68.55	7.91	7.82	0.44	0.93	12.50	C19—C20
0.23	0.37	0.61	0.86	1.12	0.86	1.55	3.31	0.16	0.16	0.01	0.02	0.23	C21
79.88	111.23	116.04	116.65	133.32	146.60	148.07	144.19	32.39	31.40	2.29	3.54	69.04	C22
2.57	4.16	7.10	9.43	15.07	18.57	21.67	22.69	1.74	1.73	0.08	0.20	2.28	C23—C24
7.10	13.42	24.16	29.14	44.40	58.87	63.20	47.75	5.34	5.28	0.27	0.63	7.57	C25
0.65	0.84	1.41	1.18	1.63	1.57	1.81	0.47	0.29	0.29	0.02	0.03	0.58	C30—C31
1.78	3.23	5.99	7.07	7.23	10.43	6.71	5.67	1.03	1.05	0.06	0.13	1.67	C32
52.02	114.04	189.45	257.03	354.73	442.37	464.84	323.37	40.72	40.67	2.00	5.06	55.58	C33—C34
0.79	0.75	1.65	2.36	2.55	1.29	2.58	1.42	0.40	0.39	0.02	0.05	0.59	C37—C38
2.80	3.69	5.57	7.31	10.80	12.43	16.51	10.40	1.68	1.63	0.09	0.18	2.31	C40—C41
0.47	0.79	1.28	1.73	2.24	3.00	3.35	4.73	0.33	0.33	0.02	0.04	0.51	C43
1.64	2.20	4.77	7.31	6.62	12.00	23.99	32.62	1.23	1.24	0.05	0.12	1.45	C44
0.05	0.05	0.18	0.16	0.31	0.57	0.00	0.47	0.04	0.04	0.00	0.00	0.06	C45
0.05	0.05	0.06	0.00	0.00	0.00	0.00	0.00	0.01	0.01	0.00	0.00	0.02	C46
0.37	0.94	1.35	1.10	1.43	2.29	2.06	1.42	0.36	0.37	0.02	0.04	0.63	C47;C49
0.37	0.61	1.35	0.31	0.61	0.86	0.52	4.73	0.22	0.22	0.02	0.02	0.51	C50
—	—	—	—	—	—	—	—	—	—	—	—	—	C51
—	—	—	—	—	—	—	—	—	—	—	—	—	C52
—	—	—	—	—	—	—	—	—	—	—	—	—	C53
—	—	—	—	—	—	—	—	—	—	—	—	—	C54
—	—	—	—	—	—	—	—	—	—	—	—	—	C55
—	—	—	—	—	—	—	—	—	—	—	—	—	C56
—	—	—	—	—	—	—	—	—	—	—	—	—	C57
—	—	—	—	—	—	—	—	—	—	—	—	—	C58
0.93	1.22	1.59	2.36	3.77	3.43	4.90	4.25	0.46	0.45	0.02	0.05	0.71	C60
0.70	2.57	6.91	14.85	34.73	60.30	83.58	73.75	3.08	2.97	0.05	0.30	1.41	C61
0.61	0.61	0.61	0.24	0.81	1.29	2.32	1.42	0.31	0.29	0.02	0.03	0.48	C62
0.00	0.19	0.31	0.24	0.51	0.57	1.03	0.47	0.06	0.07	0.00	0.01	0.09	C63
2.52	3.65	6.67	6.83	8.66	8.86	9.80	9.46	1.49	1.51	0.09	0.17	2.55	C64
0.33	0.56	0.73	0.55	1.53	1.00	1.03	0.47	0.13	0.14	0.01	0.02	0.23	C65
0.09	0.33	0.43	0.63	0.81	1.29	1.55	0.95	0.10	0.10	0.00	0.01	0.11	C66
4.72	10.24	16.33	22.94	33.10	46.87	61.91	67.60	4.16	4.14	0.19	0.47	5.22	C67
0.00	0.14	0.06	0.24	0.41	0.43	0.52	0.00	0.03	0.03	0.00	0.00	0.03	C68
0.05	0.28	0.31	0.31	0.61	0.57	0.77	0.95	0.08	0.09	0.01	0.01	0.12	C69
6.82	12.20	15.35	16.97	21.69	23.43	21.93	17.49	4.48	4.40	0.28	0.48	6.86	C70—C72
1.17	2.01	2.39	1.81	2.55	2.29	1.03	0.95	0.79	0.72	0.05	0.08	1.36	C73
0.37	0.33	0.24	0.47	0.71	0.29	0.26	0.47	0.13	0.13	0.01	0.01	0.22	C74
0.51	0.51	0.67	0.79	1.02	1.43	1.81	0.47	0.22	0.22	0.01	0.02	0.36	C75
0.28	0.28	0.49	0.55	0.61	1.14	1.29	0.95	0.19	0.18	0.01	0.02	0.28	C81
4.72	7.48	13.03	13.12	16.50	16.72	20.38	19.38	2.96	2.93	0.18	0.33	4.82	C82—C85;C96
0.00	0.05	0.00	0.08	0.10	0.14	0.26	0.47	0.01	0.01	0.00	0.00	0.01	C88
1.78	2.34	3.43	4.08	5.09	4.57	5.93	3.78	0.77	0.78	0.05	0.09	1.28	C90
1.03	1.36	2.63	2.51	3.46	4.14	4.64	2.36	0.88	0.90	0.05	0.08	1.05	C91
1.64	2.67	2.81	3.53	5.19	5.00	8.25	3.78	1.14	1.10	0.07	0.11	1.54	C92—C94
3.27	4.21	5.57	7.15	9.17	9.86	11.61	9.93	2.50	2.49	0.15	0.23	3.03	C95
3.13	5.80	8.81	9.90	14.16	16.72	15.74	18.44	2.04	2.05	0.12	0.24	3.11	O&U
315.73	604.33	911.90	1161.50	1533.39	1843.78	1934.69	1556.33	206.81	205.78	11.36	24.84	316.59	ALL
314.09	602.13	907.13	1154.19	1526.77	1831.77	1910.69	1523.71	205.58	204.54	11.31	24.71	315.14	ALLbC44

2011—2013年江苏省农村肿瘤登记地区女性恶性肿瘤发病主要指标

部 位	病例数	构成(%)	年龄组(岁)											
			0	1—4	5—9	10—14	15—19	20—24	25—29	30—34	35—39	40—44	45—49	50—54
唇	38	0.06	0.13	0.00	0.00	0.00	0.00	0.00	0.00	0.00	0.00	0.04	0.04	0.04
舌	137	0.20	0.48	0.00	0.00	0.00	0.00	0.00	0.09	0.11	0.15	0.09	0.33	0.58
口	265	0.39	0.92	0.00	0.00	0.00	0.00	0.11	0.00	0.11	0.10	0.09	0.18	0.47
唾液腺	109	0.16	0.38	0.00	0.00	0.00	0.00	0.06	0.09	0.05	0.36	0.13	0.58	0.27
扁桃腺	18	0.03	0.06	0.00	0.00	0.00	0.00	0.06	0.00	0.00	0.00	0.00	0.04	0.12
其他的口咽	16	0.02	0.06	0.00	0.00	0.00	0.00	0.00	0.00	0.00	0.00	0.00	0.00	0.00
鼻咽	385	0.57	1.33	0.00	0.00	0.00	0.08	0.17	0.00	0.21	0.31	0.92	1.52	1.79
喉咽	17	0.03	0.06	0.00	0.00	0.00	0.00	0.00	0.00	0.00	0.00	0.00	0.11	0.04
咽,部位不明	28	0.04	0.10	0.00	0.00	0.00	0.08	0.00	0.00	0.00	0.00	0.00	0.04	0.04
食管	10042	14.90	34.82	0.00	0.00	0.00	0.00	0.00	0.14	0.21	0.20	0.66	1.88	6.03
胃	7806	11.58	27.07	0.00	0.00	0.00	0.00	0.11	0.98	1.17	2.77	3.74	8.09	12.91
小肠	198	0.29	0.69	0.00	0.00	0.00	0.00	0.00	0.05	0.00	0.00	0.09	0.58	0.62
结肠	1950	2.89	6.76	0.00	0.00	0.00	0.00	0.00	0.14	0.32	0.67	1.23	2.71	4.78
直肠	2759	4.09	9.57	0.00	0.00	0.00	0.00	0.11	0.19	0.37	1.18	1.98	3.79	7.74
肛门	48	0.07	0.17	0.00	0.00	0.00	0.00	0.00	0.00	0.00	0.00	0.04	0.07	0.00
肝脏	5460	8.10	18.93	0.72	0.29	0.23	0.08	0.23	0.51	0.91	1.79	3.39	9.87	15.82
胆囊及其他	1029	1.53	3.57	0.00	0.00	0.00	0.00	0.00	0.05	0.11	0.15	0.35	0.87	1.48
胰腺	2165	3.21	7.51	0.00	0.00	0.00	0.00	0.00	0.33	0.16	0.31	0.53	1.34	3.07
鼻,鼻窦及其他	77	0.11	0.27	0.00	0.00	0.10	0.00	0.08	0.00	0.05	0.05	0.04	0.25	0.27
喉	77	0.11	0.27	0.00	0.00	0.00	0.00	0.00	0.00	0.00	0.05	0.09	0.04	0.08
气管,支气管,肺	9477	14.06	32.86	0.00	0.00	0.00	0.00	0.15	0.00	0.66	1.12	2.20	3.43	9.83	18.89
其他的胸腔器官	119	0.18	0.41	0.36	0.00	0.00	0.00	0.00	0.14	0.05	0.20	0.09	0.18	0.47
骨	570	0.85	1.98	0.00	0.00	0.00	0.38	0.53	0.63	0.23	0.59	0.51	0.62	1.23	1.24
皮肤的黑色素瘤	152	0.23	0.53	0.00	0.00	0.00	0.00	0.06	0.00	0.32	0.15	0.09	0.36	0.27
其他的皮肤	584	0.87	2.02	0.00	0.00	0.00	0.00	0.06	0.09	0.32	0.15	0.40	0.61	0.97
间皮瘤	27	0.04	0.09	0.00	0.00	0.10	0.00	0.00	0.00	0.05	0.05	0.04	0.07	0.12
卡波氏肉瘤	4	0.01	0.01	0.00	0.00	0.00	0.00	0.00	0.00	0.00	0.00	0.04	0.00	0.04
周围神经,其他结缔	123	0.18	0.43	0.00	0.00	0.10	0.30	0.23	0.00	0.05	0.16	0.10	0.13	0.25	0.62
乳房	7930	11.77	27.50	0.00	0.00	0.00	0.00	0.08	0.23	1.12	3.25	8.25	18.62	41.16	62.55
外阴	66	0.10	0.23	0.00	0.00	0.00	0.00	0.00	0.00	0.00	0.00	0.00	0.00	0.07	0.23
阴道	51	0.08	0.18	0.00	0.00	0.00	0.00	0.00	0.00	0.00	0.00	0.00	0.09	0.14	0.23
子宫颈	4470	6.63	15.50	0.00	0.00	0.00	0.00	0.00	0.11	0.47	2.29	7.17	13.60	25.37	33.01
子宫体	1355	2.01	4.70	0.00	0.00	0.00	0.00	0.00	0.00	0.19	0.27	0.72	2.02	4.84	8.48
子宫,部位不明	808	1.20	2.80	0.00	0.00	0.10	0.00	0.00	0.00	0.09	0.21	0.61	1.10	3.00	5.21
卵巢	1478	2.19	5.12	0.00	0.00	0.00	0.00	0.08	0.23	0.75	1.73	1.97	1.95	1.98	4.91	8.55
其他的女性生殖器	108	0.16	0.37	0.00	0.00	0.00	0.00	0.00	0.00	0.00	0.05	0.05	0.00	0.36	0.97
胎盘	15	0.02	0.05	0.00	0.00	0.00	0.00	0.00	0.14	0.16	0.10	0.00	0.00	0.07	0.08
阴茎	—	—													
前列腺	—	—													
睾丸	—	—													
其他的男性生殖器	—	—													
肾	430	0.64	1.49	0.36	0.58	0.08	0.08	0.06	0.00	0.23	0.27	0.15	0.70	0.76	1.56
肾盂	24	0.04	0.08	0.00	0.00	0.00	0.00	0.00	0.00	0.00	0.00	0.00	0.00	0.04	0.04
输尿管	36	0.05	0.12	0.00	0.00	0.00	0.00	0.00	0.00	0.00	0.00	0.00	0.00	0.00	0.04
膀胱	593	0.88	2.06	0.00	0.00	0.10	0.00	0.00	0.00	0.00	0.16	0.10	0.26	0.51	0.74
其他的泌尿器官	8	0.01	0.03	0.00	0.00	0.00	0.00	0.00	0.00	0.00	0.00	0.00	0.00	0.00	0.00
眼	43	0.06	0.15	0.72	0.29	0.00	0.00	0.00	0.00	0.05	0.00	0.00	0.00	0.18	0.19
脑,神经系统	1785	2.65	6.19	1.43	1.54	1.29	0.99	0.98	1.03	1.01	1.74	1.89	3.65	6.84
甲状腺	1093	1.62	3.79	0.00	0.00	0.00	0.00	0.00	0.69	1.64	3.63	2.92	3.39	5.06	7.43
肾上腺	36	0.05	0.12	0.00	0.00	0.00	0.00	0.00	0.09	0.05	0.10	0.04	0.04	0.16
其他的内分泌腺	106	0.16	0.37	0.00	0.00	0.10	0.00	0.00	0.11	0.00	0.00	0.20	0.26	0.29	0.70
霍奇金病	51	0.08	0.18	0.00	0.00	0.00	0.00	0.00	0.00	0.05	0.16	0.10	0.00	0.07	0.12
非霍奇金淋巴瘤	844	1.25	2.93	0.00	0.00	0.39	0.23	0.00	0.29	0.28	0.64	0.77	0.44	1.81	2.53
免疫增生性疾病	6	0.01	0.02	0.00	0.00	0.00	0.08	0.00	0.00	0.05	0.00	0.00	0.00	0.00	0.00
多发性骨髓瘤	268	0.40	0.93	0.00	0.00	0.00	0.08	0.00	0.00	0.05	0.11	0.00	0.18	0.33	0.54
淋巴样白血病	258	0.38	0.89	0.36	0.96	0.38	0.30	0.52	0.42	0.32	0.36	0.48	0.76	0.82
髓样白血病	377	0.56	1.31	1.08	0.68	0.15	0.23	0.63	0.33	0.85	0.67	0.70	0.87	1.28
白血病,未特指	701	1.04	2.43	1.79	1.93	1.06	0.76	0.75	1.22	0.69	0.72	1.41	1.59	2.29
其他的或未指明部位	770	1.14	2.67	0.00	0.00	0.00	0.08	0.11	0.33	0.59	0.46	0.75	1.19	2.41
所有部位合计	67390	100.00	233.67	6.81	7.33	4.40	4.11	6.84	13.48	23.19	38.63	66.37	141.91	225.76
所有部位除外 C44	66806	99.13	231.65	6.81	7.33	4.40	4.11	6.78	13.39	22.87	38.47	65.98	141.29	224.79

| 年龄组(岁) | | | | | | | 粗率 $(1/10^5)$ | 中标率 $(1/10^5)$ | 世标率 $(1/10^5)$ | 累积率(%) | | 截缩率 35—64岁 | ICD-10 |
55—59	60—64	65—69	70—74	75—79	80—84	85+				0—64岁	0—74岁		
0.05	0.05	0.38	0.40	0.60	0.51	1.94	0.57	0.07	0.07	0.00	0.01	0.09	C00
0.68	1.03	1.27	1.29	1.00	1.77	0.58	1.72	0.31	0.30	0.02	0.03	0.60	C01-C02
0.78	1.56	2.16	2.91	3.39	5.05	4.66	6.90	0.52	0.52	0.03	0.06	0.75	C03-C06
0.49	0.59	0.76	0.65	1.00	1.26	1.17	1.15	0.26	0.24	0.02	0.03	0.44	C07-C08
0.05	0.10	0.06	0.08	0.30	0.25	0.19	0.57	0.04	0.04	0.00	0.00	0.06	C09
0.10	0.00	0.13	0.24	0.30	0.38	0.00	0.86	0.03	0.03	0.00	0.00	0.03	C10
1.60	2.30	2.48	3.56	3.78	3.79	3.11	3.74	0.89	0.84	0.06	0.09	1.69	C11
0.00	0.05	0.06	0.16	0.20	0.51	0.39	0.29	0.03	0.03	0.00	0.00	0.04	C12-C13
0.05	0.10	0.25	0.24	0.60	0.76	0.58	0.00	0.06	0.06	0.00	0.01	0.07	C14
12.63	46.95	88.34	136.96	187.57	226.02	230.85	185.14	18.68	18.80	0.79	2.41	21.15	C15
18.02	38.20	61.88	89.82	123.85	155.14	172.56	134.83	15.24	15.00	0.74	1.81	20.61	C16
0.53	1.51	1.65	3.07	2.09	2.15	1.94	2.59	0.41	0.41	0.03	0.05	0.74	C17
5.78	10.50	15.14	19.16	31.46	34.36	32.84	39.10	3.88	3.82	0.21	0.46	5.93	C18
9.23	15.63	22.13	28.86	35.34	50.66	47.61	45.42	5.57	5.45	0.31	0.63	8.98	C19-C20
0.15	0.24	0.25	0.81	0.60	0.63	1.75	0.86	0.09	0.09	0.00	0.01	0.11	C21
23.31	35.42	47.38	47.62	62.32	84.90	95.41	85.96	11.10	10.97	0.70	1.25	20.07	C22
2.87	5.03	7.70	10.83	15.73	18.70	30.70	20.70	1.94	1.92	0.09	0.23	2.63	C23-C24
5.34	9.77	14.95	25.55	33.75	44.22	55.77	52.90	4.06	4.04	0.18	0.48	5.01	C25
0.24	0.54	0.51	0.97	0.80	0.88	0.97	0.57	0.17	0.17	0.01	0.02	0.28	C30-C31
0.19	0.44	0.76	0.89	1.79	0.76	1.55	0.86	0.16	0.16	0.01	0.02	0.23	C32
29.38	54.32	77.08	100.65	136.89	186.60	184.41	168.46	18.51	18.33	0.99	2.17	27.92	C33-C34
0.53	0.73	0.51	1.21	1.59	1.64	1.17	1.72	0.27	0.27	0.02	0.03	0.39	C37-C38
2.38	2.54	4.26	5.82	6.87	9.10	7.58	6.04	1.33	1.29	0.08	0.14	1.86	C40-C41
0.73	0.93	1.40	1.21	1.10	2.02	2.91	2.87	0.33	0.32	0.02	0.03	0.56	C43
1.80	1.47	3.43	4.69	6.27	10.87	18.85	27.60	1.07	1.06	0.05	0.10	1.31	C44
0.10	0.34	0.19	0.16	0.00	0.38	0.19	0.00	0.07	0.07	0.01	0.01	0.13	C45
0.00	0.00	0.00	0.00	0.10	0.00	0.19	0.00	0.01	0.01	0.00	0.00	0.02	C46
0.49	0.64	1.14	0.89	1.00	1.14	1.55	1.15	0.31	0.31	0.02	0.03	0.50	C47;C49
53.28	59.50	55.08	41.31	36.74	31.46	25.26	19.55	19.22	17.97	1.52	1.91	47.05	C50
0.15	0.59	0.51	0.57	0.90	1.01	1.55	0.86	0.13	0.13	0.01	0.02	0.22	C51
0.34	0.15	0.38	0.89	0.30	0.76	0.58	0.00	0.11	0.11	0.01	0.01	0.21	C52
28.07	28.48	26.01	23.04	21.90	23.12	17.49	19.26	11.05	10.11	0.82	1.05	25.49	C53
11.41	12.41	11.19	8.65	8.36	5.56	4.66	2.87	3.14	3.03	0.26	0.34	7.86	C54
4.66	5.91	5.60	5.90	5.48	5.69	7.97	8.05	1.82	1.75	0.13	0.19	4.04	C55
7.92	12.12	10.81	12.13	9.76	8.46	7.77	3.45	3.62	3.45	0.26	0.37	7.23	C56
0.58	0.93	0.89	0.73	0.40	0.51	0.19	0.57	0.26	0.25	0.02	0.03	0.62	C57
0.05	0.05	0.00	0.08	0.00	0.00	0.00	0.00	0.05	0.05	0.00	0.00	0.04	C58
—	—	—	—	—	—	—	—	—	—	—	—	—	C60
—	—	—	—	—	—	—	—	—	—	—	—	—	C61
—	—	—	—	—	—	—	—	—	—	—	—	—	C62
—	—	—	—	—	—	—	—	—	—	—	—	—	C63
1.89	2.78	3.75	3.56	4.98	5.31	5.64	2.87	0.97	0.97	0.06	0.11	1.73	C64
0.10	0.24	0.06	0.40	0.40	0.13	0.78	0.00	0.05	0.05	0.00	0.01	0.07	C65
0.10	0.15	0.57	0.16	0.80	1.01	0.19	0.57	0.07	0.07	0.00	0.01	0.12	C66
1.46	1.86	4.39	7.03	9.06	13.01	15.74	14.09	1.12	1.11	0.05	0.13	1.33	C67
0.05	0.15	0.13	0.08	0.00	0.13	0.00	0.00	0.02	0.02	0.00	0.00	0.04	C68
0.15	0.15	0.00	0.40	0.40	0.38	0.97	1.15	0.10	0.12	0.01	0.01	0.12	C69
7.24	12.51	14.69	15.77	17.42	24.76	16.32	10.64	4.17	4.15	0.28	0.44	7.07	C70-C72
6.85	6.25	5.09	4.69	4.78	3.28	4.28	2.59	3.03	2.72	0.22	0.26	5.64	C73
0.34	0.24	0.45	0.24	0.10	0.13	0.00	0.29	0.09	0.09	0.01	0.01	0.19	C74
0.49	0.49	0.64	0.81	1.10	1.01	0.78	0.29	0.27	0.25	0.02	0.03	0.47	C75
0.24	0.24	0.38	0.65	0.50	0.76	0.39	0.86	0.12	0.11	0.01	0.01	0.16	C81
3.59	4.69	6.30	8.57	11.15	11.88	10.30	10.92	1.86	1.83	0.11	0.21	2.92	C82-C85;C96
0.05	0.05	0.00	0.08	0.10	0.00	0.00	0.00	0.02	0.02	0.00	0.00	0.01	C88
1.31	1.71	2.93	2.99	3.78	4.17	2.72	2.01	0.56	0.56	0.04	0.07	1.01	C90
0.63	1.32	1.84	1.70	2.99	2.91	1.55	0.86	0.70	0.73	0.04	0.07	0.91	C91
1.17	2.39	2.42	3.23	3.48	3.41	3.69	2.87	0.98	0.97	0.06	0.10	1.36	C92-C94
2.62	4.05	4.52	5.34	5.77	8.09	6.41	6.32	1.81	1.88	0.12	0.17	2.55	C95
2.67	4.89	5.22	6.95	9.16	11.75	14.77	12.65	1.62	1.56	0.09	0.17	2.58	O&U
254.87	395.26	520.12	644.68	820.07	1013.11	1051.46	916.20	142.33	138.66	8.51	15.83	243.23	ALL
253.07	393.79	516.68	639.99	813.80	1002.24	1032.61	888.60	141.26	137.60	8.46	15.73	241.92	ALLbC44

附录四 2011—2013年江苏省肿瘤登记地区恶性肿瘤死亡情况

2011—2013年江苏省肿瘤登记地区男女合计恶性肿瘤死亡主要指标

部 位	病例数	构成(%)	0	1—4	5—9	10—14	15—19	20—24	25—29	30—34	35—39	40—44	45—49	50—54
唇	48	0.02	0.04	0.00	0.00	0.00	0.00	0.00	0.00	0.00	0.00	0.00	0.00	0.01
舌	257	0.12	0.24	0.00	0.02	0.00	0.00	0.01	0.00	0.03	0.04	0.05	0.22	
口	535	0.25	0.50	0.00	0.00	0.02	0.00	0.02	0.02	0.03	0.01	0.00	0.07	0.18
唾液腺	134	0.06	0.12	0.00	0.00	0.00	0.00	0.02	0.02	0.03	0.01	0.04	0.08	0.08
扁桃腺	33	0.02	0.03	0.00	0.00	0.00	0.00	0.00	0.00	0.00	0.00	0.01	0.00	0.03
其他的口咽	101	0.05	0.09	0.00	0.00	0.00	0.00	0.00	0.00	0.00	0.00	0.04	0.01	0.07
鼻咽	1458	0.68	1.36	0.00	0.02	0.08	0.04	0.11	0.16	0.31	0.84	1.44		
喉咽	104	0.05	0.10	0.00	0.00	0.00	0.00	0.00	0.00	0.00	0.00	0.00	0.00	0.01
咽,部位不明	132	0.06	0.12	0.00	0.00	0.00	0.00	0.00	0.00	0.00	0.00	0.00	0.01	0.03
食管	33898	15.83	31.51	0.00	0.00	0.00	0.00	0.04	0.07	0.15	0.27	1.27	4.82	
胃	36458	17.02	33.89	0.00	0.00	0.00	0.00	0.08	0.47	0.70	1.19	2.21	5.10	9.97
小肠	666	0.31	0.62	0.00	0.00	0.00	0.00	0.01	0.00	0.00	0.11	0.14	0.42	
结肠	4991	2.33	4.64	0.00	0.00	0.00	0.08	0.15	0.23	0.33	0.74	1.22	2.42	
直肠	6884	3.21	6.40	0.00	0.00	0.00	0.00	0.06	0.32	0.53	0.88	1.84	2.91	
肛门	226	0.11	0.21	0.00	0.00	0.00	0.00	0.00	0.00	0.01	0.04	0.06	0.11	
肝脏	31293	14.61	29.09	0.40	0.27	0.12	0.06	0.20	0.49	1.21	3.25	7.57	20.16	32.82
胆囊及其他	3163	1.48	2.94	0.00	0.00	0.00	0.02	0.01	0.07	0.09	0.19	0.46	0.96	
胰腺	9108	4.25	8.47	0.00	0.00	0.00	0.00	0.00	0.09	0.05	0.22	0.55	1.35	3.26
鼻,鼻窦及其他	190	0.09	0.18	0.00	0.00	0.00	0.00	0.00	0.00	0.08	0.01	0.07	0.21	
喉	741	0.35	0.69	0.00	0.00	0.00	0.00	0.00	0.03	0.00	0.02	0.09	0.20	
气管,支气管,肺	46962	21.93	43.65	0.00	0.00	0.00	0.04	0.08	0.26	0.51	1.47	2.70	6.94	14.88
其他的胸腔器官	368	0.17	0.34	0.20	0.07	0.02	0.08	0.00	0.09	0.05	0.06	0.08	0.20	0.18
骨	2322	1.08	2.16	0.00	0.07	0.10	0.19	0.41	0.35	0.25	0.34	0.42	0.77	0.94
皮肤的黑色素瘤	318	0.15	0.30	0.00	0.00	0.00	0.00	0.00	0.04	0.05	0.05	0.19	0.18	
其他的皮肤	750	0.35	0.70	0.00	0.00	0.00	0.00	0.00	0.05	0.04	0.06	0.08	0.22	
间皮瘤	88	0.04	0.08	0.00	0.02	0.00	0.00	0.00	0.00	0.00	0.00	0.05	0.07	
卡波氏肉瘤	25	0.01	0.02	0.00	0.00	0.00	0.00	0.01	0.00	0.03	0.02	0.00	0.01	
周围神经,其他结缔	197	0.09	0.18	0.10	0.02	0.12	0.00	0.11	0.02	0.00	0.05	0.10	0.04	0.11
乳房	4361	2.04	4.05	0.00	0.00	0.00	0.00	0.00	0.10	0.16	0.66	1.32	3.44	5.31
外阴	55	0.03	0.05	0.00	0.00	0.00	0.00	0.00	0.00	0.00	0.00	0.00	0.01	0.03
阴道	36	0.02	0.03	0.00	0.00	0.02	0.00	0.00	0.01	0.00	0.00	0.04	0.00	0.03
子宫颈	1936	0.90	1.80	0.00	0.00	0.00	0.00	0.06	0.13	0.41	0.86	1.70	2.41	
子宫体	716	0.33	0.67	0.00	0.00	0.00	0.00	0.00	0.01	0.01	0.04	0.15	0.39	0.67
子宫,部位不明	729	0.34	0.68	0.00	0.00	0.02	0.00	0.00	0.02	0.05	0.11	0.18	0.37	0.70
卵巢	1375	0.64	1.28	0.00	0.00	0.00	0.00	0.00	0.11	0.00	0.13	0.23	0.23	0.84	1.64
其他的女性生殖器	83	0.04	0.08	0.00	0.00	0.00	0.00	0.00	0.00	0.00	0.00	0.00	0.00	0.09
胎盘	4	0.00	0.00	0.00	0.00	0.00	0.00	0.00	0.00	0.00	0.00	0.01	0.01	0.00
阴茎	106	0.05	0.10	0.00	0.00	0.00	0.00	0.00	0.00	0.00	0.00	0.00	0.01	0.02
前列腺	1990	0.93	1.85	0.00	0.00	0.00	0.00	0.00	0.00	0.01	0.00	0.01	0.05	0.09
睾丸	68	0.03	0.06	0.00	0.02	0.00	0.00	0.00	0.00	0.00	0.01	0.02	0.04	0.02
其他的男性生殖器	22	0.01	0.02	0.00	0.00	0.00	0.00	0.00	0.00	0.00	0.01	0.00	0.01	0.00
肾	992	0.46	0.92	0.10	0.20	0.04	0.06	0.05	0.09	0.04	0.06	0.11	0.21	0.46
肾盂	101	0.05	0.09	0.00	0.00	0.00	0.00	0.00	0.00	0.00	0.00	0.00	0.00	0.08
输尿管	86	0.04	0.08	0.00	0.00	0.00	0.00	0.00	0.00	0.00	0.00	0.00	0.00	0.01
膀胱	2220	1.04	2.06	0.00	0.00	0.00	0.00	0.00	0.00	0.00	0.00	0.06	0.16	0.51
其他的泌尿器官	27	0.01	0.03	0.00	0.00	0.00	0.00	0.01	0.00	0.00	0.00	0.00	0.00	0.00
眼	69	0.03	0.06	0.00	0.00	0.17	0.00	0.00	0.00	0.00	0.01	0.01	0.04	0.03
脑,神经系统	4941	2.31	4.59	0.59	0.97	0.83	0.72	0.87	0.81	1.12	1.13	1.56	2.18	3.76
甲状腺	359	0.17	0.33	0.00	0.00	0.00	0.00	0.00	0.04	0.09	0.03	0.04	0.09	0.15
肾上腺	105	0.05	0.10	0.10	0.00	0.00	0.00	0.02	0.00	0.00	0.01	0.02	0.03	0.04
其他的内分泌腺	117	0.05	0.11	0.00	0.00	0.00	0.00	0.00	0.00	0.03	0.00	0.02	0.07	0.08
霍奇金病	235	0.11	0.22	0.00	0.00	0.00	0.02	0.03	0.01	0.00	0.03	0.06	0.12	0.08
非霍奇金淋巴瘤	2717	1.27	2.53	0.00	0.15	0.12	0.25	0.27	0.21	0.32	0.41	0.49	0.89	1.55
免疫增生性疾病	36	0.02	0.03	0.00	0.00	0.00	0.00	0.00	0.00	0.00	0.00	0.00	0.00	0.02
多发性骨髓瘤	808	0.38	0.75	0.00	0.00	0.00	0.00	0.02	0.03	0.02	0.01	0.05	0.10	0.16	0.36
淋巴样白血病	1184	0.55	1.10	0.50	0.55	0.46	0.55	0.41	0.50	0.47	0.32	0.48	0.64	0.95
髓样白血病	908	0.42	0.84	0.10	0.30	0.08	0.11	0.33	0.22	0.25	0.30	0.26	0.49	0.83
白血病,未特指	2559	1.19	2.38	0.99	0.80	0.65	0.57	0.97	0.65	0.97	0.95	0.93	1.34	1.94
其他的或未指明部位	3790	1.77	3.52	0.30	0.12	0.08	0.17	0.11	0.20	0.19	0.22	0.42	0.98	1.98
所有部位合计	214185	100.00	199.08	3.47	3.96	2.63	2.93	4.55	5.25	7.95	13.13	23.83	55.43	100.67
所有部位除外 C44	213435	99.65	198.38	3.47	3.96	2.63	2.93	4.55	5.25	7.90	13.09	23.77	55.35	100.44

年龄组(岁)							粗率 (1/10⁵)	中标率 (1/10⁵)	世标率 (1/10⁵)	累积率(%)		截缩率 35—64岁	ICD-10
55—59	60—64	65—69	70—74	75—79	80—84	85+				0—64岁	0—74岁		
0.03	0.00	0.05	0.13	0.20	0.27	0.68	1.07	0.02	0.02	0.00	0.00	0.01	C00
0.29	0.42	0.61	0.59	0.86	1.29	1.66	1.47	0.14	0.14	0.01	0.02	0.24	C01-C02
0.28	0.64	1.13	1.67	2.25	3.04	4.24	6.06	0.28	0.29	0.01	0.03	0.32	C03-C06
0.07	0.18	0.23	0.31	0.43	0.53	1.11	1.47	0.08	0.07	0.00	0.01	0.10	C07-C08
0.01	0.05	0.05	0.07	0.17	0.19	0.25	0.29	0.02	0.02	0.00	0.00	0.02	C09
0.03	0.17	0.10	0.44	0.43	0.53	0.86	0.59	0.06	0.05	0.00	0.01	0.06	C10
1.53	2.89	3.41	3.90	5.05	5.39	5.60	5.27	0.85	0.84	0.05	0.10	1.56	C11
0.16	0.21	0.23	0.31	0.31	0.68	0.86	0.29	0.06	0.06	0.00	0.01	0.08	C12-C13
0.13	0.18	0.38	0.31	0.49	0.46	0.98	1.47	0.07	0.07	0.00	0.01	0.10	C14
13.72	40.10	70.93	113.59	177.28	242.98	276.06	258.46	17.59	17.58	0.66	2.11	17.77	C15
18.35	40.78	69.94	114.58	181.01	254.86	302.94	267.54	19.26	19.02	0.74	2.22	20.59	C16
0.36	0.81	1.19	1.89	2.91	3.83	5.17	6.54	0.35	0.35	0.02	0.04	0.45	C17
3.08	5.03	8.08	12.51	19.17	30.17	49.21	56.75	2.63	2.59	0.11	0.27	3.04	C18
4.43	8.10	12.08	16.70	27.76	44.25	58.87	72.97	3.64	3.59	0.16	0.38	4.41	C19-C20
0.13	0.30	0.33	0.46	0.83	1.59	2.09	2.64	0.12	0.11	0.00	0.01	0.14	C21
41.06	60.01	67.97	76.96	92.52	116.18	137.23	131.18	18.24	17.87	1.18	2.02	34.86	C22
1.57	3.68	5.75	7.95	14.75	21.10	30.76	31.06	1.63	1.62	0.06	0.18	1.78	C23-C24
5.66	11.25	17.64	28.37	43.31	57.39	75.72	67.79	4.82	4.78	0.20	0.56	5.64	C25
0.12	0.17	0.41	0.46	0.71	0.99	1.05	1.27	0.11	0.11	0.01	0.01	0.15	C30-C31
0.50	0.83	1.64	2.29	3.74	5.01	5.54	5.08	0.39	0.39	0.02	0.05	0.46	C32
27.10	60.80	97.59	152.45	228.23	316.99	347.17	291.37	25.07	24.82	1.06	2.97	29.55	C33-C34
0.31	0.53	0.58	1.04	1.63	1.71	1.78	1.76	0.23	0.23	0.01	0.02	0.28	C37-C38
1.55	2.88	4.54	6.70	9.67	14.54	14.02	13.58	1.35	1.32	0.06	0.15	1.62	C40-C41
0.17	0.53	0.63	0.68	0.97	1.63	1.78	4.00	0.17	0.17	0.01	0.02	0.26	C43
0.24	0.50	0.68	1.04	2.14	4.59	10.58	19.24	0.35	0.36	0.01	0.03	0.26	C44
0.11	0.13	0.13	0.40	0.26	0.38	0.43	0.49	0.05	0.05	0.00	0.01	0.08	C45
0.00	0.05	0.07	0.09	0.03	0.04	0.12	0.20	0.02	0.02	0.00	0.00	0.02	C46
0.12	0.24	0.30	0.42	0.68	0.83	1.29	1.56	0.13	0.13	0.01	0.01	0.13	C47;C49
7.14	9.78	8.51	9.01	9.44	13.02	13.16	23.64	2.59	2.53	0.18	0.27	5.46	C50
0.00	0.04	0.08	0.11	0.11	0.38	0.86	0.98	0.03	0.03	0.00	0.00	0.02	C51
0.03	0.04	0.07	0.13	0.06	0.11	0.37	0.20	0.02	0.02	0.00	0.00	0.03	C52
2.72	3.17	2.78	3.37	5.25	8.77	8.12	10.35	1.16	1.10	0.07	0.11	2.17	C53
1.02	1.18	1.42	1.85	2.05	3.00	3.88	4.40	0.41	0.40	0.02	0.04	0.74	C54
0.76	1.01	1.13	1.56	2.17	3.30	5.54	6.74	0.41	0.40	0.02	0.04	0.64	C55
2.04	2.79	3.33	4.01	3.34	3.49	4.55	4.10	0.83	0.82	0.06	0.09	1.64	C56
0.09	0.13	0.27	0.20	0.29	0.34	0.18	0.78	0.05	0.05	0.00	0.01	0.09	C57
0.00	0.00	0.00	0.00	0.00	0.00	0.00	0.00	0.00	0.00	0.00	0.00	0.00	C58
0.04	0.10	0.14	0.33	0.48	0.61	1.11	1.17	0.05	0.05	0.00	0.01	0.05	C60
0.11	0.50	1.62	3.68	9.39	16.97	29.09	40.34	0.92	0.92	0.01	0.08	0.32	C61
0.04	0.05	0.08	0.15	0.29	0.53	0.49	0.49	0.04	0.04	0.00	0.00	0.04	C62
0.01	0.01	0.02	0.07	0.11	0.15	0.06	0.39	0.01	0.01	0.00	0.00	0.01	C63
0.70	1.16	1.91	2.58	4.39	6.00	7.20	8.20	0.55	0.56	0.03	0.06	0.66	C64
0.03	0.09	0.10	0.31	0.63	0.61	0.98	0.88	0.05	0.05	0.00	0.01	0.05	C65
0.03	0.04	0.07	0.26	0.48	0.65	0.80	1.56	0.04	0.04	0.00	0.01	0.02	C66
0.62	1.20	2.34	4.71	8.02	18.14	28.60	41.81	1.06	1.06	0.02	0.09	0.70	C67
0.01	0.00	0.03	0.07	0.11	0.19	0.37	0.49	0.01	0.01	0.00	0.00	0.01	C68
0.03	0.04	0.05	0.15	0.23	0.34	0.92	0.59	0.04	0.05	0.00	0.00	0.03	C69
4.45	7.45	9.67	13.57	16.97	22.73	19.81	19.54	3.12	3.08	0.18	0.33	4.38	C70-C72
0.20	0.46	0.50	1.12	1.43	2.05	2.95	3.71	0.20	0.19	0.01	0.02	0.21	C73
0.11	0.12	0.23	0.24	0.43	0.49	0.86	0.88	0.06	0.06	0.00	0.01	0.08	C74
0.13	0.16	0.17	0.22	0.43	0.95	0.68	0.10	0.07	0.07	0.00	0.01	0.10	C75
0.16	0.32	0.46	0.79	1.06	1.10	1.17	1.47	0.14	0.14	0.01	0.02	0.18	C81
2.43	4.06	5.85	7.60	10.90	13.66	14.64	15.04	1.59	1.57	0.08	0.18	2.24	C82-C85;C96
0.01	0.04	0.05	0.09	0.14	0.27	0.25	0.59	0.02	0.02	0.00	0.00	0.02	C88
0.72	1.17	2.02	2.64	3.74	4.48	4.18	3.71	0.45	0.45	0.02	0.06	0.65	C90
1.14	1.47	2.14	2.58	3.05	4.44	5.17	3.22	0.84	0.84	0.05	0.08	1.05	C91
0.72	1.21	1.74	1.94	2.62	4.29	4.43	3.61	0.59	0.58	0.03	0.06	0.80	C92-C94
2.35	3.29	4.54	5.99	7.99	9.79	10.95	10.45	1.73	1.72	0.10	0.17	2.20	C95
2.79	5.02	6.78	10.31	14.81	22.09	30.08	32.82	2.07	2.05	0.10	0.22	2.63	O&U
151.73	287.55	424.74	625.95	928.14	1294.84	1539.49	1493.69	116.87	115.57	5.42	13.19	151.21	ALL
151.49	287.05	424.06	624.92	926.00	1290.24	1528.91	1474.45	116.52	115.22	5.41	13.17	150.95	ALLbC44

2011—2013 年江苏省肿瘤登记地区男性恶性肿瘤死亡主要指标

部 位	病例数	构成(%)	年龄组(岁)										
			0	1—4	5—9	10—14	15—19	20—24	25—29	30—34	35—39	40—44	45—49	50—54
唇	26	0.02	0.05	0.00	0.00	0.00	0.00	0.00	0.00	0.00	0.00	0.00	0.00	0.02
舌	156	0.11	0.29	0.00	0.00	0.00	0.00	0.00	0.00	0.00	0.00	0.05	0.06	0.34
口	301	0.22	0.55	0.00	0.00	0.00	0.04	0.00	0.05	0.05	0.03	0.00	0.08	0.15
唾液腺	82	0.06	0.15	0.00	0.00	0.00	0.00	0.02	0.00	0.03	0.00	0.05	0.10	0.08
扁桃腺	19	0.01	0.03	0.00	0.00	0.00	0.00	0.00	0.00	0.00	0.00	0.00	0.02	0.04
其他的口咽	77	0.06	0.14	0.00	0.00	0.00	0.00	0.00	0.00	0.00	0.00	0.02	0.00	0.13
鼻咽	1035	0.76	1.91	0.00	0.00	0.00	0.04	0.09	0.05	0.13	0.13	0.36	1.18	2.06
喉咽	85	0.06	0.16	0.00	0.00	0.00	0.03	0.00	0.00	0.00	0.00	0.00	0.00	0.02
咽,部位不明	99	0.07	0.18	0.00	0.00	0.00	0.00	0.00	0.00	0.00	0.00	0.00	0.02	0.02
食管	22486	16.45	41.40	0.00	0.00	0.00	0.00	0.00	0.02	0.08	0.25	0.45	1.86	7.84
胃	25071	18.34	46.16	0.00	0.00	0.00	0.00	0.06	0.39	0.46	1.07	2.15	5.11	12.72
小肠	381	0.28	0.70	0.00	0.00	0.00	0.00	0.00	0.03	0.02	0.00	0.12	0.12	0.44
结肠	2713	1.98	5.00	0.00	0.00	0.00	0.00	0.12	0.17	0.32	0.48	0.86	1.29	2.65
直肠	3960	2.90	7.29	0.00	0.00	0.00	0.00	0.00	0.07	0.32	0.48	0.89	2.08	3.37
肛门	131	0.10	0.24	0.00	0.00	0.00	0.00	0.00	0.00	0.00	0.03	0.02	0.06	0.17
肝脏	22778	16.66	41.94	0.56	0.28	0.15	0.07	0.32	0.71	1.90	5.28	12.97	33.70	54.16
胆囊及其他	1376	1.01	2.53	0.00	0.00	0.00	0.00	0.03	0.02	0.05	0.18	0.29	0.39	0.84
胰腺	5060	3.70	9.32	0.00	0.00	0.00	0.00	0.00	0.07	0.05	0.15	0.81	1.57	4.19
鼻,鼻窦及其他	129	0.09	0.24	0.00	0.00	0.00	0.00	0.02	0.03	0.10	0.02	0.08	0.29
喉	643	0.47	1.18	0.00	0.00	0.00	0.00	0.00	0.00	0.05	0.00	0.00	0.14	0.34
气管,支气管,肺	32684	23.91	60.18	0.00	0.00	0.00	0.00	0.04	0.14	0.29	0.62	1.71	3.04	7.43	17.32
其他的胸腔器官	243	0.18	0.45	0.00	0.00	0.05	0.04	0.11	0.06	0.12	0.11	0.08	0.17	0.20	0.21
骨	1376	1.01	2.53	0.00	0.00	0.09	0.07	0.14	0.52	0.49	0.27	0.31	0.48	0.82	1.18
皮肤的黑色素瘤	170	0.12	0.31	0.00	0.00	0.00	0.00	0.00	0.00	0.00	0.03	0.03	0.07	0.10	0.23
其他的皮肤	381	0.28	0.70	0.00	0.00	0.00	0.00	0.00	0.00	0.00	0.05	0.03	0.07	0.04	0.25
间皮瘤	49	0.04	0.09	0.00	0.00	0.00	0.00	0.00	0.00	0.00	0.00	0.00	0.00	0.02	0.04
卡波氏肉瘤	12	0.01	0.02	0.00	0.00	0.00	0.00	0.00	0.00	0.00	0.03	0.02	0.00	0.00
周围神经,其他结缔	116	0.08	0.21	0.00	0.05	0.11	0.00	0.09	0.00	0.05	0.08	0.08	0.17	0.06	0.13
乳房	58	0.04	0.11	0.00	0.00	0.00	0.00	0.00	0.00	0.00	0.03	0.00	0.00	0.02	0.08
外阴	—	—	—	—	—	—	—	—	—	—	—	—	—	—
阴道	—	—	—	—	—	—	—	—	—	—	—	—	—	—
子宫颈	—	—	—	—	—	—	—	—	—	—	—	—	—	—
子宫体	—	—	—	—	—	—	—	—	—	—	—	—	—	—
子宫,部位不明	—	—	—	—	—	—	—	—	—	—	—	—	—	—
卵巢	—	—	—	—	—	—	—	—	—	—	—	—	—	—
其他的女性生殖器	—	—	—	—	—	—	—	—	—	—	—	—	—	—
胎盘	—	—	—	—	—	—	—	—	—	—	—	—	—	—
阴茎	106	0.08	0.20	0.00	0.00	0.00	0.00	0.00	0.00	0.00	0.00	0.00	0.00	0.08	0.04
前列腺	1990	1.46	3.66	0.00	0.00	0.00	0.00	0.00	0.03	0.00	0.00	0.03	0.00	0.02	0.10	0.19
睾丸	68	0.05	0.13	0.00	0.00	0.05	0.00	0.00	0.00	0.00	0.03	0.08	0.05	0.08	0.04
其他的男性生殖器	22	0.02	0.04	0.00	0.00	0.00	0.00	0.00	0.00	0.00	0.00	0.00	0.02	0.02	0.04
肾	636	0.47	1.17	0.00	0.23	0.04	0.04	0.00	0.03	0.07	0.05	0.08	0.10	0.31	0.61
肾盂	66	0.05	0.12	0.00	0.00	0.00	0.00	0.00	0.00	0.00	0.00	0.00	0.00	0.02	0.08
输尿管	44	0.03	0.08	0.00	0.00	0.00	0.00	0.00	0.00	0.00	0.00	0.00	0.02	0.00
膀胱	1715	1.25	3.16	0.00	0.00	0.00	0.00	0.00	0.00	0.00	0.00	0.05	0.00	0.07	0.22	0.76
其他的泌尿器官	18	0.01	0.03	0.00	0.00	0.00	0.00	0.00	0.00	0.00	0.00	0.00	0.00	0.00
眼	39	0.03	0.07	0.00	0.00	0.00	0.00	0.00	0.00	0.00	0.00	0.00	0.02	0.02	0.04
脑,神经系统	2772	2.03	5.10	0.75	0.84	1.04	0.88	1.04	1.00	1.47	1.48	1.94	2.29	4.02
甲状腺	129	0.09	0.24	0.00	0.00	0.00	0.00	0.00	0.02	0.00	0.00	0.00	0.04	0.11
肾上腺	66	0.05	0.12	0.00	0.00	0.00	0.00	0.03	0.00	0.00	0.00	0.00	0.02	0.06	0.04
其他的内分泌腺	79	0.06	0.15	0.00	0.00	0.00	0.00	0.04	0.00	0.03	0.00	0.05	0.05	0.10	0.15
霍奇金病	150	0.11	0.28	0.00	0.00	0.00	0.00	0.06	0.00	0.08	0.05	0.07	0.14	0.13
非霍奇金淋巴瘤	1675	1.23	3.08	0.00	0.00	0.14	0.11	0.35	0.40	0.32	0.37	0.43	0.65	1.02	1.92
免疫增生性疾病	21	0.02	0.04	0.00	0.00	0.00	0.00	0.00	0.00	0.00	0.00	0.00	0.00	0.00	0.02
多发性骨髓瘤	483	0.35	0.89	0.00	0.00	0.00	0.00	0.00	0.04	0.06	0.02	0.00	0.08	0.14	0.18	0.46
淋巴样白血病	708	0.52	1.30	0.38	0.51	0.56	0.71	0.58	0.69	0.54	0.46	0.53	0.78	1.14
髓样白血病	524	0.38	0.96	0.00	0.23	0.07	0.20	0.43	0.32	0.32	0.36	0.19	0.59	0.95
白血病,未特指	1473	1.08	2.71	0.75	0.65	0.89	0.53	1.30	0.73	1.37	1.10	1.12	1.59	2.34
其他的或未指明部位	2216	1.62	4.08	0.38	0.19	0.11	0.18	0.12	0.29	0.16	0.28	0.48	1.06	2.06
所有部位合计	136697	100.00	251.68	2.82	3.45	3.22	3.32	5.71	6.09	9.19	14.87	28.57	65.32	124.44
所有部位除外 C44	136316	99.72	250.98	2.82	3.45	3.22	3.32	5.71	6.09	9.13	14.84	28.50	65.28	124.19

| 年龄组(岁) | | | | | | | 粗率 (1/10^5) | 中标率 (1/10^5) | 世标率 (1/10^5) | 累积率(%) | | 截缩率 35—64岁 | ICD-10 |
55—59	60—64	65—69	70—74	75—79	80—84	85+				0—64岁	0—74岁		
0.05	0.00	0.10	0.04	0.23	0.24	0.58	2.14	0.03	0.03	0.00	0.00	0.03	C00
0.42	0.59	0.85	0.70	1.04	1.63	1.74	1.07	0.18	0.18	0.01	0.02	0.34	C01-C02
0.42	0.77	1.37	1.88	2.84	3.27	6.24	5.60	0.34	0.34	0.01	0.04	0.39	C03-C06
0.13	0.18	0.26	0.31	0.64	0.73	1.89	2.40	0.09	0.09	0.00	0.01	0.12	C07-C08
0.03	0.08	0.10	0.09	0.23	0.08	0.29	0.00	0.02	0.02	0.00	0.00	0.04	C09
0.05	0.26	0.16	0.74	0.75	0.82	1.31	1.07	0.09	0.09	0.00	0.01	0.09	C10
2.48	3.98	5.39	5.45	7.31	7.51	9.14	7.47	1.23	1.22	0.08	0.14	2.31	C11
0.31	0.34	0.42	0.57	0.52	1.06	1.31	0.27	0.10	0.10	0.01	0.01	0.15	C12-C13
0.26	0.21	0.59	0.44	0.70	1.55	1.31	2.94	0.11	0.11	0.01	0.01	0.15	C14
22.33	61.81	104.05	156.79	238.20	325.12	370.08	352.29	24.65	24.71	0.99	2.97	26.97	C15
26.95	59.41	103.43	167.82	267.89	373.53	442.65	388.85	27.74	27.48	1.06	3.24	29.23	C16
0.29	0.98	1.54	2.14	3.36	4.74	8.13	8.01	0.42	0.42	0.02	0.05	0.50	C17
3.68	5.24	8.62	15.74	21.87	36.25	56.46	71.26	3.07	3.02	0.12	0.31	3.31	C18
5.35	10.35	15.25	20.71	33.52	55.44	72.42	87.54	4.43	4.37	0.19	0.46	5.39	C19-C20
0.10	0.41	0.39	0.65	0.99	1.96	2.47	3.47	0.14	0.14	0.01	0.01	0.17	C21
64.98	91.32	100.79	111.52	127.94	152.60	184.60	177.21	27.48	26.84	1.83	3.03	54.79	C22
1.62	3.51	5.62	7.55	13.69	19.92	26.27	24.02	1.53	1.51	0.06	0.17	1.73	C23-C24
7.07	13.37	21.29	32.97	50.57	65.40	86.35	73.13	5.66	5.61	0.24	0.66	6.89	C25
0.18	0.23	0.69	0.48	1.04	1.71	1.60	1.33	0.16	0.15	0.01	0.02	0.23	C30-C31
0.91	1.47	2.71	4.19	6.55	9.80	10.74	10.68	0.71	0.71	0.03	0.08	0.78	C32
36.00	84.14	140.67	223.08	341.84	476.74	544.67	457.98	36.28	35.96	1.46	4.28	40.19	C33-C34
0.39	0.70	0.59	1.57	2.09	2.78	3.05	2.67	0.31	0.30	0.01	0.03	0.34	C37-C38
2.06	3.20	5.29	8.55	11.83	18.21	19.74	18.15	1.64	1.61	0.07	0.18	1.91	C40-C41
0.18	0.65	0.56	0.79	1.04	2.37	2.03	5.34	0.19	0.19	0.01	0.02	0.26	C43
0.31	0.65	0.82	1.26	2.90	5.31	12.05	19.22	0.40	0.41	0.01	0.03	0.31	C44
0.13	0.15	0.13	0.48	0.29	0.65	0.73	0.53	0.06	0.05	0.00	0.01	0.07	C45
0.00	0.10	0.00	0.09	0.06	0.00	0.29	0.00	0.02	0.01	0.00	0.00	0.02	C46
0.16	0.26	0.42	0.44	0.75	1.14	1.74	1.87	0.16	0.15	0.01	0.01	0.18	C47;C49
0.10	0.15	0.10	0.17	0.58	0.90	0.58	2.67	0.06	0.07	0.00	0.01	0.07	C50
—	—	—	—	—	—	—	—	—	—	—	—	—	C51
—	—	—	—	—	—	—	—	—	—	—	—	—	C52
—	—	—	—	—	—	—	—	—	—	—	—	—	C53
—	—	—	—	—	—	—	—	—	—	—	—	—	C54
—	—	—	—	—	—	—	—	—	—	—	—	—	C55
—	—	—	—	—	—	—	—	—	—	—	—	—	C56
—	—	—	—	—	—	—	—	—	—	—	—	—	C57
—	—	—	—	—	—	—	—	—	—	—	—	—	C58
0.08	0.28	0.26	0.65	0.99	1.31	2.61	3.20	0.11	0.11	0.00	0.01	0.11	C60
0.21	0.98	3.20	7.28	19.08	36.50	68.65	110.22	2.04	2.06	0.02	0.16	0.63	C61
0.08	0.10	0.13	0.31	0.58	1.14	1.16	1.33	0.08	0.08	0.00	0.01	0.08	C62
0.03	0.03	0.03	0.13	0.23	0.33	0.15	1.07	0.03	0.03	0.00	0.00	0.02	C63
0.91	1.57	2.58	3.53	6.03	7.76	10.59	11.74	0.73	0.74	0.03	0.08	0.88	C64
0.05	0.15	0.16	0.35	0.75	1.06	1.45	1.07	0.07	0.07	0.00	0.01	0.07	C65
0.00	0.05	0.03	0.31	0.58	0.73	0.87	2.14	0.05	0.05	0.00	0.00	0.01	C66
0.99	1.96	3.69	7.63	12.99	31.03	50.07	83.27	1.79	1.81	0.04	0.14	1.09	C67
0.03	0.00	0.03	0.09	0.17	0.41	0.73	0.27	0.02	0.02	0.00	0.00	0.01	C68
0.00	0.05	0.10	0.17	0.35	0.49	1.45	0.53	0.05	0.05	0.00	0.00	0.04	C69
5.35	8.88	10.97	15.61	19.89	23.92	22.79	23.22	3.61	3.55	0.21	0.38	5.02	C70-C72
0.10	0.41	0.56	0.92	1.22	1.47	2.03	2.67	0.14	0.14	0.01	0.02	0.17	C73
0.10	0.15	0.16	0.39	0.64	0.73	1.89	0.53	0.08	0.07	0.00	0.01	0.08	C74
0.08	0.21	0.23	0.31	0.58	1.06	1.45	0.27	0.10	0.09	0.00	0.01	0.13	C75
0.23	0.52	0.72	1.00	1.33	1.22	1.31	1.33	0.18	0.18	0.01	0.02	0.26	C81
3.13	5.68	7.19	10.16	12.76	17.15	18.72	21.62	2.01	1.99	0.11	0.22	2.86	C82-C85;C96
0.03	0.05	0.00	0.17	0.17	0.41	0.29	0.80	0.02	0.02	0.00	0.00	0.01	C88
0.99	1.60	2.22	3.18	3.83	5.63	5.81	5.87	0.56	0.55	0.03	0.06	0.81	C90
1.46	1.42	2.61	3.10	3.42	5.72	6.82	5.87	1.02	1.02	0.06	0.09	1.23	C91
0.76	1.63	2.22	2.44	2.73	5.23	5.66	2.94	0.69	0.67	0.04	0.07	0.95	C92-C94
2.40	3.59	5.45	6.63	9.80	11.35	14.37	14.41	2.04	2.01	0.12	0.20	2.53	C95
3.29	5.73	8.39	13.91	18.68	29.15	35.70	40.03	2.54	2.52	0.11	0.27	3.05	O&U
197.25	379.58	573.15	845.18	1258.08	1755.24	2124.99	2063.57	155.23	153.73	7.07	17.59	197.00	ALL
196.93	378.93	572.33	843.91	1255.18	1749.94	2112.94	2044.36	154.83	153.32	7.06	17.55	196.70	ALLbC44

2011—2013年江苏省肿瘤登记地区女性恶性肿瘤死亡主要指标

部位	病例数	构成(%)	0	1—4	5—9	10—14	15—19	20—24	25—29	30—34	35—39	40—44	45—49	50—54
唇	22	0.03	0.04	0.00	0.00	0.00	0.00	0.00	0.00	0.00	0.00	0.00	0.00	0.00
舌	101	0.13	0.19	0.00	0.05	0.00	0.00	0.00	0.03	0.00	0.05	0.02	0.04	0.11
口	234	0.30	0.44	0.00	0.00	0.00	0.00	0.00	0.03	0.00	0.00	0.00	0.06	0.21
唾液腺	52	0.07	0.10	0.00	0.00	0.00	0.00	0.00	0.03	0.03	0.03	0.02	0.06	0.08
扁桃腺	14	0.02	0.03	0.00	0.00	0.00	0.00	0.00	0.00	0.00	0.00	0.00	0.00	0.02
其他的口咽	24	0.03	0.05	0.00	0.00	0.00	0.00	0.00	0.00	0.00	0.00	0.05	0.02	0.04
鼻咽	423	0.55	0.79	0.00	0.00	0.00	0.00	0.06	0.00	0.08	0.20	0.26	0.50	0.82
喉咽	19	0.02	0.04	0.00	0.00	0.00	0.00	0.00	0.00	0.00	0.00	0.00	0.00	0.00
咽,部位不明	33	0.04	0.06	0.00	0.00	0.00	0.00	0.00	0.00	0.00	0.00	0.00	0.00	0.04
食管	11412	14.73	21.42	0.00	0.00	0.00	0.00	0.00	0.05	0.05	0.05	0.09	0.68	1.79
胃	11387	14.70	21.37	0.00	0.00	0.00	0.00	0.00	0.10	0.56	0.95	1.31	2.27	5.10	7.22
小肠	285	0.37	0.53	0.00	0.00	0.00	0.00	0.00	0.00	0.00	0.00	0.09	0.16	0.40
结肠	2278	2.94	4.28	0.00	0.00	0.00	0.00	0.03	0.13	0.13	0.18	0.62	1.15	2.20
直肠	2924	3.77	5.49	0.00	0.00	0.00	0.00	0.00	0.05	0.32	0.58	0.88	1.59	2.45
肛门	95	0.12	0.18	0.00	0.00	0.00	0.00	0.00	0.00	0.00	0.00	0.05	0.00	0.04
肝脏	8515	10.99	15.98	0.21	0.27	0.09	0.04	0.06	0.25	0.53	1.24	2.23	6.81	11.44
胆囊及其他	1787	2.31	3.35	0.00	0.00	0.00	0.00	0.00	0.00	0.00	0.00	0.09	0.52	1.08
胰腺	4048	5.22	7.60	0.00	0.00	0.00	0.00	0.06	0.10	0.05	0.28	0.28	1.13	2.32
鼻,鼻窦及其他	61	0.08	0.11	0.00	0.05	0.00	0.00	0.00	0.08	0.05	0.00	0.04	0.06	0.13
喉	98	0.13	0.18	0.00	0.00	0.00	0.00	0.00	0.00	0.00	0.00	0.05	0.04	0.06
气管,支气管,肺	14278	18.43	26.80	0.00	0.00	0.00	0.04	0.00	0.23	0.40	1.24	2.37	6.45	12.43
其他的胸腔器官	125	0.16	0.23	0.42	0.11	0.00	0.04	0.00	0.05	0.00	0.05	0.00	0.20	0.15
骨	946	1.22	1.78	0.00	0.05	0.13	0.25	0.29	0.20	0.24	0.38	0.36	0.73	0.70
皮肤的黑色素瘤	148	0.19	0.28	0.00	0.00	0.00	0.00	0.03	0.00	0.05	0.08	0.02	0.28	0.13
其他的皮肤	369	0.48	0.69	0.00	0.00	0.00	0.00	0.00	0.00	0.05	0.05	0.05	0.12	0.19
间皮瘤	39	0.05	0.07	0.00	0.05	0.00	0.04	0.00	0.00	0.00	0.00	0.08	0.00	0.11
卡波氏肉瘤	13	0.02	0.02	0.00	0.00	0.00	0.00	0.03	0.00	0.03	0.02	0.00	0.00	0.02
周围神经,其他结缔	81	0.10	0.15	0.21	0.00	0.13	0.12	0.13	0.00	0.03	0.03	0.02	0.02	0.08
乳房	4303	5.55	8.08	0.00	0.00	0.00	0.00	0.00	0.20	0.29	1.31	2.63	6.81	10.55
外阴	55	0.07	0.10	0.00	0.00	0.00	0.00	0.00	0.00	0.00	0.00	0.02	0.00	0.06
阴道	36	0.05	0.07	0.00	0.05	0.00	0.00	0.00	0.03	0.00	0.00	0.07	0.00	0.06
子宫颈	1936	2.50	3.63	0.00	0.00	0.00	0.00	0.00	0.13	0.26	0.81	1.71	3.38	4.83
子宫体	716	0.92	1.34	0.00	0.00	0.00	0.00	0.00	0.03	0.03	0.08	0.31	0.77	1.35
子宫,部位不明	729	0.94	1.37	0.00	0.05	0.00	0.00	0.03	0.00	0.11	0.23	0.36	0.73	1.39
卵巢	1375	1.77	2.58	0.00	0.00	0.00	0.00	0.00	0.23	0.20	0.26	0.45	0.45	1.67	3.29
其他的女性生殖器	83	0.11	0.16	0.00	0.05	0.00	0.00	0.00	0.00	0.00	0.00	0.02	0.00	0.19
胎盘	4	0.01	0.01	0.00	0.00	0.00	0.00	0.00	0.03	0.00	0.02	0.02	0.00	0.00
阴茎	—														
前列腺	—														
睾丸	—														
其他的男性生殖器	—														
肾	356	0.46	0.67	0.21	0.16	0.04	0.08	0.06	0.10	0.03	0.05	0.12	0.12	0.32
肾盂	35	0.05	0.07	0.00	0.00	0.00	0.00	0.00	0.00	0.00	0.00	0.00	0.00	0.08
输尿管	42	0.05	0.08	0.00	0.00	0.00	0.00	0.00	0.00	0.00	0.00	0.00	0.00	0.02
膀胱	505	0.65	0.95	0.00	0.05	0.00	0.00	0.06	0.00	0.00	0.03	0.00	0.05	0.10	0.25
其他的泌尿器官	9	0.01	0.02	0.00	0.00	0.00	0.00	0.00	0.03	0.00	0.00	0.00	0.00	0.00
眼	30	0.04	0.06	0.00	0.00	0.27	0.00	0.00	0.00	0.00	0.03	0.00	0.06	0.02
脑,神经系统	2169	2.80	4.07	0.42	1.12	0.60	0.54	0.68	0.61	0.77	0.78	1.18	2.07	3.50
甲状腺	230	0.30	0.43	0.00	0.00	0.00	0.00	0.00	0.05	0.18	0.05	0.07	0.14	0.19
肾上腺	39	0.05	0.07	0.21	0.00	0.00	0.00	0.00	0.00	0.00	0.03	0.00	0.00	0.04
其他的内分泌腺	38	0.05	0.07	0.00	0.00	0.00	0.00	0.00	0.00	0.00	0.00	0.00	0.04	0.02
霍奇金病	85	0.11	0.16	0.00	0.00	0.00	0.00	0.00	0.03	0.03	0.00	0.05	0.10	0.04
非霍奇金淋巴瘤	1042	1.34	1.96	0.21	0.16	0.13	0.12	0.13	0.10	0.26	0.38	0.33	0.77	1.18
免疫增生性疾病	15	0.02	0.03	0.00	0.05	0.00	0.00	0.00	0.00	0.00	0.00	0.00	0.00	0.02
多发性骨髓瘤	325	0.42	0.61	0.00	0.00	0.00	0.00	0.00	0.00	0.00	0.03	0.05	0.14	0.25
淋巴样白血病	476	0.61	0.89	0.63	0.59	0.34	0.27	0.23	0.30	0.40	0.18	0.43	0.50	0.76
髓样白血病	384	0.50	0.72	0.21	0.37	0.09	0.08	0.23	0.13	0.18	0.25	0.33	0.38	0.72
白血病,未特指	1086	1.40	2.04	1.26	0.96	0.38	0.62	0.61	0.56	0.58	0.81	0.73	1.09	1.54
其他的或未指明部位	1574	2.03	2.95	0.21	0.05	0.04	0.17	0.10	0.10	0.21	0.15	0.36	0.91	1.90
所有部位合计	77488	100.00	145.45	4.19	4.54	1.96	2.48	3.26	4.38	6.73	11.41	19.14	45.68	76.85
所有部位除外 C44	77119	99.52	144.76	4.19	4.54	1.96	2.48	3.26	4.38	6.68	11.36	19.09	45.56	76.66

年龄组（岁）							粗率 (1/10⁵)	中标率 (1/10⁵)	世标率 (1/10⁵)	累积率(%)		截缩率 35—64 岁	ICD-10
55—59	60—64	65—69	70—74	75—79	80—84	85+				0—64岁	0—74岁		
0.00	0.00	0.00	0.22	0.17	0.28	0.75	0.46	0.02	0.02	0.00	0.00	0.00	C00
0.16	0.24	0.37	0.49	0.67	0.99	1.60	1.69	0.11	0.11	0.01	0.01	0.14	C01-C02
0.14	0.51	0.87	1.47	1.68	2.84	2.78	6.32	0.23	0.23	0.01	0.02	0.25	C03-C06
0.00	0.19	0.20	0.31	0.22	0.35	0.53	0.92	0.06	0.06	0.00	0.01	0.08	C07-C08
0.00	0.03	0.00	0.04	0.11	0.28	0.21	0.46	0.01	0.01	0.00	0.00	0.01	C09
0.00	0.08	0.03	0.13	0.11	0.28	0.53	0.31	0.03	0.02	0.00	0.00	0.03	C10
0.54	1.77	1.38	2.31	2.86	3.55	2.99	4.01	0.49	0.47	0.03	0.05	0.80	C11
0.00	0.08	0.03	0.04	0.11	0.35	0.53	0.31	0.02	0.02	0.00	0.00	0.01	C12-C13
0.00	0.05	0.17	0.18	0.22	0.35	0.75	0.62	0.03	0.03	0.00	0.00	0.04	C14
4.79	17.59	36.84	69.51	118.30	171.63	206.90	204.29	10.90	10.81	0.31	1.25	8.29	C15
9.44	21.47	35.47	60.26	96.91	151.77	200.17	197.51	11.33	11.08	0.42	1.21	11.69	C16
0.43	0.64	0.84	1.65	2.47	3.05	2.99	5.70	0.29	0.29	0.01	0.03	0.39	C17
2.46	4.82	7.53	9.21	16.56	24.89	43.88	48.38	2.24	2.21	0.10	0.23	2.76	C18
3.49	5.76	8.81	12.91	22.18	34.54	48.90	64.55	2.91	2.86	0.12	0.29	3.39	C19-C20
0.16	0.19	0.27	0.27	0.67	1.28	1.81	2.16	0.09	0.09	0.00	0.01	0.11	C21
16.25	27.55	34.19	41.70	58.22	84.54	102.38	104.61	9.10	8.99	0.50	1.00	14.55	C22
1.51	3.85	5.88	8.37	15.78	22.13	34.06	35.13	1.72	1.71	0.07	0.19	1.83	C23-C24
4.19	9.05	13.88	23.68	36.27	50.43	67.90	64.71	4.02	3.99	0.16	0.46	4.36	C25
0.05	0.11	0.13	0.45	0.39	0.35	0.64	1.23	0.07	0.07	0.00	0.01	0.08	C30-C31
0.08	0.16	0.54	0.36	1.01	0.85	1.71	1.85	0.10	0.10	0.00	0.01	0.13	C32
17.88	36.59	53.25	80.37	118.24	178.23	201.88	195.20	14.63	14.43	0.65	1.65	18.59	C33-C34
0.22	0.35	0.57	0.49	1.18	0.78	0.85	1.23	0.15	0.16	0.01	0.02	0.22	C37-C38
1.03	2.54	3.77	4.81	7.58	11.35	9.82	10.94	1.07	1.05	0.05	0.12	1.32	C40-C41
0.16	0.40	0.71	0.58	0.90	0.99	1.60	3.24	0.16	0.16	0.01	0.02	0.25	C43
0.16	0.35	0.54	0.80	1.40	3.97	9.50	19.26	0.30	0.31	0.01	0.02	0.21	C44
0.08	0.11	0.13	0.31	0.22	0.14	0.21	0.46	0.05	0.05	0.00	0.01	0.08	C45
0.00	0.00	0.13	0.09	0.00	0.07	0.00	0.31	0.02	0.02	0.00	0.00	0.03	C46
0.08	0.21	0.17	0.40	0.62	0.57	0.96	1.39	0.11	0.11	0.01	0.01	0.09	C47；C49
14.44	19.76	17.18	18.02	18.02	23.55	22.42	35.74	5.07	4.94	0.37	0.55	10.96	C50
0.00	0.08	0.17	0.22	0.22	0.71	1.49	1.54	0.05	0.05	0.00	0.01	0.05	C51
0.05	0.08	0.13	0.27	0.11	0.21	0.64	0.31	0.04	0.04	0.00	0.00	0.06	C52
5.54	6.45	5.65	6.81	10.33	16.38	14.09	16.33	2.29	2.16	0.14	0.23	4.38	C53
2.08	2.41	2.89	3.74	4.04	5.60	6.73	6.93	0.80	0.79	0.05	0.09	1.49	C54
1.54	2.06	2.29	3.16	4.27	6.17	9.61	10.63	0.80	0.78	0.04	0.08	1.29	C55
4.16	5.68	6.76	8.10	6.57	6.52	7.90	6.47	1.65	1.63	0.12	0.19	3.32	C56
0.19	0.27	0.54	0.40	0.56	0.64	0.32	1.23	0.09	0.10	0.01	0.01	0.18	C57
0.00	0.00	0.00	0.00	0.00	0.00	0.00	0.00	0.01	0.01	0.00	0.00	0.01	C58
—	—	—	—	—	—	—	—	—	—	—	—	—	C60
—	—	—	—	—	—	—	—	—	—	—	—	—	C61
—	—	—	—	—	—	—	—	—	—	—	—	—	C62
—	—	—	—	—	—	—	—	—	—	—	—	—	C63
0.49	0.72	1.21	1.60	2.81	4.47	4.70	6.16	0.38	0.39	0.02	0.04	0.44	C64
0.00	0.03	0.03	0.27	0.51	0.21	0.64	0.77	0.04	0.03	0.00	0.01	0.02	C65
0.05	0.03	0.10	0.22	0.39	0.57	0.75	1.23	0.04	0.04	0.00	0.01	0.03	C66
0.24	0.40	0.94	1.74	3.20	6.95	12.81	17.87	0.44	0.44	0.01	0.04	0.29	C67
0.00	0.00	0.03	0.04	0.06	0.00	0.11	0.62	0.01	0.01	0.00	0.00	0.00	C68
0.05	0.03	0.00	0.13	0.11	0.21	0.53	0.62	0.04	0.05	0.00	0.00	0.03	C69
3.52	5.97	8.34	11.48	14.15	21.70	17.62	17.41	2.63	2.62	0.15	0.28	3.72	C70-C72
0.30	0.51	0.44	1.34	1.63	2.55	3.63	4.31	0.24	0.24	0.01	0.02	0.25	C73
0.11	0.08	0.30	0.09	0.22	0.28	0.11	1.08	0.04	0.05	0.00	0.01	0.08	C74
0.19	0.11	0.10	0.13	0.28	0.85	0.11	0.00	0.04	0.04	0.00	0.01	0.07	C75
0.08	0.11	0.20	0.58	0.79	0.99	1.07	1.54	0.09	0.09	0.00	0.01	0.09	C81
1.70	2.38	4.47	4.98	9.10	10.64	11.64	11.25	1.17	1.16	0.06	0.13	1.60	C82-C85；C96
0.00	0.03	0.10	0.00	0.11	0.14	0.21	0.46	0.02	0.02	0.00	0.00	0.02	C88
0.43	0.72	1.82	2.09	3.65	3.48	2.99	2.47	0.35	0.35	0.02	0.05	0.48	C90
0.81	1.53	1.65	2.05	2.70	3.33	3.95	1.69	0.66	0.67	0.04	0.06	0.87	C91
0.68	0.78	1.24	1.42	2.53	3.48	3.52	4.01	0.49	0.48	0.03	0.05	0.65	C92-C94
2.30	2.97	3.60	5.34	6.23	8.44	8.43	8.17	1.43	1.44	0.08	0.14	1.87	C95
2.27	4.28	5.11	6.63	11.06	15.96	25.94	28.66	1.62	1.60	0.08	0.17	2.19	O&U
104.55	192.13	271.99	402.25	608.74	894.90	1108.79	1164.73	80.77	79.67	3.73	8.78	104.17	ALL
104.39	191.78	271.45	401.45	607.33	890.93	1099.29	1145.47	80.47	79.37	3.72	8.76	103.96	ALLbC44

附录五 2011—2013年江苏省城市肿瘤登记地区恶性肿瘤死亡情况

2011—2013年江苏省城市肿瘤登记地区男女合计恶性肿瘤死亡主要指标

部 位	病例数	构成(%)	年龄组(岁)										
			0	1—4	5—9	10—14	15—19	20—24	25—29	30—34	35—39	40—44	45—49	50—54
唇	19	0.02	0.04	0.00	0.00	0.00	0.00	0.00	0.00	0.00	0.00	0.00	0.00	0.02
舌	108	0.11	0.22	0.00	0.00	0.00	0.00	0.00	0.00	0.00	0.00	0.05	0.02	0.25
口	210	0.22	0.43	0.00	0.00	0.00	0.00	0.00	0.00	0.00	0.03	0.00	0.09	0.12
唾液腺	66	0.07	0.13	0.00	0.00	0.00	0.00	0.00	0.00	0.03	0.03	0.05	0.07	0.05
扁桃腺	19	0.02	0.04	0.00	0.00	0.00	0.00	0.00	0.00	0.00	0.00	0.00	0.02	0.07
其他的口咽	56	0.06	0.11	0.00	0.00	0.00	0.00	0.00	0.00	0.00	0.00	0.05	0.00	0.07
鼻咽	714	0.75	1.46	0.00	0.00	0.00	0.00	0.00	0.04	0.00	0.11	0.13	0.39	0.87	1.50
喉咽	53	0.06	0.11	0.00	0.00	0.00	0.00	0.00	0.00	0.00	0.00	0.00	0.00	0.00
咽,部位不明	64	0.07	0.13	0.00	0.00	0.00	0.00	0.00	0.00	0.00	0.00	0.00	0.00	0.02
食管	11705	12.31	23.92	0.00	0.00	0.00	0.00	0.00	0.03	0.03	0.10	0.28	0.94	4.51
胃	16828	17.70	34.39	0.00	0.00	0.00	0.00	0.14	0.46	0.64	1.36	2.35	5.20	9.97
小肠	402	0.42	0.82	0.00	0.00	0.00	0.00	0.00	0.00	0.00	0.00	0.08	0.18	0.49
结肠	2887	3.04	5.90	0.00	0.00	0.00	0.00	0.11	0.19	0.19	0.48	0.75	1.43	2.78
直肠	3299	3.47	6.74	0.00	0.00	0.00	0.00	0.07	0.11	0.16	0.53	0.98	2.14	2.94
肛门	130	0.14	0.27	0.00	0.00	0.00	0.00	0.00	0.00	0.03	0.03	0.00	0.09	0.14
肝脏	12561	13.21	25.67	0.48	0.17	0.05	0.00	0.18	0.27	0.83	2.69	5.85	14.66	25.02
胆囊及其他	1598	1.68	3.27	0.00	0.00	0.00	0.00	0.04	0.03	0.08	0.03	0.18	0.51	0.97
胰腺	4598	4.84	9.40	0.00	0.00	0.00	0.00	0.07	0.08	0.05	0.33	0.46	1.24	3.21
鼻,鼻窦及其他	85	0.09	0.17	0.00	0.00	0.00	0.00	0.00	0.00	0.05	0.10	0.03	0.09	0.23
喉	380	0.40	0.78	0.00	0.00	0.00	0.00	0.00	0.00	0.00	0.05	0.00	0.03	0.14	0.19
气管,支气管,肺	21522	22.63	43.99	0.00	0.00	0.00	0.00	0.04	0.22	0.35	1.28	2.76	6.54	14.34
其他的胸腔器官	197	0.21	0.40	0.24	0.11	0.05	0.13	0.11	0.05	0.03	0.00	0.13	0.35	0.19
骨	1029	1.08	2.10	0.00	0.06	0.00	0.26	0.39	0.41	0.19	0.33	0.36	0.64	0.97
皮肤的黑色素瘤	162	0.17	0.33	0.00	0.00	0.00	0.00	0.00	0.08	0.05	0.05	0.05	0.28	0.09
其他的皮肤	286	0.30	0.58	0.00	0.00	0.00	0.00	0.00	0.00	0.00	0.03	0.05	0.05	0.25
间皮瘤	45	0.05	0.09	0.00	0.00	0.00	0.00	0.00	0.00	0.00	0.00	0.00	0.07	0.12
卡波氏肉瘤	13	0.01	0.03	0.00	0.00	0.00	0.00	0.00	0.00	0.00	0.00	0.03	0.00	0.00
周围神经,其他结缔	95	0.10	0.19	0.00	0.00	0.00	0.14	0.00	0.07	0.05	0.00	0.08	0.08	0.00	0.14
乳房	2144	2.25	4.38	0.00	0.00	0.00	0.00	0.00	0.00	0.11	0.08	0.55	1.55	3.68	5.74
外阴	25	0.03	0.05	0.00	0.00	0.00	0.00	0.00	0.00	0.00	0.00	0.00	0.02	0.05
阴道	14	0.01	0.03	0.00	0.00	0.00	0.00	0.00	0.03	0.00	0.03	0.00	0.00
子宫颈	750	0.79	1.53	0.00	0.00	0.00	0.00	0.00	0.03	0.16	0.33	0.93	1.91	2.66
子宫体	374	0.39	0.76	0.00	0.00	0.00	0.00	0.00	0.00	0.00	0.08	0.18	0.41	0.67
子宫,部位不明	246	0.26	0.50	0.00	0.00	0.00	0.04	0.00	0.00	0.10	0.10	0.37	0.35
卵巢	683	0.72	1.40	0.00	0.00	0.06	0.00	0.07	0.14	0.00	0.28	0.31	0.97	1.83
其他的女性生殖器	43	0.05	0.09	0.00	0.06	0.00	0.00	0.00	0.00	0.00	0.00	0.00	0.05	0.05
胎盘	0													
阴茎	43	0.05	0.09	0.00	0.00	0.00	0.00	0.00	0.00	0.00	0.00	0.02	0.00	0.05
前列腺	1093	1.15	2.23	0.00	0.00	0.00	0.04	0.00	0.00	0.00	0.00	0.03	0.07	0.09
睾丸	31	0.03	0.06	0.00	0.06	0.00	0.00	0.00	0.00	0.00	0.05	0.05	0.00	0.00
其他的男性生殖器	12	0.01	0.02	0.00	0.00	0.00	0.00	0.00	0.00	0.00	0.00	0.03	0.00	0.00
肾	517	0.54	1.06	0.00	0.06	0.00	0.00	0.04	0.00	0.08	0.00	0.03	0.15	0.28	0.49
肾盂	67	0.07	0.14	0.00	0.00	0.00	0.00	0.00	0.00	0.00	0.00	0.00	0.00	0.19
输尿管	59	0.06	0.12	0.00	0.00	0.00	0.00	0.00	0.00	0.00	0.00	0.00	0.00	0.02
膀胱	1026	1.08	2.10	0.00	0.00	0.00	0.00	0.00	0.00	0.00	0.00	0.10	0.12	0.51
其他的泌尿器官	18	0.02	0.04	0.00	0.00	0.00	0.00	0.00	0.00	0.00	0.00	0.00	0.00	0.00
眼	28	0.03	0.06	0.00	0.00	0.22	0.00	0.00	0.00	0.00	0.03	0.03	0.02	0.00
脑,神经系统	2063	2.17	4.22	0.95	0.78	0.68	0.69	0.78	0.60	0.86	1.01	1.24	1.82	3.47
甲状腺	187	0.20	0.38	0.00	0.00	0.00	0.00	0.00	0.03	0.11	0.05	0.08	0.12	0.14
肾上腺	63	0.07	0.13	0.24	0.00	0.00	0.04	0.00	0.00	0.00	0.00	0.00	0.02	0.09
其他的内分泌腺	31	0.03	0.06	0.00	0.00	0.00	0.04	0.00	0.00	0.00	0.03	0.03	0.05	0.07
霍奇金病	136	0.14	0.28	0.00	0.00	0.00	0.00	0.00	0.00	0.00	0.03	0.05	0.14	0.07
非霍奇金淋巴瘤	1151	1.21	2.35	0.00	0.00	0.17	0.09	0.00	0.32	0.19	0.19	0.30	0.49	0.69	1.13
免疫增生性疾病	8	0.01	0.02	0.00	0.00	0.06	0.00	0.00	0.00	0.00	0.00	0.00	0.00	0.00
多发性骨髓瘤	397	0.42	0.81	0.00	0.00	0.00	0.00	0.04	0.00	0.05	0.00	0.00	0.13	0.14	0.28
淋巴样白血病	661	0.70	1.35	0.72	0.73	0.73	0.82	0.39	0.46	0.38	0.40	0.54	0.87	1.27
髓样白血病	452	0.48	0.92	0.00	0.22	0.09	0.13	0.28	0.19	0.21	0.38	0.21	0.58	0.83
白血病,未特指	1108	1.17	2.26	0.48	0.56	0.23	0.47	0.64	0.49	0.83	0.73	0.72	1.52	1.76
其他的或未指明部位	2528	2.66	5.17	0.24	0.11	0.09	0.22	0.14	0.27	0.24	0.35	0.57	1.52	2.71
所有部位合计	95089	100.00	194.35	3.34	3.35	2.14	3.15	4.15	4.60	6.38	12.29	22.56	51.00	93.13
所有部位除外 C44	94803	99.70	193.76	3.34	3.35	2.14	3.15	4.15	4.60	6.30	12.26	22.51	50.95	92.88

年龄组(岁)							粗率 (1/10⁵)	中标率 (1/10⁵)	世标率 (1/10⁵)	累积率(%)		截缩率 35—64 岁	ICD-10
55—59	60—64	65—69	70—74	75—79	80—84	85+				0—64岁	0—74岁		
0.03	0.00	0.07	0.10	0.20	0.17	0.41	1.08	0.02	0.02	0.00	0.00	0.02	C00
0.18	0.20	0.81	0.39	1.12	1.22	1.94	1.08	0.13	0.13	0.01	0.02	0.22	C01-C02
0.27	0.47	1.10	1.18	2.24	2.54	3.46	6.89	0.24	0.25	0.01	0.03	0.29	C03-C06
0.06	0.18	0.25	0.44	0.40	0.61	1.38	2.15	0.08	0.08	0.00	0.01	0.10	C07-C08
0.00	0.06	0.07	0.15	0.20	0.17	0.14	0.43	0.02	0.02	0.00	0.00	0.03	C09
0.06	0.26	0.07	0.54	0.59	0.61	0.83	1.08	0.07	0.07	0.00	0.01	0.08	C10
1.50	3.24	3.68	4.43	5.27	5.95	7.33	6.46	0.92	0.90	0.06	0.11	1.67	C11
0.15	0.18	0.28	0.39	0.53	0.79	0.97	0.43	0.06	0.06	0.00	0.01	0.18	C12-C13
0.12	0.12	0.25	0.39	0.53	1.05	1.11	2.58	0.07	0.07	0.00	0.01	0.07	C14
12.21	33.89	54.25	86.70	132.66	187.69	204.85	203.92	13.66	13.67	0.53	1.63	14.45	C15
19.69	42.33	71.85	117.09	188.88	258.97	320.41	283.81	19.93	19.69	0.77	2.30	21.30	C16
0.42	0.96	1.63	2.56	3.36	5.95	8.02	10.12	0.47	0.47	0.02	0.05	0.55	C17
3.84	6.13	10.04	16.45	26.07	40.06	67.59	73.43	3.38	3.33	0.13	0.34	3.66	C18
4.89	8.94	12.62	18.47	29.56	45.22	62.20	84.20	3.89	3.86	0.17	0.41	4.74	C19-C20
0.12	0.32	0.49	0.49	1.05	2.01	2.90	4.09	0.15	0.15	0.01	0.01	0.17	C21
33.04	52.00	56.09	72.66	94.47	112.74	149.97	151.59	15.98	15.71	0.95	1.79	28.09	C22
1.35	3.77	5.48	8.62	17.71	24.93	38.15	40.27	1.82	1.80	0.06	0.19	1.73	C23-C24
5.76	12.15	19.12	30.49	49.97	67.52	92.75	85.49	5.40	5.35	0.21	0.61	5.92	C25
0.12	0.09	0.25	0.54	0.79	0.96	0.83	1.94	0.12	0.11	0.00	0.01	0.13	C30-C31
0.60	0.88	1.77	2.81	4.61	5.42	6.63	5.60	0.46	0.45	0.02	0.06	0.51	C32
26.17	59.95	92.63	154.38	239.96	332.87	379.71	336.13	25.57	25.29	1.02	2.99	28.48	C33-C34
0.33	0.70	0.64	1.08	1.71	2.71	1.80	2.37	0.27	0.27	0.01	0.03	0.35	C37-C38
1.44	2.75	4.06	6.01	10.47	15.04	14.79	16.15	1.32	1.29	0.06	0.14	1.49	C40-C41
0.21	0.70	0.74	0.74	1.19	1.84	1.80	4.31	0.20	0.20	0.01	0.02	0.30	C43
0.21	0.32	0.35	0.84	1.98	4.72	8.29	16.80	0.30	0.30	0.01	0.02	0.19	C44
0.12	0.18	0.11	0.49	0.26	0.35	0.28	0.86	0.06	0.06	0.00	0.01	0.09	C45
0.00	0.06	0.11	0.15	0.07	0.09	0.14	0.22	0.02	0.02	0.00	0.00	0.03	C46
0.15	0.29	0.28	0.44	0.86	0.87	1.11	2.37	0.13	0.13	0.01	0.01	0.14	C47;C49
7.47	10.28	9.26	9.85	11.06	13.99	16.73	29.07	2.80	2.75	0.19	0.30	5.85	C50
0.00	0.03	0.14	0.05	0.13	0.35	0.83	0.86	0.03	0.03	0.00	0.00	0.04	C51
0.00	0.06	0.07	0.05	0.07	0.26	0.28	0.22	0.02	0.02	0.00	0.00	0.02	C52
2.61	2.69	2.26	2.46	3.62	6.30	6.36	6.46	1.04	0.97	0.07	0.10	2.12	C53
1.08	1.34	1.66	2.07	2.44	4.02	4.84	5.81	0.47	0.46	0.03	0.05	0.81	C54
0.63	0.85	0.81	0.79	1.45	3.24	4.01	5.81	0.30	0.29	0.02	0.03	0.47	C55
2.16	2.51	3.68	4.48	3.95	3.94	5.81	6.24	0.91	0.90	0.06	0.10	1.75	C56
0.12	0.06	0.25	0.30	0.46	0.44	0.28	1.29	0.05	0.06	0.00	0.01	0.07	C57
0.00	0.00	0.00	0.00	0.00	0.00	0.00	0.00	0.00	0.00	0.00	0.00	0.00	C58
0.06	0.06	0.14	0.25	0.33	0.70	1.11	1.29	0.05	0.05	0.00	0.00	0.05	C60
0.09	0.73	1.98	4.78	10.67	20.90	35.11	53.40	1.13	1.14	0.01	0.07	0.40	C61
0.03	0.06	0.04	0.25	0.26	0.70	0.41	0.22	0.04	0.04	0.00	0.00	0.04	C62
0.03	0.03	0.00	0.10	0.20	0.17	0.14	0.22	0.02	0.01	0.00	0.00	0.01	C63
0.78	1.46	2.05	3.50	5.40	7.00	7.74	9.91	0.63	0.63	0.03	0.07	0.76	C64
0.06	0.09	0.07	0.44	0.86	0.96	1.38	1.72	0.08	0.08	0.00	0.01	0.07	C65
0.00	0.09	0.11	0.49	0.59	1.05	1.24	2.58	0.06	0.07	0.00	0.01	0.03	C66
0.45	1.20	2.09	4.48	8.76	18.63	29.72	49.10	1.08	1.09	0.02	0.09	0.64	C67
0.03	0.00	0.04	0.10	0.13	0.35	0.41	1.08	0.02	0.02	0.00	0.00	0.01	C68
0.00	0.03	0.04	0.25	0.33	0.17	0.83	0.22	0.04	0.05	0.00	0.00	0.02	C69
4.11	6.63	8.48	12.22	16.20	23.53	19.90	23.69	2.85	2.82	0.16	0.30	3.88	C70-C72
0.21	0.23	0.60	1.48	1.71	2.01	4.15	5.38	0.23	0.22	0.01	0.02	0.21	C73
0.09	0.12	0.21	0.49	0.46	0.79	1.66	1.08	0.08	0.08	0.00	0.01	0.08	C74
0.06	0.03	0.11	0.15	0.26	0.61	0.28	0.00	0.05	0.04	0.00	0.00	0.05	C75
0.21	0.56	0.53	0.94	1.45	1.31	1.66	2.15	0.17	0.17	0.01	0.02	0.22	C81
2.04	3.77	5.20	7.24	10.60	14.34	15.07	17.44	1.48	1.46	0.07	0.16	1.93	C82-C85;C96
0.00	0.00	0.00	0.15	0.20	0.09	0.00	0.00	0.01	0.01	0.00	0.00	0.00	C88
0.72	1.08	1.94	3.30	4.08	6.21	4.70	4.31	0.49	0.49	0.02	0.06	0.61	C90
1.26	1.34	2.54	3.20	4.02	6.03	8.29	4.95	1.03	1.04	0.06	0.09	1.23	C91
0.81	1.34	1.66	2.41	3.23	5.16	5.39	4.31	0.64	0.62	0.03	0.06	0.83	C92-C94
2.01	3.07	4.28	5.86	8.23	10.50	14.51	11.20	1.58	1.55	0.09	0.16	2.05	C95
4.35	7.42	9.33	15.42	23.04	33.41	46.44	49.96	3.07	3.03	0.14	0.33	3.79	O&U
144.52	278.26	398.61	616.58	940.83	1310.24	1619.03	1645.79	115.19	113.93	5.12	12.91	142.91	ALL
144.31	277.94	398.26	615.75	938.86	1305.51	1610.74	1628.99	114.89	113.63	5.11	12.89	142.72	ALLbC44

2011—2013年江苏省城市肿瘤登记地区男性恶性肿瘤死亡主要指标

部 位	病例数	构成(%)	年龄组(岁)											
			0	1—4	5—9	10—14	15—19	20—24	25—29	30—34	35—39	40—44	45—49	50—54
唇	15	0.02	0.06	0.00	0.00	0.00	0.00	0.00	0.00	0.00	0.00	0.00	0.00	0.05
舌	64	0.11	0.26	0.00	0.00	0.00	0.00	0.00	0.00	0.00	0.00	0.05	0.00	0.37
口	126	0.21	0.51	0.00	0.00	0.00	0.00	0.00	0.00	0.00	0.05	0.00	0.09	0.14
唾液腺	46	0.08	0.19	0.00	0.00	0.00	0.00	0.00	0.06	0.00	0.00	0.10	0.14	0.00
扁桃腺	12	0.02	0.05	0.00	0.00	0.00	0.00	0.00	0.00	0.00	0.00	0.00	0.05	0.09
其他的口咽	45	0.07	0.18	0.00	0.00	0.00	0.00	0.00	0.00	0.00	0.00	0.00	0.05	0.14
鼻咽	496	0.82	2.03	0.00	0.00	0.00	0.00	0.07	0.00	0.17	0.05	0.47	1.35	2.04
喉咽	46	0.08	0.19	0.00	0.00	0.00	0.00	0.00	0.00	0.00	0.00	0.00	0.00	0.00
咽,部位不明	48	0.08	0.20	0.00	0.00	0.00	0.00	0.00	0.00	0.00	0.00	0.00	0.00	0.00
食管	7939	13.07	32.41	0.00	0.00	0.00	0.00	0.00	0.00	0.06	0.15	0.36	1.44	7.65
胃	11614	19.13	47.42	0.00	0.00	0.00	0.00	0.07	0.43	0.28	1.22	2.02	4.70	11.68
小肠	240	0.40	0.98	0.00	0.00	0.00	0.00	0.07	0.00	0.00	0.00	0.10	0.28	0.51
结肠	1571	2.59	6.41	0.00	0.00	0.00	0.00	0.14	0.22	0.28	0.76	0.73	1.40	2.69
直肠	1891	3.11	7.72	0.00	0.00	0.00	0.00	0.14	0.16	0.11	0.41	0.99	2.51	3.52
肛门	70	0.12	0.29	0.00	0.00	0.00	0.00	0.00	0.00	0.00	0.05	0.05	0.09	0.23
肝脏	9093	14.98	37.12	0.45	0.21	0.09	0.00	0.34	0.32	1.27	4.69	10.12	24.40	41.01
胆囊及其他	662	1.09	2.70	0.00	0.00	0.00	0.00	0.07	0.05	0.06	0.05	0.31	0.47	0.88
胰腺	2587	4.26	10.56	0.00	0.00	0.00	0.00	0.00	0.11	0.06	0.20	0.83	1.35	4.03
鼻,鼻窦及其他	63	0.10	0.26	0.00	0.00	0.00	0.00	0.07	0.00	0.00	0.15	0.05	0.14	0.37
喉	333	0.55	1.36	0.00	0.00	0.00	0.00	0.00	0.00	0.11	0.00	0.00	0.19	0.28
气管,支气管,肺	15153	24.96	61.87	0.00	0.00	0.00	0.00	0.00	0.38	0.50	1.53	3.11	6.70	17.38
其他的胸腔器官	129	0.21	0.53	0.00	0.10	0.09	0.16	0.14	0.11	0.06	0.00	0.26	0.33	0.28
骨	614	1.01	2.51	0.00	0.10	0.00	0.25	0.62	0.54	0.28	0.31	0.36	0.79	1.16
皮肤的黑色素瘤	89	0.15	0.36	0.00	0.00	0.00	0.00	0.00	0.06	0.05	0.10	0.00	0.19	0.09
其他的皮肤	147	0.24	0.60	0.00	0.00	0.00	0.00	0.00	0.00	0.06	0.00	0.10	0.05	0.28
间皮瘤	28	0.05	0.11	0.00	0.00	0.00	0.00	0.00	0.00	0.00	0.00	0.00	0.05	0.09
卡波氏肉瘤	6	0.01	0.02	0.00	0.00	0.00	0.00	0.00	0.00	0.00	0.00	0.05	0.00	0.00
周围神经,其他结缔	59	0.10	0.24	0.00	0.00	0.00	0.17	0.00	0.07	0.11	0.11	0.10	0.16	0.14
乳房	21	0.03	0.09	0.00	0.00	0.00	0.00	0.00	0.00	0.00	0.00	0.00	0.05	0.14
外阴	—	—	—	—	—	—	—	—	—	—	—	—	—	—
阴道	—	—	—	—	—	—	—	—	—	—	—	—	—	—
子宫颈	—	—	—	—	—	—	—	—	—	—	—	—	—	—
子宫体	—	—	—	—	—	—	—	—	—	—	—	—	—	—
子宫,部位不明	—	—	—	—	—	—	—	—	—	—	—	—	—	—
卵巢	—	—	—	—	—	—	—	—	—	—	—	—	—	—
其他的女性生殖器	—	—	—	—	—	—	—	—	—	—	—	—	—	—
胎盘	—	—	—	—	—	—	—	—	—	—	—	—	—	—
阴茎	43	0.07	0.18	0.00	0.00	0.00	0.00	0.00	0.00	0.00	0.00	0.00	0.05	0.09
前列腺	1093	1.80	4.46	0.00	0.00	0.00	0.00	0.00	0.07	0.00	0.00	0.00	0.05	0.14	0.19
睾丸	31	0.05	0.13	0.00	0.10	0.00	0.00	0.00	0.00	0.00	0.10	0.10	0.05	0.00
其他的男性生殖器	12	0.02	0.05	0.00	0.00	0.00	0.00	0.00	0.00	0.00	0.00	0.00	0.00	0.00
肾	340	0.56	1.39	0.00	0.00	0.00	0.00	0.08	0.07	0.11	0.06	0.00	0.10	0.47	0.65
肾盂	42	0.07	0.17	0.00	0.00	0.00	0.00	0.00	0.00	0.00	0.00	0.00	0.00	0.05	0.19
输尿管	32	0.05	0.13	0.00	0.00	0.00	0.00	0.00	0.00	0.00	0.00	0.00	0.00	0.00
膀胱	789	1.30	3.22	0.00	0.00	0.00	0.00	0.00	0.00	0.00	0.00	0.00	0.10	0.14	0.74
其他的泌尿器官	12	0.02	0.05	0.00	0.00	0.00	0.00	0.00	0.00	0.00	0.00	0.00	0.00	0.00
眼	16	0.03	0.07	0.00	0.00	0.21	0.00	0.00	0.00	0.00	0.00	0.00	0.05	0.00
脑,神经系统	1133	1.87	4.63	0.90	0.84	0.86	0.74	0.96	0.75	1.05	1.27	1.66	1.77	4.08
甲状腺	66	0.11	0.27	0.00	0.00	0.00	0.00	0.00	0.00	0.00	0.00	0.00	0.05	0.14
肾上腺	39	0.06	0.16	0.00	0.00	0.00	0.00	0.07	0.00	0.00	0.00	0.00	0.05	0.09
其他的内分泌腺	24	0.04	0.10	0.00	0.00	0.00	0.08	0.00	0.00	0.05	0.05	0.00	0.00	0.14
霍奇金病	90	0.15	0.37	0.00	0.00	0.00	0.00	0.00	0.17	0.05	0.00	0.10	0.19	0.09
非霍奇金淋巴瘤	706	1.16	2.88	0.00	0.21	0.09	0.41	0.48	0.27	0.11	0.25	0.62	0.79	1.44
免疫增生性疾病	7	0.01	0.03	0.00	0.00	0.00	0.00	0.00	0.00	0.00	0.00	0.00	0.00	0.00
多发性骨髓瘤	252	0.42	1.03	0.00	0.00	0.00	0.00	0.07	0.05	0.06	0.00	0.26	0.19	0.32
淋巴样白血病	393	0.65	1.60	0.45	0.73	0.77	1.15	0.48	0.65	0.39	0.56	0.52	1.16	1.71
髓样白血病	257	0.42	1.05	0.00	0.10	0.09	0.16	0.34	0.22	0.33	0.46	0.16	0.65	1.07
白血病,未特指	630	1.04	2.57	0.45	0.52	0.34	0.41	0.68	0.54	1.21	0.82	0.99	1.86	2.22
其他的或未指明部位	1505	2.48	6.14	0.00	0.10	0.09	0.16	0.07	0.38	0.28	0.41	0.62	1.72	2.97
所有部位合计	60719	100.00	247.90	2.26	3.25	2.58	3.62	5.20	5.43	7.10	13.76	25.83	56.10	111.35
所有部位除外 C44	60572	99.76	247.30	2.26	3.25	2.58	3.62	5.20	5.43	7.04	13.76	25.73	56.05	111.07

年龄组(岁)							粗率 (1/10⁵)	中标率 (1/10⁵)	世标率 (1/10⁵)	累积率(%)		截缩率 35—64 岁	ICD-10
55—59	60—64	65—69	70—74	75—79	80—84	85+				0—64岁	0—74岁		
0.06	0.00	0.14	0.10	0.27	0.19	0.66	3.06	0.04	0.04	0.00	0.00	0.04	C00
0.24	0.17	1.12	0.59	1.62	1.52	1.66	0.61	0.17	0.17	0.01	0.02	0.29	C01–C02
0.47	0.69	1.47	1.37	2.69	2.67	5.97	7.97	0.31	0.32	0.01	0.03	0.40	C03–C06
0.12	0.17	0.35	0.49	0.54	1.14	2.65	4.29	0.12	0.12	0.00	0.01	0.13	C07–C08
0.00	0.06	0.14	0.20	0.40	0.19	0.00	0.00	0.03	0.03	0.00	0.00	0.05	C09
0.12	0.46	0.14	0.98	1.08	0.76	1.00	2.45	0.12	0.12	0.00	0.01	0.13	C10
2.36	4.04	5.89	6.08	7.41	8.57	12.28	9.81	1.31	1.30	0.08	0.15	2.41	C11
0.30	0.35	0.56	0.69	0.94	1.52	1.33	0.61	0.12	0.12	0.01	0.01	0.16	C12–C13
0.24	0.17	0.35	0.59	0.81	1.91	1.66	5.52	0.12	0.12	0.00	0.01	0.11	C14
20.55	53.96	81.84	119.82	185.50	251.66	285.69	305.82	19.70	19.82	0.83	2.36	22.67	C15
27.93	61.98	107.70	177.57	283.97	388.63	481.79	421.65	29.08	28.83	1.09	3.40	29.96	C16
0.35	1.10	2.17	3.33	4.04	7.62	12.61	13.48	0.60	0.60	0.02	0.06	0.65	C17
4.49	6.28	10.86	21.57	29.23	46.67	82.29	106.03	3.97	3.94	0.14	0.39	3.87	C18
5.43	11.59	15.84	22.85	34.08	58.68	78.64	108.48	4.76	4.74	0.20	0.49	5.77	C19–C20
0.12	0.29	0.56	0.59	1.08	2.10	3.65	6.13	0.18	0.17	0.01	0.02	0.20	C21
53.67	79.45	85.14	107.17	131.75	152.59	210.70	214.50	24.25	23.78	1.50	2.70	44.51	C22
1.59	3.69	5.26	8.04	15.49	22.29	32.52	27.58	1.66	1.63	0.06	0.18	1.73	C23–C24
7.44	14.36	23.26	37.16	61.56	80.20	107.17	98.67	6.51	6.45	0.26	0.75	7.26	C25
0.24	0.17	0.42	0.49	1.21	2.10	1.33	3.06	0.18	0.17	0.01	0.02	0.22	C30–C31
1.06	1.61	3.08	5.00	8.62	10.29	13.94	12.26	0.84	0.83	0.03	0.10	0.87	C32
35.36	84.87	135.73	231.70	367.49	511.13	604.89	565.07	37.98	37.65	1.43	4.42	39.43	C33–C34
0.47	0.86	0.49	1.47	1.89	4.76	3.65	4.29	0.37	0.36	0.02	0.03	0.42	C37–C38
1.89	3.00	4.83	8.14	12.93	18.48	21.57	22.68	1.66	1.63	0.07	0.18	1.76	C40–C41
0.24	0.86	0.70	0.98	1.35	2.86	1.99	5.52	0.23	0.23	0.01	0.02	0.31	C43
0.30	0.35	0.49	1.08	2.96	5.52	10.62	15.32	0.36	0.35	0.01	0.03	0.24	C44
0.24	0.17	0.14	0.78	0.13	0.76	0.33	1.23	0.07	0.07	0.00	0.01	0.11	C45
0.00	0.12	0.00	0.10	0.13	0.00	0.33	0.00	0.02	0.02	0.00	0.00	0.02	C46
0.30	0.40	0.35	0.59	0.81	0.95	1.66	3.06	0.18	0.18	0.01	0.02	0.20	C47;C49
0.12	0.00	0.14	0.10	0.54	0.76	1.00	0.61	0.06	0.05	0.00	0.01	0.07	C50
—	—	—	—	—	—	—	—	—	—	—	—	—	C51
—	—	—	—	—	—	—	—	—	—	—	—	—	C52
—	—	—	—	—	—	—	—	—	—	—	—	—	C53
—	—	—	—	—	—	—	—	—	—	—	—	—	C54
—	—	—	—	—	—	—	—	—	—	—	—	—	C55
—	—	—	—	—	—	—	—	—	—	—	—	—	C56
—	—	—	—	—	—	—	—	—	—	—	—	—	C57
—	—	—	—	—	—	—	—	—	—	—	—	—	C58
0.12	0.12	0.28	0.49	0.67	1.52	2.65	3.68	0.11	0.11	0.00	0.01	0.10	C60
0.18	1.44	3.92	9.51	21.82	45.53	84.28	151.99	2.56	2.61	0.03	0.19	0.79	C61
0.06	0.12	0.07	0.49	0.54	1.52	1.00	0.61	0.09	0.08	0.00	0.01	0.06	C62
0.06	0.06	0.00	0.20	0.40	0.38	0.33	0.61	0.03	0.03	0.00	0.00	0.03	C63
1.30	1.96	2.66	4.61	7.68	9.33	12.94	14.10	0.88	0.87	0.04	0.10	1.04	C64
0.12	0.17	0.07	0.49	0.94	1.71	1.99	2.45	0.11	0.10	0.00	0.01	0.10	C65
0.00	0.12	0.07	0.49	0.94	1.14	1.66	3.68	0.08	0.08	0.00	0.01	0.02	C66
0.65	2.02	3.22	7.16	14.28	33.91	52.76	98.06	1.87	1.89	0.03	0.14	0.97	C67
0.06	0.00	0.00	0.20	0.27	0.76	0.66	0.61	0.03	0.03	0.00	0.00	0.01	C68
0.00	0.06	0.07	0.20	0.40	0.38	1.33	0.00	0.05	0.05	0.00	0.00	0.03	C69
4.96	7.90	9.46	13.73	18.32	25.91	19.91	28.19	3.27	3.23	0.18	0.34	4.49	C70–C72
0.12	0.29	0.42	1.47	1.48	1.14	2.99	4.90	0.16	0.17	0.01	0.02	0.15	C73
0.06	0.06	0.14	0.78	0.54	1.33	3.65	0.61	0.10	0.09	0.00	0.01	0.06	C74
0.06	0.06	0.07	0.20	0.54	0.95	0.66	0.00	0.08	0.07	0.00	0.01	0.07	C75
0.30	0.92	0.91	1.47	1.75	1.14	1.66	2.45	0.24	0.24	0.01	0.03	0.36	C81
2.77	5.48	6.17	9.22	13.47	17.91	19.58	25.74	1.89	1.88	0.10	0.21	2.50	C82–C85;C96
0.00	0.00	0.00	0.29	0.40	0.19	0.00	0.00	0.02	0.02	0.00	0.00	0.00	C88
1.12	1.56	2.31	4.12	4.71	8.38	6.64	7.97	0.65	0.65	0.03	0.07	0.83	C90
1.36	1.33	3.36	3.73	4.71	7.62	10.29	9.19	1.26	1.26	0.07	0.11	1.48	C91
0.65	1.73	2.17	3.24	3.23	6.86	6.30	3.06	0.75	0.71	0.04	0.07	0.97	C92–C94
2.01	3.52	5.26	6.96	9.16	11.81	17.92	15.32	1.86	1.81	0.10	0.18	2.44	C95
5.31	8.88	11.98	21.38	29.64	44.39	58.40	64.35	3.87	3.83	0.16	0.42	4.58	O&U
186.92	368.98	541.79	850.01	1296.45	1810.37	2291.14	2407.35	154.89	153.65	6.66	17.39	185.08	ALL
186.62	368.64	541.29	848.93	1293.48	1804.85	2280.52	2392.03	154.53	153.29	6.65	17.36	184.84	ALLbC44

2011—2013年江苏省城市肿瘤登记地区女性恶性肿瘤死亡主要指标

部 位	病例数	构成(%)	年龄组(岁)											
			0	1—4	5—9	10—14	15—19	20—24	25—29	30—34	35—39	40—44	45—49	50—54
唇	4	0.01	0.02	0.00	0.00	0.00	0.00	0.00	0.00	0.00	0.00	0.00	0.00	0.00
舌	44	0.13	0.18	0.00	0.00	0.00	0.00	0.00	0.00	0.00	0.00	0.05	0.05	0.14
口	84	0.24	0.34	0.00	0.00	0.00	0.00	0.00	0.00	0.00	0.00	0.00	0.09	0.09
唾液腺	20	0.06	0.08	0.00	0.00	0.00	0.00	0.00	0.00	0.05	0.00	0.00	0.00	0.09
扁桃腺	7	0.02	0.03	0.00	0.00	0.00	0.00	0.00	0.00	0.00	0.00	0.00	0.00	0.05
其他的口咽	11	0.03	0.05	0.00	0.00	0.00	0.00	0.00	0.00	0.00	0.00	0.05	0.00	0.00
鼻咽	218	0.63	0.89	0.00	0.00	0.00	0.00	0.00	0.00	0.05	0.20	0.31	0.41	0.97
喉咽	7	0.02	0.03	0.00	0.00	0.00	0.00	0.00	0.00	0.00	0.00	0.00	0.00	0.00
咽,部位不明	16	0.05	0.07	0.00	0.00	0.00	0.00	0.00	0.00	0.00	0.00	0.00	0.00	0.05
食管	3766	10.96	15.41	0.00	0.00	0.00	0.00	0.00	0.00	0.00	0.05	0.21	0.46	1.39
胃	5214	15.17	21.34	0.00	0.00	0.00	0.00	0.00	0.22	0.50	0.99	1.49	2.67	5.69	8.26
小肠	162	0.47	0.66	0.00	0.00	0.00	0.00	0.00	0.00	0.00	0.00	0.05	0.09	0.46
结肠	1316	3.83	5.39	0.00	0.00	0.00	0.00	0.00	0.07	0.17	0.10	0.20	0.77	1.46	2.86
直肠	1408	4.10	5.76	0.00	0.00	0.00	0.00	0.00	0.00	0.00	0.21	0.65	0.97	1.77	2.35
肛门	60	0.17	0.25	0.00	0.00	0.00	0.00	0.00	0.00	0.00	0.00	0.00	0.00	0.09	0.05
肝脏	3468	10.09	14.19	0.00	0.51	0.12	0.00	0.00	0.00	0.22	0.42	0.75	1.64	5.14	9.10
胆囊及其他	936	2.72	3.83	0.00	0.00	0.00	0.00	0.00	0.00	0.00	0.10	0.00	0.05	0.55	1.06
胰腺	2011	5.85	8.23	0.00	0.00	0.00	0.00	0.00	0.15	0.06	0.05	0.45	0.10	1.14	2.40
鼻,鼻窦及其他	22	0.06	0.09	0.00	0.00	0.00	0.00	0.00	0.00	0.10	0.00	0.00	0.05	0.00	0.09
喉	47	0.14	0.19	0.00	0.00	0.00	0.00	0.00	0.00	0.00	0.00	0.05	0.09	0.09
气管,支气管,肺	6369	18.53	26.07	0.00	0.00	0.00	0.00	0.00	0.00	0.06	0.21	1.05	2.41	6.37	11.31
其他的胸腔器官	68	0.20	0.28	0.51	0.12	0.00	0.09	0.07	0.00	0.00	0.00	0.00	0.36	0.09
骨	415	1.21	1.70	0.00	0.00	0.00	0.27	0.15	0.00	0.28	0.10	0.35	0.36	0.50	0.78
皮肤的黑色素瘤	73	0.21	0.30	0.00	0.00	0.00	0.00	0.00	0.00	0.10	0.00	0.00	0.00	0.36	0.09
其他的皮肤	139	0.40	0.57	0.00	0.00	0.00	0.00	0.00	0.00	0.00	0.00	0.00	0.00	0.05	0.23
间皮瘤	17	0.05	0.07	0.00	0.00	0.00	0.00	0.00	0.00	0.00	0.00	0.00	0.00	0.09	0.14
卡波氏肉瘤	7	0.02	0.03	0.00	0.00	0.00	0.00	0.00	0.00	0.00	0.00	0.00	0.00	0.00	0.00
周围神经,其他结缔	36	0.10	0.15	0.00	0.00	0.00	0.10	0.00	0.07	0.00	0.00	0.05	0.00	0.00	0.14
乳房	2123	6.18	8.69	0.00	0.00	0.00	0.00	0.00	0.00	0.22	0.16	1.09	3.08	7.24	11.31
外阴	25	0.07	0.10	0.00	0.00	0.00	0.00	0.00	0.00	0.00	0.00	0.00	0.05	0.09
阴道	14	0.04	0.06	0.00	0.00	0.00	0.00	0.00	0.00	0.05	0.00	0.00	0.05	0.00	0.00
子宫颈	750	2.18	3.07	0.00	0.00	0.00	0.00	0.00	0.00	0.06	0.31	0.65	1.85	3.78	5.31
子宫体	374	1.09	1.53	0.00	0.00	0.00	0.00	0.00	0.00	0.00	0.15	0.36	0.82	1.34
子宫,部位不明	246	0.72	1.01	0.00	0.00	0.00	0.00	0.00	0.07	0.00	0.00	0.20	0.21	0.73	0.69
卵巢	683	1.99	2.80	0.00	0.00	0.00	0.00	0.00	0.15	0.28	0.16	0.55	0.62	1.91	3.65
其他的女性生殖器	43	0.13	0.18	0.00	0.00	0.12	0.00	0.00	0.00	0.00	0.00	0.00	0.05	0.00	0.09
胎盘	0	0.00	0.00	0.00	0.00	0.00	0.00	0.00	0.00	0.00	0.00	0.00	0.00	0.00	0.00
阴茎	—	—	—	—	—	—	—	—	—	—	—	—	—	—	—
前列腺	—	—	—	—	—	—	—	—	—	—	—	—	—	—	—
睾丸	—	—	—	—	—	—	—	—	—	—	—	—	—	—	—
其他的男性生殖器	—	—	—	—	—	—	—	—	—	—	—	—	—	—	—
肾	177	0.51	0.72	0.00	0.12	0.00	0.09	0.00	0.00	0.06	0.00	0.05	0.21	0.09	0.32
肾盂	25	0.07	0.10	0.00	0.00	0.00	0.00	0.00	0.00	0.00	0.00	0.00	0.00	0.00	0.18
输尿管	27	0.08	0.11	0.00	0.00	0.00	0.00	0.00	0.00	0.00	0.00	0.00	0.00	0.00	0.05
膀胱	237	0.69	0.97	0.00	0.00	0.00	0.00	0.00	0.00	0.00	0.00	0.00	0.10	0.00	0.28
其他的泌尿器官	6	0.02	0.02	0.00	0.00	0.00	0.00	0.00	0.00	0.00	0.00	0.00	0.00	0.00	0.00
眼	12	0.03	0.05	0.00	0.00	0.24	0.00	0.00	0.00	0.00	0.00	0.00	0.05	0.00	0.00
脑,神经系统	930	2.71	3.81	1.01	0.72	0.49	0.64	0.59	0.44	0.68	0.75	0.82	1.87	2.86
甲状腺	121	0.35	0.50	0.00	0.00	0.00	0.00	0.00	0.00	0.06	0.21	0.10	0.15	0.18	0.14
肾上腺	24	0.07	0.10	0.51	0.00	0.00	0.00	0.00	0.00	0.00	0.00	0.00	0.00	0.00	0.09
其他的内分泌腺	7	0.02	0.03	0.00	0.00	0.00	0.00	0.00	0.00	0.00	0.00	0.00	0.05	0.00	0.00
霍奇金病	46	0.13	0.19	0.00	0.00	0.00	0.00	0.00	0.00	0.06	0.00	0.00	0.00	0.00	0.05
非霍奇金淋巴瘤	445	1.29	1.82	0.00	0.00	0.12	0.10	0.18	0.15	0.11	0.26	0.35	0.36	0.59	0.83
免疫增生性疾病	1	0.00	0.00	0.00	0.00	0.12	0.00	0.00	0.00	0.00	0.00	0.00	0.00	0.00	0.00
多发性骨髓瘤	145	0.42	0.59	0.00	0.00	0.00	0.00	0.00	0.00	0.06	0.00	0.00	0.00	0.00	0.23
淋巴样白血病	268	0.78	1.10	1.01	0.72	0.68	0.45	0.29	0.28	0.37	0.25	0.56	0.59	0.83
髓样白血病	195	0.57	0.80	0.00	0.36	0.10	0.09	0.22	0.17	0.10	0.30	0.26	0.50	0.60
白血病,未特指	478	1.39	1.96	0.51	0.60	0.10	0.54	0.59	0.44	0.47	0.65	0.46	1.18	1.29
其他的或未指明部位	1023	2.98	4.19	0.51	0.00	0.10	0.27	0.22	0.17	0.21	0.30	0.51	1.32	2.45
所有部位合计	34370	100.00	140.67	4.55	3.47	1.65	2.63	3.02	3.75	5.70	10.85	19.33	46.00	74.98
所有部位除外 C44	34231	99.60	140.10	4.55	3.47	1.65	2.63	3.02	3.75	5.59	10.80	19.33	45.96	74.75

年龄组(岁)							粗率 (1/10⁵)	中标率 (1/10⁵)	世标率 (1/10⁵)	累积率(%)		截缩率 35—64 岁	ICD-10
55—59	60—64	65—69	70—74	75—79	80—84	85+				0—64岁	0—74岁		
0.00	0.00	0.00	0.10	0.13	0.16	0.24	0.00	0.01	0.01	0.00	0.00	0.00	C00
0.12	0.24	0.50	0.20	0.64	0.97	2.13	1.33	0.10	0.10	0.01	0.01	0.16	C01-C02
0.06	0.24	0.71	0.99	1.80	2.43	1.66	6.31	0.18	0.18	0.01	0.02	0.17	C03-C06
0.00	0.18	0.14	0.40	0.26	0.16	0.47	1.00	0.05	0.05	0.00	0.01	0.06	C07-C08
0.00	0.06	0.00	0.10	0.00	0.16	0.24	0.66	0.01	0.01	0.00	0.00	0.02	C09
0.00	0.06	0.00	0.10	0.13	0.49	0.71	0.33	0.02	0.02	0.00	0.00	0.02	C10
0.61	2.43	1.43	2.77	3.22	3.72	3.79	4.65	0.55	0.53	0.03	0.06	0.92	C11
0.00	0.00	0.00	0.10	0.13	0.16	0.71	0.33	0.01	0.01	0.00	0.00	0.00	C12-C13
0.00	0.06	0.14	0.20	0.26	0.32	0.71	1.00	0.03	0.03	0.00	0.00	0.03	C14
3.60	13.27	26.17	53.26	82.15	133.40	147.13	148.72	8.03	7.94	0.23	0.90	6.06	C15
11.17	22.15	35.37	56.03	97.99	148.92	205.18	209.14	11.55	11.29	0.44	1.21	12.44	C16
0.49	0.83	1.07	1.78	2.70	4.53	4.74	8.30	0.35	0.35	0.01	0.04	0.44	C17
3.17	5.98	9.20	11.29	23.05	34.44	57.10	55.77	2.88	2.82	0.12	0.29	3.46	C18
4.33	6.22	9.34	14.06	25.24	33.79	50.46	71.04	3.12	3.08	0.13	0.33	3.69	C19-C20
0.12	0.36	0.43	0.40	1.03	1.94	2.37	2.99	0.12	0.12	0.01	0.01	0.15	C21
11.72	23.81	26.53	37.81	58.84	78.91	106.62	117.52	7.97	7.89	0.40	0.88	11.46	C22
1.10	3.85	5.70	9.21	19.83	27.16	42.17	47.14	1.95	1.94	0.06	0.21	1.73	C23-C24
4.03	9.89	14.90	23.76	38.89	56.75	82.45	78.35	4.37	4.32	0.17	0.48	4.55	C25
0.00	0.00	0.07	0.59	0.39	0.00	0.47	1.33	0.06	0.06	0.00	0.01	0.04	C30-C31
0.12	0.12	0.43	0.59	0.77	1.29	1.42	1.99	0.11	0.11	0.00	0.01	0.14	C32
16.66	34.35	48.77	76.32	118.07	181.58	218.92	212.13	14.29	14.07	0.61	1.58	17.30	C33-C34
0.18	0.53	0.78	0.69	1.55	0.97	0.47	1.33	0.18	0.20	0.01	0.02	0.29	C37-C38
0.98	2.49	3.28	3.86	8.11	12.13	9.95	12.61	1.01	0.98	0.05	0.11	1.22	C40-C41
0.18	0.53	0.78	0.49	1.03	0.97	1.66	3.65	0.17	0.17	0.01	0.02	0.29	C43
0.12	0.30	0.21	0.59	1.03	4.04	6.63	17.59	0.25	0.25	0.01	0.01	0.14	C44
0.00	0.18	0.07	0.20	0.39	0.00	0.24	0.66	0.04	0.04	0.00	0.01	0.08	C45
0.00	0.00	0.21	0.20	0.00	0.16	0.00	0.33	0.02	0.02	0.00	0.00	0.03	C46
0.00	0.18	0.21	0.30	0.90	0.81	0.71	1.99	0.09	0.09	0.00	0.01	0.08	C47;C49
15.07	20.85	18.54	19.70	21.12	25.22	27.96	44.48	5.47	5.35	0.39	0.59	11.70	C50
0.00	0.06	0.29	0.10	0.26	0.65	1.42	1.33	0.05	0.05	0.00	0.00	0.07	C51
0.00	0.12	0.14	0.10	0.13	0.49	0.47	0.33	0.03	0.03	0.00	0.00	0.04	C52
5.31	5.45	4.56	4.95	7.08	11.64	10.90	9.96	2.04	1.90	0.14	0.20	4.26	C53
2.20	2.72	3.35	4.16	4.76	7.44	8.29	8.96	0.92	0.90	0.05	0.10	1.63	C54
1.28	1.72	1.64	1.58	2.83	5.98	6.87	8.96	0.59	0.57	0.03	0.06	0.95	C55
4.39	5.09	7.42	9.01	7.73	7.28	9.95	9.63	1.80	1.77	0.12	0.20	3.52	C56
0.24	0.12	0.50	0.59	0.90	0.81	0.47	1.99	0.10	0.11	0.01	0.01	0.15	C57
0.00	0.00	0.00	0.00	0.00	0.00	0.00	0.00	0.00	0.00	0.00	0.00	0.00	C58
—	—	—	—	—	—	—	—	—	—	—	—	—	C60
—	—	—	—	—	—	—	—	—	—	—	—	—	C61
—	—	—	—	—	—	—	—	—	—	—	—	—	C62
—	—	—	—	—	—	—	—	—	—	—	—	—	C63
0.24	0.95	1.43	2.38	3.22	5.01	4.03	7.64	0.41	0.42	0.02	0.05	0.47	C64
0.00	0.00	0.07	0.40	0.77	0.32	0.95	1.33	0.06	0.06	0.00	0.01	0.04	C65
0.00	0.06	0.14	0.49	0.26	0.97	0.95	1.99	0.05	0.06	0.00	0.01	0.03	C66
0.24	0.36	0.93	1.78	3.48	5.66	13.27	22.57	0.44	0.45	0.01	0.04	0.30	C67
0.00	0.00	0.07	0.00	0.00	0.00	0.24	1.33	0.01	0.01	0.00	0.00	0.01	C68
0.00	0.00	0.00	0.30	0.26	0.00	0.47	0.33	0.04	0.05	0.00	0.00	0.01	C69
3.23	5.33	7.49	10.69	14.16	21.50	19.90	21.25	2.43	2.42	0.13	0.25	3.25	C70-C72
0.31	0.18	0.78	1.48	1.93	2.75	4.98	5.64	0.28	0.27	0.01	0.03	0.27	C73
0.12	0.18	0.29	0.20	0.39	0.32	0.24	1.33	0.06	0.07	0.00	0.01	0.10	C74
0.06	0.00	0.14	0.10	0.00	0.32	0.00	0.00	0.02	0.02	0.00	0.00	0.04	C75
0.12	0.18	0.14	0.40	1.16	1.46	1.66	1.99	0.10	0.10	0.00	0.01	0.09	C81
1.28	2.01	4.21	5.25	7.85	11.32	11.85	12.95	1.09	1.07	0.05	0.12	1.35	C82-C85;C96
0.00	0.00	0.00	0.00	0.00	0.00	0.00	0.00	0.01	0.01	0.00	0.00	0.00	C88
0.31	0.59	1.57	2.47	3.48	4.37	3.32	2.32	0.34	0.34	0.01	0.04	0.39	C90
1.16	1.36	1.71	2.67	3.35	4.69	6.87	2.66	0.81	0.84	0.05	0.08	0.97	C91
0.98	0.95	1.14	1.58	3.22	3.72	4.74	4.98	0.53	0.52	0.03	0.05	0.69	C92-C94
2.01	2.61	3.28	4.75	7.34	9.38	12.08	8.96	1.31	1.29	0.07	0.13	1.65	C95
3.36	5.92	6.63	9.40	16.74	24.09	37.91	42.16	2.34	2.31	0.11	0.24	2.99	O&U
100.69	185.07	252.92	380.92	600.92	885.75	1139.13	1233.27	78.85	77.66	3.55	8.46	99.91	ALL
100.57	184.78	252.71	380.33	599.89	881.70	1132.49	1215.68	78.60	77.41	3.55	8.45	99.77	ALLbC44

附录六 2011—2013年江苏省农村肿瘤登记地区恶性肿瘤死亡情况

2011—2013年江苏省农村肿瘤登记地区男女合计恶性肿瘤死亡主要指标

部 位	病例数	构成(%)	年龄组(岁)											
			0	1—4	5—9	10—14	15—19	20—24	25—29	30—34	35—39	40—44	45—49	50—54
唇	29	0.02	0.05	0.00	0.00	0.00	0.00	0.00	0.00	0.00	0.00	0.00	0.00	0.00
舌	149	0.13	0.25	0.00	0.04	0.00	0.00	0.02	0.00	0.05	0.02	0.07	0.19
口	325	0.27	0.55	0.00	0.00	0.03	0.00	0.03	0.05	0.05	0.00	0.00	0.05	0.23
唾液腺	68	0.06	0.12	0.00	0.00	0.00	0.00	0.03	0.05	0.03	0.00	0.02	0.09	0.12
扁桃腺	14	0.01	0.02	0.00	0.00	0.00	0.00	0.00	0.00	0.00	0.00	0.00	0.00	0.00
其他的口咽	45	0.04	0.08	0.00	0.00	0.00	0.00	0.00	0.00	0.00	0.00	0.02	0.02	0.08
鼻咽	744	0.62	1.27	0.00	0.00	0.00	0.03	0.11	0.07	0.11	0.20	0.24	0.82	1.40
喉咽	51	0.04	0.09	0.00	0.00	0.00	0.00	0.00	0.00	0.00	0.00	0.00	0.02	0.02
咽,部位不明	68	0.06	0.12	0.00	0.00	0.00	0.00	0.00	0.00	0.00	0.00	0.00	0.02	0.04
食管	22193	18.63	37.83	0.00	0.00	0.00	0.00	0.00	0.05	0.11	0.20	0.27	1.52	5.08
胃	19630	16.48	33.46	0.00	0.00	0.00	0.00	0.03	0.48	0.76	1.02	2.10	5.02	9.98
小肠	264	0.22	0.45	0.00	0.00	0.00	0.00	0.02	0.00	0.00	0.00	0.13	0.11	0.37
结肠	2104	1.77	3.59	0.00	0.00	0.00	0.00	0.05	0.11	0.26	0.18	0.73	1.05	2.13
直肠	3585	3.01	6.11	0.00	0.00	0.00	0.00	0.00	0.00	0.47	0.54	0.80	1.60	2.89
肛门	96	0.08	0.16	0.00	0.00	0.00	0.00	0.00	0.00	0.00	0.00	0.04	0.04	0.08
肝脏	18732	15.73	31.93	0.34	0.36	0.17	0.10	0.21	0.66	1.58	3.81	9.04	24.50	39.35
胆囊及其他	1565	1.31	2.67	0.00	0.00	0.00	0.00	0.00	0.00	0.05	0.15	0.20	0.42	0.95
胰腺	4510	3.79	7.69	0.00	0.00	0.00	0.00	0.00	0.00	0.05	0.10	0.62	1.43	3.29
鼻,鼻窦及其他	105	0.09	0.18	0.00	0.00	0.04	0.00	0.00	0.05	0.00	0.00	0.00	0.05	0.19
喉	361	0.30	0.62	0.00	0.00	0.00	0.00	0.00	0.00	0.00	0.00	0.02	0.05	0.21
气管,支气管,肺	25440	21.36	43.37	0.00	0.00	0.00	0.07	0.11	0.30	0.66	1.66	2.65	7.25	15.33
其他的胸腔器官	171	0.14	0.29	0.17	0.04	0.00	0.03	0.03	0.11	0.08	0.13	0.04	0.09	0.17
骨	1293	1.09	2.20	0.00	0.09	0.17	0.14	0.43	0.30	0.32	0.36	0.46	0.87	0.91
皮肤的黑色素瘤	156	0.13	0.27	0.00	0.00	0.00	0.00	0.00	0.00	0.00	0.04	0.13	0.25
其他的皮肤	464	0.39	0.79	0.00	0.00	0.00	0.00	0.00	0.03	0.05	0.07	0.11	0.19
间皮瘤	43	0.04	0.07	0.00	0.00	0.04	0.00	0.00	0.00	0.00	0.00	0.00	0.04	0.04
卡波氏肉瘤	12	0.01	0.02	0.00	0.00	0.00	0.00	0.03	0.02	0.00	0.05	0.02	0.00	0.02
周围神经,其他结缔	102	0.09	0.17	0.17	0.04	0.10	0.10	0.13	0.00	0.05	0.03	0.11	0.07	0.08
乳房	2217	1.86	3.78	0.00	0.00	0.00	0.00	0.00	0.00	0.09	0.24	0.77	1.13	3.25	4.96
外阴	30	0.03	0.05	0.00	0.00	0.00	0.00	0.00	0.00	0.00	0.00	0.00	0.00	0.02
阴道	22	0.02	0.04	0.00	0.04	0.00	0.00	0.00	0.00	0.00	0.04	0.00	0.00	0.06
子宫颈	1186	1.00	2.02	0.00	0.00	0.00	0.00	0.00	0.09	0.11	0.49	0.80	1.54	2.21
子宫体	342	0.29	0.58	0.00	0.00	0.00	0.00	0.02	0.00	0.00	0.00	0.13	0.36	0.68
子宫,部位不明	483	0.41	0.82	0.00	0.00	0.04	0.00	0.00	0.05	0.05	0.13	0.24	0.36	0.99
卵巢	692	0.58	1.18	0.00	0.00	0.00	0.00	0.00	0.03	0.07	0.18	0.18	0.15	0.74	1.49
其他的女性生殖器	40	0.03	0.07	0.00	0.00	0.00	0.00	0.00	0.00	0.00	0.00	0.00	0.00	0.14
胎盘	4	0.00	0.01	0.00	0.00	0.00	0.00	0.00	0.02	0.00	0.00	0.02	0.02	0.00
阴茎	63	0.05	0.11	0.00	0.00	0.00	0.00	0.00	0.00	0.00	0.03	0.00	0.04	0.10
前列腺	897	0.75	1.53	0.00	0.00	0.00	0.00	0.00	0.00	0.00	0.00	0.00	0.04	0.10
睾丸	37	0.03	0.06	0.00	0.00	0.00	0.00	0.00	0.03	0.00	0.03	0.00	0.02	0.04
其他的男性生殖器	10	0.01	0.02	0.00	0.00	0.00	0.00	0.00	0.03	0.00	0.00	0.00	0.02	0.00
肾	475	0.40	0.81	0.17	0.31	0.07	0.03	0.05	0.00	0.05	0.10	0.07	0.16	0.45
肾盂	34	0.03	0.06	0.00	0.00	0.00	0.00	0.00	0.00	0.00	0.00	0.00	0.00	0.00
输尿管	27	0.02	0.05	0.00	0.00	0.00	0.00	0.00	0.00	0.00	0.00	0.00	0.00	0.00
膀胱	1194	1.00	2.04	0.00	0.00	0.04	0.00	0.00	0.00	0.00	0.08	0.00	0.02	0.20	0.50
其他的泌尿器官	9	0.01	0.02	0.00	0.00	0.00	0.00	0.00	0.00	0.00	0.00	0.00	0.00	0.00
眼	41	0.03	0.07	0.00	0.13	0.00	0.00	0.00	0.00	0.00	0.00	0.00	0.05	0.06
脑,神经系统	2878	2.42	4.91	0.34	1.12	0.94	0.75	0.93	0.99	1.37	1.25	1.84	2.47	4.01
甲状腺	172	0.14	0.29	0.00	0.00	0.00	0.00	0.00	0.05	0.08	0.00	0.07	0.16
肾上腺	42	0.04	0.07	0.00	0.00	0.00	0.00	0.00	0.00	0.03	0.04	0.04	0.00
其他的内分泌腺	86	0.07	0.15	0.00	0.00	0.04	0.00	0.00	0.00	0.00	0.03	0.02	0.09	0.10
霍奇金病	99	0.08	0.17	0.00	0.00	0.00	0.00	0.03	0.00	0.00	0.03	0.03	0.07	0.11	0.10
非霍奇金淋巴瘤	1566	1.31	2.67	0.17	0.13	0.14	0.20	0.24	0.23	0.45	0.51	0.49	1.05	1.90
免疫增生性疾病	28	0.02	0.05	0.00	0.00	0.00	0.00	0.00	0.00	0.00	0.00	0.00	0.00	0.04
多发性骨髓瘤	411	0.35	0.70	0.00	0.00	0.00	0.00	0.03	0.00	0.00	0.10	0.07	0.18	0.43
淋巴样白血病	523	0.44	0.89	0.34	0.40	0.24	0.34	0.43	0.53	0.55	0.23	0.42	0.45	0.68
髓样白血病	456	0.38	0.78	0.17	0.36	0.07	0.10	0.37	0.25	0.29	0.23	0.31	0.42	0.83
白血病,未特指	1451	1.22	2.47	1.36	0.99	0.98	0.65	1.23	0.78	1.11	1.18	1.11	1.20	2.09
其他的或未指明部位	1262	1.06	2.15	0.34	0.13	0.07	0.14	0.08	0.14	0.13	0.08	0.29	0.56	1.38
所有部位合计	119096	100.00	203.03	3.56	4.44	3.01	2.76	4.86	5.80	9.49	13.99	24.92	58.93	106.98
所有部位除外 C44	118632	99.61	202.24	3.56	4.44	3.01	2.76	4.86	5.80	9.47	13.93	24.85	58.82	106.78

年龄组(岁)							粗率 (1/10⁵)	中标率 (1/10⁵)	世标率 (1/10⁵)	累积率(%)		截缩率 35—64岁	ICD-10
55—59	60—64	65—69	70—74	75—79	80—84	85+				0—64岁	0—74岁		
0.02	0.00	0.03	0.16	0.20	0.34	0.89	1.07	0.02	0.02	0.00	0.00	0.01	C00
0.38	0.60	0.44	0.76	0.65	1.34	1.44	1.79	0.15	0.15	0.01	0.02	0.25	C01-C02
0.29	0.79	1.15	2.07	2.27	3.42	4.88	5.36	0.31	0.32	0.01	0.04	0.35	C03-C06
0.07	0.19	0.22	0.20	0.45	0.47	0.89	0.89	0.07	0.07	0.00	0.01	0.11	C07-C08
0.02	0.05	0.03	0.00	0.15	0.20	0.33	0.18	0.01	0.01	0.00	0.00	0.01	C09
0.00	0.10	0.12	0.36	0.30	0.47	0.89	0.18	0.04	0.04	0.00	0.00	0.05	C10
1.55	2.60	3.18	3.47	4.88	4.96	4.21	4.29	0.80	0.79	0.05	0.09	1.47	C11
0.17	0.24	0.19	0.24	0.15	0.60	0.78	0.18	0.05	0.05	0.00	0.01	0.09	C12-C13
0.14	0.14	0.50	0.24	0.40	0.80	0.89	0.54	0.07	0.07	0.00	0.01	0.12	C14
14.91	45.18	85.65	135.34	211.40	285.37	333.16	303.73	20.74	20.74	0.76	2.50	20.62	C15
17.29	39.51	68.26	112.55	175.00	251.71	288.94	254.03	18.72	18.47	0.72	2.16	20.00	C16
0.31	0.69	0.81	1.35	2.57	2.21	2.88	3.58	0.26	0.26	0.01	0.03	0.36	C17
2.48	4.13	6.36	9.32	13.90	22.60	34.47	42.91	2.03	1.99	0.09	0.20	2.51	C18
4.07	7.41	11.60	15.26	26.38	43.52	56.19	63.64	3.44	3.37	0.15	0.36	4.13	C19-C20
0.14	0.29	0.19	0.44	0.65	1.27	1.44	1.43	0.09	0.09	0.00	0.01	0.11	C21
47.42	66.56	78.45	80.44	91.02	118.82	127.01	114.24	20.12	19.67	1.36	2.22	40.47	C22
1.74	3.61	5.99	7.41	12.49	18.17	24.83	23.42	1.49	1.47	0.07	0.17	1.82	C23-C24
5.57	10.51	16.34	26.65	38.21	49.62	62.07	53.10	4.36	4.33	0.19	0.51	5.40	C25
0.12	0.24	0.56	0.40	0.65	1.01	1.22	0.72	0.11	0.11	0.01	0.01	0.17	C30-C31
0.43	0.79	1.53	1.87	3.07	4.69	4.65	4.65	0.34	0.34	0.02	0.04	0.42	C32
27.84	61.49	101.96	150.88	219.25	304.82	321.08	254.21	24.69	24.47	1.10	2.95	30.47	C33-C34
0.29	0.38	0.53	1.00	1.56	0.94	1.77	1.25	0.19	0.19	0.01	0.02	0.22	C37-C38
1.64	2.99	4.96	7.25	9.06	14.15	13.41	11.44	1.37	1.35	0.07	0.15	1.72	C40-C41
0.14	0.38	0.53	0.64	0.81	1.48	1.77	3.75	0.16	0.15	0.01	0.02	0.22	C43
0.26	0.65	0.97	1.20	2.27	4.49	12.41	21.27	0.39	0.40	0.01	0.03	0.32	C44
0.10	0.10	0.16	0.32	0.25	0.40	0.55	0.18	0.04	0.05	0.00	0.00	0.06	C45
0.00	0.05	0.03	0.04	0.00	0.00	0.11	0.18	0.02	0.02	0.00	0.00	0.02	C46
0.10	0.19	0.31	0.40	0.55	0.80	1.44	0.89	0.13	0.13	0.01	0.01	0.13	C47;C49
6.88	9.37	7.86	8.33	8.21	12.27	10.31	19.13	2.41	2.35	0.17	0.26	5.14	C50
0.00	0.05	0.03	0.16	0.10	0.40	0.89	1.07	0.03	0.02	0.00	0.00	0.01	C51
0.05	0.02	0.06	0.20	0.05	0.00	0.44	0.18	0.03	0.03	0.00	0.00	0.04	C52
2.81	3.56	3.24	4.10	6.49	10.66	9.53	13.59	1.26	1.21	0.07	0.13	2.21	C53
0.98	1.05	1.22	1.67	1.76	2.21	3.10	3.22	0.36	0.35	0.02	0.04	0.68	C54
0.86	1.15	1.40	2.19	2.72	3.35	6.76	7.51	0.50	0.49	0.03	0.05	0.78	C55
1.95	3.01	3.02	3.63	2.87	3.15	3.55	2.32	0.76	0.75	0.05	0.09	1.56	C56
0.07	0.19	0.28	0.12	0.15	0.27	0.11	0.36	0.04	0.04	0.00	0.01	0.10	C57
0.00	0.00	0.00	0.00	0.00	0.00	0.00	0.00	0.01	0.01	0.00	0.00	0.01	C58
0.02	0.22	0.12	0.40	0.60	0.54	1.11	1.07	0.06	0.06	0.00	0.01	0.06	C60
0.12	0.31	1.31	2.79	8.41	13.95	24.27	29.50	0.75	0.74	0.01	0.07	0.12	C61
0.05	0.05	0.09	0.08	0.30	0.40	0.55	0.72	0.04	0.04	0.00	0.01	0.04	C62
0.00	0.00	0.03	0.04	0.05	0.13	0.00	0.54	0.01	0.01	0.00	0.00	0.01	C63
0.64	0.91	1.78	1.83	3.62	5.23	6.76	6.79	0.48	0.49	0.02	0.05	0.58	C64
0.00	0.10	0.12	0.20	0.45	0.34	0.66	0.18	0.05	0.05	0.00	0.00	0.03	C65
0.05	0.00	0.03	0.08	0.40	0.34	0.44	0.72	0.02	0.02	0.00	0.00	0.02	C66
0.76	1.19	2.56	4.90	7.45	17.77	27.71	35.75	1.04	1.04	0.03	0.09	0.75	C67
0.00	0.00	0.03	0.04	0.10	0.07	0.33	0.00	0.01	0.01	0.00	0.00	0.00	C68
0.05	0.05	0.06	0.08	0.15	0.47	1.00	0.89	0.04	0.05	0.00	0.00	0.04	C69
4.72	8.12	10.73	14.66	17.57	22.13	19.73	16.09	3.34	3.31	0.20	0.36	4.80	C70-C72
0.19	0.65	0.41	0.84	1.21	2.08	1.99	2.32	0.17	0.17	0.01	0.02	0.21	C73
0.12	0.12	0.25	0.04	0.40	0.27	0.22	0.72	0.04	0.04	0.00	0.01	0.08	C74
0.19	0.26	0.22	0.28	0.55	1.21	1.00	0.18	0.09	0.09	0.00	0.01	0.13	C75
0.12	0.12	0.41	0.68	0.76	0.94	0.78	0.89	0.11	0.11	0.01	0.01	0.14	C81
2.74	4.30	6.42	7.89	11.13	13.14	14.30	13.05	1.68	1.66	0.09	0.19	2.49	C82-C85;C96
0.02	0.07	0.09	0.04	0.10	0.40	0.44	1.07	0.02	0.02	0.00	0.00	0.01	C88
0.71	1.24	2.09	2.11	3.47	3.15	3.77	3.22	0.42	0.42	0.02	0.05	0.68	C90
1.05	1.58	1.78	2.07	2.32	3.22	2.66	1.79	0.68	0.68	0.04	0.07	0.90	C91
0.64	1.10	1.81	1.55	2.16	3.62	3.66	3.04	0.55	0.55	0.03	0.05	0.78	C92-C94
2.62	3.46	4.77	6.10	7.80	9.25	8.09	9.83	1.86	1.86	0.11	0.18	2.34	C95
1.55	3.06	4.52	6.18	8.51	13.41	16.96	18.59	1.26	1.26	0.06	0.13	1.66	O&U
157.46	295.14	447.79	633.53	918.44	1283.03	1475.71	1367.43	118.35	117.02	5.68	13.44	158.19	ALL
157.20	294.50	446.83	632.33	916.17	1278.54	1463.30	1346.15	117.96	116.62	5.67	13.41	157.87	ALLbC44

2011—2013年江苏省农村肿瘤登记地区男性恶性肿瘤死亡主要指标

部 位	病例数	构成(%)	0	1—4	5—9	10—14	15—19	20—24	25—29	30—34	35—39	40—44	45—49	50—54
唇	11	0.01	0.04	0.00	0.00	0.00	0.00	0.00	0.00	0.00	0.00	0.00	0.00	0.00
舌	92	0.12	0.31	0.00	0.00	0.00	0.00	0.00	0.00	0.00	0.00	0.04	0.11	0.31
口	175	0.23	0.59	0.00	0.00	0.06	0.00	0.00	0.09	0.10	0.00	0.00	0.07	0.15
唾液腺	36	0.05	0.12	0.00	0.00	0.00	0.00	0.00	0.04	0.00	0.00	0.00	0.07	0.15
扁桃腺	7	0.01	0.02	0.00	0.00	0.00	0.00	0.00	0.00	0.00	0.00	0.00	0.00	0.00
其他的口咽	32	0.04	0.11	0.00	0.00	0.00	0.00	0.00	0.00	0.00	0.00	0.00	0.00	0.12
鼻咽	539	0.71	1.81	0.00	0.00	0.00	0.06	0.10	0.09	0.10	0.20	0.27	1.06	2.09
喉咽	39	0.05	0.13	0.00	0.00	0.00	0.05	0.00	0.00	0.00	0.00	0.00	0.04	0.04
咽,部位不明	51	0.07	0.17	0.00	0.00	0.00	0.00	0.00	0.00	0.00	0.00	0.00	0.04	0.04
食管	14547	19.15	48.78	0.00	0.00	0.00	0.00	0.00	0.04	0.10	0.36	0.53	2.18	8.00
胃	13457	17.71	45.13	0.00	0.00	0.00	0.00	0.05	0.36	0.63	0.92	2.27	5.42	13.60
小肠	141	0.19	0.47	0.00	0.00	0.00	0.00	0.00	0.04	0.00	0.00	0.13	0.00	0.39
结肠	1142	1.50	3.83	0.00	0.00	0.00	0.00	0.00	0.10	0.13	0.37	0.20	0.98	1.20	2.63
直肠	2069	2.72	6.94	0.00	0.00	0.00	0.00	0.00	0.00	0.52	0.56	0.80	1.75	3.24
肛门	61	0.08	0.20	0.00	0.00	0.00	0.00	0.00	0.00	0.00	0.00	0.00	0.04	0.12
肝脏	13685	18.01	45.89	0.64	0.34	0.19	0.12	0.30	1.03	2.50	5.87	15.42	40.97	65.13
胆囊及其他	714	0.94	2.39	0.00	0.00	0.00	0.00	0.00	0.00	0.05	0.31	0.27	0.33	0.81
胰腺	2473	3.25	8.29	0.00	0.00	0.00	0.00	0.00	0.04	0.05	0.10	0.80	1.75	4.33
鼻,鼻窦及其他	66	0.09	0.22	0.00	0.00	0.00	0.00	0.00	0.00	0.05	0.00	0.00	0.04	0.23
喉	310	0.41	1.04	0.00	0.00	0.00	0.00	0.00	0.00	0.00	0.00	0.00	0.11	0.39
气管,支气管,肺	17531	23.07	58.79	0.00	0.00	0.00	0.06	0.20	0.22	0.73	1.89	2.98	8.01	17.27
其他的胸腔器官	114	0.15	0.38	0.00	0.00	0.00	0.06	0.00	0.13	0.16	0.15	0.09	0.11	0.15
骨	762	1.00	2.56	0.00	0.08	0.13	0.06	0.45	0.45	0.26	0.31	0.58	0.84	1.20
皮肤的黑色素瘤	81	0.11	0.27	0.00	0.00	0.00	0.00	0.00	0.00	0.00	0.00	0.04	0.04	0.35
其他的皮肤	234	0.31	0.78	0.00	0.00	0.00	0.00	0.00	0.05	0.05	0.04	0.04	0.04	0.23
间皮瘤	21	0.03	0.07	0.00	0.00	0.00	0.00	0.00	0.00	0.00	0.00	0.00	0.00	0.00
卡波氏肉瘤	6	0.01	0.02	0.00	0.00	0.00	0.00	0.00	0.00	0.05	0.00	0.00	0.00	0.00
周围神经,其他结缔	57	0.08	0.19	0.00	0.08	0.06	0.00	0.10	0.00	0.05	0.05	0.18	0.11	0.12
乳房	37	0.05	0.12	0.00	0.00	0.00	0.00	0.00	0.00	0.05	0.00	0.00	0.00	0.04
外阴	—	—	—	—	—	—	—	—	—	—	—	—	—	—
阴道	—	—	—	—	—	—	—	—	—	—	—	—	—	—
子宫颈	—	—	—	—	—	—	—	—	—	—	—	—	—	—
子宫体	—	—	—	—	—	—	—	—	—	—	—	—	—	—
子宫,部位不明	—	—	—	—	—	—	—	—	—	—	—	—	—	—
卵巢	—	—	—	—	—	—	—	—	—	—	—	—	—	—
其他的女性生殖器	—	—	—	—	—	—	—	—	—	—	—	—	—	—
胎盘	—	—	—	—	—	—	—	—	—	—	—	—	—	—
阴茎	63	0.08	0.21	0.00	0.00	0.00	0.00	0.00	0.00	0.00	0.00	0.00	0.11	0.00
前列腺	897	1.18	3.01	0.00	0.00	0.00	0.00	0.00	0.00	0.05	0.00	0.00	0.07	0.19
睾丸	37	0.05	0.12	0.00	0.00	0.00	0.00	0.00	0.00	0.05	0.00	0.05	0.11	0.08
其他的男性生殖器	10	0.01	0.03	0.00	0.00	0.00	0.00	0.00	0.00	0.00	0.00	0.00	0.04	0.00
肾	296	0.39	0.99	0.00	0.00	0.42	0.06	0.00	0.04	0.05	0.15	0.09	0.18	0.58
肾盂	24	0.03	0.08	0.00	0.00	0.00	0.00	0.00	0.00	0.00	0.00	0.00	0.00	0.00
输尿管	12	0.02	0.04	0.00	0.00	0.00	0.00	0.00	0.00	0.00	0.00	0.00	0.04	0.00
膀胱	926	1.22	3.11	0.00	0.00	0.00	0.00	0.00	0.00	0.10	0.00	0.04	0.29	0.77
其他的泌尿器官	6	0.01	0.02	0.00	0.00	0.00	0.00	0.00	0.00	0.00	0.00	0.00	0.00	0.00
眼	23	0.03	0.08	0.00	0.00	0.00	0.00	0.00	0.00	0.00	0.00	0.00	0.04	0.08
脑,神经系统	1639	2.16	5.50	0.64	0.84	1.17	0.99	1.10	1.21	1.88	1.68	2.18	2.69	3.98
甲状腺	63	0.08	0.21	0.00	0.00	0.00	0.00	0.00	0.04	0.00	0.00	0.04	0.04	0.08
肾上腺	27	0.04	0.09	0.00	0.00	0.00	0.00	0.00	0.00	0.00	0.00	0.04	0.07	0.00
其他的内分泌腺	55	0.07	0.18	0.00	0.00	0.08	0.00	0.00	0.00	0.00	0.05	0.04	0.15	0.15
霍奇金病	60	0.08	0.20	0.00	0.00	0.00	0.06	0.05	0.00	0.00	0.05	0.04	0.11	0.15
非霍奇金淋巴瘤	969	1.28	3.25	0.00	0.00	0.00	0.13	0.31	0.35	0.36	0.63	0.61	0.67	1.20	2.32
免疫增生性疾病	14	0.02	0.05	0.00	0.00	0.00	0.00	0.00	0.00	0.00	0.00	0.00	0.00	0.04
多发性骨髓瘤	231	0.30	0.77	0.00	0.00	0.00	0.00	0.06	0.05	0.00	0.00	0.15	0.04	0.18	0.58
淋巴样白血病	315	0.41	1.06	0.32	0.34	0.39	0.37	0.65	0.72	0.68	0.36	0.53	0.47	0.66
髓样白血病	267	0.35	0.90	0.00	0.34	0.06	0.12	0.50	0.40	0.31	0.26	0.22	0.55	0.85
白血病,未特指	843	1.11	2.83	0.97	0.76	1.30	0.62	1.74	0.90	1.51	1.38	1.24	1.38	2.43
其他的或未指明部位	711	0.94	2.38	0.64	0.25	0.13	0.19	0.15	0.22	0.00	0.15	0.36	0.55	1.31
所有部位合计	75978	100.00	254.79	3.22	3.61	3.70	3.09	6.08	6.65	11.17	15.98	30.92	72.52	135.35
所有部位除外 C44	75744	99.69	254.00	3.22	3.61	3.70	3.09	6.08	6.65	11.12	15.93	30.88	72.49	135.12

| 年龄组(岁) | | | | | | | 粗率 (1/10⁵) | 中标率 (1/10⁵) | 世标率 (1/10⁵) | 累积率(%) | | 截缩率 35—64 岁 | ICD-10 |
55—59	60—64	65—69	70—74	75—79	80—84	85+				0—64岁	0—74岁		
0.05	0.00	0.06	0.00	0.20	0.29	0.52	1.42	0.02	0.02	0.00	0.00	0.02	C00
0.56	0.94	0.61	0.79	0.61	1.71	1.81	1.42	0.19	0.19	0.01	0.02	0.38	C01-C02
0.37	0.84	1.28	2.28	2.95	3.71	6.45	3.78	0.36	0.36	0.01	0.04	0.38	C03-C06
0.14	0.19	0.18	0.16	0.71	0.43	1.29	0.95	0.07	0.07	0.00	0.01	0.11	C07-C08
0.05	0.09	0.06	0.00	0.10	0.00	0.52	0.00	0.01	0.01	0.00	0.00	0.03	C09
0.00	0.09	0.18	0.55	0.51	0.86	1.55	0.00	0.06	0.06	0.00	0.01	0.06	C10
2.57	3.93	4.95	4.95	7.23	6.72	6.71	5.67	1.17	1.15	0.08	0.14	2.22	C11
0.33	0.33	0.31	0.47	0.20	0.71	1.29	0.00	0.08	0.08	0.01	0.01	0.14	C12-C13
0.28	0.23	0.80	0.31	0.61	1.29	1.03	0.95	0.10	0.10	0.01	0.01	0.19	C14
23.74	68.17	123.45	186.41	278.04	380.21	435.69	388.14	28.55	28.60	1.13	3.46	30.63	C15
26.17	57.32	99.71	160.01	255.74	362.21	412.22	363.55	26.70	26.42	1.03	3.11	28.60	C16
0.23	0.89	0.98	1.18	2.85	2.57	4.64	3.78	0.29	0.28	0.01	0.03	0.38	C17
3.04	4.40	6.67	11.08	16.30	28.43	36.37	44.44	2.35	2.29	0.10	0.24	2.85	C18
5.28	9.35	14.74	18.46	33.10	53.01	67.58	71.39	4.17	4.09	0.18	0.44	5.08	C19-C20
0.09	0.51	0.24	0.71	0.92	1.86	1.55	1.42	0.12	0.12	0.01	0.01	0.14	C21
73.94	100.95	114.45	115.00	125.07	152.60	164.32	148.45	30.16	29.39	2.11	3.31	63.24	C22
1.64	3.37	5.93	7.15	12.32	18.15	21.41	21.27	1.44	1.42	0.06	0.16	1.74	C23-C24
6.78	12.58	19.58	29.61	42.27	54.30	70.16	53.42	4.99	4.95	0.23	0.59	6.57	C25
0.14	0.28	0.92	0.47	0.92	1.43	1.81	0.00	0.14	0.14	0.01	0.02	0.23	C30-C31
0.79	1.36	2.39	3.53	4.99	9.43	8.25	9.46	0.61	0.61	0.03	0.07	0.71	C32
36.50	83.55	144.98	216.18	322.44	450.94	497.86	375.37	35.00	34.68	1.48	4.18	40.84	C33-C34
0.33	0.56	0.67	1.65	2.24	1.29	2.58	1.42	0.26	0.25	0.01	0.03	0.28	C37-C38
2.20	3.37	5.69	8.88	11.00	18.00	18.32	14.66	1.63	1.60	0.08	0.18	2.03	C40-C41
0.14	0.47	0.43	0.63	0.81	2.00	2.06	5.20	0.16	0.16	0.00	0.01	0.22	C43
0.33	0.89	1.10	1.41	2.85	5.14	13.16	22.22	0.44	0.45	0.01	0.03	0.37	C44
0.05	0.14	0.12	0.24	0.41	0.57	1.03	0.00	0.04	0.04	0.00	0.00	0.04	C45
0.00	0.09	0.00	0.08	0.00	0.00	0.26	0.00	0.02	0.01	0.00	0.00	0.01	C46
0.05	0.14	0.49	0.31	0.71	1.29	1.81	0.95	0.14	0.13	0.01	0.01	0.17	C47;C49
0.09	0.28	0.06	0.24	0.61	1.00	0.26	4.25	0.07	0.08	0.00	0.01	0.07	C50
—	—	—	—	—	—	—	—	—	—	—	—	—	C51
—	—	—	—	—	—	—	—	—	—	—	—	—	C52
—	—	—	—	—	—	—	—	—	—	—	—	—	C53
—	—	—	—	—	—	—	—	—	—	—	—	—	C54
—	—	—	—	—	—	—	—	—	—	—	—	—	C55
—	—	—	—	—	—	—	—	—	—	—	—	—	C56
—	—	—	—	—	—	—	—	—	—	—	—	—	C57
—	—	—	—	—	—	—	—	—	—	—	—	—	C58
0.05	0.42	0.24	0.79	1.22	1.14	2.58	2.84	0.12	0.12	0.00	0.01	0.11	C60
0.23	0.61	2.57	5.50	17.01	29.72	56.49	78.01	1.64	1.63	0.02	0.13	0.50	C61
0.09	0.09	0.18	0.16	0.61	0.86	1.29	1.89	0.08	0.08	0.00	0.01	0.09	C62
0.00	0.00	0.06	0.08	0.10	0.29	0.00	1.42	0.02	0.02	0.00	0.00	0.02	C63
0.61	1.26	2.51	2.67	4.79	6.57	8.77	9.93	0.62	0.63	0.02	0.05	0.75	C64
0.00	0.14	0.24	0.24	0.61	0.57	1.03	0.00	0.05	0.05	0.00	0.01	0.05	C65
0.00	0.00	0.00	0.16	0.31	0.43	0.26	0.95	0.02	0.02	0.00	0.00	0.01	C66
1.26	1.92	4.10	8.01	12.02	28.86	47.98	71.86	1.74	1.75	0.04	0.14	1.19	C67
0.00	0.00	0.06	0.00	0.10	0.14	0.77	0.00	0.01	0.01	0.00	0.00	0.01	C68
0.00	0.05	0.12	0.16	0.31	0.57	1.55	0.95	0.04	0.04	0.00	0.01	0.04	C69
5.66	9.68	12.30	17.12	21.08	22.43	25.02	19.38	3.89	3.82	0.23	0.42	5.46	C70-C72
0.09	0.51	0.67	0.47	1.02	1.71	1.29	0.95	0.13	0.13	0.01	0.01	0.19	C73
0.14	0.23	0.18	0.08	0.71	0.29	0.52	0.47	0.06	0.06	0.00	0.01	0.10	C74
0.09	0.23	0.37	0.39	0.61	1.14	2.06	0.47	0.12	0.12	0.01	0.02	0.17	C75
0.19	0.19	0.55	0.63	1.02	1.29	1.03	0.47	0.14	0.13	0.01	0.02	0.18	C81
3.41	5.84	8.07	10.92	12.22	16.57	18.06	18.44	2.13	2.09	0.12	0.24	3.16	C82-C85;C96
0.05	0.09	0.00	0.08	0.00	0.57	0.52	1.42	0.03	0.03	0.00	0.00	0.03	C88
0.89	1.64	2.14	2.44	3.16	3.57	5.16	4.25	0.49	0.48	0.03	0.06	0.79	C90
1.54	1.50	1.96	2.59	2.44	4.29	4.13	3.31	0.83	0.83	0.05	0.08	1.02	C91
0.84	1.54	2.26	1.81	2.34	4.00	5.16	2.84	0.64	0.64	0.04	0.06	0.94	C92-C94
2.71	3.65	5.63	6.36	10.29	11.00	11.61	13.71	2.18	2.16	0.13	0.21	2.61	C95
1.68	3.18	5.26	7.93	10.39	17.72	18.06	21.27	1.48	1.49	0.07	0.16	1.79	O&U
205.42	388.17	600.53	841.31	1229.08	1713.89	1995.82	1798.39	155.80	154.08	7.42	17.77	206.93	ALL
205.10	387.29	599.43	839.90	1226.23	1708.75	1982.67	1776.17	155.36	153.63	7.40	17.73	206.56	ALLbC44

2011—2013年江苏省农村肿瘤登记地区女性恶性肿瘤死亡主要指标

部位	病例数	构成(%)	0	1—4	5—9	10—14	15—19	20—24	25—29	30—34	35—39	40—44	45—49	50—54
唇	18	0.04	0.06	0.00	0.00	0.00	0.00	0.00	0.00	0.00	0.00	0.00	0.00	0.00
舌	57	0.13	0.20	0.00	0.10	0.00	0.00	0.00	0.05	0.00	0.10	0.00	0.04	0.08
口	150	0.35	0.52	0.00	0.00	0.00	0.06	0.00	0.00	0.00	0.00	0.00	0.04	0.31
唾液腺	32	0.07	0.11	0.00	0.00	0.00	0.00	0.06	0.00	0.05	0.00	0.00	0.04	0.11	0.08
扁桃腺	7	0.02	0.02	0.00	0.00	0.00	0.00	0.00	0.00	0.00	0.00	0.00	0.00	0.00
其他的口咽	13	0.03	0.05	0.00	0.00	0.00	0.00	0.00	0.00	0.00	0.00	0.04	0.04	0.04
鼻咽	205	0.48	0.71	0.00	0.00	0.00	0.00	0.11	0.05	0.11	0.20	0.22	0.58	0.70
喉咽	12	0.03	0.04	0.00	0.00	0.00	0.00	0.00	0.00	0.00	0.00	0.00	0.00	0.00
咽,部位不明	17	0.04	0.06	0.00	0.00	0.00	0.00	0.00	0.00	0.00	0.00	0.00	0.00	0.04
食管	7646	17.73	26.51	0.00	0.00	0.00	0.00	0.00	0.05	0.11	0.05	0.00	0.87	2.14
胃	6173	14.32	21.40	0.00	0.00	0.00	0.00	0.00	0.61	0.91	1.13	1.94	4.63	6.34
小肠	123	0.29	0.43	0.00	0.00	0.00	0.00	0.00	0.00	0.00	0.00	0.13	0.22	0.35
结肠	962	2.23	3.34	0.00	0.00	0.00	0.00	0.00	0.09	0.16	0.15	0.48	0.90	1.63
直肠	1516	3.52	5.26	0.00	0.00	0.00	0.00	0.00	0.05	0.43	0.51	0.79	1.45	2.53
肛门	35	0.08	0.12	0.00	0.00	0.00	0.00	0.00	0.00	0.00	0.00	0.09	0.04	0.04
肝脏	5047	11.71	17.50	0.00	0.39	0.15	0.08	0.11	0.28	0.64	1.74	2.73	8.13	13.41
胆囊及其他	851	1.97	2.95	0.00	0.00	0.00	0.00	0.00	0.00	0.05	0.00	0.13	0.51	1.09
胰腺	2037	4.72	7.06	0.00	0.00	0.00	0.00	0.00	0.14	0.05	0.10	0.44	1.12	2.25
鼻,鼻窦及其他	39	0.09	0.14	0.00	0.00	0.10	0.00	0.00	0.00	0.00	0.05	0.00	0.07	0.16
喉	51	0.12	0.18	0.00	0.00	0.00	0.00	0.00	0.00	0.00	0.00	0.04	0.00	0.04
气管,支气管,肺	7909	18.34	27.42	0.00	0.00	0.00	0.08	0.00	0.37	0.59	1.43	2.33	6.50	13.37
其他的胸腔器官	57	0.13	0.20	0.36	0.10	0.00	0.00	0.06	0.09	0.00	0.10	0.00	0.07	0.19
骨	531	1.23	1.84	0.00	0.10	0.23	0.23	0.40	0.14	0.37	0.41	0.35	0.90	0.62
皮肤的黑色素瘤	75	0.17	0.26	0.00	0.00	0.00	0.06	0.00	0.00	0.00	0.10	0.00	0.22	0.16
其他的皮肤	230	0.53	0.80	0.00	0.00	0.00	0.00	0.00	0.00	0.00	0.05	0.09	0.18	0.16
间皮瘤	22	0.05	0.08	0.00	0.00	0.10	0.00	0.00	0.00	0.00	0.00	0.00	0.07	0.08
卡波氏肉瘤	6	0.01	0.02	0.00	0.00	0.00	0.00	0.00	0.05	0.00	0.05	0.00	0.00	0.04
周围神经,其他结缔	45	0.10	0.16	0.36	0.00	0.15	0.23	0.17	0.00	0.00	0.05	0.00	0.04	0.04
乳房	2180	5.06	7.56	0.00	0.00	0.00	0.00	0.00	0.19	0.43	1.54	2.24	6.47	9.91
外阴	30	0.07	0.10	0.00	0.00	0.00	0.00	0.00	0.00	0.00	0.00	0.00	0.00	0.04
阴道	22	0.05	0.08	0.00	0.00	0.10	0.00	0.00	0.00	0.00	0.00	0.09	0.00	0.12
子宫颈	1186	2.75	4.11	0.00	0.00	0.00	0.00	0.00	0.19	0.21	0.97	1.58	3.07	4.43
子宫体	342	0.79	1.19	0.00	0.00	0.00	0.00	0.00	0.05	0.00	0.00	0.26	0.72	1.36
子宫,部位不明	483	1.12	1.67	0.00	0.00	0.10	0.00	0.00	0.09	0.11	0.26	0.48	0.72	1.98
卵巢	692	1.60	2.40	0.00	0.00	0.00	0.00	0.00	0.29	0.14	0.37	0.36	0.31	1.48	2.99
其他的女性生殖器	40	0.09	0.14	0.00	0.00	0.00	0.00	0.00	0.00	0.00	0.00	0.00	0.00	0.27
胎盘	4	0.01	0.01	0.00	0.00	0.00	0.00	0.00	0.05	0.00	0.00	0.00	0.04	0.00
阴茎	—	—	—	—	—	—	—	—	—	—	—	—	—	—
前列腺	—	—	—	—	—	—	—	—	—	—	—	—	—	—
睾丸	—	—	—	—	—	—	—	—	—	—	—	—	—	—
其他的男性生殖器	—	—	—	—	—	—	—	—	—	—	—	—	—	—
肾	179	0.42	0.62	0.36	0.19	0.08	0.08	0.11	0.14	0.05	0.05	0.04	0.14	0.31
肾盂	10	0.02	0.03	0.00	0.00	0.00	0.00	0.00	0.00	0.00	0.00	0.04	0.00	0.00
输尿管	15	0.03	0.05	0.00	0.00	0.00	0.00	0.00	0.00	0.00	0.00	0.00	0.00	0.00
膀胱	268	0.62	0.93	0.00	0.00	0.10	0.00	0.00	0.11	0.00	0.05	0.00	0.11	0.23
其他的泌尿器官	3	0.01	0.01	0.00	0.00	0.00	0.00	0.00	0.05	0.00	0.00	0.00	0.00	0.00
眼	18	0.04	0.06	0.00	0.29	0.00	0.00	0.00	0.00	0.00	0.00	0.00	0.07	0.04
脑,神经系统	1239	2.87	4.30	0.00	1.45	0.68	0.46	0.75	0.75	0.85	0.82	1.50	2.24	4.04
甲状腺	109	0.25	0.38	0.00	0.00	0.00	0.00	0.00	0.00	0.05	0.16	0.00	0.11	0.23
肾上腺	15	0.03	0.05	0.00	0.00	0.00	0.00	0.00	0.00	0.05	0.04	0.00	0.00	0.00
其他的内分泌腺	31	0.07	0.11	0.00	0.00	0.00	0.00	0.00	0.00	0.00	0.00	0.00	0.04	0.04
霍奇金病	39	0.09	0.14	0.00	0.00	0.00	0.00	0.00	0.00	0.05	0.00	0.09	0.11	0.04
非霍奇金淋巴瘤	597	1.38	2.07	0.36	0.19	0.15	0.08	0.11	0.09	0.27	0.41	0.31	0.90	1.48
免疫增生性疾病	14	0.03	0.05	0.00	0.00	0.00	0.00	0.00	0.00	0.00	0.00	0.00	0.00	0.04
多发性骨髓瘤	180	0.42	0.62	0.00	0.00	0.00	0.00	0.00	0.00	0.00	0.00	0.05	0.09	0.18	0.27
淋巴样白血病	208	0.48	0.72	0.36	0.48	0.08	0.30	0.17	0.33	0.43	0.10	0.31	0.43	0.70
髓样白血病	189	0.44	0.66	0.36	0.39	0.08	0.08	0.23	0.00	0.27	0.20	0.40	0.29	0.82
白血病,未特指	608	1.41	2.11	1.79	1.25	0.61	0.68	0.63	0.66	0.69	0.97	0.97	1.01	1.75
其他的或未指明部位	551	1.28	1.91	0.00	0.00	0.00	0.08	0.00	0.00	0.21	0.00	0.22	0.58	1.44
所有部位合计	43118	100.00	149.51	3.94	5.40	2.20	2.36	3.45	4.91	7.78	11.99	18.97	45.42	78.42
所有部位除外 C44	42888	99.47	148.71	3.94	5.40	2.20	2.36	3.45	4.91	7.78	11.94	18.88	45.24	78.26

| 年龄组(岁) | | | | | | | 粗率 (1/10^5) | 中标率 (1/10^5) | 世标率 (1/10^5) | 累积率(%) | | 截缩率 35—64岁 | ICD-10 |
55—59	60—64	65—69	70—74	75—79	80—84	85+				0—64岁	0—74岁		
0.00	0.00	0.00	0.32	0.20	0.38	1.17	0.86	0.03	0.03	0.00	0.00	0.00	C00
0.19	0.24	0.25	0.73	0.70	1.01	1.17	2.01	0.12	0.12	0.01	0.01	0.12	C01-C02
0.19	0.73	1.02	1.86	1.59	3.16	3.69	6.32	0.27	0.28	0.01	0.03	0.32	C03-C06
0.00	0.20	0.25	0.24	0.20	0.51	0.58	0.86	0.07	0.07	0.00	0.01	0.10	C07-C08
0.00	0.00	0.00	0.00	0.20	0.38	0.19	0.29	0.01	0.01	0.00	0.00	0.00	C09
0.00	0.10	0.06	0.16	0.10	0.13	0.39	0.29	0.03	0.03	0.00	0.00	0.04	C10
0.49	1.22	1.34	1.94	2.59	3.41	2.33	3.45	0.44	0.42	0.03	0.05	0.70	C11
0.00	0.15	0.06	0.00	0.10	0.51	0.39	0.29	0.03	0.02	0.00	0.00	0.03	C12-C13
0.00	0.05	0.19	0.16	0.20	0.38	0.78	0.29	0.03	0.03	0.00	0.00	0.04	C14
5.73	21.15	46.36	82.79	146.25	201.51	255.92	252.41	13.23	13.15	0.38	1.53	10.22	C15
8.06	20.91	35.55	63.71	96.07	154.01	196.07	187.44	11.14	10.91	0.40	1.20	11.08	C16
0.39	0.49	0.64	1.54	2.29	1.90	1.55	3.45	0.24	0.22	0.01	0.03	0.34	C17
1.89	3.86	6.04	7.52	11.55	17.43	33.03	41.97	1.71	1.71	0.08	0.17	2.17	C18
2.82	5.37	8.33	11.97	19.81	35.12	47.61	58.93	2.75	2.68	0.11	0.27	3.14	C19-C20
0.19	0.05	0.13	0.16	0.40	0.76	1.36	1.44	0.06	0.06	0.00	0.01	0.09	C21
19.86	30.63	41.02	44.87	57.74	88.94	98.91	93.43	10.05	9.92	0.60	1.11	17.15	C22
1.85	3.86	6.04	7.68	12.64	18.19	27.40	24.72	1.53	1.52	0.07	0.17	1.91	C23-C24
4.32	8.35	12.97	23.61	34.25	45.48	55.96	52.90	3.74	3.71	0.15	0.44	4.19	C25
0.10	0.20	0.19	0.32	0.40	0.63	0.78	1.15	0.08	0.08	0.00	0.01	0.11	C30-C31
0.05	0.20	0.64	0.16	1.19	0.51	1.94	1.72	0.09	0.09	0.00	0.01	0.13	C32
18.84	38.45	57.24	83.68	118.38	175.61	187.91	180.54	14.92	14.75	0.70	1.71	19.68	C33-C34
0.24	0.20	0.38	0.32	0.90	0.63	1.17	1.15	0.13	0.13	0.01	0.01	0.17	C37-C38
1.07	2.59	4.20	5.58	7.17	10.74	9.72	9.49	1.12	1.11	0.06	0.12	1.41	C40-C41
0.15	0.29	0.64	0.65	0.80	1.01	1.55	2.87	0.15	0.15	0.01	0.02	0.22	C43
0.19	0.39	0.83	0.97	1.69	3.92	11.85	20.70	0.34	0.35	0.01	0.02	0.27	C44
0.15	0.05	0.19	0.40	0.10	0.25	0.19	0.29	0.05	0.05	0.00	0.01	0.08	C45
0.00	0.00	0.06	0.00	0.00	0.00	0.00	0.29	0.02	0.02	0.00	0.00	0.02	C46
0.15	0.24	0.13	0.49	0.40	0.38	1.17	0.86	0.12	0.13	0.01	0.01	0.09	C47;C49
13.94	18.86	15.96	16.65	15.63	22.24	17.88	28.17	4.74	4.61	0.35	0.51	10.35	C50
0.00	0.10	0.06	0.32	0.20	0.76	1.55	1.72	0.05	0.05	0.00	0.00	0.03	C51
0.10	0.05	0.13	0.40	0.10	0.00	0.78	0.29	0.05	0.05	0.00	0.01	0.08	C52
5.73	7.28	6.61	8.33	12.84	20.09	16.71	21.85	2.50	2.38	0.15	0.26	4.48	C53
1.99	2.15	2.48	3.40	3.48	4.17	5.44	5.17	0.70	0.70	0.05	0.08	1.37	C54
1.75	2.34	2.86	4.45	5.38	6.32	11.85	12.07	0.98	0.95	0.05	0.10	1.57	C55
3.98	6.16	6.17	7.36	5.67	5.94	6.22	3.74	1.53	1.51	0.11	0.18	3.16	C56
0.15	0.39	0.57	0.24	0.30	0.51	0.19	0.57	0.08	0.08	0.01	0.01	0.20	C57
0.00	0.00	0.00	0.00	0.00	0.00	0.00	0.00	0.01	0.01	0.00	0.00	0.02	C58
—	—	—	—	—	—	—	—	—	—	—	—	—	C60
—	—	—	—	—	—	—	—	—	—	—	—	—	C61
—	—	—	—	—	—	—	—	—	—	—	—	—	C62
—	—	—	—	—	—	—	—	—	—	—	—	—	C63
0.68	0.54	1.02	0.97	2.49	4.04	5.25	4.89	0.36	0.37	0.02	0.03	0.41	C64
0.00	0.05	0.00	0.16	0.30	0.13	0.39	0.29	0.02	0.02	0.00	0.00	0.01	C65
0.10	0.00	0.06	0.00	0.50	0.25	0.58	0.57	0.03	0.03	0.00	0.00	0.02	C66
0.24	0.44	0.95	1.70	2.99	7.96	12.44	13.80	0.44	0.43	0.01	0.03	0.29	C67
0.00	0.00	0.00	0.08	0.10	0.00	0.00	0.00	0.01	0.01	0.00	0.00	0.00	C68
0.10	0.05	0.00	0.00	0.00	0.38	0.58	0.86	0.04	0.05	0.00	0.00	0.04	C69
3.74	6.50	9.09	12.13	14.14	21.86	15.74	14.09	2.79	2.78	0.16	0.29	4.12	C70-C72
0.29	0.78	0.13	1.21	1.39	2.40	2.53	3.16	0.21	0.20	0.01	0.02	0.23	C73
0.10	0.00	0.32	0.00	0.10	0.25	0.00	0.86	0.03	0.03	0.00	0.00	0.07	C74
0.29	0.20	0.06	0.16	0.50	1.26	0.19	0.00	0.06	0.06	0.00	0.01	0.09	C75
0.05	0.05	0.25	0.73	0.50	0.63	0.58	1.15	0.08	0.08	0.00	0.01	0.09	C81
2.04	2.69	4.71	4.77	10.06	10.11	11.46	9.77	1.24	1.22	0.07	0.14	1.80	C82-C85;C96
0.00	0.05	0.19	0.00	0.20	0.25	0.39	0.86	0.02	0.02	0.00	0.00	0.04	C88
0.53	0.83	2.04	1.78	3.78	2.78	2.72	2.59	0.36	0.36	0.02	0.05	0.56	C90
0.53	1.66	1.59	1.54	2.19	2.27	1.55	0.86	0.53	0.54	0.04	0.05	0.78	C91
0.44	0.64	1.34	1.29	1.99	3.28	2.53	3.16	0.45	0.45	0.03	0.04	0.62	C92-C94
2.53	3.27	3.88	5.82	5.38	7.71	5.44	7.47	1.54	1.57	0.10	0.15	2.05	C95
1.41	2.93	3.75	4.37	6.67	9.60	16.13	16.96	1.04	1.03	0.05	0.11	1.52	O&U
107.62	197.95	289.00	419.68	614.78	902.06	1083.91	1105.36	82.40	81.37	3.88	9.05	107.83	ALL
107.43	197.55	288.17	418.71	613.09	898.14	1072.06	1084.67	82.06	81.02	3.87	9.03	107.56	ALLbC44

附录七 2011—2013年江苏省34个登记地区恶性肿瘤发病和死亡情况

2011—2013年无锡市区恶性肿瘤发病主要指标

部位	男性 病例数	构成(%)	粗率(1/10⁵)	中标率(1/10⁵)	世标率(1/10⁵)	累积率 0—64岁	累积率 0—74岁	女性 病例数	构成(%)	粗率(1/10⁵)	中标率(1/10⁵)	世标率(1/10⁵)	累积率 0—64岁	累积率 0—74岁	ICD-10
唇	9	0.07	0.25	0.13	0.14	0.00	0.02	10	0.10	0.28	0.15	0.14	0.01	0.02	C00
舌	43	0.31	1.21	0.65	0.65	0.04	0.08	23	0.23	0.63	0.36	0.33	0.03	0.04	C01-C02
口	54	0.39	1.52	0.82	0.83	0.04	0.11	33	0.32	0.91	0.47	0.48	0.02	0.06	C03-C06
唾液腺	28	0.20	0.79	0.52	0.47	0.03	0.05	25	0.25	0.69	0.52	0.47	0.03	0.04	C07-C08
扁桃腺	9	0.07	0.25	0.14	0.14	0.01	0.02	4	0.04	0.11	0.06	0.06	0.00	0.01	C09
其他的口咽	14	0.10	0.39	0.21	0.22	0.02	0.02	4	0.04	0.11	0.05	0.06	0.00	0.01	C10
鼻咽	147	1.07	4.13	2.68	2.51	0.20	0.28	50	0.49	1.38	0.95	0.84	0.06	0.09	C11
喉咽	18	0.13	0.51	0.27	0.28	0.01	0.04	2	0.02	0.06	0.03	0.03	0.00	0.00	C12-C13
咽,部位不明	8	0.06	0.22	0.11	0.11	0.01	0.01	2	0.02	0.06	0.02	0.02	0.00	0.00	C14
食管	1131	8.23	31.76	16.16	16.55	0.91	2.11	384	3.77	10.56	4.88	4.94	0.21	0.61	C15
胃	3133	22.80	87.97	45.43	45.68	2.33	5.90	1193	11.70	32.81	17.05	16.52	0.81	1.96	C16
小肠	62	0.45	1.74	0.88	0.87	0.04	0.11	51	0.50	1.40	0.69	0.67	0.03	0.08	C17
结肠	887	6.46	24.91	13.11	12.77	0.62	1.48	718	7.04	19.75	10.21	9.89	0.52	1.16	C18
直肠	685	4.99	19.23	10.35	10.25	0.58	1.25	466	4.57	12.82	6.84	6.56	0.38	0.76	C19-C20
肛门	11	0.08	0.31	0.17	0.16	0.01	0.02	7	0.07	0.19	0.08	0.08	0.00	0.01	C21
肝脏	1290	9.39	36.22	21.12	20.41	1.43	2.28	502	4.92	13.81	6.98	6.83	0.38	0.76	C22
胆囊及其他	160	1.16	4.49	2.33	2.23	0.06	0.26	253	2.48	6.96	3.12	3.07	0.10	0.34	C23-C24
胰腺	474	3.45	13.31	6.84	6.75	0.30	0.84	327	3.21	8.99	4.20	4.18	0.15	0.48	C25
鼻,鼻窦及其他	26	0.19	0.73	0.44	0.43	0.03	0.04	12	0.12	0.33	0.16	0.17	0.01	0.03	C30-C31
喉	101	0.74	2.84	1.55	1.55	0.09	0.21	12	0.12	0.33	0.15	0.15	0.01	0.02	C32
气管,支气管,肺	2527	18.39	70.95	36.29	36.14	1.69	4.51	1133	11.11	31.16	15.89	15.71	0.87	1.87	C33-C34
其他的胸腔器官	63	0.46	1.77	1.14	1.12	0.07	0.11	23	0.23	0.63	0.34	0.32	0.01	0.04	C37-C38
骨	42	0.31	1.18	0.70	0.68	0.03	0.08	39	0.38	1.07	0.59	0.55	0.03	0.06	C40-C41
皮肤的黑色素瘤	16	0.12	0.45	0.26	0.23	0.02	0.02	17	0.17	0.47	0.29	0.28	0.02	0.05	C43
其他的皮肤	122	0.89	3.43	1.91	1.86	0.09	0.21	98	0.96	2.70	1.38	1.32	0.07	0.14	C44
间皮瘤	5	0.04	0.14	0.08	0.08	0.00	0.01	5	0.05	0.14	0.08	0.08	0.00	0.01	C45
卡波氏肉瘤	1	0.01	0.03	0.02	0.02	0.00	0.00	0	0.00	0.00	0.00	0.00	0.00	0.00	C46
周围神经,其他结缔	28	0.20	0.79	0.51	0.45	0.03	0.04	23	0.23	0.63	0.42	0.38	0.02	0.03	C47;C49
乳房	10	0.07	0.28	0.16	0.15	0.01	0.01	1690	16.57	46.48	29.70	27.80	2.22	3.00	C50
外阴	—	—	—	—	—	—	—	9	0.09	0.25	0.16	0.15	0.01	0.02	C51
阴道	—	—	—	—	—	—	—	16	0.16	0.44	0.25	0.25	0.02	0.03	C52
子宫颈	—	—	—	—	—	—	—	805	7.89	22.14	15.96	14.23	1.25	1.38	C53
子宫体	—	—	—	—	—	—	—	356	3.49	9.79	6.08	5.86	0.48	0.66	C54
子宫,部位不明	—	—	—	—	—	—	—	19	0.19	0.52	0.20	0.26	0.01	0.03	C55
卵巢	—	—	—	—	—	—	—	275	2.70	7.56	4.96	4.73	0.36	0.50	C56
其他的女性生殖器	—	—	—	—	—	—	—	31	0.30	0.85	0.45	0.45	0.03	0.05	C57
胎盘	—	—	—	—	—	—	—	5	0.05	0.14	0.15	0.16	0.01	0.01	C58
阴茎	28	0.20	0.79	0.42	0.40	0.03	0.04	—	—	—	—	—	—	—	C60
前列腺	661	4.81	18.56	9.00	8.76	0.16	0.99	—	—	—	—	—	—	—	C61
睾丸	18	0.13	0.51	0.48	0.37	0.03	0.04	—	—	—	—	—	—	—	C62
其他的男性生殖器	14	0.10	0.39	0.21	0.21	0.01	0.03	—	—	—	—	—	—	—	C63
肾	259	1.89	7.27	4.29	4.23	0.29	0.47	140	1.37	3.85	2.21	2.14	0.15	0.25	C64
肾盂	41	0.30	1.15	0.58	0.59	0.03	0.07	22	0.22	0.61	0.37	0.34	0.01	0.04	C65
输尿管	23	0.17	0.65	0.31	0.32	0.01	0.04	31	0.30	0.85	0.40	0.40	0.01	0.05	C66
膀胱	449	3.27	12.61	6.62	6.55	0.32	0.75	114	1.12	3.14	1.51	1.44	0.07	0.14	C67
其他的泌尿器官	11	0.08	0.31	0.17	0.16	0.00	0.02	2	0.02	0.06	0.03	0.03	0.00	0.01	C68
眼	6	0.04	0.17	0.09	0.09	0.00	0.02	10	0.10	0.28	0.18	0.30	0.01	0.02	C69
脑,神经系统	255	1.86	7.16	4.74	4.74	0.29	0.48	306	3.00	8.42	5.09	4.86	0.36	0.54	C70-C72
甲状腺	142	1.03	3.99	3.35	2.82	0.22	0.27	347	3.40	9.54	7.52	6.57	0.54	0.63	C73
肾上腺	9	0.07	0.25	0.15	0.15	0.01	0.02	2	0.02	0.06	0.03	0.03	0.00	0.00	C74
其他的内分泌腺	44	0.32	1.24	0.86	0.80	0.05	0.09	38	0.37	1.05	0.85	0.74	0.06	0.07	C75
霍奇金病	12	0.09	0.34	0.21	0.22	0.01	0.03	6	0.06	0.17	0.14	0.13	0.01	0.02	C81
非霍奇金淋巴瘤	202	1.47	5.67	3.56	3.47	0.20	0.36	148	1.45	4.07	2.41	2.32	0.14	0.27	C82-C85;C96
免疫增生性疾病	2	0.01	0.06	0.03	0.02	0.00	0.00	2	0.02	0.06	0.02	0.02	0.00	0.00	C88
多发性骨髓瘤	70	0.51	1.97	1.03	1.01	0.05	0.11	53	0.52	1.46	0.74	0.74	0.02	0.09	C90
淋巴样白血病	59	0.43	1.66	1.58	1.97	0.03	0.12	45	0.44	1.24	1.09	1.28	0.08	0.10	C91
髓样白血病	114	0.83	3.20	2.27	2.12	0.14	0.20	89	0.87	2.45	1.72	1.62	0.11	0.17	C92-C94
白血病,未特指	46	0.33	1.29	0.92	0.91	0.05	0.08	32	0.31	0.88	0.48	0.47	0.03	0.04	C95
其他的或未指明部位	170	1.24	4.77	2.73	2.93	0.14	0.30	190	1.86	5.23	2.61	2.62	0.12	0.26	O&U
所有部位合计	13739	100.00	385.77	208.57	206.58	10.90	24.61	10197	100.00	280.48	161.34	154.05	9.94	17.01	ALL
所有部位除外 C44	13617	99.11	382.34	206.65	204.72	10.80	24.41	10099	99.04	277.78	159.97	152.73	9.87	16.86	ALLbC44

2011—2013年无锡市区恶性肿瘤死亡主要指标

部 位	男性							女性							ICD-10
	病例数	构成(%)	粗率(1/10^5)	中标率(1/10^5)	世标率(1/10^5)	累积率 0—64岁	累积率 0—74岁	病例数	构成(%)	粗率(1/10^5)	中标率(1/10^5)	世标率(1/10^5)	累积率 0—64岁	累积率 0—74岁	
唇	5	0.05	0.14	0.06	0.07	0.00	0.00	1	0.02	0.03	0.02	0.02	0.00	0.00	C00
舌	24	0.25	0.67	0.36	0.35	0.02	0.05	14	0.24	0.39	0.15	0.16	0.01	0.01	C01-C02
口	23	0.24	0.65	0.34	0.34	0.01	0.04	12	0.21	0.33	0.12	0.14	0.01	0.01	C03-C06
唾液腺	6	0.06	0.17	0.07	0.08	0.01	0.01	3	0.05	0.08	0.03	0.03	0.00	0.00	C07-C08
扁桃腺	5	0.05	0.14	0.08	0.08	0.00	0.01	0	0.00	0.00	0.00	0.00	0.00	0.00	C09
其他的口咽	7	0.07	0.20	0.11	0.11	0.01	0.01	2	0.03	0.06	0.02	0.02	0.00	0.00	C10
鼻咽	93	0.96	2.61	1.41	1.37	0.09	0.14	40	0.69	1.10	0.60	0.57	0.04	0.06	C11
喉咽	11	0.11	0.31	0.17	0.18	0.01	0.03	3	0.05	0.08	0.02	0.02	0.00	0.00	C12-C13
咽,部位不明	11	0.11	0.31	0.14	0.15	0.00	0.01	4	0.07	0.11	0.03	0.03	0.00	0.00	C14
食管	887	9.15	24.91	12.42	12.69	0.55	1.45	344	5.96	9.46	4.02	4.02	0.11	0.45	C15
胃	2153	22.20	60.45	30.23	30.14	1.17	3.56	977	16.92	26.87	12.56	12.27	0.48	1.35	C16
小肠	38	0.39	1.07	0.51	0.53	0.01	0.04	23	0.40	0.63	0.27	0.27	0.01	0.02	C17
结肠	352	3.63	9.88	4.96	4.89	0.15	0.47	294	5.09	8.09	3.79	3.61	0.15	0.37	C18
直肠	347	3.58	9.74	4.91	4.85	0.21	0.50	283	4.90	7.78	3.59	3.49	0.15	0.36	C19-C20
肛门	8	0.08	0.22	0.12	0.11	0.01	0.01	2	0.03	0.06	0.02	0.02	0.00	0.00	C21
肝脏	1179	12.16	33.10	18.39	18.08	1.15	2.03	491	8.50	13.51	6.46	6.37	0.30	0.70	C22
胆囊及其他	146	1.51	4.10	2.06	2.04	0.09	0.23	235	4.07	6.46	2.73	2.67	0.07	0.27	C23-C24
胰腺	512	5.28	14.38	7.39	7.24	0.29	0.85	381	6.60	10.48	4.72	4.71	0.18	0.51	C25
鼻,鼻窦及其他	9	0.09	0.25	0.14	0.14	0.00	0.02	6	0.10	0.17	0.06	0.06	0.00	0.01	C30-C31
喉	56	0.58	1.57	0.80	0.79	0.03	0.10	10	0.17	0.28	0.09	0.10	0.00	0.01	C32
气管,支气管,肺	2324	23.96	65.25	32.65	32.39	1.28	3.68	1003	17.37	27.59	13.19	12.95	0.62	1.44	C33-C34
其他的胸腔器官	32	0.33	0.90	0.58	0.57	0.03	0.05	18	0.31	0.50	0.24	0.24	0.01	0.03	C37-C38
骨	71	0.73	1.99	1.14	1.08	0.04	0.12	52	0.90	1.43	0.72	0.70	0.03	0.07	C40-C41
皮肤的黑色素瘤	14	0.14	0.39	0.20	0.19	0.00	0.02	14	0.24	0.39	0.19	0.20	0.01	0.02	C43
其他的皮肤	21	0.22	0.59	0.30	0.30	0.01	0.03	26	0.45	0.72	0.25	0.26	0.01	0.01	C44
间皮瘤	8	0.08	0.22	0.13	0.14	0.01	0.02	6	0.10	0.17	0.09	0.09	0.00	0.02	C45
卡波氏肉瘤	0	0.00	0.00	0.00	0.00	0.00	0.00	0	0.00	0.00	0.00	0.00	0.00	0.00	C46
周围神经,其他结缔	13	0.13	0.37	0.28	0.28	0.01	0.03	9	0.16	0.25	0.19	0.17	0.01	0.02	C47;C49
乳房	3	0.03	0.08	0.04	0.05	0.00	0.00	377	6.53	10.37	5.41	5.38	0.36	0.60	C50
外阴	—	—	—	—	—	—	—	6	0.10	0.17	0.07	0.07	0.00	0.01	C51
阴道	—	—	—	—	—	—	—	1	0.02	0.03	0.01	0.01	0.00	0.00	C52
子宫颈	—	—	—	—	—	—	—	122	2.11	3.36	2.03	1.92	0.15	0.19	C53
子宫体	—	—	—	—	—	—	—	34	0.59	0.94	0.44	0.45	0.03	0.05	C54
子宫,部位不明	—	—	—	—	—	—	—	52	0.90	1.43	0.66	0.65	0.04	0.06	C55
卵巢	—	—	—	—	—	—	—	137	2.37	3.77	2.11	2.06	0.13	0.24	C56
其他的女性生殖器	—	—	—	—	—	—	—	14	0.24	0.39	0.18	0.18	0.00	0.02	C57
胎盘	—	—	—	—	—	—	—	0	0.00	0.00	0.00	0.00	0.00	0.00	C58
阴茎	5	0.05	0.14	0.07	0.07	0.00	0.00	—	—	—	—	—	—	—	C60
前列腺	240	2.47	6.74	3.05	3.14	0.03	0.22	—	—	—	—	—	—	—	C61
睾丸	2	0.02	0.06	0.03	0.03	0.00	0.00	—	—	—	—	—	—	—	C62
其他的男性生殖器	2	0.02	0.06	0.02	0.03	0.00	0.00	—	—	—	—	—	—	—	C63
肾	72	0.74	2.02	1.10	1.09	0.06	0.11	36	0.62	0.99	0.45	0.45	0.02	0.04	C64
肾盂	5	0.05	0.14	0.07	0.06	0.00	0.01	3	0.05	0.08	0.04	0.04	0.00	0.01	C65
输尿管	8	0.08	0.22	0.10	0.11	0.00	0.01	6	0.10	0.17	0.06	0.06	0.00	0.00	C66
膀胱	147	1.52	4.13	1.90	1.97	0.04	0.13	61	1.06	1.68	0.62	0.62	0.01	0.05	C67
其他的泌尿器官	1	0.01	0.03	0.01	0.01	0.00	0.00	2	0.03	0.06	0.01	0.01	0.00	0.00	C68
眼	0	0.00	0.00	0.00	0.00	0.00	0.00	3	0.05	0.08	0.03	0.03	0.00	0.00	C69
脑,神经系统	183	1.89	5.14	3.25	3.21	0.16	0.30	138	2.39	3.80	2.10	1.97	0.09	0.22	C70-C72
甲状腺	12	0.12	0.34	0.16	0.17	0.00	0.02	21	0.36	0.58	0.24	0.24	0.01	0.04	C73
肾上腺	3	0.03	0.08	0.05	0.05	0.00	0.01	3	0.05	0.08	0.03	0.03	0.00	0.00	C74
其他的内分泌腺	3	0.03	0.08	0.04	0.04	0.00	0.00	0	0.00	0.00	0.00	0.00	0.00	0.00	C75
霍奇金病	4	0.04	0.11	0.06	0.05	0.00	0.01	2	0.03	0.06	0.03	0.03	0.00	0.00	C81
非霍奇金淋巴瘤	138	1.42	3.87	2.19	2.27	0.10	0.23	108	1.87	2.97	1.47	1.53	0.07	0.18	C82-C85;C96
免疫增生性疾病	2	0.02	0.06	0.03	0.03	0.00	0.00	0	0.00	0.00	0.00	0.00	0.00	0.00	C88
多发性骨髓瘤	54	0.56	1.52	0.76	0.76	0.04	0.08	32	0.55	0.88	0.45	0.44	0.02	0.06	C90
淋巴样白血病	41	0.42	1.15	1.00	1.05	0.06	0.07	29	0.50	0.80	0.49	0.47	0.02	0.05	C91
髓样白血病	57	0.59	1.60	0.93	0.89	0.04	0.09	48	0.83	1.32	0.73	0.71	0.04	0.09	C92-C94
白血病,未特指	95	0.98	2.67	1.69	1.72	0.08	0.16	78	1.35	2.15	1.19	1.19	0.06	0.12	C95
其他的或未指明部位	267	2.75	7.50	3.98	3.92	0.18	0.42	209	3.62	5.75	2.61	2.56	0.12	0.23	O&U
所有部位合计	9699	100.00	272.33	140.49	139.87	6.03	15.40	5775	100.00	158.85	75.63	74.31	3.41	7.97	ALL
所有部位除外 C44	9678	99.78	271.74	140.19	139.57	6.01	15.37	5749	99.55	158.13	75.38	74.05	3.40	7.96	ALLbC44

2011—2013 年徐州市区恶性肿瘤发病主要指标

部位	男性							女性							ICD-10
	病例数	构成(%)	粗率(1/10^5)	中标率(1/10^5)	世标率(1/10^5)	累积率 0—64岁	累积率 0—74岁	病例数	构成(%)	粗率(1/10^5)	中标率(1/10^5)	世标率(1/10^5)	累积率 0—64岁	累积率 0—74岁	
唇	2	0.04	0.11	0.10	0.10	0.00	0.02	5	0.15	0.28	0.20	0.17	0.00	0.01	C00
舌	14	0.29	0.74	0.67	0.64	0.04	0.06	3	0.09	0.17	0.13	0.15	0.01	0.02	C01-C02
口	22	0.46	1.17	1.02	1.07	0.08	0.13	9	0.27	0.50	0.40	0.39	0.02	0.04	C03-C06
唾液腺	13	0.27	0.69	0.64	0.64	0.02	0.08	10	0.30	0.55	0.47	0.44	0.03	0.04	C07-C08
扁桃腺	2	0.04	0.11	0.10	0.10	0.00	0.02	1	0.03	0.06	0.05	0.06	0.01	0.01	C09
其他的口咽	7	0.15	0.37	0.34	0.36	0.01	0.05	1	0.03	0.06	0.03	0.03	0.00	0.00	C10
鼻咽	33	0.69	1.75	1.53	1.55	0.12	0.17	10	0.30	0.55	0.45	0.45	0.03	0.07	C11
喉咽	23	0.48	1.22	1.08	1.12	0.05	0.15	2	0.06	0.11	0.10	0.07	0.00	0.00	C12-C13
咽,部位不明	9	0.19	0.48	0.41	0.40	0.03	0.05	0	0.00	0.00	0.00	0.00	0.00	0.00	C14
食管	326	6.86	17.31	15.27	15.22	0.64	1.92	91	2.74	5.03	3.65	3.54	0.10	0.35	C15
胃	519	10.92	27.56	24.36	24.53	1.08	3.03	185	5.58	10.23	7.88	7.84	0.50	0.90	C16
小肠	34	0.72	1.81	1.63	1.71	0.10	0.19	19	0.57	1.05	0.80	0.85	0.04	0.10	C17
结肠	170	3.58	9.03	7.95	7.95	0.38	0.82	127	3.83	7.02	5.40	5.32	0.29	0.61	C18
直肠	207	4.36	10.99	9.64	9.81	0.53	1.19	116	3.50	6.41	4.99	5.00	0.26	0.65	C19-C20
肛门	6	0.13	0.32	0.28	0.25	0.00	0.04	5	0.15	0.28	0.22	0.22	0.02	0.03	C21
肝脏	747	15.72	39.67	34.69	34.96	2.33	4.18	232	6.99	12.83	9.84	9.94	0.54	1.11	C22
胆囊及其他	61	1.28	3.24	2.86	2.90	0.09	0.27	59	1.78	3.26	2.35	2.25	0.08	0.21	C23-C24
胰腺	119	2.50	6.32	5.52	5.47	0.29	0.69	93	2.80	5.14	3.65	3.71	0.13	0.40	C25
鼻,鼻窦及其他	15	0.32	0.80	0.73	0.67	0.04	0.07	3	0.09	0.17	0.13	0.12	0.00	0.01	C30-C31
喉	42	0.88	2.23	1.95	2.00	0.13	0.23	5	0.15	0.28	0.23	0.17	0.01	0.02	C32
气管,支气管,肺	1232	25.93	65.42	57.77	57.86	2.51	6.86	551	16.61	30.47	22.66	22.27	1.07	2.46	C33-C34
其他的胸腔器官	21	0.44	1.12	0.97	0.92	0.04	0.10	12	0.36	0.66	0.55	0.50	0.03	0.06	C37-C38
骨	50	1.05	2.66	2.51	2.64	0.14	0.22	28	0.84	1.55	1.21	1.24	0.08	0.15	C40-C41
皮肤的黑色素瘤	4	0.08	0.21	0.18	0.17	0.01	0.01	4	0.12	0.22	0.18	0.17	0.01	0.03	C43
其他的皮肤	41	0.86	2.18	1.92	2.03	0.07	0.21	27	0.81	1.49	1.08	1.11	0.04	0.12	C44
间皮瘤	1	0.02	0.05	0.04	0.04	0.00	0.00	0	0.00	0.00	0.00	0.00	0.00	0.00	C45
卡波氏肉瘤	0	0.00	0.00	0.00	0.00	0.00	0.00	0	0.00	0.00	0.00	0.00	0.00	0.00	C46
周围神经,其他结缔	10	0.21	0.53	0.46	0.48	0.03	0.03	12	0.36	0.66	0.56	0.50	0.03	0.03	C47;C49
乳房	11	0.23	0.58	0.52	0.49	0.04	0.07	630	18.99	34.84	29.05	27.38	2.29	3.00	C50
外阴	—	—	—	—	—	—	—	5	0.15	0.28	0.23	0.24	0.01	0.05	C51
阴道	—	—	—	—	—	—	—	4	0.12	0.22	0.15	0.15	0.02	0.02	C52
子宫颈	—	—	—	—	—	—	—	139	4.19	7.69	6.46	5.92	0.50	0.60	C53
子宫体	—	—	—	—	—	—	—	101	3.04	5.58	4.52	4.40	0.36	0.47	C54
子宫,部位不明	—	—	—	—	—	—	—	13	0.39	0.72	0.58	0.56	0.04	0.05	C55
卵巢	—	—	—	—	—	—	—	94	2.83	5.20	4.34	4.35	0.29	0.55	C56
其他的女性生殖器	—	—	—	—	—	—	—	8	0.24	0.44	0.36	0.33	0.03	0.03	C57
胎盘	—	—	—	—	—	—	—	1	0.03	0.06	0.05	0.04	0.00	0.00	C58
阴茎	14	0.29	0.74	0.62	0.60	0.04	0.07	—	—	—	—	—	—	—	C60
前列腺	151	3.18	8.02	7.00	6.86	0.17	0.53	—	—	—	—	—	—	—	C61
睾丸	12	0.25	0.64	0.62	0.56	0.04	0.04	—	—	—	—	—	—	—	C62
其他的男性生殖器	2	0.04	0.11	0.09	0.10	0.01	0.01	—	—	—	—	—	—	—	C63
肾	110	2.32	5.84	5.21	5.23	0.26	0.68	66	1.99	3.65	2.98	3.01	0.23	0.34	C64
肾盂	16	0.34	0.85	0.74	0.77	0.02	0.07	8	0.24	0.44	0.37	0.38	0.02	0.05	C65
输尿管	11	0.23	0.58	0.51	0.56	0.02	0.06	7	0.21	0.39	0.30	0.30	0.00	0.04	C66
膀胱	177	3.73	9.40	8.19	8.06	0.31	0.80	30	0.90	1.66	1.29	1.19	0.07	0.20	C67
其他的泌尿器官	1	0.02	0.05	0.04	0.04	0.00	0.00	0	0.00	0.00	0.00	0.00	0.00	0.00	C68
眼	5	0.11	0.27	0.24	0.25	0.01	0.04	6	0.18	0.33	0.29	0.38	0.01	0.04	C69
脑,神经系统	118	2.48	6.27	5.70	5.68	0.40	0.57	134	4.04	7.41	6.22	6.37	0.48	0.72	C70-C72
甲状腺	87	1.83	4.62	4.16	3.84	0.31	0.37	227	6.84	12.55	11.15	10.05	0.83	1.01	C73
肾上腺	2	0.04	0.11	0.09	0.08	0.00	0.00	2	0.06	0.11	0.10	0.10	0.01	0.01	C74
其他的内分泌腺	5	0.11	0.27	0.24	0.23	0.00	0.05	2	0.06	0.11	0.10	0.10	0.00	0.00	C75
霍奇金病	4	0.08	0.21	0.19	0.17	0.00	0.02	2	0.06	0.11	0.10	0.10	0.01	0.01	C81
非霍奇金淋巴瘤	49	1.03	2.60	2.31	2.27	0.19	0.24	32	0.96	1.77	1.48	1.52	0.10	0.17	C82-C85;C96
免疫增生性疾病	1	0.02	0.05	0.04	0.04	0.00	0.00	1	0.03	0.06	0.07	0.14	0.01	0.01	C88
多发性骨髓瘤	22	0.46	1.17	1.00	1.00	0.06	0.11	14	0.42	0.77	0.61	0.64	0.05	0.09	C90
淋巴样白血病	44	0.93	2.34	2.35	2.42	0.14	0.19	24	0.72	1.33	1.31	1.31	0.08	0.09	C91
髓样白血病	22	0.46	1.17	0.98	0.97	0.08	0.11	15	0.45	0.83	0.70	0.75	0.06	0.07	C92-C94
白血病,未特指	50	1.05	2.66	2.42	2.47	0.13	0.21	40	1.21	2.21	1.92	2.11	0.12	0.18	C95
其他的或未指明部位	107	2.25	5.68	5.04	4.94	0.25	0.68	103	3.10	5.70	4.48	4.75	0.26	0.49	O&U
所有部位合计	4751	100.00	252.28	222.94	223.22	11.26	25.74	3318	100.00	183.46	146.42	143.03	9.22	15.62	ALL
所有部位除外 C44	4710	99.14	250.10	221.02	221.19	11.19	25.54	3291	99.19	181.97	145.34	141.92	9.18	15.50	ALLbC44

2011—2013年徐州市区恶性肿瘤死亡主要指标

部位	男性 病例数	构成(%)	粗率(1/10⁵)	中标率(1/10⁵)	世标率(1/10⁵)	累积率 0—64岁	累积率 0—74岁	女性 病例数	构成(%)	粗率(1/10⁵)	中标率(1/10⁵)	世标率(1/10⁵)	累积率 0—64岁	累积率 0—74岁	ICD-10
唇	0	0.00	0.00	0.00	0.00	0.00	0.00	1	0.07	0.06	0.04	0.03	0.00	0.00	C00
舌	5	0.16	0.27	0.24	0.24	0.01	0.04	3	0.20	0.17	0.14	0.14	0.01	0.01	C01-C02
口	9	0.29	0.48	0.42	0.45	0.03	0.05	4	0.27	0.22	0.14	0.13	0.00	0.00	C03-C06
唾液腺	7	0.22	0.37	0.32	0.39	0.01	0.03	0	0.00	0.00	0.00	0.00	0.00	0.00	C07-C08
扁桃腺	0	0.00	0.00	0.00	0.00	0.00	0.00	0	0.00	0.00	0.00	0.00	0.00	0.00	C09
其他的口咽	3	0.10	0.16	0.15	0.16	0.00	0.03	0	0.00	0.00	0.00	0.00	0.00	0.00	C10
鼻咽	13	0.42	0.69	0.60	0.63	0.03	0.05	5	0.34	0.28	0.23	0.24	0.01	0.05	C11
喉咽	9	0.29	0.48	0.41	0.40	0.02	0.04	0	0.00	0.00	0.00	0.00	0.00	0.00	C12-C13
咽,部位不明	1	0.03	0.05	0.05	0.05	0.00	0.01	0	0.00	0.00	0.00	0.00	0.00	0.00	C14
食管	227	7.26	12.05	10.62	10.81	0.39	1.29	55	3.69	3.04	2.05	2.03	0.04	0.17	C15
胃	400	12.79	21.24	18.76	18.60	0.72	2.13	148	9.92	8.18	5.90	6.04	0.27	0.60	C16
小肠	17	0.54	0.90	0.80	0.78	0.03	0.10	12	0.80	0.66	0.46	0.47	0.01	0.05	C17
结肠	74	2.37	3.93	3.47	3.59	0.14	0.29	44	2.95	2.43	1.79	1.73	0.06	0.21	C18
直肠	73	2.33	3.88	3.34	3.47	0.15	0.27	45	3.02	2.49	1.78	1.77	0.08	0.16	C19-C20
肛门	5	0.16	0.27	0.23	0.22	0.01	0.02	3	0.20	0.17	0.12	0.10	0.00	0.00	C21
肝脏	624	19.95	33.13	28.90	29.07	1.92	3.24	211	14.14	11.67	8.49	8.57	0.30	0.85	C22
胆囊及其他	44	1.41	2.34	2.02	1.94	0.07	0.13	39	2.61	2.16	1.51	1.61	0.06	0.17	C23-C24
胰腺	109	3.48	5.79	5.12	5.12	0.27	0.58	61	4.09	3.37	2.43	2.48	0.11	0.26	C25
鼻,鼻窦及其他	1	0.03	0.05	0.04	0.04	0.01	0.01	1	0.07	0.06	0.05	0.05	0.00	0.00	C30-C31
喉	20	0.64	1.06	0.94	0.95	0.02	0.10	3	0.20	0.17	0.13	0.09	0.00	0.00	C32
气管,支气管,肺	1067	34.11	56.66	50.14	49.94	1.87	5.52	435	29.16	24.05	17.33	17.03	0.63	1.71	C33-C34
其他的胸腔器官	5	0.16	0.27	0.23	0.21	0.01	0.01	1	0.07	0.06	0.03	0.04	0.00	0.00	C37-C38
骨	22	0.70	1.17	1.07	1.16	0.06	0.12	8	0.54	0.44	0.35	0.34	0.01	0.04	C40-C41
皮肤的黑色素瘤	4	0.13	0.21	0.18	0.17	0.01	0.03	1	0.07	0.06	0.04	0.04	0.00	0.00	C43
其他的皮肤	4	0.13	0.21	0.19	0.19	0.00	0.01	7	0.47	0.39	0.27	0.29	0.01	0.04	C44
间皮瘤	1	0.03	0.05	0.05	0.07	0.00	0.01	1	0.07	0.06	0.03	0.03	0.00	0.00	C45
卡波氏肉瘤	1	0.03	0.05	0.05	0.05	0.00	0.01	0	0.00	0.00	0.00	0.00	0.00	0.00	C46
周围神经,其他结缔	1	0.03	0.05	0.04	0.04	0.00	0.01	1	0.07	0.06	0.04	0.03	0.00	0.00	C47;C49
乳房	3	0.10	0.16	0.14	0.13	0.01	0.02	87	5.83	4.81	3.87	3.84	0.35	0.43	C50
外阴	—	—	—	—	—	—	—	0	0.00	0.00	0.00	0.00	0.00	0.00	C51
阴道	—	—	—	—	—	—	—	3	0.20	0.17	0.11	0.11	0.01	0.01	C52
子宫颈	—	—	—	—	—	—	—	39	2.61	2.16	1.73	1.69	0.14	0.17	C53
子宫体	—	—	—	—	—	—	—	20	1.34	1.11	0.85	0.82	0.04	0.07	C54
子宫,部位不明	—	—	—	—	—	—	—	11	0.74	0.61	0.50	0.44	0.02	0.04	C55
卵巢	—	—	—	—	—	—	—	55	3.69	3.04	2.38	2.39	0.12	0.29	C56
其他的女性生殖器	—	—	—	—	—	—	—	3	0.20	0.17	0.14	0.14	0.02	0.02	C57
胎盘	—	—	—	—	—	—	—	0	0.00	0.00	0.00	0.00	0.00	0.00	C58
阴茎	2	0.06	0.11	0.09	0.11	0.00	0.00	—	—	—	—	—	—	—	C60
前列腺	54	1.73	2.87	2.52	2.69	0.06	0.20	—	—	—	—	—	—	—	C61
睾丸	4	0.13	0.21	0.20	0.20	0.00	0.04	—	—	—	—	—	—	—	C62
其他的男性生殖器	1	0.03	0.05	0.05	0.05	0.00	0.00	—	—	—	—	—	—	—	C63
肾	29	0.93	1.54	1.38	1.34	0.03	0.18	15	1.01	0.83	0.67	0.61	0.04	0.06	C64
肾盂	7	0.22	0.37	0.33	0.35	0.00	0.02	2	0.13	0.11	0.10	0.08	0.01	0.01	C65
输尿管	3	0.10	0.16	0.13	0.15	0.00	0.01	3	0.20	0.17	0.12	0.11	0.00	0.00	C66
膀胱	44	1.41	2.34	2.02	2.30	0.04	0.15	8	0.54	0.44	0.33	0.29	0.01	0.06	C67
其他的泌尿器官	0	0.00	0.00	0.00	0.00	0.00	0.00	1	0.07	0.06	0.03	0.04	0.00	0.00	C68
眼	1	0.03	0.05	0.05	0.05	0.00	0.01	1	0.07	0.06	0.07	0.14	0.01	0.01	C69
脑,神经系统	58	1.85	3.08	2.79	2.89	0.16	0.27	52	3.49	2.88	2.25	2.33	0.12	0.24	C70-C72
甲状腺	2	0.06	0.11	0.10	0.13	0.00	0.01	7	0.47	0.39	0.28	0.25	0.01	0.01	C73
肾上腺	7	0.22	0.37	0.33	0.29	0.01	0.04	1	0.07	0.06	0.05	0.05	0.00	0.00	C74
其他的内分泌腺	1	0.03	0.05	0.05	0.05	0.00	0.01	0	0.00	0.00	0.00	0.00	0.00	0.00	C75
霍奇金病	1	0.03	0.05	0.05	0.06	0.00	0.01	1	0.07	0.06	0.05	0.05	0.00	0.00	C81
非霍奇金淋巴瘤	31	0.99	1.65	1.42	1.41	0.06	0.13	17	1.14	0.94	0.76	0.74	0.05	0.08	C82-C85;C96
免疫增生性疾病	0	0.00	0.00	0.00	0.00	0.00	0.00	1	0.07	0.06	0.07	0.14	0.00	0.00	C88
多发性骨髓瘤	16	0.51	0.85	0.73	0.69	0.05	0.06	6	0.40	0.33	0.23	0.23	0.02	0.02	C90
淋巴样白血病	40	1.28	2.12	1.99	2.01	0.12	0.14	15	1.01	0.83	0.74	0.71	0.05	0.06	C91
髓样白血病	5	0.16	0.27	0.25	0.31	0.00	0.03	11	0.74	0.61	0.49	0.42	0.03	0.04	C92-C94
白血病,未特指	21	0.67	1.12	0.97	0.91	0.06	0.06	9	0.60	0.50	0.38	0.31	0.02	0.02	C95
其他的或未指明部位	52	1.66	2.76	2.45	2.39	0.08	0.24	35	2.35	1.94	1.48	1.64	0.06	0.17	O&U
所有部位合计	3128	100.00	166.10	146.40	147.24	6.47	15.73	1492	100.00	82.50	61.00	60.87	2.73	6.14	ALL
所有部位除外C44	3124	99.87	165.89	146.21	147.05	6.47	15.72	1485	99.53	82.11	60.73	60.58	2.72	6.10	ALLbC44

2011—2013 年常州市区恶性肿瘤发病主要指标

部位	男性 病例数	构成(%)	粗率(1/10⁵)	中标率(1/10⁵)	世标率(1/10⁵)	累积率 0—64岁	累积率 0—74岁	女性 病例数	构成(%)	粗率(1/10⁵)	中标率(1/10⁵)	世标率(1/10⁵)	累积率 0—64岁	累积率 0—74岁	ICD-10
唇	8	0.05	0.23	0.20	0.19	0.00	0.03	7	0.07	0.20	0.13	0.13	0.00	0.02	C00
舌	27	0.18	0.79	0.56	0.56	0.04	0.07	27	0.25	0.77	0.57	0.58	0.03	0.08	C01-C02
口	73	0.50	2.13	1.61	1.66	0.09	0.18	41	0.39	1.17	0.81	0.79	0.04	0.09	C03-C06
唾液腺	21	0.14	0.61	0.47	0.46	0.03	0.04	24	0.23	0.69	0.53	0.49	0.04	0.05	C07-C08
扁桃腺	5	0.03	0.15	0.12	0.11	0.01	0.02	2	0.02	0.06	0.04	0.03	0.00	0.00	C09
其他的口咽	7	0.05	0.20	0.17	0.17	0.00	0.03	3	0.03	0.09	0.06	0.06	0.00	0.01	C10
鼻咽	133	0.91	3.89	2.96	2.89	0.19	0.31	51	0.48	1.46	1.13	1.04	0.08	0.11	C11
喉咽	18	0.12	0.53	0.35	0.37	0.03	0.05	4	0.04	0.11	0.09	0.09	0.01	0.01	C12-C13
咽,部位不明	3	0.02	0.09	0.07	0.06	0.00	0.00	4	0.04	0.11	0.09	0.09	0.00	0.01	C14
食管	1447	9.91	42.31	31.54	32.15	1.52	3.91	548	5.16	15.70	10.76	10.80	0.33	1.36	C15
胃	3475	23.79	101.61	77.00	77.92	3.44	9.98	1419	13.35	40.66	28.79	28.43	1.17	3.50	C16
小肠	66	0.45	1.93	1.52	1.43	0.06	0.16	70	0.66	2.01	1.37	1.35	0.05	0.15	C17
结肠	786	5.38	22.98	17.98	17.75	0.74	2.13	633	5.96	18.14	12.62	12.40	0.60	1.47	C18
直肠	675	4.62	19.74	15.12	15.15	0.71	1.81	459	4.32	13.15	9.18	9.10	0.43	1.06	C19-C20
肛门	12	0.08	0.35	0.29	0.29	0.01	0.03	10	0.09	0.29	0.20	0.21	0.02	0.03	C21
肝脏	1507	10.32	44.07	33.25	32.95	1.91	3.86	533	5.01	15.27	10.51	10.23	0.40	1.10	C22
胆囊及其他	134	0.92	3.92	3.04	3.08	0.11	0.34	205	1.93	5.87	3.96	4.00	0.15	0.45	C23-C24
胰腺	447	3.06	13.07	10.28	10.26	0.34	1.15	322	3.03	9.23	6.19	6.22	0.23	0.69	C25
鼻,鼻窦及其他	25	0.17	0.73	0.51	0.54	0.04	0.07	7	0.07	0.20	0.16	0.15	0.00	0.03	C30-C31
喉	132	0.90	3.86	2.86	2.89	0.17	0.35	5	0.05	0.14	0.11	0.11	0.00	0.01	C32
气管,支气管,肺	2626	17.98	76.79	58.64	58.81	2.48	7.18	1169	11.00	33.50	22.97	23.02	1.19	2.67	C33-C34
其他的胸腔器官	45	0.31	1.32	0.96	0.99	0.06	0.12	24	0.23	0.69	0.53	0.50	0.03	0.05	C37-C38
骨	62	0.42	1.81	1.47	1.45	0.07	0.14	46	0.43	1.32	0.99	0.95	0.04	0.10	C40-C41
皮肤的黑色素瘤	33	0.23	0.96	0.72	0.75	0.04	0.10	32	0.30	0.92	0.64	0.63	0.05	0.07	C43
其他的皮肤	120	0.82	3.51	2.73	2.68	0.11	0.26	106	1.00	3.04	2.09	2.02	0.06	0.23	C44
间皮瘤	4	0.03	0.12	0.09	0.09	0.00	0.02	4	0.04	0.11	0.09	0.09	0.01	0.01	C45
卡波氏肉瘤	1	0.01	0.03	0.02	0.02	0.00	0.00	2	0.02	0.06	0.04	0.04	0.00	0.00	C46
周围神经,其他结缔	52	0.36	1.52	1.22	1.28	0.06	0.11	28	0.26	0.80	0.66	0.70	0.04	0.06	C47;C49
乳房	23	0.16	0.67	0.50	0.52	0.03	0.06	1789	16.83	51.27	38.44	36.25	2.74	3.97	C50
外阴	—	—	—	—	—	—	—	20	0.19	0.57	0.39	0.41	0.01	0.05	C51
阴道	—	—	—	—	—	—	—	8	0.08	0.23	0.17	0.17	0.01	0.03	C52
子宫颈	—	—	—	—	—	—	—	599	5.64	17.17	13.59	12.11	1.00	1.16	C53
子宫体	—	—	—	—	—	—	—	327	3.08	9.37	6.73	6.55	0.55	0.74	C54
子宫,部位不明	—	—	—	—	—	—	—	11	0.10	0.32	0.21	0.24	0.01	0.02	C55
卵巢	—	—	—	—	—	—	—	249	2.34	7.14	5.54	5.30	0.39	0.60	C56
其他的女性生殖器	—	—	—	—	—	—	—	28	0.26	0.80	0.58	0.59	0.03	0.07	C57
胎盘	—	—	—	—	—	—	—	1	0.01	0.03	0.03	0.03	0.00	0.00	C58
阴茎	35	0.24	1.02	0.77	0.81	0.04	0.09	—	—	—	—	—	—	—	C60
前列腺	562	3.85	16.43	13.34	13.27	0.21	1.39	—	—	—	—	—	—	—	C61
睾丸	17	0.12	0.50	0.47	0.44	0.05	0.03	—	—	—	—	—	—	—	C62
其他的男性生殖器	8	0.05	0.23	0.20	0.20	0.00	0.04	—	—	—	—	—	—	—	C63
肾	231	1.58	6.75	5.16	4.99	0.32	0.57	128	1.20	3.67	2.77	2.67	0.16	0.30	C64
肾盂	18	0.12	0.53	0.40	0.41	0.01	0.05	13	0.12	0.37	0.25	0.24	0.00	0.03	C65
输尿管	15	0.10	0.44	0.32	0.33	0.02	0.03	15	0.14	0.43	0.28	0.30	0.01	0.04	C66
膀胱	369	2.53	10.79	8.52	8.52	0.29	0.86	91	0.86	2.61	1.71	1.68	0.08	0.17	C67
其他的泌尿器官	3	0.02	0.09	0.06	0.06	0.00	0.01	5	0.05	0.14	0.11	0.11	0.01	0.02	C68
眼	9	0.06	0.26	0.24	0.30	0.01	0.02	3	0.03	0.09	0.08	0.13	0.00	0.01	C69
脑,神经系统	260	1.78	7.60	6.16	5.98	0.35	0.67	332	3.12	9.51	7.05	6.89	0.42	0.79	C70-C72
甲状腺	103	0.71	3.01	2.59	2.31	0.17	0.24	493	4.64	14.13	11.44	10.44	0.87	1.04	C73
肾上腺	10	0.07	0.29	0.22	0.22	0.00	0.06	5	0.05	0.14	0.10	0.11	0.00	0.03	C74
其他的内分泌腺	4	0.03	0.12	0.10	0.11	0.01	0.01	1	0.01	0.03	0.02	0.02	0.00	0.00	C75
霍奇金病	29	0.20	0.85	0.75	0.72	0.04	0.08	14	0.13	0.40	0.30	0.29	0.01	0.02	C81
非霍奇金淋巴瘤	280	1.92	8.19	6.45	6.27	0.35	0.74	200	1.88	5.73	4.34	4.22	0.22	0.49	C82-C85;C96
免疫增生性疾病	9	0.06	0.26	0.20	0.20	0.01	0.03	1	0.01	0.03	0.02	0.02	0.00	0.00	C88
多发性骨髓瘤	80	0.55	2.34	1.81	1.80	0.08	0.23	63	0.59	1.81	1.24	1.24	0.05	0.16	C90
淋巴样白血病	80	0.55	2.34	1.94	1.92	0.09	0.19	61	0.57	1.75	1.53	1.67	0.08	0.14	C91
髓样白血病	176	1.20	5.15	4.22	4.17	0.26	0.41	106	1.00	3.04	2.36	2.14	0.14	0.20	C92-C94
白血病,未特指	53	0.36	1.55	1.25	1.27	0.07	0.12	40	0.38	1.15	0.81	0.81	0.03	0.08	C95
其他的或未指明部位	289	1.98	8.45	6.61	6.60	0.27	0.80	241	2.27	6.91	5.05	5.05	0.29	0.57	O&U
所有部位合计	14607	100.00	427.12	328.04	328.34	14.92	39.18	10629	100.00	304.59	220.43	213.96	12.13	24.15	ALL
所有部位除外 C44	14487	99.18	423.61	325.31	325.66	14.81	38.92	10523	99.00	301.55	218.34	211.94	12.08	23.92	ALLbC44

2011—2013 年常州市区恶性肿瘤死亡主要指标

部位	男性 病例数	构成(%)	粗率(1/10⁵)	中标率(1/10⁵)	世标率(1/10⁵)	累积率 0—64岁	累积率 0—74岁	女性 病例数	构成(%)	粗率(1/10⁵)	中标率(1/10⁵)	世标率(1/10⁵)	累积率 0—64岁	累积率 0—74岁	ICD-10
唇	1	0.01	0.03	0.03	0.04	0.00	0.00	0	0.00	0.00	0.00	0.00	0.00	0.00	C00
舌	6	0.06	0.18	0.12	0.12	0.01	0.02	4	0.07	0.11	0.07	0.08	0.00	0.01	C01-C02
口	20	0.21	0.58	0.47	0.53	0.01	0.02	19	0.35	0.54	0.37	0.38	0.01	0.04	C03-C06
唾液腺	7	0.07	0.20	0.16	0.15	0.00	0.02	3	0.05	0.09	0.06	0.06	0.00	0.01	C07-C08
扁桃腺	0	0.00	0.00	0.00	0.00	0.00	0.00	1	0.02	0.03	0.01	0.02	0.00	0.00	C09
其他的口咽	5	0.05	0.15	0.12	0.13	0.00	0.01	1	0.02	0.03	0.01	0.01	0.00	0.00	C10
鼻咽	65	0.67	1.90	1.43	1.40	0.08	0.14	34	0.62	0.97	0.68	0.68	0.04	0.08	C11
喉咽	5	0.05	0.15	0.11	0.09	0.00	0.01	1	0.02	0.03	0.02	0.02	0.00	0.00	C12-C13
咽,部位不明	5	0.05	0.15	0.10	0.10	0.01	0.01	4	0.07	0.11	0.08	0.09	0.00	0.01	C14
食管	1104	11.38	32.28	24.55	25.02	0.98	2.74	455	8.33	13.04	8.52	8.45	0.16	0.83	C15
胃	2253	23.21	65.88	51.16	51.54	1.66	5.69	963	17.62	27.60	18.65	18.37	0.61	1.93	C16
小肠	70	0.72	2.05	1.59	1.55	0.05	0.15	46	0.84	1.32	0.87	0.84	0.04	0.08	C17
结肠	233	2.40	6.81	5.39	5.54	0.17	0.53	197	3.61	5.65	3.78	3.73	0.12	0.38	C18
直肠	326	3.36	9.53	7.51	7.59	0.24	0.68	246	4.50	7.05	4.70	4.77	0.15	0.51	C19-C20
肛门	21	0.22	0.61	0.49	0.46	0.02	0.05	20	0.37	0.57	0.37	0.38	0.02	0.04	C21
肝脏	1395	14.37	40.79	31.00	30.67	1.55	3.38	567	10.38	16.25	10.82	10.81	0.42	1.12	C22
胆囊及其他	73	0.75	2.13	1.70	1.66	0.05	0.19	123	2.25	3.52	2.27	2.29	0.07	0.23	C23-C24
胰腺	454	4.68	13.28	10.50	10.52	0.32	1.14	339	6.20	9.71	6.41	6.48	0.24	0.69	C25
鼻,鼻窦及其他	13	0.13	0.38	0.30	0.30	0.02	0.02	1	0.02	0.03	0.02	0.03	0.00	0.00	C30-C31
喉	49	0.50	1.43	1.11	1.14	0.04	0.14	6	0.11	0.17	0.11	0.11	0.00	0.01	C32
气管,支气管,肺	2148	22.13	62.81	48.98	48.97	1.64	5.51	963	17.62	27.60	18.39	18.36	0.68	1.88	C33-C34
其他的胸腔器官	18	0.19	0.53	0.42	0.42	0.01	0.04	11	0.20	0.32	0.25	0.25	0.02	0.04	C37-C38
骨	117	1.21	3.42	2.81	2.79	0.10	0.27	73	1.34	2.09	1.53	1.48	0.06	0.16	C40-C41
皮肤的黑色素瘤	13	0.13	0.38	0.30	0.32	0.01	0.03	15	0.27	0.43	0.29	0.27	0.02	0.05	C43
其他的皮肤	21	0.22	0.61	0.49	0.55	0.01	0.03	18	0.33	0.52	0.32	0.32	0.01	0.02	C44
间皮瘤	4	0.04	0.12	0.09	0.09	0.00	0.01	2	0.04	0.06	0.04	0.04	0.00	0.01	C45
卡波氏肉瘤	2	0.02	0.06	0.05	0.04	0.00	0.01	3	0.05	0.09	0.06	0.06	0.00	0.00	C46
周围神经,其他结缔	10	0.10	0.29	0.25	0.28	0.01	0.02	5	0.09	0.14	0.08	0.09	0.00	0.01	C47;C49
乳房	4	0.04	0.12	0.10	0.09	0.00	0.01	359	6.57	10.29	7.31	7.25	0.47	0.81	C50
外阴	—	—	—	—	—	—	—	4	0.07	0.11	0.07	0.07	0.00	0.01	C51
阴道	—	—	—	—	—	—	—	1	0.02	0.03	0.02	0.02	0.00	0.00	C52
子宫颈	—	—	—	—	—	—	—	98	1.79	2.81	2.05	1.94	0.12	0.22	C53
子宫体	—	—	—	—	—	—	—	76	1.39	2.18	1.51	1.48	0.10	0.16	C54
子宫,部位不明	—	—	—	—	—	—	—	38	0.70	1.09	0.75	0.73	0.04	0.07	C55
卵巢	—	—	—	—	—	—	—	72	1.32	2.06	1.53	1.47	0.09	0.19	C56
其他的女性生殖器	—	—	—	—	—	—	—	6	0.11	0.17	0.12	0.13	0.00	0.01	C57
胎盘	—	—	—	—	—	—	—	0	0.00	0.00	0.00	0.00	0.00	0.00	C58
阴茎	6	0.06	0.18	0.14	0.12	0.00	0.01	—	—	—	—	—	—	—	C60
前列腺	183	1.89	5.35	4.40	4.67	0.04	0.27	—	—	—	—	—	—	—	C61
睾丸	1	0.01	0.03	0.02	0.03	0.00	0.00	—	—	—	—	—	—	—	C62
其他的男性生殖器	3	0.03	0.09	0.08	0.07	0.00	0.00	—	—	—	—	—	—	—	C63
肾	39	0.40	1.14	0.85	0.86	0.04	0.08	21	0.38	0.60	0.43	0.43	0.01	0.06	C64
肾盂	8	0.08	0.23	0.18	0.16	0.01	0.02	7	0.13	0.20	0.14	0.15	0.00	0.02	C65
输尿管	3	0.03	0.09	0.08	0.07	0.00	0.01	3	0.05	0.09	0.06	0.06	0.00	0.01	C66
膀胱	108	1.11	3.16	2.55	2.67	0.04	0.14	29	0.53	0.83	0.48	0.51	0.01	0.02	C67
其他的泌尿器官	3	0.03	0.09	0.08	0.07	0.00	0.01	1	0.02	0.03	0.02	0.02	0.00	0.00	C68
眼	5	0.05	0.15	0.15	0.23	0.01	0.02	1	0.02	0.03	0.04	0.08	0.00	0.00	C69
脑,神经系统	189	1.95	5.53	4.49	4.44	0.22	0.49	164	3.00	4.70	3.44	3.45	0.15	0.34	C70-C72
甲状腺	13	0.13	0.38	0.31	0.30	0.01	0.03	21	0.38	0.60	0.41	0.41	0.01	0.03	C73
肾上腺	14	0.14	0.41	0.33	0.32	0.01	0.04	5	0.09	0.14	0.09	0.10	0.00	0.01	C74
其他的内分泌腺	2	0.02	0.06	0.05	0.04	0.00	0.01	2	0.04	0.06	0.03	0.03	0.00	0.00	C75
霍奇金病	52	0.54	1.52	1.21	1.23	0.05	0.15	29	0.53	0.83	0.56	0.55	0.01	0.06	C81
非霍奇金淋巴瘤	87	0.90	2.54	2.02	2.00	0.08	0.22	49	0.90	1.40	0.99	0.98	0.05	0.09	C82-C85;C96
免疫增生性疾病	1	0.01	0.03	0.02	0.02	0.00	0.00	0	0.00	0.00	0.00	0.00	0.00	0.00	C88
多发性骨髓瘤	37	0.38	1.08	0.86	0.87	0.03	0.09	27	0.49	0.77	0.56	0.55	0.02	0.08	C90
淋巴样白血病	67	0.69	1.96	1.65	1.71	0.08	0.15	45	0.82	1.29	0.97	0.97	0.05	0.09	C91
髓样白血病	45	0.46	1.32	1.12	1.00	0.05	0.11	20	0.37	0.57	0.39	0.36	0.02	0.03	C92-C94
白血病,未特指	66	0.68	1.93	1.54	1.55	0.08	0.15	68	1.24	1.95	1.37	1.31	0.07	0.12	C95
其他的或未指明部位	331	3.41	9.68	7.53	7.41	0.27	0.77	198	3.62	5.67	3.82	3.81	0.15	0.41	O&U
所有部位合计	9705	100.00	283.78	220.96	221.96	8.06	23.63	5464	100.00	156.58	105.95	105.35	4.07	10.97	ALL
所有部位除外 C44	9684	99.78	283.17	220.47	221.41	8.05	23.60	5446	99.67	156.06	105.62	105.03	4.07	10.95	ALLbC44

2011—2013 年溧阳市恶性肿瘤发病主要指标

部位	男性							女性							ICD-10
	病例数	构成(%)	粗率(1/10^5)	中标率(1/10^5)	世标率(1/10^5)	累积率 0—64岁	累积率 0—74岁	病例数	构成(%)	粗率(1/10^5)	中标率(1/10^5)	世标率(1/10^5)	累积率 0—64岁	累积率 0—74岁	
唇	8	0.21	0.67	0.34	0.36	0.02	0.06	3	0.13	0.26	0.12	0.12	0.00	0.02	C00
舌	3	0.08	0.25	0.14	0.14	0.01	0.02	2	0.09	0.17	0.13	0.13	0.01	0.01	C01-C02
口	4	0.10	0.34	0.15	0.17	0.02	0.02	5	0.21	0.43	0.22	0.21	0.01	0.02	C03-C06
唾液腺	6	0.15	0.50	0.29	0.26	0.02	0.02	13	0.56	1.11	0.52	0.52	0.04	0.05	C07-C08
扁桃腺	1	0.03	0.08	0.05	0.05	0.00	0.01	0	0.00	0.00	0.00	0.00	0.00	0.00	C09
其他的口咽	2	0.05	0.17	0.08	0.09	0.01	0.01	0	0.00	0.00	0.00	0.00	0.00	0.00	C10
鼻咽	30	0.77	2.51	1.64	1.49	0.11	0.19	9	0.39	0.77	0.32	0.33	0.01	0.04	C11
喉咽	6	0.15	0.50	0.27	0.30	0.01	0.04	1	0.04	0.09	0.05	0.05	0.00	0.01	C12-C13
咽,部位不明	5	0.13	0.42	0.18	0.21	0.02	0.02	0	0.00	0.00	0.00	0.00	0.00	0.00	C14
食管	420	10.78	35.18	18.29	18.57	0.91	2.49	116	4.99	9.94	4.67	4.58	0.15	0.57	C15
胃	957	24.56	80.17	42.42	42.21	2.16	5.38	292	12.55	25.01	13.60	13.02	0.67	1.57	C16
小肠	18	0.46	1.51	0.81	0.81	0.07	0.09	15	0.64	1.28	0.69	0.64	0.03	0.06	C17
结肠	172	4.41	14.41	7.77	7.45	0.37	0.84	128	5.50	10.96	5.68	5.43	0.29	0.59	C18
直肠	217	5.57	18.18	10.22	9.92	0.55	1.22	155	6.66	13.28	7.02	6.73	0.32	0.79	C19-C20
肛门	6	0.15	0.50	0.23	0.26	0.01	0.03	4	0.17	0.34	0.18	0.17	0.00	0.03	C21
肝脏	357	9.16	29.91	17.02	16.39	1.00	1.87	135	5.80	11.56	5.77	5.55	0.28	0.61	C22
胆囊及其他	43	1.10	3.60	1.91	1.81	0.10	0.21	71	3.05	6.08	2.87	2.86	0.10	0.37	C23-C24
胰腺	130	3.34	10.89	5.84	5.70	0.24	0.73	92	3.96	7.88	3.72	3.65	0.12	0.44	C25
鼻,鼻窦及其他	14	0.36	1.17	0.65	0.65	0.04	0.08	4	0.17	0.34	0.18	0.17	0.01	0.01	C30-C31
喉	14	0.36	1.17	0.59	0.65	0.04	0.09	0	0.00	0.00	0.00	0.00	0.00	0.00	C32
气管,支气管,肺	802	20.59	67.18	35.44	35.12	1.61	4.45	304	13.07	26.04	13.52	13.29	0.76	1.49	C33-C34
其他的胸腔器官	10	0.26	0.84	0.42	0.44	0.02	0.06	7	0.30	0.60	0.31	0.29	0.01	0.04	C37-C38
骨	22	0.56	1.84	1.04	0.99	0.07	0.09	11	0.47	0.94	0.52	0.52	0.02	0.05	C40-C41
皮肤的黑色素瘤	12	0.31	1.01	0.56	0.55	0.02	0.05	3	0.13	0.26	0.14	0.15	0.01	0.02	C43
其他的皮肤	30	0.77	2.51	1.17	1.17	0.05	0.10	14	0.60	1.20	0.81	0.77	0.04	0.09	C44
间皮瘤	1	0.03	0.08	0.06	0.06	0.01	0.01	0	0.00	0.00	0.00	0.00	0.00	0.00	C45
卡波氏肉瘤	1	0.03	0.08	0.06	0.06	0.01	0.01	2	0.09	0.17	0.06	0.07	0.00	0.01	C46
周围神经,其他结缔	11	0.28	0.92	0.57	0.53	0.03	0.08	4	0.17	0.34	0.28	0.21	0.02	0.02	C47;C49
乳房	4	0.10	0.34	0.21	0.20	0.02	0.02	364	15.65	31.18	20.21	18.55	1.57	1.93	C50
外阴	—	—	—	—	—	—	—	3	0.13	0.26	0.12	0.12	0.01	0.02	C51
阴道	—	—	—	—	—	—	—	0	0.00	0.00	0.00	0.00	0.00	0.00	C52
子宫颈	—	—	—	—	—	—	—	126	5.42	10.79	7.25	6.48	0.55	0.66	C53
子宫体	—	—	—	—	—	—	—	39	1.68	3.34	1.83	1.83	0.13	0.24	C54
子宫,部位不明	—	—	—	—	—	—	—	12	0.52	1.03	0.58	0.55	0.05	0.05	C55
卵巢	—	—	—	—	—	—	—	69	2.97	5.91	3.37	3.24	0.25	0.39	C56
其他的女性生殖器	—	—	—	—	—	—	—	5	0.21	0.43	0.21	0.21	0.02	0.02	C57
胎盘	—	—	—	—	—	—	—	2	0.09	0.17	0.13	0.14	0.01	0.01	C58
阴茎	13	0.33	1.09	0.60	0.60	0.04	0.07	—	—	—	—	—	—	—	C60
前列腺	115	2.95	9.63	4.86	4.59	0.08	0.53	—	—	—	—	—	—	—	C61
睾丸	5	0.13	0.42	0.35	0.33	0.03	0.03	—	—	—	—	—	—	—	C62
其他的男性生殖器	1	0.03	0.08	0.02	0.03	0.00	0.00	—	—	—	—	—	—	—	C63
肾	31	0.80	2.60	1.72	1.57	0.11	0.17	20	0.86	1.71	0.89	0.89	0.06	0.11	C64
肾盂	7	0.18	0.59	0.30	0.29	0.01	0.03	0	0.00	0.00	0.00	0.00	0.00	0.00	C65
输尿管	4	0.10	0.34	0.15	0.13	0.00	0.00	2	0.09	0.17	0.09	0.09	0.01	0.01	C66
膀胱	88	2.26	7.37	3.84	3.81	0.14	0.48	19	0.82	1.63	0.93	0.84	0.06	0.08	C67
其他的泌尿器官	1	0.03	0.08	0.03	0.02	0.00	0.00	0	0.00	0.00	0.00	0.00	0.00	0.00	C68
眼	2	0.05	0.17	0.10	0.11	0.00	0.02	1	0.04	0.09	0.05	0.05	0.00	0.00	C69
脑,神经系统	89	2.28	7.46	4.63	4.42	0.25	0.51	43	1.85	3.68	2.48	2.24	0.17	0.23	C70-C72
甲状腺	19	0.49	1.59	1.35	1.14	0.10	0.10	72	3.10	6.17	5.06	4.26	0.33	0.39	C73
肾上腺	5	0.13	0.42	0.22	0.22	0.01	0.03	1	0.04	0.09	0.05	0.05	0.00	0.01	C74
其他的内分泌腺	2	0.05	0.17	0.09	0.08	0.01	0.01	0	0.00	0.00	0.00	0.00	0.00	0.00	C75
霍奇金病	8	0.21	0.67	0.30	0.29	0.01	0.02	5	0.21	0.43	0.37	0.36	0.02	0.02	C81
非霍奇金淋巴瘤	75	1.93	6.28	3.65	3.62	0.23	0.43	53	2.28	4.54	2.69	2.65	0.16	0.30	C82-C85;C96
免疫增生性疾病	1	0.03	0.08	0.02	0.03	0.00	0.00	0	0.00	0.00	0.00	0.00	0.00	0.00	C88
多发性骨髓瘤	12	0.31	1.01	0.59	0.58	0.03	0.08	18	0.77	1.54	0.80	0.85	0.03	0.10	C90
淋巴样白血病	26	0.67	2.18	1.91	1.90	0.10	0.19	23	0.99	1.97	1.76	1.55	0.09	0.15	C91
髓样白血病	37	0.95	3.10	2.26	2.00	0.14	0.21	27	1.16	2.31	1.50	1.58	0.09	0.15	C92-C94
白血病,未特指	13	0.33	1.09	0.64	0.58	0.02	0.06	8	0.34	0.69	0.71	0.75	0.06	0.06	C95
其他的或未指明部位	36	0.92	3.02	1.66	1.70	0.10	0.21	25	1.07	2.14	0.97	0.99	0.06	0.11	O&U
所有部位合计	3896	100.00	326.36	177.74	174.65	8.96	21.50	2326	100.00	199.22	113.47	107.67	6.66	11.99	ALL
所有部位除外 C44	3866	99.23	323.85	176.58	173.48	8.90	21.40	2312	99.40	198.02	112.66	106.91	6.62	11.90	ALLbC44

2011—2013 年溧阳市恶性肿瘤死亡主要指标

部位	男性 病例数	构成(%)	粗率(1/10⁵)	中标率(1/10⁵)	世标率(1/10⁵)	累积率 0—64岁	累积率 0—74岁	女性 病例数	构成(%)	粗率(1/10⁵)	中标率(1/10⁵)	世标率(1/10⁵)	累积率 0—64岁	累积率 0—74岁	ICD-10
唇	2	0.08	0.17	0.10	0.11	0.01	0.01	2	0.15	0.17	0.08	0.07	0.00	0.01	C00
舌	2	0.08	0.17	0.09	0.10	0.01	0.01	1	0.08	0.09	0.09	0.09	0.01	0.01	C01-C02
口	2	0.08	0.17	0.08	0.09	0.01	0.01	5	0.38	0.43	0.21	0.19	0.00	0.02	C03-C06
唾液腺	4	0.15	0.34	0.17	0.16	0.01	0.02	0	0.00	0.00	0.00	0.00	0.00	0.00	C07-C08
扁桃腺	0	0.00	0.00	0.00	0.00	0.00	0.00	0	0.00	0.00	0.00	0.00	0.00	0.00	C09
其他的口咽	2	0.08	0.17	0.10	0.11	0.00	0.02	0	0.00	0.00	0.00	0.00	0.00	0.00	C10
鼻咽	27	1.01	2.26	1.23	1.18	0.08	0.15	3	0.23	0.26	0.16	0.16	0.02	0.02	C11
喉咽	1	0.04	0.08	0.05	0.05	0.00	0.01	1	0.08	0.09	0.04	0.03	0.00	0.01	C12-C13
咽,部位不明	1	0.04	0.08	0.03	0.02	0.00	0.00	2	0.15	0.17	0.09	0.08	0.00	0.02	C14
食管	296	11.12	24.80	12.34	12.33	0.48	1.51	93	7.07	7.97	3.32	3.27	0.09	0.38	C15
胃	617	23.19	51.69	26.65	26.19	0.99	3.21	226	17.17	19.36	9.21	8.98	0.33	1.02	C16
小肠	19	0.71	1.59	1.02	0.94	0.06	0.11	13	0.99	1.11	0.51	0.51	0.01	0.05	C17
结肠	54	2.03	4.52	2.42	2.27	0.10	0.24	51	3.88	4.37	1.81	1.77	0.10	0.15	C18
直肠	86	3.23	7.20	4.19	3.82	0.18	0.45	78	5.93	6.68	3.08	2.93	0.11	0.30	C19-C20
肛门	2	0.08	0.17	0.10	0.11	0.00	0.02	3	0.23	0.26	0.09	0.08	0.01	0.01	C21
肝脏	351	13.19	29.40	16.57	16.06	1.01	1.87	163	12.39	13.96	6.88	6.58	0.32	0.69	C22
胆囊及其他	21	0.79	1.76	1.02	0.96	0.05	0.12	38	2.89	3.25	1.61	1.60	0.05	0.23	C23-C24
胰腺	115	4.32	9.63	4.95	4.85	0.21	0.58	77	5.85	6.60	3.10	3.03	0.07	0.38	C25
鼻,鼻窦及其他	0	0.00	0.00	0.00	0.00	0.00	0.00	1	0.08	0.09	0.06	0.06	0.01	0.01	C30-C31
喉	7	0.26	0.59	0.31	0.35	0.01	0.05	1	0.08	0.09	0.05	0.05	0.00	0.01	C32
气管,支气管,肺	686	25.78	57.47	30.00	29.74	1.22	3.79	250	19.00	21.41	10.66	10.42	0.56	1.24	C33-C34
其他的胸腔器官	7	0.26	0.59	0.31	0.29	0.01	0.05	1	0.08	0.09	0.03	0.03	0.00	0.00	C37-C38
骨	29	1.09	2.43	1.33	1.31	0.05	0.15	12	0.91	1.03	0.66	0.56	0.03	0.05	C40-C41
皮肤的黑色素瘤	2	0.08	0.17	0.10	0.07	0.00	0.01	2	0.15	0.17	0.07	0.07	0.00	0.01	C43
其他的皮肤	14	0.53	1.17	0.55	0.55	0.03	0.06	3	0.23	0.26	0.08	0.07	0.00	0.00	C44
间皮瘤	2	0.08	0.17	0.09	0.09	0.01	0.01	0	0.00	0.00	0.00	0.00	0.00	0.00	C45
卡波氏肉瘤	1	0.04	0.08	0.03	0.02	0.00	0.00	0	0.00	0.00	0.00	0.00	0.00	0.00	C46
周围神经,其他结缔	4	0.15	0.34	0.35	0.31	0.01	0.01	0	0.00	0.00	0.00	0.00	0.00	0.00	C47;C49
乳房	1	0.04	0.08	0.02	0.03	0.00	0.00	52	3.95	4.45	2.62	2.52	0.20	0.29	C50
外阴	—	—	—	—	—	—	—	1	0.08	0.09	0.03	0.02	0.00	0.01	C51
阴道	—	—	—	—	—	—	—	1	0.08	0.09	0.04	0.04	0.01	0.01	C52
子宫颈	—	—	—	—	—	—	—	23	1.75	1.97	1.01	0.95	0.06	0.11	C53
子宫体	—	—	—	—	—	—	—	28	2.13	2.40	1.25	1.25	0.07	0.15	C54
子宫,部位不明	—	—	—	—	—	—	—	18	1.37	1.54	0.70	0.68	0.04	0.06	C55
卵巢	—	—	—	—	—	—	—	22	1.67	1.88	1.16	1.11	0.08	0.15	C56
其他的女性生殖器	—	—	—	—	—	—	—	1	0.08	0.09	0.05	0.05	0.00	0.01	C57
胎盘	—	—	—	—	—	—	—	0	0.00	0.00	0.00	0.00	0.00	0.00	C58
阴茎	2	0.08	0.17	0.11	0.10	0.00	0.02	—	—	—	—	—	—	—	C60
前列腺	50	1.88	4.19	2.00	1.99	0.03	0.24	—	—	—	—	—	—	—	C61
睾丸	0	0.00	0.00	0.00	0.00	0.00	0.00	—	—	—	—	—	—	—	C62
其他的男性生殖器	1	0.04	0.08	0.04	0.04	0.00	0.01	—	—	—	—	—	—	—	C63
肾	6	0.23	0.50	0.27	0.29	0.02	0.04	6	0.46	0.51	0.19	0.19	0.01	0.01	C64
肾盂	3	0.11	0.25	0.11	0.11	0.01	0.01	1	0.08	0.09	0.03	0.02	0.00	0.00	C65
输尿管	0	0.00	0.00	0.00	0.00	0.00	0.00	0	0.00	0.00	0.00	0.00	0.00	0.00	C66
膀胱	23	0.86	1.93	0.97	0.95	0.00	0.10	5	0.38	0.43	0.18	0.16	0.00	0.01	C67
其他的泌尿器官	1	0.04	0.08	0.03	0.02	0.00	0.00	0	0.00	0.00	0.00	0.00	0.00	0.00	C68
眼	0	0.00	0.00	0.00	0.00	0.00	0.00	0	0.00	0.00	0.00	0.00	0.00	0.00	C69
脑,神经系统	62	2.33	5.19	3.15	3.14	0.15	0.36	36	2.74	3.08	1.73	1.62	0.09	0.19	C70-C72
甲状腺	2	0.08	0.17	0.09	0.08	0.01	0.01	2	0.15	0.17	0.14	0.14	0.01	0.01	C73
肾上腺	2	0.08	0.17	0.05	0.05	0.00	0.00	0	0.00	0.00	0.00	0.00	0.00	0.00	C74
其他的内分泌腺	0	0.00	0.00	0.00	0.00	0.00	0.00	1	0.08	0.09	0.04	0.04	0.00	0.01	C75
霍奇金病	3	0.11	0.25	0.14	0.14	0.00	0.02	4	0.30	0.34	0.12	0.13	0.05	0.05	C81
非霍奇金淋巴瘤	56	2.10	4.69	2.43	2.48	0.17	0.30	31	2.36	2.66	1.52	1.61	0.10	0.17	C82-C85;C96
免疫增生性疾病	1	0.04	0.08	0.02	0.01	0.00	0.00	0	0.00	0.00	0.00	0.00	0.00	0.00	C88
多发性骨髓瘤	8	0.30	0.67	0.29	0.33	0.02	0.04	7	0.53	0.60	0.32	0.35	0.03	0.05	C90
淋巴样白血病	28	1.05	2.35	2.01	1.82	0.12	0.18	15	1.14	1.28	0.94	1.00	0.07	0.09	C91
髓样白血病	15	0.56	1.26	0.84	0.74	0.06	0.07	13	0.99	1.11	0.75	0.95	0.05	0.09	C92-C94
白血病,未特指	19	0.71	1.59	1.04	0.99	0.06	0.11	10	0.76	0.86	0.77	0.65	0.04	0.04	C95
其他的或未指明部位	24	0.90	2.01	1.10	1.02	0.04	0.12	13	0.99	1.11	0.43	0.42	0.01	0.03	O&U
所有部位合计	2661	100.00	222.91	118.86	116.47	5.26	14.12	1316	100.00	112.72	55.87	54.51	2.58	6.08	ALL
所有部位除外C44	2647	99.47	221.74	118.32	115.91	5.23	14.06	1313	99.77	112.46	55.82	54.45	2.58	6.08	ALLbC44

2011—2013年金坛市恶性肿瘤发病主要指标

部 位	男性					累积率		女性					累积率		ICD-10
	病例数	构成(%)	粗率(1/10^5)	中标率(1/10^5)	世标率(1/10^5)	0—64岁	0—74岁	病例数	构成(%)	粗率(1/10^5)	中标率(1/10^5)	世标率(1/10^5)	0—64岁	0—74岁	
唇	3	0.08	0.37	0.17	0.21	0.02	0.02	2	0.08	0.24	0.13	0.14	0.02	0.02	C00
舌	7	0.18	0.86	0.49	0.47	0.02	0.05	11	0.43	1.31	0.81	0.81	0.03	0.12	C01-C02
口	13	0.34	1.60	0.94	0.90	0.05	0.09	13	0.51	1.55	0.87	0.89	0.04	0.12	C03-C06
唾液腺	3	0.08	0.37	0.21	0.22	0.01	0.04	3	0.12	0.36	0.23	0.23	0.02	0.02	C07-C08
扁桃腺	1	0.03	0.12	0.08	0.08	0.01	0.01	1	0.04	0.12	0.08	0.08	0.01	0.01	C09
其他的口咽	2	0.05	0.25	0.14	0.14	0.00	0.01	1	0.04	0.12	0.05	0.05	0.00	0.00	C10
鼻咽	34	0.90	4.18	2.58	2.59	0.21	0.32	19	0.75	2.26	1.61	1.52	0.10	0.21	C11
喉咽	2	0.05	0.25	0.13	0.14	0.01	0.02	0	0.00	0.00	0.00	0.00	0.00	0.00	C12-C13
咽,部位不明	3	0.08	0.37	0.19	0.15	0.00	0.01	2	0.08	0.24	0.10	0.08	0.00	0.03	C14
食管	729	19.21	89.67	47.80	49.05	2.51	6.07	261	10.26	31.07	16.26	16.24	0.51	2.00	C15
胃	1063	28.02	130.75	71.93	72.42	3.74	9.32	387	15.22	46.07	25.20	24.66	1.18	2.99	C16
小肠	19	0.50	2.34	1.28	1.26	0.05	0.19	14	0.55	1.67	1.01	1.01	0.04	0.16	C17
结肠	123	3.24	15.13	9.05	8.83	0.48	1.11	112	4.40	13.33	7.86	7.92	0.46	1.06	C18
直肠	166	4.38	20.42	11.42	11.57	0.66	1.46	112	4.40	13.33	7.77	7.67	0.46	0.97	C19-C20
肛门	1	0.03	0.12	0.06	0.07	0.01	0.01	0	0.00	0.00	0.00	0.00	0.00	0.00	C21
肝脏	336	8.86	41.33	23.30	23.35	1.43	2.73	144	5.66	17.14	9.10	8.93	0.44	0.97	C22
胆囊及其他	32	0.84	3.94	2.21	2.17	0.06	0.29	43	1.69	5.12	2.72	2.77	0.10	0.35	C23-C24
胰腺	96	2.53	11.81	6.51	6.38	0.18	0.82	104	4.09	12.38	6.32	6.41	0.24	0.68	C25
鼻,鼻窦及其他	13	0.34	1.60	0.91	0.89	0.07	0.08	7	0.28	0.83	0.48	0.46	0.03	0.05	C30-C31
喉	13	0.34	1.60	0.87	0.90	0.06	0.11	2	0.08	0.24	0.16	0.16	0.00	0.03	C32
气管,支气管,肺	621	16.37	76.38	41.56	41.39	1.86	4.96	273	10.74	32.50	17.79	17.31	0.93	1.77	C33-C34
其他的胸腔器官	8	0.21	0.98	0.53	0.56	0.05	0.07	7	0.28	0.83	0.69	0.59	0.02	0.07	C37-C38
骨	30	0.79	3.69	2.07	1.99	0.06	0.20	11	0.43	1.31	0.99	0.87	0.06	0.09	C40-C41
皮肤的黑色素瘤	5	0.13	0.62	0.32	0.31	0.01	0.03	4	0.16	0.48	0.29	0.29	0.02	0.03	C43
其他的皮肤	27	0.71	3.32	1.84	1.92	0.11	0.20	33	1.30	3.93	2.26	2.22	0.06	0.28	C44
间皮瘤	0	0.00	0.00	0.00	0.00	0.00	0.00	1	0.04	0.12	0.06	0.06	0.01	0.01	C45
卡波氏肉瘤	0	0.00	0.00	0.00	0.00	0.00	0.00	0	0.00	0.00	0.00	0.00	0.00	0.00	C46
周围神经,其他结缔	6	0.16	0.74	0.39	0.40	0.02	0.06	8	0.31	0.95	0.68	0.66	0.06	0.08	C47;C49
乳房	15	0.40	1.85	0.96	1.03	0.10	0.10	356	14.00	42.38	27.41	25.54	2.08	2.79	C50
外阴	—	—	—	—	—	—	—	3	0.12	0.36	0.18	0.17	0.01	0.01	C51
阴道	—	—	—	—	—	—	—	2	0.08	0.24	0.16	0.15	0.01	0.01	C52
子宫颈	—	—	—	—	—	—	—	192	7.55	22.85	16.33	14.15	1.16	1.45	C53
子宫体	—	—	—	—	—	—	—	42	1.65	5.00	2.95	2.95	0.26	0.35	C54
子宫,部位不明	—	—	—	—	—	—	—	6	0.24	0.71	0.39	0.41	0.03	0.04	C55
卵巢	—	—	—	—	—	—	—	60	2.36	7.14	5.00	4.52	0.36	0.44	C56
其他的女性生殖器	—	—	—	—	—	—	—	5	0.20	0.60	0.40	0.39	0.02	0.05	C57
胎盘	—	—	—	—	—	—	—	2	0.08	0.24	0.33	0.30	0.02	0.02	C58
阴茎	9	0.24	1.11	0.64	0.61	0.03	0.08	—	—	—	—	—	—	—	C60
前列腺	75	1.98	9.23	5.03	4.90	0.08	0.56	—	—	—	—	—	—	—	C61
睾丸	4	0.11	0.49	0.35	0.28	0.02	0.02	—	—	—	—	—	—	—	C62
其他的男性生殖器	0	0.00	0.00	0.00	0.00	0.00	0.00	—	—	—	—	—	—	—	C63
肾	31	0.82	3.81	2.59	2.39	0.15	0.34	20	0.79	2.38	1.37	1.31	0.09	0.15	C64
肾盂	4	0.11	0.49	0.30	0.32	0.01	0.06	2	0.08	0.24	0.14	0.15	0.02	0.02	C65
输尿管	2	0.05	0.25	0.12	0.12	0.01	0.01	3	0.12	0.36	0.23	0.22	0.00	0.06	C66
膀胱	72	1.90	8.86	4.87	4.77	0.23	0.57	29	1.14	3.45	2.04	1.97	0.09	0.23	C67
其他的泌尿器官	0	0.00	0.00	0.00	0.00	0.00	0.00	0	0.00	0.00	0.00	0.00	0.00	0.00	C68
眼	0	0.00	0.00	0.00	0.00	0.00	0.00	3	0.12	0.36	0.19	0.22	0.00	0.03	C69
脑,神经系统	54	1.42	6.64	4.03	4.00	0.23	0.45	47	1.85	5.59	3.92	3.98	0.25	0.46	C70-C72
甲状腺	16	0.42	1.97	1.58	1.49	0.11	0.15	87	3.42	10.36	8.46	7.36	0.63	0.66	C73
肾上腺	2	0.05	0.25	0.13	0.13	0.00	0.01	0	0.00	0.00	0.00	0.00	0.00	0.00	C74
其他的内分泌腺	0	0.00	0.00	0.00	0.00	0.00	0.00	0	0.00	0.00	0.00	0.00	0.00	0.00	C75
霍奇金病	8	0.21	0.98	0.59	0.55	0.02	0.05	4	0.16	0.48	0.30	0.25	0.01	0.03	C81
非霍奇金淋巴瘤	27	0.71	3.32	2.40	2.38	0.14	0.20	8	0.31	0.95	0.55	0.50	0.03	0.04	C82-C85;C96
免疫增生性疾病	1	0.03	0.12	0.08	0.07	0.00	0.02	1	0.04	0.12	0.06	0.06	0.01	0.01	C88
多发性骨髓瘤	20	0.53	2.46	1.40	1.43	0.08	0.19	10	0.39	1.19	0.69	0.73	0.08	0.08	C90
淋巴样白血病	17	0.45	2.09	1.55	1.49	0.12	0.14	15	0.59	1.79	1.54	1.64	0.09	0.16	C91
髓样白血病	20	0.53	2.46	1.80	1.77	0.09	0.17	26	1.02	3.09	2.91	2.90	0.17	0.27	C92-C94
白血病,未特指	16	0.42	1.97	1.85	1.97	0.11	0.15	8	0.31	0.95	0.51	0.51	0.06	0.06	C95
其他的或未指明部位	45	1.19	5.54	3.35	3.31	0.21	0.34	37	1.45	4.40	2.73	2.68	0.16	0.32	O&U
所有部位合计	3794	100.00	466.67	260.63	261.39	13.43	31.85	2543	100.00	302.70	182.30	175.10	10.40	19.82	ALL
所有部位除外C44	3767	99.29	463.34	258.80	259.46	13.32	31.65	2510	98.70	298.77	180.03	172.88	10.34	19.53	ALLbC44

2011—2013 年金坛市恶性肿瘤死亡主要指标

部位	男性 病例数	构成(%)	粗率(1/10⁵)	中标率(1/10⁵)	世标率(1/10⁵)	累积率 0—64岁	累积率 0—74岁	女性 病例数	构成(%)	粗率(1/10⁵)	中标率(1/10⁵)	世标率(1/10⁵)	累积率 0—64岁	累积率 0—74岁	ICD-10
唇	0	0.00	0.00	0.00	0.00	0.00	0.00	0	0.00	0.00	0.00	0.00	0.00	0.00	C00
舌	7	0.25	0.86	0.47	0.45	0.03	0.04	5	0.32	0.60	0.31	0.32	0.01	0.03	C01-C02
口	5	0.18	0.62	0.30	0.31	0.02	0.04	8	0.52	0.95	0.41	0.44	0.02	0.03	C03-C06
唾液腺	0	0.00	0.00	0.00	0.00	0.00	0.00	1	0.06	0.12	0.17	0.19	0.01	0.01	C07-C08
扁桃腺	1	0.04	0.12	0.08	0.08	0.01	0.01	0	0.00	0.00	0.00	0.00	0.00	0.00	C09
其他的口咽	3	0.11	0.37	0.23	0.22	0.00	0.03	0	0.00	0.00	0.00	0.00	0.00	0.00	C10
鼻咽	33	1.18	4.06	2.30	2.35	0.18	0.31	9	0.58	1.07	0.62	0.61	0.02	0.09	C11
喉咽	0	0.00	0.00	0.00	0.00	0.00	0.00	0	0.00	0.00	0.00	0.00	0.00	0.00	C12-C13
咽,部位不明	1	0.04	0.12	0.06	0.07	0.00	0.02	0	0.00	0.00	0.00	0.00	0.00	0.00	C14
食管	570	20.35	70.11	36.60	37.03	1.40	4.21	245	15.87	29.16	14.45	14.33	0.30	1.55	C15
胃	734	26.20	90.28	49.09	49.23	1.91	6.07	299	19.37	35.59	18.16	17.58	0.51	1.91	C16
小肠	8	0.29	0.98	0.47	0.50	0.03	0.05	3	0.19	0.36	0.17	0.17	0.00	0.02	C17
结肠	72	2.57	8.86	4.87	4.69	0.19	0.60	64	4.15	7.62	4.21	4.07	0.16	0.43	C18
直肠	77	2.75	9.47	5.27	5.32	0.20	0.62	45	2.91	5.36	2.54	2.53	0.06	0.22	C19-C20
肛门	3	0.11	0.37	0.22	0.20	0.01	0.03	0	0.00	0.00	0.00	0.00	0.00	0.00	C21
肝脏	319	11.39	39.24	21.89	22.04	1.22	2.77	137	8.87	16.31	8.73	8.57	0.39	1.00	C22
胆囊及其他	23	0.82	2.83	1.43	1.46	0.03	0.15	32	2.07	3.81	2.04	2.07	0.06	0.30	C23-C24
胰腺	105	3.75	12.92	6.96	6.94	0.20	0.84	99	6.41	11.78	5.90	5.73	0.15	0.60	C25
鼻,鼻窦及其他	1	0.04	0.12	0.08	0.07	0.01	0.01	2	0.13	0.24	0.13	0.13	0.01	0.01	C30-C31
喉	8	0.29	0.98	0.59	0.60	0.01	0.10	4	0.26	0.48	0.26	0.28	0.00	0.05	C32
气管,支气管,肺	548	19.56	67.40	36.01	35.53	1.35	4.04	233	15.09	27.73	14.68	14.37	0.69	1.43	C33-C34
其他的胸腔器官	2	0.07	0.25	0.16	0.16	0.01	0.02	3	0.19	0.36	0.19	0.18	0.01	0.01	C37-C38
骨	37	1.32	4.55	2.44	2.35	0.07	0.26	28	1.81	3.33	2.03	1.87	0.07	0.20	C40-C41
皮肤的黑色素瘤	3	0.11	0.37	0.21	0.22	0.01	0.01	3	0.19	0.36	0.21	0.20	0.02	0.02	C43
其他的皮肤	5	0.18	0.62	0.25	0.32	0.00	0.00	9	0.58	1.07	0.46	0.46	0.01	0.02	C44
间皮瘤	0	0.00	0.00	0.00	0.00	0.00	0.00	3	0.19	0.36	0.20	0.21	0.02	0.02	C45
卡波氏肉瘤	0	0.00	0.00	0.00	0.00	0.00	0.00	2	0.13	0.24	0.28	0.18	0.02	0.02	C46
周围神经,其他结缔	4	0.14	0.49	0.27	0.25	0.01	0.02	1	0.06	0.12	0.06	0.06	0.01	0.01	C47;C49
乳房	3	0.11	0.37	0.20	0.22	0.00	0.01	78	5.05	9.28	5.46	5.30	0.39	0.53	C50
外阴	—	—	—	—	—	—	—	3	0.19	0.36	0.11	0.11	0.00	0.00	C51
阴道	—	—	—	—	—	—	—	0	0.00	0.00	0.00	0.00	0.00	0.00	C52
子宫颈	—	—	—	—	—	—	—	31	2.01	3.69	2.27	2.14	0.16	0.23	C53
子宫体	—	—	—	—	—	—	—	26	1.68	3.09	1.63	1.62	0.08	0.18	C54
子宫,部位不明	—	—	—	—	—	—	—	0	0.00	0.00	0.00	0.00	0.00	0.00	C55
卵巢	—	—	—	—	—	—	—	32	2.07	3.81	2.11	2.06	0.16	0.23	C56
其他的女性生殖器	—	—	—	—	—	—	—	0	0.00	0.00	0.00	0.00	0.00	0.00	C57
胎盘	—	—	—	—	—	—	—	1	0.06	0.12	0.13	0.14	0.01	0.01	C58
阴茎	1	0.04	0.12	0.08	0.09	0.00	0.01	—	—	—	—	—	—	—	C60
前列腺	31	1.11	3.81	1.82	1.83	0.02	0.12	—	—	—	—	—	—	—	C61
睾丸	0	0.00	0.00	0.00	0.00	0.00	0.00	—	—	—	—	—	—	—	C62
其他的男性生殖器	0	0.00	0.00	0.00	0.00	0.00	0.00	—	—	—	—	—	—	—	C63
肾	12	0.43	1.48	0.84	0.84	0.04	0.13	4	0.26	0.48	0.28	0.26	0.02	0.02	C64
肾盂	0	0.00	0.00	0.00	0.00	0.00	0.00	0	0.00	0.00	0.00	0.00	0.00	0.00	C65
输尿管	0	0.00	0.00	0.00	0.00	0.00	0.00	2	0.13	0.24	0.15	0.15	0.00	0.04	C66
膀胱	28	1.00	3.44	1.65	1.69	0.06	0.11	9	0.58	1.07	0.55	0.51	0.02	0.05	C67
其他的泌尿器官	0	0.00	0.00	0.00	0.00	0.00	0.00	1	0.06	0.12	0.08	0.08	0.00	0.01	C68
眼	0	0.00	0.00	0.00	0.00	0.00	0.00	1	0.06	0.12	0.04	0.03	0.00	0.00	C69
脑,神经系统	51	1.82	6.27	3.75	3.84	0.19	0.44	36	2.33	4.29	2.52	2.42	0.09	0.27	C70-C72
甲状腺	0	0.00	0.00	0.00	0.00	0.00	0.00	3	0.19	0.36	0.20	0.22	0.01	0.01	C73
肾上腺	1	0.04	0.12	0.08	0.07	0.00	0.02	0	0.00	0.00	0.00	0.00	0.00	0.00	C74
其他的内分泌腺	1	0.04	0.12	0.05	0.06	0.01	0.01	2	0.13	0.24	0.14	0.15	0.00	0.02	C75
霍奇金病	13	0.46	1.60	1.00	0.90	0.03	0.11	8	0.52	0.95	0.50	0.49	0.02	0.11	C81
非霍奇金淋巴瘤	10	0.36	1.23	0.81	0.91	0.08	0.08	9	0.58	1.07	0.58	0.57	0.05	0.08	C82-C85;C96
免疫增生性疾病	10	0.36	1.23	0.59	0.61	0.02	0.03	13	0.84	1.55	0.73	0.76	0.04	0.07	C88
多发性骨髓瘤	9	0.32	1.11	0.62	0.65	0.02	0.11	6	0.39	0.71	0.42	0.46	0.03	0.07	C90
淋巴样白血病	10	0.36	1.23	1.22	1.21	0.06	0.09	5	0.32	0.60	0.41	0.37	0.06	0.06	C91
髓样白血病	5	0.18	0.62	0.32	0.36	0.03	0.03	6	0.39	0.71	0.63	0.70	0.05	0.05	C92-C94
白血病,未特指	30	1.07	3.69	2.35	2.32	0.12	0.25	21	1.36	2.50	1.64	1.85	0.09	0.20	C95
其他的或未指明部位	17	0.61	2.09	1.09	1.13	0.03	0.09	12	0.78	1.43	0.68	0.69	0.05	0.05	O&U
所有部位合计	2801	100.00	344.53	186.76	187.12	7.60	21.82	1544	100.00	183.79	97.48	95.62	3.81	10.19	ALL
所有部位除外 C44	2796	99.82	343.91	186.50	186.81	7.60	21.82	1535	99.42	182.71	97.02	95.17	3.80	10.17	ALLbC44

2011—2013年苏州市区恶性肿瘤发病主要指标

部 位	男性 病例数	构成(%)	粗率(1/10⁵)	中标率(1/10⁵)	世标率(1/10⁵)	累积率 0—64岁	累积率 0—74岁	女性 病例数	构成(%)	粗率(1/10⁵)	中标率(1/10⁵)	世标率(1/10⁵)	累积率 0—64岁	累积率 0—74岁	ICD-10
唇	11	0.06	0.23	0.12	0.12	0.00	0.02	4	0.03	0.08	0.04	0.05	0.01	0.01	C00
舌	32	0.17	0.66	0.37	0.35	0.02	0.04	27	0.19	0.54	0.32	0.31	0.02	0.04	C01-C02
口	50	0.26	1.03	0.62	0.63	0.04	0.07	25	0.18	0.50	0.26	0.25	0.01	0.03	C03-C06
唾液腺	54	0.28	1.11	0.78	0.74	0.05	0.08	29	0.20	0.58	0.49	0.43	0.03	0.05	C07-C08
扁桃腺	4	0.02	0.08	0.06	0.05	0.00	0.00	5	0.04	0.10	0.06	0.06	0.00	0.00	C09
其他的口咽	17	0.09	0.35	0.18	0.19	0.01	0.02	4	0.03	0.08	0.03	0.03	0.00	0.00	C10
鼻咽	205	1.07	4.22	2.55	2.47	0.18	0.28	97	0.68	1.95	1.24	1.18	0.08	0.13	C11
喉咽	14	0.07	0.29	0.16	0.17	0.01	0.03	0	0	0	0	0	0	0	C12-C13
咽,部位不明	9	0.05	0.19	0.09	0.10	0.01	0.01	2	0.01	0.04	0.02	0.02	0.00	0.01	C14
食管	1327	6.90	27.35	14.18	14.46	0.70	1.76	427	3.00	8.59	3.69	3.72	0.13	0.41	C15
胃	3804	19.79	78.40	42.00	42.00	2.10	5.32	1591	11.16	32.02	16.63	16.12	0.81	1.83	C16
小肠	101	0.53	2.08	1.11	1.11	0.07	0.13	67	0.47	1.35	0.77	0.75	0.04	0.09	C17
结肠	1161	6.04	23.93	13.39	13.09	0.68	1.48	929	6.52	18.70	9.65	9.39	0.50	1.07	C18
直肠	942	4.90	19.41	10.74	10.58	0.59	1.27	729	5.12	14.67	7.92	7.71	0.49	0.89	C19-C20
肛门	12	0.06	0.25	0.13	0.12	0.01	0.01	12	0.08	0.24	0.10	0.10	0.00	0.01	C21
肝脏	1572	8.18	32.40	18.88	18.28	1.05	2.09	704	4.94	14.17	6.90	6.82	0.32	0.76	C22
胆囊及其他	284	1.48	5.85	3.04	3.05	0.13	0.36	456	3.20	9.18	4.29	4.31	0.18	0.51	C23-C24
胰腺	738	3.84	15.21	7.95	7.88	0.34	0.95	570	4.00	11.47	5.44	5.31	0.20	0.64	C25
鼻,鼻窦及其他	24	0.12	0.49	0.28	0.27	0.02	0.03	3	0.02	0.06	0.02	0.02	0.00	0.00	C30-C31
喉	139	0.72	2.86	1.57	1.57	0.09	0.19	8	0.06	0.16	0.08	0.08	0.00	0.01	C32
气管,支气管,肺	4292	22.33	88.45	46.47	46.36	2.04	5.70	1821	12.78	36.65	18.59	18.31	1.00	2.16	C33-C34
其他的胸腔器官	49	0.25	1.01	0.61	0.55	0.04	0.06	56	0.39	1.13	0.74	0.83	0.05	0.09	C37-C38
骨	132	0.69	2.72	1.72	1.70	0.09	0.14	108	0.76	2.17	1.37	1.33	0.08	0.13	C40-C41
皮肤的黑色素瘤	37	0.19	0.76	0.44	0.43	0.02	0.04	40	0.28	0.81	0.41	0.40	0.02	0.05	C43
其他的皮肤	125	0.65	2.58	1.42	1.42	0.06	0.14	104	0.73	2.09	1.01	0.99	0.04	0.11	C44
间皮瘤	9	0.05	0.19	0.09	0.09	0.01	0.01	6	0.04	0.12	0.07	0.07	0.01	0.01	C45
卡波氏肉瘤	5	0.03	0.10	0.07	0.07	0.01	0.01	4	0.03	0.08	0.04	0.04	0.00	0.01	C46
周围神经,其他结缔	42	0.22	0.87	0.66	0.62	0.04	0.06	35	0.25	0.70	0.48	0.46	0.03	0.05	C47;C49
乳房	21	0.11	0.43	0.28	0.25	0.02	0.02	2440	17.12	49.11	32.66	30.44	2.52	3.26	C50
外阴	—	—	—	—	—	—	—	26	0.18	0.52	0.26	0.25	0.01	0.02	C51
阴道	—	—	—	—	—	—	—	8	0.06	0.16	0.11	0.10	0.00	0.01	C52
子宫颈	—	—	—	—	—	—	—	518	3.63	10.43	8.03	7.06	0.59	0.68	C53
子宫体	—	—	—	—	—	—	—	360	2.53	7.25	4.45	4.34	0.34	0.50	C54
子宫,部位不明	—	—	—	—	—	—	—	38	0.27	0.76	0.56	0.51	0.04	0.05	C55
卵巢	—	—	—	—	—	—	—	369	2.59	7.43	5.11	4.85	0.38	0.51	C56
其他的女性生殖器	—	—	—	—	—	—	—	40	0.28	0.81	0.50	0.49	0.04	0.05	C57
胎盘	—	—	—	—	—	—	—	9	0.06	0.18	0.21	0.16	0.01	0.01	C58
阴茎	25	0.13	0.52	0.26	0.28	0.01	0.03	—	—	—	—	—	—	—	C60
前列腺	759	3.95	15.64	7.81	7.71	0.12	0.83	—	—	—	—	—	—	—	C61
睾丸	22	0.11	0.45	0.42	0.38	0.02	0.03	—	—	—	—	—	—	—	C62
其他的男性生殖器	30	0.16	0.62	0.34	0.34	0.01	0.05	—	—	—	—	—	—	—	C63
肾	326	1.70	6.72	4.10	3.97	0.26	0.45	193	1.35	3.88	2.29	2.24	0.15	0.25	C64
肾盂	22	0.11	0.45	0.24	0.24	0.01	0.02	23	0.16	0.46	0.21	0.22	0.01	0.02	C65
输尿管	24	0.12	0.49	0.26	0.26	0.01	0.03	27	0.19	0.54	0.26	0.27	0.01	0.04	C66
膀胱	560	2.91	11.54	6.15	6.08	0.26	0.67	156	1.09	3.14	1.54	1.54	0.07	0.18	C67
其他的泌尿器官	24	0.12	0.49	0.27	0.25	0.01	0.02	2	0.01	0.04	0.01	0.01	0.00	0.00	C68
眼	3	0.02	0.06	0.03	0.03	0.00	0.00	4	0.03	0.08	0.08	0.08	0.01	0.01	C69
脑,神经系统	340	1.77	7.01	4.77	4.81	0.33	0.47	326	2.29	6.56	4.30	4.16	0.25	0.44	C70-C72
甲状腺	171	0.89	3.52	2.98	2.54	0.19	0.23	588	4.13	11.83	9.57	8.39	0.69	0.78	C73
肾上腺	11	0.06	0.23	0.12	0.12	0.00	0.01	8	0.06	0.16	0.08	0.08	0.00	0.01	C74
其他的内分泌腺	11	0.06	0.23	0.24	0.24	0.01	0.03	7	0.05	0.14	0.08	0.08	0.00	0.00	C75
霍奇金病	18	0.09	0.37	0.29	0.31	0.02	0.03	15	0.11	0.30	0.23	0.23	0.01	0.02	C81
非霍奇金淋巴瘤	303	1.58	6.24	4.22	4.06	0.25	0.43	228	1.60	4.59	2.79	2.70	0.17	0.28	C82-C85;C96
免疫增生性疾病	9	0.05	0.19	0.11	0.11	0.00	0.01	3	0.02	0.06	0.03	0.03	0.00	0.01	C88
多发性骨髓瘤	115	0.60	2.37	1.30	1.31	0.06	0.17	56	0.39	1.13	0.62	0.64	0.03	0.09	C90
淋巴样白血病	89	0.46	1.83	1.85	2.25	0.11	0.15	77	0.54	1.55	1.39	1.77	0.10	0.12	C91
髓样白血病	152	0.79	3.13	2.28	2.11	0.14	0.20	100	0.70	2.01	1.83	1.83	0.12	0.15	C92-C94
白血病,未特指	147	0.76	3.03	2.02	1.95	0.10	0.20	114	0.80	2.29	1.58	1.59	0.10	0.16	C95
其他的或未指明部位	849	4.42	17.50	10.05	9.98	0.57	1.15	654	4.59	13.16	7.70	7.51	0.49	0.84	O&U
所有部位合计	19222	100.00	396.15	220.09	218.04	10.89	25.56	14252	100.00	286.84	167.12	160.62	10.21	17.59	ALL
所有部位除外 C44	19097	99.35	393.57	218.67	216.62	10.83	25.42	14148	99.27	284.75	166.11	159.64	10.16	17.48	ALLbC44

2011—2013 年苏州市区恶性肿瘤死亡主要指标

部位	男性 病例数	构成 (%)	粗率 (1/10⁵)	中标率 (1/10⁵)	世标率 (1/10⁵)	累积率 0—64岁	累积率 0—74岁	女性 病例数	构成 (%)	粗率 (1/10⁵)	中标率 (1/10⁵)	世标率 (1/10⁵)	累积率 0—64岁	累积率 0—74岁	ICD-10
唇	0	0.00	0.00	0.00	0.00	0.00	0.00	0	0.00	0.00	0.00	0.00	0.00	0.00	C00
舌	13	0.10	0.27	0.15	0.14	0.01	0.01	10	0.14	0.20	0.11	0.09	0.00	0.01	C01-C02
口	21	0.16	0.43	0.21	0.22	0.01	0.02	15	0.21	0.30	0.12	0.12	0.01	0.01	C03-C06
唾液腺	15	0.12	0.31	0.20	0.19	0.01	0.02	7	0.10	0.14	0.09	0.09	0.00	0.01	C07-C08
扁桃腺	0	0.00	0.00	0.00	0.00	0.00	0.00	4	0.05	0.08	0.04	0.04	0.00	0.00	C09
其他的口咽	10	0.08	0.21	0.11	0.11	0.00	0.01	4	0.05	0.08	0.03	0.03	0.00	0.00	C10
鼻咽	144	1.12	2.97	1.69	1.70	0.11	0.20	60	0.82	1.21	0.68	0.63	0.03	0.07	C11
喉咽	8	0.06	0.16	0.09	0.09	0.01	0.01	4	0.05	0.08	0.04	0.04	0.00	0.01	C12-C13
咽,部位不明	13	0.10	0.27	0.14	0.14	0.00	0.01	4	0.05	0.08	0.04	0.04	0.00	0.01	C14
食管	1056	8.24	21.76	11.07	11.16	0.46	1.31	375	5.15	7.55	3.10	3.12	0.07	0.31	C15
胃	2563	20.00	52.82	27.34	27.08	1.01	3.20	1099	15.10	22.12	10.25	9.93	0.40	1.00	C16
小肠	50	0.39	1.03	0.50	0.51	0.03	0.05	35	0.48	0.70	0.34	0.35	0.01	0.04	C17
结肠	456	3.56	9.40	5.04	4.90	0.17	0.49	443	6.09	8.92	4.23	4.13	0.20	0.44	C18
直肠	459	3.58	9.46	4.99	5.00	0.21	0.55	310	4.26	6.24	3.10	3.00	0.14	0.31	C19-C20
肛门	7	0.05	0.14	0.08	0.08	0.00	0.01	9	0.12	0.18	0.07	0.07	0.00	0.01	C21
肝脏	1397	10.90	28.79	16.27	15.89	0.85	1.79	639	8.78	12.86	5.90	5.78	0.23	0.62	C22
胆囊及其他	209	1.63	4.31	2.19	2.21	0.09	0.25	327	4.49	6.58	2.89	2.86	0.09	0.32	C23-C24
胰腺	678	5.29	13.97	7.25	7.23	0.28	0.85	543	7.46	10.93	5.05	4.90	0.18	0.56	C25
鼻,鼻窦及其他	14	0.11	0.29	0.16	0.14	0.01	0.01	3	0.04	0.06	0.03	0.03	0.00	0.01	C30-C31
喉	70	0.55	1.44	0.70	0.69	0.02	0.07	4	0.05	0.08	0.05	0.05	0.00	0.00	C32
气管,支气管,肺	3463	27.03	71.37	36.66	36.36	1.25	4.23	1296	17.81	26.08	12.17	11.98	0.51	1.34	C33-C34
其他的胸腔器官	28	0.22	0.58	0.34	0.30	0.01	0.03	23	0.32	0.46	0.31	0.38	0.02	0.04	C37-C38
骨	117	0.91	2.41	1.39	1.32	0.06	0.12	67	0.92	1.35	0.74	0.67	0.04	0.07	C40-C41
皮肤的黑色素瘤	22	0.17	0.45	0.24	0.26	0.01	0.02	18	0.25	0.36	0.19	0.18	0.01	0.02	C43
其他的皮肤	46	0.36	0.95	0.47	0.45	0.01	0.03	33	0.45	0.66	0.23	0.23	0.01	0.05	C44
间皮瘤	9	0.07	0.19	0.09	0.09	0.01	0.01	4	0.05	0.08	0.04	0.04	0.00	0.01	C45
卡波氏肉瘤	3	0.02	0.06	0.04	0.04	0.00	0.00	1	0.01	0.02	0.01	0.01	0.00	0.00	C46
周围神经,其他结缔	17	0.13	0.35	0.21	0.22	0.01	0.02	11	0.15	0.22	0.10	0.10	0.00	0.02	C47;C49
乳房	3	0.02	0.06	0.03	0.03	0.00	0.00	427	5.87	8.59	4.82	4.74	0.34	0.51	C50
外阴	—	—	—	—	—	—	—	9	0.12	0.18	0.07	0.07	0.00	0.02	C51
阴道	—	—	—	—	—	—	—	2	0.03	0.04	0.04	0.03	0.00	0.01	C52
子宫颈	—	—	—	—	—	—	—	116	1.59	2.33	1.55	1.43	0.11	0.15	C53
子宫体	—	—	—	—	—	—	—	90	1.24	1.81	0.98	0.96	0.05	0.11	C54
子宫,部位不明	—	—	—	—	—	—	—	30	0.41	0.60	0.32	0.30	0.02	0.03	C55
卵巢	—	—	—	—	—	—	—	172	2.36	3.46	2.05	2.05	0.15	0.25	C56
其他的女性生殖器	—	—	—	—	—	—	—	12	0.16	0.24	0.14	0.17	0.01	0.02	C57
胎盘	—	—	—	—	—	—	—	0	0.00	0.00	0.00	0.00	0.00	0.00	C58
阴茎	11	0.09	0.23	0.12	0.12	0.00	0.01	—	—	—	—	—	—	—	C60
前列腺	271	2.12	5.59	2.63	2.69	0.02	0.20	—	—	—	—	—	—	—	C61
睾丸	7	0.05	0.14	0.09	0.08	0.01	0.01	—	—	—	—	—	—	—	C62
其他的男性生殖器	4	0.03	0.08	0.06	0.05	0.01	0.01	—	—	—	—	—	—	—	C63
肾	79	0.62	1.63	0.85	0.84	0.04	0.09	52	0.71	1.05	0.49	0.50	0.02	0.06	C64
肾盂	7	0.05	0.14	0.08	0.08	0.00	0.01	6	0.08	0.12	0.05	0.05	0.00	0.01	C65
输尿管	7	0.05	0.14	0.08	0.07	0.00	0.01	6	0.08	0.12	0.04	0.04	0.00	0.01	C66
膀胱	169	1.32	3.48	1.68	1.67	0.02	0.13	49	0.67	0.99	0.36	0.38	0.01	0.06	C67
其他的泌尿器官	6	0.05	0.12	0.06	0.06	0.00	0.01	2	0.03	0.04	0.01	0.01	0.00	0.00	C68
眼	4	0.03	0.08	0.04	0.03	0.00	0.00	3	0.04	0.06	0.03	0.03	0.00	0.00	C69
脑,神经系统	239	1.87	4.93	3.15	3.15	0.18	0.33	207	2.84	4.17	2.45	2.38	0.13	0.24	C70-C72
甲状腺	15	0.12	0.31	0.16	0.17	0.01	0.02	31	0.43	0.62	0.30	0.30	0.01	0.03	C73
肾上腺	8	0.06	0.16	0.08	0.07	0.01	0.01	8	0.11	0.16	0.07	0.08	0.01	0.01	C74
其他的内分泌腺	10	0.08	0.21	0.14	0.12	0.00	0.01	2	0.03	0.04	0.03	0.02	0.00	0.00	C75
霍奇金病	12	0.09	0.25	0.19	0.17	0.01	0.02	7	0.10	0.14	0.08	0.08	0.00	0.01	C81
非霍奇金淋巴瘤	181	1.41	3.73	2.14	2.11	0.13	0.24	123	1.69	2.48	1.33	1.33	0.06	0.14	C82-C85;C96
免疫增生性疾病	3	0.02	0.06	0.04	0.04	0.00	0.01	0	0.00	0.00	0.00	0.00	0.00	0.00	C88
多发性骨髓瘤	76	0.59	1.57	0.83	0.82	0.03	0.11	37	0.51	0.74	0.37	0.37	0.02	0.05	C90
淋巴样白血病	59	0.46	1.22	1.06	1.06	0.06	0.09	44	0.60	0.89	0.72	0.80	0.05	0.06	C91
髓样白血病	78	0.61	1.61	1.02	0.95	0.06	0.10	54	0.74	1.09	0.70	0.75	0.04	0.07	C92-C94
白血病,未特指	151	1.18	3.11	1.95	1.87	0.09	0.20	104	1.43	2.09	1.30	1.28	0.07	0.13	C95
其他的或未指明部位	525	4.10	10.82	5.85	5.88	0.27	0.63	341	4.69	6.86	3.36	3.27	0.16	0.34	O&U
所有部位合计	12813	100.00	264.06	139.94	138.65	5.57	15.57	7278	100.00	146.48	71.52	70.28	3.21	7.52	ALL
所有部位除外 C44	12767	99.64	263.12	139.48	138.20	5.57	15.54	7245	99.55	145.82	71.29	70.04	3.20	7.51	ALLbC44

2011—2013年南通市区恶性肿瘤发病主要指标

部 位	男性							女性							ICD-10
	病例数	构成(%)	粗率(1/10^5)	中标率(1/10^5)	世标率(1/10^5)	累积率 0—64岁	累积率 0—74岁	病例数	构成(%)	粗率(1/10^5)	中标率(1/10^5)	世标率(1/10^5)	累积率 0—64岁	累积率 0—74岁	
唇	3	0.02	0.10	0.06	0.06	0.00	0.01	1	0.01	0.03	0.01	0.01	0.00	0.00	C00
舌	24	0.20	0.81	0.49	0.51	0.04	0.06	18	0.21	0.57	0.37	0.37	0.03	0.04	C01-C02
口	31	0.26	1.05	0.61	0.67	0.05	0.09	28	0.32	0.88	0.53	0.53	0.03	0.07	C03-C06
唾液腺	23	0.19	0.78	0.48	0.48	0.02	0.06	12	0.14	0.38	0.29	0.28	0.01	0.03	C07-C08
扁桃腺	5	0.04	0.17	0.13	0.11	0.00	0.02	3	0.03	0.09	0.07	0.05	0.00	0.00	C09
其他的口咽	4	0.03	0.14	0.08	0.08	0.00	0.01	1	0.01	0.03	0.02	0.02	0.00	0.00	C10
鼻咽	113	0.94	3.83	2.44	2.40	0.19	0.27	51	0.58	1.61	1.04	1.01	0.08	0.12	C11
喉咽	23	0.19	0.78	0.48	0.48	0.03	0.06	5	0.06	0.16	0.09	0.08	0.00	0.00	C12-C13
咽,部位不明	12	0.10	0.41	0.24	0.23	0.01	0.02	0	0.00	0.00	0.00	0.00	0.00	0.00	C14
食管	1162	9.62	39.43	22.54	23.23	1.29	2.94	415	4.74	13.12	6.65	6.73	0.30	0.79	C15
胃	1727	14.30	58.61	33.92	33.88	1.75	4.06	835	9.53	26.39	14.45	14.11	0.74	1.60	C16
小肠	43	0.36	1.46	0.88	0.82	0.05	0.09	37	0.42	1.17	0.73	0.68	0.04	0.07	C17
结肠	519	4.30	17.61	10.33	10.25	0.49	1.19	344	3.93	10.87	6.04	5.98	0.31	0.70	C18
直肠	586	4.85	19.89	11.54	11.55	0.63	1.33	377	4.30	11.91	6.32	6.39	0.39	0.68	C19-C20
肛门	22	0.18	0.75	0.41	0.44	0.02	0.05	17	0.19	0.54	0.30	0.29	0.02	0.03	C21
肝脏	2005	16.60	68.04	42.94	42.22	3.11	4.77	703	8.02	22.22	12.87	12.72	0.84	1.49	C22
胆囊及其他	100	0.83	3.39	1.98	1.96	0.09	0.22	132	1.51	4.17	2.22	2.22	0.11	0.27	C23-C24
胰腺	409	3.39	13.88	7.88	7.87	0.33	0.90	322	3.67	10.18	5.11	5.09	0.22	0.56	C25
鼻,鼻窦及其他	17	0.14	0.58	0.33	0.32	0.01	0.04	13	0.15	0.41	0.24	0.25	0.02	0.03	C30-C31
喉	67	0.55	2.27	1.36	1.35	0.10	0.17	7	0.08	0.22	0.15	0.14	0.01	0.02	C32
气管,支气管,肺	2559	21.18	86.84	50.01	50.03	2.34	6.20	1399	15.97	44.21	24.70	24.78	1.49	2.93	C33-C34
其他的胸腔器官	36	0.30	1.22	0.75	0.73	0.05	0.09	13	0.15	0.41	0.28	0.28	0.02	0.04	C37-C38
骨	98	0.81	3.33	1.99	1.95	0.10	0.23	80	0.91	2.53	1.61	1.61	0.10	0.17	C40-C41
皮肤的黑色素瘤	38	0.31	1.29	0.76	0.75	0.03	0.08	23	0.26	0.73	0.39	0.41	0.03	0.04	C43
其他的皮肤	102	0.84	3.46	2.03	2.06	0.10	0.19	98	1.12	3.10	1.40	1.44	0.05	0.12	C44
间皮瘤	3	0.02	0.10	0.07	0.07	0.00	0.01	0	0.00	0.00	0.00	0.00	0.00	0.00	C45
卡波氏肉瘤	0	0.00	0.00	0.00	0.00	0.00	0.00	1	0.01	0.03	0.01	0.01	0.00	0.00	C46
周围神经,其他结缔	14	0.12	0.48	0.31	0.31	0.03	0.03	12	0.14	0.38	0.24	0.27	0.02	0.02	C47;C49
乳房	39	0.32	1.32	0.92	0.83	0.05	0.10	1254	14.31	39.63	26.43	25.33	2.09	2.79	C50
外阴	—	—	—	—	—	—	—	15	0.17	0.47	0.27	0.26	0.01	0.02	C51
阴道	—	—	—	—	—	—	—	4	0.05	0.13	0.07	0.08	0.01	0.01	C52
子宫颈	—	—	—	—	—	—	—	488	5.57	15.42	11.10	10.07	0.84	1.03	C53
子宫体	—	—	—	—	—	—	—	223	2.55	7.05	4.45	4.36	0.30	0.53	C54
子宫,部位不明	—	—	—	—	—	—	—	76	0.87	2.40	1.52	1.43	0.10	0.15	C55
卵巢	—	—	—	—	—	—	—	273	3.12	8.63	6.26	5.85	0.46	0.62	C56
其他的女性生殖器	—	—	—	—	—	—	—	12	0.14	0.38	0.25	0.25	0.02	0.03	C57
胎盘	—	—	—	—	—	—	—	1	0.01	0.03	0.02	0.02	0.00	0.00	C58
阴茎	27	0.22	0.92	0.54	0.52	0.03	0.06	—	—	—	—	—	—	—	C60
前列腺	443	3.67	15.03	8.01	7.96	0.18	0.74	—	—	—	—	—	—	—	C61
睾丸	18	0.15	0.61	0.47	0.46	0.03	0.04	—	—	—	—	—	—	—	C62
其他的男性生殖器	2	0.02	0.07	0.04	0.05	0.00	0.01	—	—	—	—	—	—	—	C63
肾	121	1.00	4.11	2.58	2.51	0.16	0.27	78	0.89	2.47	1.55	1.50	0.10	0.18	C64
肾盂	22	0.18	0.75	0.43	0.42	0.02	0.04	5	0.06	0.16	0.09	0.09	0.01	0.01	C65
输尿管	14	0.12	0.48	0.26	0.25	0.01	0.03	8	0.09	0.25	0.11	0.11	0.00	0.01	C66
膀胱	393	3.25	13.34	7.52	7.53	0.33	0.82	125	1.43	3.95	1.96	1.92	0.08	0.18	C67
其他的泌尿器官	0	0.00	0.00	0.00	0.00	0.00	0.00	2	0.02	0.06	0.04	0.04	0.00	0.01	C68
眼	9	0.07	0.31	0.17	0.17	0.01	0.02	4	0.05	0.13	0.09	0.08	0.00	0.01	C69
脑,神经系统	231	1.91	7.84	5.38	5.28	0.36	0.55	256	2.92	8.09	5.28	5.38	0.37	0.57	C70-C72
甲状腺	73	0.60	2.48	1.82	1.65	0.13	0.17	197	2.25	6.23	4.78	4.35	0.36	0.43	C73
肾上腺	3	0.02	0.10	0.07	0.07	0.00	0.01	6	0.07	0.19	0.17	0.23	0.02	0.02	C74
其他的内分泌腺	2	0.02	0.07	0.04	0.04	0.00	0.01	3	0.03	0.09	0.05	0.06	0.00	0.01	C75
霍奇金病	2	0.02	0.07	0.07	0.08	0.00	0.01	3	0.03	0.09	0.05	0.08	0.01	0.01	C81
非霍奇金淋巴瘤	207	1.71	7.02	4.32	4.38	0.25	0.46	145	1.65	4.58	3.03	2.99	0.20	0.32	C82-C85;C96
免疫增生性疾病	1	0.01	0.03	0.02	0.02	0.00	0.00	1	0.01	0.03	0.02	0.02	0.00	0.00	C88
多发性骨髓瘤	47	0.39	1.60	0.89	0.89	0.04	0.09	33	0.38	1.04	0.65	0.62	0.04	0.09	C90
淋巴白血病	104	0.86	3.53	2.35	2.25	0.13	0.23	66	0.75	2.09	1.50	1.63	0.08	0.14	C91
髓样白血病	83	0.69	2.82	1.96	1.93	0.13	0.21	92	1.05	2.91	2.11	2.17	0.14	0.23	C92-C94
白血病,未特指	86	0.71	2.92	1.93	1.97	0.11	0.19	64	0.73	2.02	1.37	1.44	0.08	0.15	C95
其他的或未指明部位	408	3.38	13.85	8.35	8.51	0.47	1.01	380	4.34	12.01	7.26	7.31	0.50	0.80	O&U
所有部位合计	12080	100.00	409.95	243.16	242.55	13.32	28.23	8762	100.00	276.91	166.67	163.45	10.69	18.13	ALL
所有部位除外 C44	11978	99.16	406.49	241.13	240.49	13.23	28.04	8664	98.88	273.81	165.27	162.02	10.63	18.02	ALLbC44

2011—2013年南通市区恶性肿瘤死亡主要指标

部位	男性							女性							ICD-10
	病例数	构成(%)	粗率(1/10^5)	中标率(1/10^5)	世标率(1/10^5)	累积率 0-64岁	累积率 0-74岁	病例数	构成(%)	粗率(1/10^5)	中标率(1/10^5)	世标率(1/10^5)	累积率 0-64岁	累积率 0-74岁	
唇	1	0.01	0.03	0.02	0.02	0.00	0.00	0	0.00	0.00	0.00	0.00	0.00	0.00	C00
舌	6	0.07	0.20	0.13	0.14	0.01	0.01	4	0.08	0.13	0.06	0.06	0.01	0.01	C01-C02
口	11	0.13	0.37	0.22	0.22	0.01	0.03	6	0.12	0.19	0.08	0.08	0.01		C03-C06
唾液腺	5	0.06	0.17	0.10	0.09	0.00	0.01	2	0.04	0.06	0.04	0.04	0.00		C07-C08
扁桃腺	1	0.01	0.03	0.03	0.02	0.00	0.00	1	0.02	0.03	0.01	0.01	0.00		C09
其他的口咽	5	0.06	0.17	0.10	0.11	0.01	0.01	0	0.00	0.00	0.00	0.00	0.00	0.00	C10
鼻咽	65	0.74	2.21	1.33	1.32	0.07	0.16	28	0.57	0.88	0.48	0.46	0.02	0.05	C11
喉咽	5	0.06	0.17	0.10	0.11	0.01	0.02	0	0.00	0.00	0.00	0.00	0.00		C12-C13
咽,部位不明	3	0.03	0.10	0.04	0.06			1	0.02	0.03	0.02	0.02	0.00		C14
食管	955	10.94	32.41	17.99	18.37	0.86	2.08	398	8.05	12.58	5.64	5.67	0.14	0.56	C15
胃	1267	14.52	43.00	24.06	23.83	0.90	2.60	674	13.62	21.30	10.36	10.16	0.42	1.00	C16
小肠	22	0.25	0.75	0.42	0.41	0.01	0.04	22	0.44	0.70	0.34	0.33	0.01	0.03	C17
结肠	215	2.46	7.30	4.06	4.09	0.13	0.42	169	3.42	5.34	2.37	2.37	0.10	0.20	C18
直肠	258	2.96	8.76	4.88	4.88	0.19	0.46	217	4.39	6.86	2.86	3.01	0.10	0.24	C19-C20
肛门	19	0.22	0.64	0.35	0.38	0.01	0.03	17	0.34	0.54	0.24	0.24	0.01	0.02	C21
肝脏	1920	22.00	65.16	40.82	39.92	2.78	4.49	675	13.64	21.33	11.64	11.53	0.66	1.30	C22
胆囊及其他	52	0.60	1.76	1.02	0.97	0.04	0.10	87	1.76	2.75	1.35	1.33	0.05	0.14	C23-C24
胰腺	389	4.46	13.20	7.37	7.31	0.28	0.83	325	6.57	10.27	4.91	4.88	0.16	0.54	C25
鼻,鼻窦及其他	7	0.08	0.24	0.14	0.13	0.00	0.02	6	0.12	0.19	0.13	0.13	0.01	0.01	C30-C31
喉	38	0.44	1.29	0.73	0.74	0.04	0.08	4	0.08	0.13	0.08	0.08	0.01	0.01	C32
气管,支气管,肺	2252	25.81	76.42	42.87	42.57	1.51	5.01	1045	21.12	33.03	16.75	16.48	0.67	1.82	C33-C34
其他的胸腔器官	11	0.13	0.37	0.25	0.30	0.01	0.02	4	0.08	0.13	0.07	0.07	0.00	0.01	C37-C38
骨	128	1.47	4.34	2.55	2.49	0.11	0.29	81	1.64	2.56	1.41	1.41	0.07	0.16	C40-C41
皮肤的黑色素瘤	21	0.24	0.71	0.45	0.43	0.02	0.04	15	0.30	0.47	0.22	0.24	0.01	0.02	C43
其他的皮肤	33	0.38	1.12	0.59	0.59	0.00	0.05	26	0.53	0.82	0.29	0.33	0.00	0.02	C44
间皮瘤	0	0.00	0.00	0.00	0.00			0	0.00	0.00	0.00	0.00			C45
卡波氏肉瘤	0	0.00	0.00	0.00	0.00			2	0.04	0.06	0.04	0.05	0.00	0.01	C46
周围神经,其他结缔	7	0.08	0.24	0.15	0.14	0.01	0.02	3	0.06	0.09	0.04	0.04	0.00		C47;C49
乳房	2	0.02	0.07	0.04	0.03	0.00	0.00	290	5.86	9.17	5.35	5.27	0.35	0.59	C50
外阴	—	—	—	—	—	—	—	1	0.02	0.03	0.02	0.02	0.00		C51
阴道	—	—	—	—	—	—	—	1	0.02	0.03	0.01	0.01	0.00		C52
子宫颈	—	—	—	—	—	—	—	81	1.64	2.56	1.50	1.41	0.09	0.14	C53
子宫体	—	—	—	—	—	—	—	56	1.13	1.77	0.89	0.87	0.04	0.08	C54
子宫,部位不明	—	—	—	—	—	—	—	41	0.83	1.30	0.60	0.62	0.03	0.05	C55
卵巢	—	—	—	—	—	—	—	89	1.80	2.81	1.74	1.76	0.12	0.20	C56
其他的女性生殖器	—	—	—	—	—	—	—	2	0.04	0.06	0.04	0.03	0.00		C57
胎盘	—	—	—	—	—	—	—	0	0.00	0.00	0.00	0.00			C58
阴茎	2	0.02	0.07	0.04	0.03	0.00	0.00	—	—	—	—	—	—	—	C60
前列腺	165	1.89	5.60	2.82	2.86	0.03	0.15	—	—	—	—	—	—	—	C61
睾丸	2	0.02	0.07	0.03	0.02	0.00	0.00	—	—	—	—	—	—	—	C62
其他的男性生殖器	2	0.02	0.07	0.04	0.03			—	—	—	—	—	—	—	C63
肾	48	0.55	1.63	0.98	0.99	0.04	0.11	21	0.42	0.66	0.31	0.31	0.01	0.03	C64
肾盂	11	0.13	0.37	0.21	0.20	0.01	0.02	4	0.08	0.13	0.05	0.05	0.00		C65
输尿管	7	0.08	0.24	0.12	0.12	0.00	0.01	3	0.06	0.09	0.04	0.04	0.00		C66
膀胱	134	1.54	4.55	2.35	2.38	0.03	0.17	42	0.85	1.33	0.50	0.51	0.00	0.05	C67
其他的泌尿器官	0	0.00	0.00	0.00	0.00			0	0.00	0.00	0.00	0.00			C68
眼	4	0.05	0.14	0.07	0.06			1	0.02	0.03	0.04	0.02			C69
脑,神经系统	150	1.72	5.09	3.30	3.24	0.19	0.37	126	2.55	3.98	2.49	2.64	0.15	0.26	C70-C72
甲状腺	6	0.07	0.20	0.12	0.13	0.01	0.02	8	0.16	0.25	0.12	0.13	0.01	0.01	C73
肾上腺	3	0.03	0.10	0.06	0.07			3	0.06	0.09	0.10	0.17	0.01	0.01	C74
其他的内分泌腺	2	0.02	0.07	0.03	0.03			0	0.00	0.00	0.00	0.00			C75
霍奇金病	2	0.02	0.07	0.04	0.03			2	0.04	0.06	0.04	0.04	0.00	0.01	C81
非霍奇金淋巴瘤	110	1.26	3.73	2.24	2.25	0.12	0.25	76	1.54	2.40	1.31	1.23	0.05	0.14	C82-C85;C96
免疫增生性疾病	0	0.00	0.00	0.00	0.00			0	0.00	0.00	0.00	0.00			C88
多发性骨髓瘤	26	0.30	0.88	0.49	0.49	0.02	0.05	15	0.30	0.47	0.27	0.28	0.01	0.04	C90
淋巴样白血病	115	1.32	3.90	2.57	2.49	0.14	0.27	90	1.82	2.84	1.95	2.15	0.12	0.20	C91
髓样白血病	28	0.32	0.95	0.60	0.63	0.04	0.07	33	0.67	1.04	0.63	0.63	0.03	0.08	C92-C94
白血病,未特指	79	0.91	2.68	1.68	1.65	0.09	0.18	57	1.15	1.80	1.07	1.03	0.05	0.13	C95
其他的或未指明部位	132	1.51	4.48	2.59	2.54	0.09	0.27	93	1.88	2.94	1.47	1.45	0.06	0.16	O&U
所有部位合计	8726	100.00	296.13	171.17	169.89	7.84	18.76	4947	100.00	156.34	79.98	79.68	3.58	8.35	ALL
所有部位除外C44	8693	99.62	295.01	170.58	169.30	7.84	18.71	4921	99.47	155.52	79.69	79.35	3.58	8.34	ALLbC44

2011—2013年海安县恶性肿瘤发病主要指标

部位	男性					累积率		女性					累积率		ICD-10
	病例数	构成(%)	粗率(1/10⁵)	中标率(1/10⁵)	世标率(1/10⁵)	0—64岁	0—74岁	病例数	构成(%)	粗率(1/10⁵)	中标率(1/10⁵)	世标率(1/10⁵)	0—64岁	0—74岁	
唇	0	0.00	0.00	0.00	0.00	0.00	0.00	3	0.07	0.21	0.07	0.06	0.00	0.01	C00
舌	4	0.07	0.29	0.12	0.13	0.00	0.02	9	0.22	0.63	0.38	0.32	0.03	0.03	C01-C02
口	22	0.38	1.57	0.78	0.75	0.04	0.10	19	0.46	1.34	0.50	0.47	0.02	0.04	C03-C06
唾液腺	6	0.10	0.43	0.22	0.22	0.02	0.02	7	0.17	0.49	0.43	0.33	0.03	0.03	C07-C08
扁桃腺	5	0.09	0.36	0.15	0.15	0.01	0.02	2	0.05	0.14	0.07	0.07	0.00	0.01	C09
其他的口咽	2	0.03	0.14	0.06	0.07	0.00	0.01	1	0.02	0.07	0.01	0.02	0.00	0.00	C10
鼻咽	31	0.53	2.22	1.28	1.14	0.10	0.12	20	0.49	1.41	0.75	0.73	0.05	0.07	C11
喉咽	1	0.02	0.07	0.03	0.03	0.00	0.00	1	0.02	0.07	0.02	0.01	0.00	0.00	C12-C13
咽,部位不明	9	0.15	0.64	0.26	0.26	0.01	0.04	5	0.12	0.35	0.16	0.15	0.01	0.01	C14
食管	1442	24.59	103.18	43.43	44.22	2.10	5.71	802	19.61	56.47	22.19	22.23	0.82	2.98	C15
胃	1002	17.09	71.70	30.95	30.56	1.33	4.02	385	9.42	27.11	11.10	10.93	0.47	1.37	C16
小肠	15	0.26	1.07	0.48	0.46	0.03	0.05	14	0.34	0.99	0.46	0.46	0.02	0.06	C17
结肠	153	2.61	10.95	5.42	5.24	0.29	0.60	119	2.91	8.38	3.84	3.77	0.19	0.50	C18
直肠	256	4.37	18.32	8.62	8.52	0.52	1.03	174	4.26	12.25	5.40	5.23	0.27	0.59	C19-C20
肛门	1	0.02	0.07	0.03	0.03	0.00	0.01	2	0.05	0.14	0.04	0.06	0.00	0.00	C21
肝脏	829	14.14	59.32	30.59	29.48	2.13	3.39	323	7.90	22.74	10.79	10.53	0.72	1.21	C22
胆囊及其他	53	0.90	3.79	1.62	1.58	0.08	0.19	51	1.25	3.59	1.38	1.40	0.07	0.16	C23-C24
胰腺	179	3.05	12.81	5.54	5.50	0.27	0.69	136	3.33	9.58	3.92	3.85	0.17	0.48	C25
鼻,鼻窦及其他	11	0.19	0.79	0.37	0.37	0.02	0.05	1	0.02	0.07	0.04	0.04	0.00	0.01	C30-C31
喉	19	0.32	1.36	0.58	0.62	0.04	0.09	5	0.12	0.35	0.16	0.15	0.00	0.03	C32
气管,支气管,肺	1039	17.72	74.35	31.78	31.68	1.43	4.15	529	12.94	37.24	15.95	15.69	0.85	1.89	C33-C34
其他的胸腔器官	9	0.15	0.64	0.29	0.29	0.01	0.04	1	0.02	0.07	0.10	0.11	0.01	0.01	C37-C38
骨	37	0.63	2.65	1.35	1.27	0.07	0.14	35	0.86	2.46	1.21	1.22	0.07	0.16	C40-C41
皮肤的黑色素瘤	12	0.20	0.86	0.39	0.43	0.02	0.05	13	0.32	0.92	0.38	0.38	0.02	0.05	C43
其他的皮肤	49	0.84	3.51	1.40	1.42	0.05	0.16	26	0.64	1.83	0.65	0.65	0.03	0.05	C44
间皮瘤	1	0.02	0.07	0.03	0.02	0.00	0.00	1	0.02	0.07	0.04	0.04	0.00	0.01	C45
卡波氏肉瘤	0	0.00	0.00	0.00	0.00	0.00	0.00	0	0.00	0.00	0.00	0.00	0.00	0.00	C46
周围神经,其他结缔	18	0.31	1.29	0.64	0.60	0.05	0.05	6	0.15	0.42	0.23	0.23	0.02	0.03	C47;C49
乳房	0	0.00	0.00	0.00	0.00	0.00	0.00	457	11.18	32.18	19.29	17.76	1.47	1.88	C50
外阴	—	—	—	—	—	—	—	4	0.10	0.28	0.11	0.11	0.00	0.01	C51
阴道	—	—	—	—	—	—	—	7	0.17	0.49	0.27	0.27	0.02	0.04	C52
子宫颈	—	—	—	—	—	—	—	315	7.70	22.18	12.89	11.82	0.90	1.27	C53
子宫体	—	—	—	—	—	—	—	71	1.74	5.00	2.87	2.71	0.20	0.33	C54
子宫,部位不明	—	—	—	—	—	—	—	65	1.59	4.58	2.25	2.21	0.16	0.25	C55
卵巢	—	—	—	—	—	—	—	90	2.20	6.34	3.38	3.25	0.26	0.35	C56
其他的女性生殖器	—	—	—	—	—	—	—	4	0.10	0.28	0.16	0.17	0.01	0.02	C57
胎盘	—	—	—	—	—	—	—	0	0.00	0.00	0.00	0.00	0.00	0.00	C58
阴茎	23	0.39	1.65	0.74	0.76	0.04	0.08	—	—	—	—	—	—	—	C60
前列腺	125	2.13	8.94	3.34	3.26	0.03	0.33	—	—	—	—	—	—	—	C61
睾丸	4	0.07	0.29	0.20	0.16	0.01	0.01	—	—	—	—	—	—	—	C62
其他的男性生殖器	1	0.02	0.07	0.03	0.02	0.00	0.00	—	—	—	—	—	—	—	C63
肾	26	0.44	1.86	0.89	1.08	0.05	0.08	12	0.29	0.84	0.39	0.40	0.03	0.06	C64
肾盂	3	0.05	0.21	0.08	0.08	0.00	0.01	1	0.02	0.07	0.02	0.01	0.00	0.00	C65
输尿管	1	0.02	0.07	0.03	0.04	0.00	0.01	4	0.10	0.28	0.13	0.14	0.01	0.03	C66
膀胱	115	1.96	8.23	3.39	3.45	0.14	0.42	39	0.95	2.75	1.06	1.04	0.04	0.13	C67
其他的泌尿器官	0	0.00	0.00	0.00	0.00	0.00	0.00	0	0.00	0.00	0.00	0.00	0.00	0.00	C68
眼	0	0.00	0.00	0.00	0.00	0.00	0.00	2	0.05	0.14	0.17	0.33	0.01	0.02	C69
脑,神经系统	80	1.36	5.72	3.86	3.97	0.23	0.38	90	2.20	6.34	4.04	3.78	0.24	0.41	C70-C72
甲状腺	9	0.15	0.64	0.41	0.40	0.03	0.04	35	0.86	2.46	1.91	1.75	0.13	0.16	C73
肾上腺	1	0.02	0.07	0.02	0.03	0.00	0.00	0	0.00	0.00	0.00	0.00	0.00	0.00	C74
其他的内分泌腺	1	0.02	0.07	0.04	0.04	0.00	0.00	3	0.07	0.21	0.10	0.10	0.01	0.01	C75
霍奇金病	7	0.12	0.50	0.39	0.30	0.02	0.03	7	0.17	0.49	0.19	0.19	0.01	0.01	C81
非霍奇金淋巴瘤	86	1.47	6.15	3.53	3.64	0.21	0.33	59	1.44	4.15	1.84	1.77	0.11	0.19	C82-C85;C96
免疫增生性疾病	0	0.00	0.00	0.00	0.00	0.00	0.00	0	0.00	0.00	0.00	0.00	0.00	0.00	C88
多发性骨髓瘤	27	0.46	1.93	1.10	1.12	0.05	0.15	20	0.49	1.41	0.63	0.63	0.04	0.15	C90
淋巴样白血病	18	0.31	1.29	0.70	0.72	0.04	0.06	8	0.20	0.56	0.33	0.34	0.02	0.04	C91
髓样白血病	39	0.67	2.79	1.91	1.59	0.10	0.16	34	0.83	2.39	1.19	1.11	0.06	0.13	C92-C94
白血病,未特指	42	0.72	3.01	2.11	2.27	0.12	0.18	22	0.54	1.55	0.90	0.85	0.06	0.09	C95
其他的或未指明部位	51	0.87	3.65	1.64	1.65	0.08	0.20	50	1.22	3.52	1.83	1.78	0.13	0.20	O&U
所有部位合计	5864	100.00	419.61	190.85	189.62	9.78	23.23	4089	100.00	287.89	136.22	131.64	7.78	15.53	ALL
所有部位除外 C44	5815	99.16	416.10	189.45	188.20	9.74	23.07	4063	99.36	286.06	135.56	131.00	7.75	15.48	ALLbC44

2011—2013年海安县恶性肿瘤死亡主要指标

部位	男性							女性							ICD-10
	病例数	构成(%)	粗率(1/10^5)	中标率(1/10^5)	世标率(1/10^5)	累积率 0—64岁	累积率 0—74岁	病例数	构成(%)	粗率(1/10^5)	中标率(1/10^5)	世标率(1/10^5)	累积率 0—64岁	累积率 0—74岁	
唇	0	0.00	0.00	0.00	0.00	0.00	0.00	0	0.00	0.00	0.00	0.00	0.00	0.00	C00
舌	3	0.07	0.21	0.09	0.09	0.00	0.01	3	0.12	0.21	0.07	0.05	0.00	0.00	C01-C02
口	11	0.25	0.79	0.31	0.33	0.01	0.04	10	0.38	0.70	0.23	0.22	0.00	0.02	C03-C06
唾液腺	1	0.02	0.07	0.02	0.03	0.00	0.00	1	0.04	0.07	0.03	0.03	0.00	0.00	C07-C08
扁桃腺	1	0.02	0.07	0.03	0.04	0.00	0.00	1	0.04	0.07	0.02	0.02	0.00	0.00	C09
其他的口咽	1	0.02	0.07	0.03	0.03	0.00	0.01	1	0.04	0.07	0.01	0.02	0.00	0.00	C10
鼻咽	24	0.55	1.72	0.81	0.84	0.06	0.12	10	0.38	0.70	0.28	0.27	0.01	0.05	C11
喉咽	0	0.00	0.00	0.00	0.00	0.00	0.00	1	0.04	0.07	0.02	0.01	0.00	0.00	C12-C13
咽,部位不明	4	0.09	0.29	0.12	0.12	0.01	0.02	4	0.15	0.28	0.10	0.10	0.00	0.00	C14
食管	1071	24.71	76.64	31.21	31.31	1.17	3.80	653	25.10	45.97	16.63	16.29	0.39	1.97	C15
胃	700	16.15	50.09	20.94	20.36	0.71	2.47	287	11.03	20.21	7.70	7.60	0.26	0.93	C16
小肠	13	0.30	0.93	0.42	0.40	0.03	0.04	4	0.15	0.28	0.12	0.12	0.00	0.02	C17
结肠	55	1.27	3.94	1.93	1.81	0.09	0.16	50	1.92	3.52	1.29	1.34	0.06	0.16	C18
直肠	130	3.00	9.30	4.13	3.95	0.18	0.43	85	3.27	5.98	2.29	2.23	0.07	0.21	C19-C20
肛门	0	0.00	0.00	0.00	0.00	0.00	0.00	0	0.00	0.00	0.00	0.00	0.00	0.00	C21
肝脏	754	17.40	53.95	27.03	26.36	1.91	3.04	291	11.18	20.49	9.88	9.52	0.62	1.06	C22
胆囊及其他	45	1.04	3.22	1.33	1.32	0.06	0.17	34	1.31	2.39	0.90	0.92	0.05	0.10	C23-C24
胰腺	164	3.78	11.74	5.05	4.99	0.20	0.64	117	4.50	8.24	3.27	3.21	0.12	0.41	C25
鼻,鼻窦及其他	3	0.07	0.21	0.10	0.10	0.00	0.02	2	0.08	0.14	0.07	0.08	0.00	0.00	C30-C31
喉	9	0.21	0.64	0.23	0.24	0.00	0.02	0	0.00	0.00	0.00	0.00	0.00	0.00	C32
气管,支气管,肺	853	19.68	61.04	25.76	25.42	1.07	3.20	446	17.14	31.40	13.00	12.77	0.61	1.52	C33-C34
其他的胸腔器官	8	0.18	0.57	0.24	0.24	0.01	0.03	2	0.08	0.14	0.15	0.16	0.01	0.01	C37-C38
骨	35	0.81	2.50	1.19	1.13	0.05	0.13	31	1.19	2.18	0.95	1.00	0.05	0.14	C40-C41
皮肤的黑色素瘤	2	0.05	0.14	0.04	0.06	0.00	0.00	6	0.23	0.42	0.15	0.14	0.00	0.00	C43
其他的皮肤	10	0.23	0.72	0.29	0.29	0.01	0.03	9	0.35	0.63	0.20	0.22	0.01	0.02	C44
间皮瘤	0	0.00	0.00	0.00	0.00	0.00	0.00	1	0.04	0.07	0.04	0.04	0.00	0.00	C45
卡波氏肉瘤	0	0.00	0.00	0.00	0.00	0.00	0.00	1	0.04	0.07	0.03	0.04	0.00	0.00	C46
周围神经,其他结缔	3	0.07	0.21	0.08	0.08	0.00	0.00	5	0.19	0.35	0.34	0.47	0.02	0.02	C47;C49
乳房	2	0.05	0.14	0.05	0.05	0.00	0.00	112	4.30	7.89	4.06	3.92	0.29	0.45	C50
外阴	—	—	—	—	—	—	—	3	0.12	0.21	0.07	0.07	0.00	0.01	C51
阴道	—	—	—	—	—	—	—	2	0.08	0.14	0.05	0.06	0.00	0.01	C52
子宫颈	—	—	—	—	—	—	—	82	3.15	5.77	2.74	2.53	0.10	0.31	C53
子宫体	—	—	—	—	—	—	—	8	0.31	0.56	0.27	0.30	0.02	0.04	C54
子宫,部位不明	—	—	—	—	—	—	—	43	1.65	3.03	1.31	1.25	0.05	0.14	C55
卵巢	—	—	—	—	—	—	—	41	1.58	2.89	1.38	1.38	0.09	0.16	C56
其他的女性生殖器	—	—	—	—	—	—	—	8	0.31	0.56	0.25	0.26	0.02	0.03	C57
胎盘	—	—	—	—	—	—	—	0	0.00	0.00	0.00	0.00	0.00	0.00	C58
阴茎	3	0.07	0.21	0.08	0.09	0.00	0.00	—	—	—	—	—	—	—	C60
前列腺	54	1.25	3.86	1.39	1.43	0.02	0.11	—	—	—	—	—	—	—	C61
睾丸	1	0.02	0.07	0.03	0.03	0.00	0.01	—	—	—	—	—	—	—	C62
其他的男性生殖器	0	0.00	0.00	0.00	0.00	0.00	0.00	—	—	—	—	—	—	—	C63
肾	17	0.39	1.22	0.59	0.78	0.04	0.04	8	0.31	0.56	0.29	0.29	0.02	0.03	C64
肾盂	2	0.05	0.14	0.06	0.06	0.00	0.00	0	0.00	0.00	0.00	0.00	0.00	0.00	C65
输尿管	0	0.00	0.00	0.00	0.00	0.00	0.00	2	0.08	0.14	0.06	0.07	0.00	0.01	C66
膀胱	52	1.20	3.72	1.38	1.41	0.03	0.11	19	0.73	1.34	0.49	0.45	0.01	0.05	C67
其他的泌尿器官	0	0.00	0.00	0.00	0.00	0.00	0.00	0	0.00	0.00	0.00	0.00	0.00	0.00	C68
眼	0	0.00	0.00	0.00	0.00	0.00	0.00	1	0.04	0.07	0.17	0.37	0.02	0.02	C69
脑,神经系统	75	1.73	5.37	3.58	3.69	0.21	0.36	60	2.31	4.22	2.82	2.75	0.16	0.27	C70-C72
甲状腺	4	0.09	0.29	0.11	0.11	0.01	0.01	5	0.19	0.35	0.14	0.14	0.01	0.01	C73
肾上腺	0	0.00	0.00	0.00	0.00	0.00	0.00	1	0.04	0.07	0.05	0.05	0.01	0.01	C74
其他的内分泌腺	1	0.02	0.07	0.03	0.04	0.00	0.00	1	0.04	0.07	0.03	0.03	0.00	0.00	C75
霍奇金病	8	0.18	0.57	0.29	0.28	0.02	0.04	7	0.27	0.49	0.20	0.20	0.00	0.00	C81
非霍奇金淋巴瘤	62	1.43	4.44	2.22	2.19	0.12	0.22	34	1.31	2.39	1.09	1.01	0.04	0.12	C82-C85;C96
免疫增生性疾病	1	0.02	0.07	0.03	0.04	0.00	0.00	0	0.00	0.00	0.00	0.00	0.00	0.00	C88
多发性骨髓瘤	13	0.30	0.93	0.43	0.43	0.02	0.07	13	0.50	0.92	0.41	0.38	0.02	0.05	C90
淋巴样白血病	16	0.37	1.14	0.75	0.71	0.04	0.06	6	0.23	0.42	0.23	0.22	0.02	0.05	C91
髓样白血病	24	0.55	1.72	0.96	0.83	0.05	0.09	20	0.77	1.41	0.59	0.54	0.02	0.05	C92-C94
白血病,未特指	34	0.78	2.43	1.48	1.51	0.09	0.13	23	0.88	1.62	0.97	1.08	0.06	0.09	C95
其他的或未指明部位	65	1.50	4.65	2.12	2.12	0.10	0.23	48	1.84	3.38	1.46	1.44	0.08	0.16	O&U
所有部位合计	4334	100.00	310.13	136.97	135.27	6.35	15.86	2602	100.00	183.20	76.90	75.66	3.37	8.71	ALL
所有部位除外 C44	4324	99.77	309.41	136.67	134.98	6.34	15.83	2593	99.65	182.56	76.70	75.45	3.36	8.69	ALLbC44

2011—2013年启东市恶性肿瘤发病主要指标

部位	男性							女性							ICD-10
	病例数	构成(%)	粗率(1/10⁵)	中标率(1/10⁵)	世标率(1/10⁵)	累积率 0—64岁	累积率 0—74岁	病例数	构成(%)	粗率(1/10⁵)	中标率(1/10⁵)	世标率(1/10⁵)	累积率 0—64岁	累积率 0—74岁	
唇	5	0.07	0.30	0.16	0.15	0.01	0.02	1	0.02	0.06	0.02	0.02	0.00	0.00	C00
舌	12	0.16	0.73	0.48	0.43	0.03	0.03	8	0.16	0.47	0.22	0.23	0.01	0.03	C01-C02
口	12	0.16	0.73	0.37	0.34	0.02	0.04	11	0.21	0.64	0.31	0.31	0.02	0.03	C03-C06
唾液腺	7	0.10	0.42	0.22	0.20	0.02	0.02	8	0.16	0.47	0.30	0.25	0.01	0.03	C07-C08
扁桃腺	4	0.05	0.24	0.15	0.15	0.01	0.02	2	0.04	0.12	0.05	0.04	0.00	0.01	C09
其他的口咽	2	0.03	0.12	0.06	0.07	0.00	0.01	0	0.00	0.00	0.00	0.00	0.00	0.00	C10
鼻咽	77	1.05	4.65	2.75	2.58	0.19	0.28	26	0.50	1.52	0.91	0.83	0.07	0.09	C11
喉咽	4	0.05	0.24	0.12	0.12	0.01	0.02	0	0.00	0.00	0.00	0.00	0.00	0.00	C12-C13
咽,部位不明	0	0.00	0.00	0.00	0.00	0.00	0.00	0	0.00	0.00	0.00	0.00	0.00	0.00	C14
食管	298	4.08	18.00	8.78	8.74	0.35	1.08	106	2.06	6.18	2.32	2.31	0.08	0.23	C15
胃	929	12.71	56.13	27.98	27.64	1.32	3.23	534	10.36	31.14	13.82	13.50	0.65	1.54	C16
小肠	14	0.19	0.85	0.38	0.37	0.02	0.04	8	0.16	0.47	0.23	0.23	0.01	0.04	C17
结肠	228	3.12	13.78	6.86	6.82	0.31	0.85	231	4.48	13.47	5.73	5.75	0.27	0.68	C18
直肠	391	5.35	23.62	11.71	11.75	0.61	1.39	334	6.48	19.48	8.46	8.38	0.38	0.99	C19-C20
肛门	5	0.07	0.30	0.11	0.12	0.00	0.00	2	0.04	0.12	0.07	0.08	0.00	0.01	C21
肝脏	1740	23.80	105.13	58.00	55.90	4.08	6.31	714	13.85	41.64	19.77	19.77	1.33	2.28	C22
胆囊及其他	78	1.07	4.71	2.26	2.30	0.10	0.22	94	1.82	5.48	2.28	2.17	0.10	0.23	C23-C24
胰腺	300	4.10	18.13	9.06	8.85	0.38	1.10	282	5.47	16.44	7.00	6.87	0.27	0.81	C25
鼻、鼻窦及其他	12	0.16	0.73	0.37	0.36	0.02	0.04	9	0.17	0.52	0.27	0.25	0.01	0.03	C30-C31
喉	48	0.66	2.90	1.45	1.45	0.09	0.17	2	0.04	0.12	0.06	0.06	0.01	0.01	C32
气管,支气管,肺	1901	26.01	114.86	56.69	55.96	2.23	6.75	844	16.37	49.22	21.88	21.68	1.10	2.62	C33-C34
其他的胸腔器官	16	0.22	0.97	0.69	0.68	0.04	0.07	11	0.21	0.64	0.38	0.52	0.03	0.04	C37-C38
骨	20	0.27	1.21	0.61	0.60	0.04	0.06	14	0.27	0.82	0.48	0.52	0.03	0.05	C40-C41
皮肤的黑色素瘤	16	0.22	0.97	0.45	0.46	0.03	0.04	8	0.16	0.47	0.28	0.25	0.00	0.02	C43
其他的皮肤	65	0.89	3.93	1.90	1.94	0.09	0.17	67	1.30	3.91	1.32	1.35	0.03	0.11	C44
间皮瘤	1	0.01	0.06	0.03	0.04	0.00	0.00	2	0.04	0.12	0.05	0.06	0.01	0.01	C45
卡波氏肉瘤	0	0.00	0.00	0.00	0.00	0.00	0.00	0	0.00	0.00	0.00	0.00	0.00	0.00	C46
周围神经,其他结缔	9	0.12	0.54	0.30	0.30	0.02	0.04	8	0.16	0.47	0.20	0.20	0.01	0.02	C47;C49
乳房	11	0.15	0.66	0.32	0.34	0.01	0.04	695	13.48	40.53	23.61	22.15	1.79	2.47	C50
外阴	—	—	—	—	—	—	—	6	0.12	0.35	0.20	0.20	0.00	0.03	C51
阴道	—	—	—	—	—	—	—	2	0.04	0.12	0.07	0.06	0.00	0.01	C52
子宫颈	—	—	—	—	—	—	—	239	4.64	13.94	9.46	8.34	0.68	0.82	C53
子宫体	—	—	—	—	—	—	—	98	1.90	5.71	3.19	3.08	0.25	0.36	C54
子宫,部位不明	—	—	—	—	—	—	—	80	1.55	4.67	2.47	2.38	0.19	0.26	C55
卵巢	—	—	—	—	—	—	—	99	1.92	5.77	3.50	3.34	0.26	0.36	C56
其他的女性生殖器	—	—	—	—	—	—	—	8	0.16	0.47	0.24	0.24	0.02	0.03	C57
胎盘	—	—	—	—	—	—	—	2	0.04	0.12	0.15	0.10	0.01	0.01	C58
阴茎	8	0.11	0.48	0.25	0.23	0.02	0.02	—	—	—	—	—	—	—	C60
前列腺	238	3.26	14.38	6.58	6.24	0.09	0.59	—	—	—	—	—	—	—	C61
睾丸	10	0.14	0.60	0.40	0.37	0.03	0.04	—	—	—	—	—	—	—	C62
其他的男性生殖器	2	0.03	0.12	0.05	0.05	0.00	0.01	—	—	—	—	—	—	—	C63
肾	59	0.81	3.56	1.80	1.82	0.10	0.22	40	0.78	2.33	1.28	1.35	0.08	0.15	C64
肾盂	10	0.14	0.60	0.30	0.32	0.02	0.04	2	0.04	0.12	0.06	0.07	0.00	0.01	C65
输尿管	3	0.04	0.18	0.09	0.09	0.00	0.01	5	0.10	0.29	0.12	0.12	0.00	0.01	C66
膀胱	242	3.31	14.62	6.88	7.02	0.27	0.77	53	1.03	3.09	1.31	1.31	0.05	0.16	C67
其他的泌尿器官	0	0.00	0.00	0.00	0.00	0.00	0.00	0	0.00	0.00	0.00	0.00	0.00	0.00	C68
眼	8	0.11	0.48	0.22	0.21	0.01	0.02	2	0.04	0.12	0.05	0.05	0.00	0.01	C69
脑,神经系统	139	1.90	8.40	5.45	5.27	0.32	0.59	148	2.87	8.63	4.46	4.44	0.26	0.54	C70-C72
甲状腺	21	0.29	1.27	0.93	0.89	0.06	0.10	74	1.44	4.32	2.83	2.59	0.21	0.27	C73
肾上腺	1	0.01	0.06	0.08	0.05	0.00	0.00	0	0.00	0.00	0.00	0.00	0.00	0.00	C74
其他的内分泌腺	1	0.01	0.06	0.03	0.03	0.00	0.01	5	0.10	0.29	0.22	0.23	0.01	0.02	C75
霍奇金病	0	0.00	0.00	0.00	0.00	0.00	0.00	1	0.02	0.06	0.06	0.06	0.00	0.01	C81
非霍奇金淋巴瘤	145	1.98	8.76	4.95	4.70	0.30	0.55	94	1.82	5.48	2.81	2.72	0.16	0.32	C82-C85;C96
免疫增生性疾病	2	0.03	0.12	0.06	0.05	0.00	0.01	1	0.02	0.06	0.04	0.04	0.00	0.00	C88
多发性骨髓瘤	69	0.94	4.17	2.20	2.14	0.12	0.23	55	1.07	3.21	1.46	1.49	0.09	0.20	C90
淋巴样白血病	41	0.56	2.48	1.69	1.68	0.11	0.16	22	0.43	1.28	0.81	0.79	0.04	0.08	C91
髓样白血病	33	0.45	1.99	1.17	1.14	0.06	0.13	36	0.70	2.10	1.06	1.02	0.05	0.11	C92-C94
白血病,未特指	57	0.78	3.44	2.62	2.53	0.13	0.24	48	0.93	2.80	1.80	1.73	0.10	0.17	C95
其他的或未指明部位	16	0.22	0.97	0.53	0.54	0.04	0.06	14	0.27	0.82	0.51	0.43	0.03	0.04	O&U
所有部位合计	7310	100.00	441.66	228.53	224.02	11.72	25.83	5156	100.00	300.67	148.16	143.94	8.75	16.35	ALL
所有部位除外 C44	7245	99.11	437.73	226.63	222.08	11.63	25.67	5089	98.70	296.76	146.85	142.60	8.73	16.24	ALLbC44

2011—2013年启东市恶性肿瘤死亡主要指标

部位	男性					累积率		女性					累积率		ICD-10
	病例数	构成(%)	粗率(1/10^5)	中标率(1/10^5)	世标率(1/10^5)	0—64岁	0—74岁	病例数	构成(%)	粗率(1/10^5)	中标率(1/10^5)	世标率(1/10^5)	0—64岁	0—74岁	
唇	1	0.02	0.06	0.02	0.03	0.00	0.00	2	0.06	0.12	0.03	0.03	0.00	0.00	C00
舌	8	0.13	0.48	0.24	0.23	0.01	0.02	3	0.09	0.17	0.18	0.13	0.01	0.01	C01-C02
口	11	0.18	0.66	0.33	0.33	0.02	0.04	7	0.21	0.41	0.13	0.14	0.01	0.01	C03-C06
唾液腺	2	0.03	0.12	0.06	0.05	0.00	0.00	5	0.15	0.29	0.10	0.10	0.01	0.01	C07-C08
扁桃腺	0	0.00	0.00	0.00	0.00	0.00	0.00	2	0.06	0.12	0.05	0.04	0.00	0.01	C09
其他的口咽	1	0.02	0.06	0.04	0.04	0.00	0.01	0	0.00	0.00	0.00	0.00	0.00	0.00	C10
鼻咽	46	0.77	2.78	1.48	1.43	0.10	0.16	17	0.50	0.99	0.45	0.45	0.03	0.05	C11
喉咽	2	0.03	0.12	0.06	0.06	0.01	0.01	0	0.00	0.00	0.00	0.00	0.00	0.00	C12-C13
咽,部位不明	0	0.00	0.00	0.00	0.00	0.00	0.00	0	0.00	0.00	0.00	0.00	0.00	0.00	C14
食管	252	4.23	15.23	7.32	7.28	0.24	0.90	98	2.89	5.71	1.95	1.90	0.04	0.17	C15
胃	728	12.21	43.98	21.15	20.91	0.85	2.28	392	11.54	22.86	9.48	9.26	0.38	0.96	C16
小肠	9	0.15	0.54	0.25	0.23	0.01	0.02	4	0.12	0.23	0.10	0.11	0.00	0.02	C17
结肠	116	1.95	7.01	3.28	3.28	0.12	0.34	113	3.33	6.59	2.43	2.48	0.09	0.23	C18
直肠	225	3.78	13.59	6.58	6.56	0.33	0.68	199	5.86	11.60	4.25	4.26	0.14	0.43	C19-C20
肛门	3	0.05	0.18	0.07	0.09	0.01	0.01	1	0.03	0.06	0.03	0.03	0.00	0.00	C21
肝脏	1549	25.99	93.59	51.27	49.56	3.58	5.50	622	18.32	36.27	16.90	16.83	1.09	1.92	C22
胆囊及其他	76	1.28	4.59	2.19	2.24	0.11	0.22	97	2.86	5.66	2.20	2.17	0.10	0.21	C23-C24
胰腺	291	4.88	17.58	8.80	8.63	0.33	1.06	264	7.77	15.39	6.45	6.34	0.23	0.74	C25
鼻,鼻窦及其他	11	0.18	0.66	0.40	0.35	0.02	0.04	5	0.15	0.29	0.13	0.12	0.01	0.01	C30-C31
喉	22	0.37	1.33	0.64	0.63	0.03	0.06	2	0.06	0.12	0.06	0.07	0.01	0.01	C32
气管,支气管,肺	1767	29.65	106.76	52.29	51.51	1.91	6.02	721	21.23	42.04	18.28	18.04	0.84	2.17	C33-C34
其他的胸腔器官	15	0.25	0.91	0.57	0.55	0.03	0.05	6	0.18	0.35	0.40	0.36	0.01	0.02	C37-C38
骨	14	0.23	0.85	0.46	0.44	0.02	0.05	11	0.32	0.64	0.27	0.28	0.01	0.03	C40-C41
皮肤的黑色素瘤	16	0.27	0.97	0.45	0.47	0.02	0.04	5	0.15	0.29	0.11	0.10	0.00	0.01	C43
其他的皮肤	33	0.55	1.99	0.86	0.92	0.03	0.05	37	1.09	2.16	0.66	0.67	0.02	0.04	C44
间皮瘤	1	0.02	0.06	0.03	0.04	0.00	0.00	1	0.03	0.06	0.03	0.03	0.00	0.00	C45
卡波氏肉瘤	0	0.00	0.00	0.00	0.00	0.00	0.00	0	0.00	0.00	0.00	0.00	0.00	0.00	C46
周围神经,其他结缔	3	0.05	0.18	0.13	0.12	0.01	0.01	4	0.12	0.23	0.23	0.25	0.02	0.02	C47;C49
乳房	1	0.02	0.06	0.02	0.03	0.00	0.00	218	6.42	12.71	6.36	6.19	0.43	0.70	C50
外阴	—	—	—	—	—	—	—	1	0.03	0.06	0.01	0.02	0.00	0.00	C51
阴道	—	—	—	—	—	—	—	2	0.06	0.12	0.11	0.08	0.01	0.01	C52
子宫颈	—	—	—	—	—	—	—	71	2.09	4.14	2.47	2.21	0.15	0.21	C53
子宫体	—	—	—	—	—	—	—	13	0.38	0.76	0.36	0.34	0.02	0.04	C54
子宫,部位不明	—	—	—	—	—	—	—	37	1.09	2.16	1.13	1.02	0.06	0.10	C55
卵巢	—	—	—	—	—	—	—	57	1.68	3.32	1.71	1.71	0.14	0.18	C56
其他的女性生殖器	—	—	—	—	—	—	—	4	0.12	0.23	0.11	0.10	0.01	0.01	C57
胎盘	—	—	—	—	—	—	—	1	0.03	0.06	0.08	0.05	0.00	0.00	C58
阴茎	0	0.00	0.00	0.00	0.00	0.00	0.00	—	—	—	—	—	—	—	C60
前列腺	141	2.37	8.52	3.67	3.52	0.02	0.24	—	—	—	—	—	—	—	C61
睾丸	4	0.07	0.24	0.14	0.14	0.01	0.02	—	—	—	—	—	—	—	C62
其他的男性生殖器	1	0.02	0.06	0.02	0.03	0.00	0.00	—	—	—	—	—	—	—	C63
肾	22	0.37	1.33	0.62	0.60	0.02	0.06	19	0.56	1.11	0.50	0.51	0.02	0.06	C64
肾盂	3	0.05	0.18	0.09	0.09	0.00	0.01	0	0.00	0.00	0.00	0.00	0.00	0.00	C65
输尿管	2	0.03	0.12	0.05	0.05	0.00	0.00	0	0.00	0.00	0.00	0.00	0.00	0.00	C66
膀胱	155	2.60	9.36	4.13	4.26	0.10	0.29	40	1.18	2.33	0.76	0.74	0.01	0.06	C67
其他的泌尿器官	0	0.00	0.00	0.00	0.00	0.00	0.00	1	0.03	0.06	0.03	0.03	0.00	0.01	C68
眼	7	0.12	0.42	0.20	0.17	0.00	0.01	0	0.00	0.00	0.00	0.00	0.00	0.00	C69
脑,神经系统	126	2.11	7.61	5.22	4.97	0.28	0.52	100	2.94	5.83	3.28	3.23	0.18	0.37	C70-C72
甲状腺	7	0.12	0.42	0.20	0.21	0.02	0.03	6	0.18	0.35	0.12	0.12	0.00	0.02	C73
肾上腺	0	0.00	0.00	0.00	0.00	0.00	0.00	0	0.00	0.00	0.00	0.00	0.00	0.00	C74
其他的内分泌腺	1	0.02	0.06	0.03	0.04	0.00	0.00	1	0.03	0.06	0.04	0.03	0.00	0.01	C75
霍奇金病	0	0.00	0.00	0.00	0.00	0.00	0.00	0	0.00	0.00	0.00	0.00	0.00	0.00	C81
非霍奇金淋巴瘤	109	1.83	6.59	3.51	3.41	0.18	0.35	67	1.97	3.91	1.72	1.71	0.10	0.21	C82-C85;C96
免疫增生性疾病	1	0.02	0.06	0.03	0.03	0.00	0.00	1	0.03	0.06	0.02	0.03	0.00	0.00	C88
多发性骨髓瘤	59	0.99	3.56	1.89	1.81	0.11	0.20	49	1.44	2.86	1.29	1.29	0.05	0.18	C90
淋巴样白血病	31	0.52	1.87	1.27	1.23	0.07	0.13	8	0.24	0.47	0.21	0.21	0.02	0.02	C91
髓样白血病	21	0.35	1.27	0.77	0.77	0.03	0.08	24	0.71	1.40	0.53	0.52	0.03	0.05	C92-C94
白血病,未特指	61	1.02	3.69	2.43	2.30	0.13	0.23	52	1.53	3.03	2.24	2.07	0.13	0.20	C95
其他的或未指明部位	6	0.10	0.36	0.22	0.22	0.01	0.03	5	0.15	0.29	0.15	0.14	0.01	0.01	O&U
所有部位合计	5960	100.00	360.10	183.48	179.82	8.78	19.80	3396	100.00	198.04	87.96	86.55	4.42	9.53	ALL
所有部位除外 C44	5927	99.45	358.10	182.62	178.90	8.75	19.75	3359	98.91	195.88	87.30	85.88	4.40	9.48	ALLbC44

2011—2013年如皋市恶性肿瘤发病主要指标

部位	男性							女性							ICD-10
	病例数	构成(%)	粗率(1/10⁵)	中标率(1/10⁵)	世标率(1/10⁵)	累积率 0—64岁	累积率 0—74岁	病例数	构成(%)	粗率(1/10⁵)	中标率(1/10⁵)	世标率(1/10⁵)	累积率 0—64岁	累积率 0—74岁	
唇	1	0.02	0.07	0.04	0.04	0.00	0.01	5	0.12	0.35	0.17	0.16	0.00	0.03	C00
舌	14	0.24	0.98	0.58	0.55	0.06	0.06	9	0.21	0.63	0.36	0.40	0.05	0.05	C01-C02
口	18	0.31	1.26	0.63	0.63	0.04	0.08	18	0.42	1.26	0.53	0.54	0.03	0.07	C03-C06
唾液腺	8	0.14	0.56	0.40	0.37	0.02	0.03	9	0.21	0.63	0.45	0.41	0.04	0.04	C07-C08
扁桃腺	2	0.03	0.14	0.07	0.07	0.01	0.01	0	0.00	0.00	0.00	0.00	0.00	0.00	C09
其他的口咽	4	0.07	0.28	0.15	0.14	0.00	0.02	2	0.05	0.14	0.09	0.08	0.01	0.01	C10
鼻咽	50	0.85	3.51	2.10	2.01	0.16	0.24	22	0.51	1.54	0.83	0.78	0.05	0.09	C11
喉咽	9	0.15	0.63	0.30	0.31	0.01	0.04	1	0.02	0.07	0.04	0.04	0.01	0.01	C12-C13
咽,部位不明	9	0.15	0.63	0.33	0.32	0.03	0.03	2	0.05	0.14	0.08	0.08	0.01	0.01	C14
食管	1505	25.66	105.76	51.06	52.00	2.54	6.62	923	21.37	64.71	27.23	27.35	1.06	3.57	C15
胃	704	12.00	49.47	23.91	23.92	1.11	3.02	295	6.83	20.68	9.06	8.79	0.38	0.96	C16
小肠	24	0.41	1.69	0.95	0.93	0.07	0.10	11	0.25	0.77	0.44	0.43	0.04	0.04	C17
结肠	156	2.66	10.96	6.21	5.87	0.32	0.74	108	2.50	7.57	3.54	3.55	0.19	0.45	C18
直肠	217	3.70	15.25	7.74	7.68	0.42	0.86	161	3.73	11.29	5.38	5.32	0.30	0.65	C19-C20
肛门	3	0.05	0.21	0.17	0.14	0.01	0.02	3	0.07	0.21	0.09	0.09	0.01	0.01	C21
肝脏	1012	17.25	71.12	41.92	39.50	3.01	4.15	352	8.15	24.68	12.43	12.32	0.85	1.43	C22
胆囊及其他	62	1.06	4.36	2.41	2.26	0.13	0.23	77	1.78	5.40	2.44	2.49	0.12	0.33	C23-C24
胰腺	197	3.36	13.84	7.11	6.83	0.34	0.82	150	3.47	10.52	4.69	4.58	0.23	0.51	C25
鼻,鼻窦及其他	4	0.07	0.28	0.14	0.12	0.00	0.00	4	0.09	0.28	0.22	0.21	0.01	0.03	C30-C31
喉	27	0.46	1.90	0.93	0.94	0.05	0.12	3	0.07	0.21	0.12	0.11	0.01	0.01	C32
气管,支气管,肺	979	16.69	68.80	33.60	33.82	1.59	4.38	492	11.39	34.49	16.30	15.94	0.84	1.93	C33-C34
其他的胸腔器官	11	0.19	0.77	0.44	0.45	0.03	0.06	6	0.14	0.42	0.23	0.23	0.01	0.03	C37-C38
骨	22	0.38	1.55	1.07	0.97	0.05	0.12	21	0.49	1.47	1.19	1.06	0.07	0.10	C40-C41
皮肤的黑色素瘤	8	0.14	0.56	0.28	0.25	0.01	0.02	17	0.39	1.19	0.49	0.53	0.04	0.06	C43
其他的皮肤	52	0.89	3.65	1.68	1.72	0.07	0.17	49	1.13	3.44	1.34	1.33	0.06	0.11	C44
间皮瘤	1	0.02	0.07	0.13	0.08	0.01	0.01	3	0.07	0.21	0.11	0.10	0.00	0.01	C45
卡波氏肉瘤	0	0.00	0.00	0.00	0.00	0.00	0.00	0	0.00	0.00	0.00	0.00	0.00	0.00	C46
周围神经,其他结缔	11	0.19	0.77	0.52	0.45	0.03	0.05	13	0.30	0.91	0.67	0.70	0.05	0.06	C47;C49
乳房	2	0.03	0.14	0.06	0.07	0.00	0.01	510	11.81	35.75	23.24	21.39	1.84	2.23	C50
外阴	—	—	—	—	—	—	—	5	0.12	0.35	0.14	0.14	0.01	0.02	C51
阴道	—	—	—	—	—	—	—	8	0.19	0.56	0.32	0.28	0.02	0.03	C52
子宫颈	—	—	—	—	—	—	—	371	8.59	26.01	14.93	13.99	1.07	1.50	C53
子宫体	—	—	—	—	—	—	—	98	2.27	6.87	4.14	3.93	0.34	0.43	C54
子宫,部位不明	—	—	—	—	—	—	—	22	0.51	1.54	0.85	0.77	0.04	0.08	C55
卵巢	—	—	—	—	—	—	—	112	2.59	7.85	4.77	4.61	0.33	0.52	C56
其他的女性生殖器	—	—	—	—	—	—	—	11	0.25	0.77	0.50	0.45	0.03	0.04	C57
胎盘	—	—	—	—	—	—	—	0	0.00	0.00	0.00	0.00	0.00	0.00	C58
阴茎	20	0.34	1.41	0.71	0.72	0.04	0.09	—	—	—	—	—	—	—	C60
前列腺	131	2.23	9.21	4.07	4.05	0.08	0.42	—	—	—	—	—	—	—	C61
睾丸	8	0.14	0.56	0.52	0.39	0.02	0.03	—	—	—	—	—	—	—	C62
其他的男性生殖器	1	0.02	0.07	0.13	0.18	0.01	0.01	—	—	—	—	—	—	—	C63
肾	38	0.65	2.67	1.48	1.46	0.10	0.14	25	0.58	1.75	1.18	1.26	0.09	0.11	C64
肾盂	7	0.12	0.49	0.26	0.25	0.01	0.04	1	0.02	0.07	0.03	0.03	0.00	0.01	C65
输尿管	4	0.07	0.28	0.16	0.16	0.01	0.03	0	0.00	0.00	0.00	0.00	0.00	0.00	C66
膀胱	139	2.37	9.77	4.75	4.76	0.22	0.54	26	0.60	1.82	0.76	0.73	0.03	0.09	C67
其他的泌尿器官	0	0.00	0.00	0.00	0.00	0.00	0.00	1	0.02	0.07	0.03	0.02	0.00	0.01	C68
眼	0	0.00	0.00	0.00	0.00	0.00	0.00	3	0.07	0.21	0.10	0.09	0.01	0.01	C69
脑,神经系统	106	1.81	7.45	5.18	4.89	0.32	0.50	113	2.62	7.92	5.08	5.26	0.34	0.50	C70-C72
甲状腺	19	0.32	1.34	0.84	0.80	0.05	0.10	55	1.27	3.86	2.98	2.64	0.21	0.25	C73
肾上腺	1	0.02	0.07	0.12	0.13	0.01	0.01	1	0.02	0.07	0.04	0.04	0.01	0.01	C74
其他的内分泌腺	2	0.03	0.14	0.06	0.07	0.01	0.01	1	0.02	0.07	0.04	0.04	0.01	0.01	C75
霍奇金病	11	0.19	0.77	0.54	0.54	0.03	0.06	12	0.28	0.84	0.37	0.39	0.03	0.03	C81
非霍奇金淋巴瘤	89	1.52	6.25	3.42	3.35	0.20	0.42	57	1.32	4.00	2.49	2.36	0.16	0.26	C82-C85;C96
免疫增生性疾病	1	0.02	0.07	0.04	0.04	0.00	0.01	1	0.02	0.07	0.05	0.05	0.00	0.01	C88
多发性骨髓瘤	27	0.46	1.90	1.00	1.04	0.06	0.14	18	0.42	1.26	0.59	0.60	0.04	0.07	C90
淋巴样白血病	25	0.43	1.76	1.19	1.22	0.08	0.12	22	0.51	1.54	1.34	1.47	0.08	0.11	C91
髓样白血病	53	0.90	3.72	2.42	2.35	0.13	0.26	41	0.95	2.87	2.14	2.24	0.15	0.22	C92-C94
白血病,未特指	28	0.48	1.97	1.50	1.42	0.09	0.14	17	0.39	1.19	0.68	0.78	0.05	0.08	C95
其他的或未指明部位	43	0.73	3.02	1.62	1.59	0.08	0.19	32	0.74	2.24	1.26	1.14	0.07	0.12	O&U
所有部位合计	5865	100.00	412.16	214.91	211.82	11.71	25.27	4319	100.00	302.79	156.57	152.32	9.38	17.33	ALL
所有部位除外 C44	5813	99.11	408.51	213.23	210.10	11.64	25.11	4270	98.87	299.35	155.23	150.99	9.32	17.22	ALLbC44

2011—2013年如皋市恶性肿瘤死亡主要指标

部 位	男性 病例数	构成(%)	粗率(1/10^5)	中标率(1/10^5)	世标率(1/10^5)	累积率 0—64岁	累积率 0—74岁	女性 病例数	构成(%)	粗率(1/10^5)	中标率(1/10^5)	世标率(1/10^5)	累积率 0—64岁	累积率 0—74岁	ICD-10
唇	1	0.02	0.07	0.03	0.03	0.00	0.01	1	0.04	0.07	0.01	0.02	0.00	0.00	C00
舌	10	0.22	0.70	0.40	0.38	0.04	0.04	7	0.25	0.49	0.22	0.21	0.01	0.03	C01-C02
口	16	0.34	1.12	0.54	0.56	0.03	0.09	9	0.32	0.63	0.25	0.26	0.01	0.03	C03-C06
唾液腺	3	0.06	0.21	0.12	0.11	0.01	0.01	3	0.11	0.21	0.17	0.14	0.01	0.01	C07-C08
扁桃腺	0	0.00	0.00	0.00	0.00	0.00	0.00	1	0.04	0.07	0.01	0.02	0.00	0.01	C09
其他的口咽	1	0.02	0.07	0.04	0.04	0.00	0.01	2	0.07	0.14	0.08	0.08	0.00	0.01	C10
鼻咽	33	0.71	2.32	1.16	1.18	0.08	0.15	11	0.39	0.77	0.38	0.37	0.02	0.04	C11
喉咽	5	0.11	0.35	0.20	0.20	0.02	0.02	1	0.04	0.07	0.03	0.03	0.00	0.01	C12-C13
咽,部位不明	11	0.24	0.77	0.40	0.43	0.02	0.04	0	0.00	0.00	0.00	0.00	0.00	0.00	C14
食管	1282	27.57	90.09	42.35	42.64	1.72	5.22	776	27.74	54.40	20.94	20.79	0.64	2.45	C15
胃	539	11.59	37.88	17.95	17.69	0.65	2.12	262	9.37	18.37	7.31	7.13	0.23	0.72	C16
小肠	13	0.28	0.91	0.46	0.45	0.03	0.06	10	0.36	0.70	0.33	0.34	0.03	0.04	C17
结肠	74	1.59	5.20	2.70	2.54	0.11	0.24	48	1.72	3.37	1.50	1.50	0.08	0.16	C18
直肠	133	2.86	9.35	4.60	4.56	0.21	0.49	95	3.40	6.66	2.66	2.63	0.12	0.29	C19-C20
肛门	0	0.00	0.00	0.00	0.00	0.00	0.00	1	0.04	0.07	0.03	0.03	0.00	0.01	C21
肝脏	946	20.34	66.48	38.23	36.78	2.78	3.92	312	11.15	21.87	10.68	10.54	0.69	1.21	C22
胆囊及其他	47	1.01	3.30	1.78	1.67	0.09	0.18	62	2.22	4.35	1.70	1.70	0.07	0.20	C23-C24
胰腺	184	3.96	12.93	6.49	6.35	0.30	0.81	150	5.36	10.52	4.67	4.61	0.23	0.51	C25
鼻,鼻窦及其他	2	0.04	0.14	0.06	0.07	0.00	0.00	2	0.07	0.14	0.04	0.03	0.00	0.00	C30-C31
喉	12	0.26	0.84	0.40	0.38	0.02	0.04	3	0.11	0.21	0.07	0.06	0.00	0.01	C32
气管,支气管,肺	854	18.37	60.01	28.36	28.53	1.15	3.62	393	14.05	27.55	12.34	11.99	0.56	1.41	C33-C34
其他的胸腔器官	6	0.13	0.42	0.22	0.23	0.01	0.01	3	0.11	0.21	0.13	0.14	0.01	0.01	C37-C38
骨	22	0.47	1.55	0.79	0.80	0.04	0.09	22	0.79	1.54	1.01	0.90	0.05	0.09	C40-C41
皮肤的黑色素瘤	5	0.11	0.35	0.17	0.17	0.00	0.03	6	0.21	0.42	0.13	0.14	0.01	0.03	C43
其他的皮肤	16	0.34	1.12	0.51	0.49	0.02	0.04	21	0.75	1.47	0.36	0.38	0.01	0.04	C44
间皮瘤	1	0.02	0.07	0.03	0.02	0.00	0.01	1	0.04	0.07	0.04	0.04	0.00	0.01	C45
卡波氏肉瘤	0	0.00	0.00	0.00	0.00	0.00	0.00	0	0.00	0.00	0.00	0.00	0.00	0.00	C46
周围神经,其他结缔	5	0.11	0.35	0.41	0.29	0.02	0.03	2	0.07	0.14	0.07	0.07	0.00	0.01	C47;C49
乳房	3	0.06	0.21	0.18	0.17	0.01	0.01	137	4.90	9.60	5.37	5.12	0.37	0.56	C50
外阴	—	—	—	—	—	—	—	4	0.14	0.28	0.08	0.08	0.00	0.01	C51
阴道	—	—	—	—	—	—	—	3	0.11	0.21	0.18	0.30	0.01	0.02	C52
子宫颈	—	—	—	—	—	—	—	125	4.47	8.76	3.83	3.61	0.18	0.34	C53
子宫体	—	—	—	—	—	—	—	19	0.68	1.33	0.56	0.59	0.04	0.07	C54
子宫,部位不明	—	—	—	—	—	—	—	31	1.11	2.17	0.88	0.87	0.04	0.10	C55
卵巢	—	—	—	—	—	—	—	57	2.04	4.00	2.02	2.01	0.14	0.23	C56
其他的女性生殖器	—	—	—	—	—	—	—	0	0.00	0.00	0.00	0.00	0.00	0.00	C57
胎盘	—	—	—	—	—	—	—	0	0.00	0.00	0.00	0.00	0.00	0.00	C58
阴茎	10	0.22	0.70	0.33	0.35	0.02	0.03	—	—	—	—	—	—	—	C60
前列腺	55	1.18	3.87	1.62	1.67	0.01	0.15	—	—	—	—	—	—	—	C61
睾丸	3	0.06	0.21	0.08	0.09	0.00	0.01	—	—	—	—	—	—	—	C62
其他的男性生殖器	0	0.00	0.00	0.00	0.00	0.00	0.00	—	—	—	—	—	—	—	C63
肾	23	0.49	1.62	0.75	0.77	0.03	0.08	4	0.14	0.28	0.22	0.24	0.01	0.02	C64
肾盂	2	0.04	0.14	0.07	0.06	0.00	0.01	2	0.07	0.14	0.06	0.06	0.00	0.02	C65
输尿管	1	0.02	0.07	0.03	0.03	0.00	0.01	0	0.00	0.00	0.00	0.00	0.00	0.00	C66
膀胱	39	0.84	2.74	1.26	1.27	0.03	0.09	14	0.50	0.98	0.32	0.34	0.01	0.03	C67
其他的泌尿器官	0	0.00	0.00	0.00	0.00	0.00	0.00	0	0.00	0.00	0.00	0.00	0.00	0.00	C68
眼	0	0.00	0.00	0.00	0.00	0.00	0.00	1	0.04	0.07	0.01	0.02	0.00	0.00	C69
脑,神经系统	78	1.68	5.48	3.70	3.41	0.21	0.37	54	1.93	3.79	2.50	2.73	0.15	0.25	C70-C72
甲状腺	3	0.06	0.21	0.10	0.10	0.01	0.01	6	0.21	0.42	0.19	0.18	0.01	0.02	C73
肾上腺	1	0.02	0.07	0.03	0.03	0.00	0.01	1	0.04	0.07	0.03	0.03	0.00	0.01	C74
其他的内分泌腺	2	0.04	0.14	0.07	0.07	0.01	0.01	0	0.00	0.00	0.00	0.00	0.00	0.00	C75
霍奇金病	16	0.34	1.12	0.54	0.55	0.02	0.07	8	0.29	0.56	0.23	0.25	0.02	0.03	C81
非霍奇金淋巴瘤	49	1.05	3.44	1.85	1.83	0.12	0.24	32	1.14	2.24	0.93	0.92	0.04	0.13	C82-C85;C96
免疫增生性疾病	0	0.00	0.00	0.00	0.00	0.00	0.00	0	0.00	0.00	0.00	0.00	0.00	0.00	C88
多发性骨髓瘤	17	0.37	1.19	0.57	0.59	0.04	0.08	17	0.61	1.19	0.53	0.58	0.05	0.07	C90
淋巴样白血病	32	0.69	2.25	1.42	1.46	0.10	0.14	13	0.46	0.91	0.52	0.52	0.05	0.07	C91
髓样白血病	38	0.82	2.67	1.42	1.33	0.08	0.16	27	0.97	1.89	1.54	1.40	0.08	0.14	C92-C94
白血病,未特指	28	0.60	1.97	1.15	1.11	0.07	0.11	17	0.61	1.19	0.66	0.76	0.05	0.06	C95
其他的或未指明部位	29	0.62	2.04	0.95	0.95	0.04	0.11	21	0.75	1.47	0.55	0.56	0.03	0.05	O&U
所有部位合计	4650	100.00	326.78	164.54	162.39	8.14	18.95	2797	100.00	196.08	86.38	85.31	4.03	9.50	ALL
所有部位除外 C44	4634	99.66	325.65	164.02	161.90	8.12	18.91	2776	99.25	194.61	86.02	84.93	4.02	9.49	ALLbC44

2011—2013 年海门市恶性肿瘤发病主要指标

部位	男性 病例数	构成(%)	粗率(1/10⁵)	中标率(1/10⁵)	世标率(1/10⁵)	累积率 0—64岁	累积率 0—74岁	女性 病例数	构成(%)	粗率(1/10⁵)	中标率(1/10⁵)	世标率(1/10⁵)	累积率 0—64岁	累积率 0—74岁	ICD-10
唇	1	0.01	0.07	0.02	0.02	0.00	0.00	5	0.10	0.33	0.09	0.09	0.00	0.01	C00
舌	13	0.19	0.87	0.44	0.46	0.03	0.06	12	0.23	0.78	0.55	0.51	0.04	0.06	C01-C02
口	11	0.16	0.74	0.37	0.35	0.01	0.05	15	0.29	0.98	0.54	0.56	0.03	0.07	C03-C06
唾液腺	17	0.25	1.14	0.84	0.76	0.05	0.08	13	0.25	0.85	0.70	0.57	0.04	0.05	C07-C08
扁桃腺	0	0.00	0.00	0.00	0.00	0.00	0.00	3	0.06	0.20	0.07	0.07	0.00	0.01	C09
其他的口咽	2	0.03	0.13	0.05	0.05	0.00	0.01	1	0.02	0.07	0.02	0.02	0.00	0.00	C10
鼻咽	68	1.01	4.57	2.74	2.63	0.22	0.29	35	0.67	2.28	1.36	1.29	0.08	0.15	C11
喉咽	7	0.10	0.47	0.25	0.24	0.02	0.02	1	0.02	0.07	0.03	0.03	0.00	0.00	C12-C13
咽,部位不明	2	0.03	0.13	0.06	0.06	0.00	0.01	—	—	—	—	—	—	—	C14
食管	372	5.52	24.98	10.97	11.21	0.59	1.38	158	3.03	10.30	4.15	4.17	0.15	0.51	C15
胃	895	13.29	60.11	28.33	27.69	1.49	3.24	418	8.02	27.26	13.11	12.62	0.64	1.49	C16
小肠	27	0.40	1.81	0.97	0.93	0.05	0.12	14	0.27	0.91	0.45	0.46	0.03	0.06	C17
结肠	274	4.07	18.40	8.88	8.81	0.48	1.04	252	4.83	16.44	7.26	7.21	0.37	0.87	C18
直肠	298	4.42	20.01	9.64	9.53	0.52	1.14	232	4.45	15.13	6.98	6.90	0.41	0.81	C19-C20
肛门	0	0.00	0.00	0.00	0.00	0.00	0.00	2	0.04	0.13	0.06	0.05	0.00	0.01	C21
肝脏	1133	16.82	76.09	44.10	42.35	3.30	4.69	462	8.86	30.13	14.17	13.85	0.91	1.50	C22
胆囊及其他	78	1.16	5.24	2.29	2.37	0.12	0.29	94	1.80	6.13	2.71	2.71	0.12	0.35	C23-C24
胰腺	228	3.38	15.31	6.91	6.89	0.36	0.72	222	4.26	14.48	6.13	6.17	0.25	0.74	C25
鼻,鼻窦及其他	12	0.18	0.81	0.37	0.35	0.01	0.06	10	0.19	0.65	0.27	0.29	0.02	0.05	C30-C31
喉	48	0.71	3.22	1.55	1.69	0.09	0.20	5	0.10	0.33	0.17	0.16	0.01	0.02	C32
气管,支气管,肺	1893	28.10	127.14	56.22	55.99	2.35	6.78	825	15.82	53.81	23.48	23.12	1.19	2.70	C33-C34
其他的胸腔器官	20	0.30	1.34	0.71	0.69	0.04	0.08	23	0.44	1.50	0.74	0.70	0.05	0.07	C37-C38
骨	28	0.42	1.88	1.12	1.06	0.06	0.11	19	0.36	1.24	0.98	0.92	0.06	0.08	C40-C41
皮肤的黑色素瘤	12	0.18	0.81	0.35	0.35	0.03	0.04	12	0.23	0.78	0.32	0.32	0.02	0.03	C43
其他的皮肤	100	1.48	6.72	3.03	3.00	0.13	0.31	141	2.70	9.20	3.62	3.66	0.16	0.37	C44
间皮瘤	4	0.06	0.27	0.13	0.12	0.01	0.01	3	0.06	0.20	0.11	0.10	0.01	0.01	C45
卡波氏肉瘤	0	0.00	0.00	0.00	0.00	0.00	0.00	—	—	—	—	—	—	—	C46
周围神经,其他结缔	24	0.36	1.61	1.12	1.28	0.07	0.09	20	0.38	1.30	0.71	0.66	0.03	0.06	C47;C49
乳房	5	0.07	0.34	0.24	0.21	0.02	0.02	628	12.04	40.96	24.52	23.27	1.87	2.59	C50
外阴	—	—	—	—	—	—	—	9	0.17	0.59	0.24	0.23	0.01	0.02	C51
阴道	—	—	—	—	—	—	—	3	0.06	0.20	0.10	0.10	0.01	0.01	C52
子宫颈	—	—	—	—	—	—	—	367	7.04	23.94	17.20	14.87	1.24	1.42	C53
子宫体	—	—	—	—	—	—	—	147	2.82	9.59	5.68	5.50	0.48	0.62	C54
子宫,部位不明	—	—	—	—	—	—	—	32	0.61	2.09	1.09	1.07	0.09	0.10	C55
卵巢	—	—	—	—	—	—	—	146	2.80	9.52	6.36	5.79	0.46	0.62	C56
其他的女性生殖器	—	—	—	—	—	—	—	12	0.23	0.78	0.56	0.50	0.04	0.05	C57
胎盘	—	—	—	—	—	—	—	1	0.02	0.07	0.09	0.10	0.01	0.01	C58
阴茎	15	0.22	1.01	0.48	0.49	0.03	0.06	—	—	—	—	—	—	—	C60
前列腺	214	3.18	14.37	5.52	5.28	0.09	0.52	—	—	—	—	—	—	—	C61
睾丸	14	0.21	0.94	0.73	0.67	0.05	0.06	—	—	—	—	—	—	—	C62
其他的男性生殖器	4	0.06	0.27	0.11	0.12	0.01	0.01	—	—	—	—	—	—	—	C63
肾	64	0.95	4.30	2.35	2.30	0.15	0.27	58	1.11	3.78	1.96	1.86	0.13	0.22	C64
肾盂	9	0.13	0.60	0.28	0.28	0.02	0.05	1	0.02	0.07	0.04	0.04	0.00	0.01	C65
输尿管	4	0.06	0.27	0.12	0.11	0.01	0.02	9	0.17	0.59	0.25	0.24	0.01	0.03	C66
膀胱	229	3.40	15.38	7.01	6.85	0.33	0.76	74	1.42	4.83	2.15	2.11	0.08	0.26	C67
其他的泌尿器官	1	0.01	0.07	0.03	0.03	0.00	0.00	1	0.02	0.07	0.04	0.04	0.00	0.01	C68
眼	2	0.03	0.13	0.06	0.06	0.00	0.01	1	0.02	0.07	0.02	0.01	0.00	0.00	C69
脑,神经系统	155	2.30	10.41	6.70	6.68	0.47	0.68	236	4.53	15.39	9.18	9.49	0.59	1.00	C70-C72
甲状腺	44	0.65	2.96	2.22	2.06	0.17	0.19	143	2.74	9.33	6.63	6.05	0.48	0.58	C73
肾上腺	7	0.10	0.47	0.25	0.25	0.02	0.03	7	0.13	0.46	0.36	0.34	0.03	0.03	C74
其他的内分泌腺	6	0.09	0.40	0.43	0.36	0.03	0.04	12	0.23	0.78	0.43	0.42	0.04	0.04	C75
霍奇金病	7	0.10	0.47	0.56	0.58	0.05	0.05	2	0.04	0.13	0.07	0.07	0.00	0.01	C81
非霍奇金淋巴瘤	147	2.18	9.87	5.54	5.37	0.34	0.64	102	1.96	6.65	3.60	3.71	0.19	0.47	C82-C85;C96
免疫增生性疾病	0	0.00	0.00	0.00	0.00	0.00	0.00	1	0.02	0.07	0.03	0.03	0.00	0.01	C88
多发性骨髓瘤	39	0.58	2.62	1.31	1.27	0.06	0.14	27	0.52	1.76	0.89	0.89	0.06	0.11	C90
淋巴样白血病	15	0.22	1.01	0.59	0.72	0.04	0.06	26	0.50	1.70	1.38	1.42	0.09	0.13	C91
髓样白血病	85	1.26	5.71	3.25	3.24	0.21	0.32	82	1.57	5.35	3.64	3.61	0.21	0.35	C92-C94
白血病,未指	44	0.65	2.96	1.84	1.70	0.09	0.16	37	0.71	2.41	1.47	1.86	0.09	0.16	C95
其他的或未指明部位	58	0.86	3.90	1.82	1.84	0.09	0.24	55	1.05	3.59	1.73	1.71	0.09	0.20	O&U
所有部位合计	6736	100.00	452.41	222.92	219.32	12.27	25.11	5215	100.00	340.13	178.47	172.51	10.90	19.13	ALL
所有部位除外 C44	6636	98.52	445.69	219.89	216.33	12.14	24.80	5074	97.30	330.93	174.85	168.85	10.75	18.76	ALLbC44

2011—2013年海门市恶性肿瘤死亡主要指标

| 部位 | 男性 | | | | | | | 女性 | | | | | | | ICD-10 |
	病例数	构成(%)	粗率(1/10^5)	中标率(1/10^5)	世标率(1/10^5)	累积率 0—64岁	累积率 0—74岁	病例数	构成(%)	粗率(1/10^5)	中标率(1/10^5)	世标率(1/10^5)	累积率 0—64岁	累积率 0—74岁	
唇	0	0.00	0.00	0.00	0.00	0.00	0.00	4	0.13	0.26	0.06	0.05	0.00	0.00	C00
舌	3	0.06	0.20	0.15	0.13	0.01	0.02	9	0.30	0.59	0.37	0.34	0.03	0.04	C01-C02
口	5	0.10	0.34	0.14	0.12	0.00	0.01	5	0.17	0.33	0.15	0.15	0.01	0.01	C03-C06
唾液腺	5	0.10	0.34	0.15	0.16	0.01	0.01	4	0.13	0.26	0.13	0.13	0.01	0.02	C07-C08
扁桃腺	0	0.00	0.00	0.00	0.00	0.00	0.00	1	0.03	0.07	0.02	0.01	0.00	0.00	C09
其他的口咽	3	0.06	0.20	0.07	0.05	0.00	0.00	1	0.03	0.07	0.02	0.02	0.00	0.00	C10
鼻咽	52	1.01	3.49	1.90	1.86	0.12	0.22	15	0.51	0.98	0.61	0.58	0.03	0.07	C11
喉咽	7	0.14	0.47	0.25	0.24	0.02	0.02	0	0.00	0.00	0.00	0.00	0.00	0.00	C12-C13
咽,部位不明	0	0.00	0.00	0.00	0.00	0.00	0.00	1	0.03	0.07	0.03	0.03	0.00	0.01	C14
食管	303	5.87	20.35	8.48	8.51	0.37	0.93	132	4.45	8.61	3.08	3.05	0.06	0.31	C15
胃	674	13.07	45.27	19.53	19.08	0.71	2.14	308	10.39	20.09	8.48	8.21	0.32	0.91	C16
小肠	18	0.35	1.21	0.53	0.53	0.02	0.07	12	0.40	0.78	0.32	0.33	0.02	0.04	C17
结肠	145	2.81	9.74	4.43	4.37	0.19	0.41	118	3.98	7.70	2.80	2.75	0.08	0.30	C18
直肠	173	3.35	11.62	4.98	4.98	0.20	0.54	116	3.91	7.57	2.80	2.78	0.12	0.24	C19-C20
肛门	1	0.02	0.07	0.03	0.03	0.00	0.01	3	0.10	0.20	0.07	0.06	0.00	0.00	C21
肝脏	1007	19.52	67.63	38.45	36.92	2.88	4.00	366	12.35	23.87	10.74	10.44	0.59	1.12	C22
胆囊及其他	67	1.30	4.50	1.87	1.93	0.08	0.23	88	2.97	5.74	2.29	2.28	0.10	0.28	C23-C24
胰腺	212	4.11	14.24	6.35	6.39	0.34	0.67	195	6.58	12.72	5.12	5.14	0.17	0.64	C25
鼻,鼻窦及其他	10	0.19	0.67	0.39	0.36	0.02	0.03	6	0.20	0.39	0.11	0.11	0.00	0.01	C30-C31
喉	24	0.47	1.61	0.70	0.70	0.03	0.08	1	0.03	0.07	0.04	0.04	0.01	0.00	C32
气管,支气管,肺	1613	31.27	108.33	45.90	45.39	1.64	5.19	693	23.38	45.20	18.64	18.38	0.83	2.00	C33-C34
其他的胸腔器官	17	0.33	1.14	0.57	0.53	0.03	0.07	10	0.34	0.65	0.41	0.37	0.02	0.03	C37-C38
骨	25	0.48	1.68	0.74	0.72	0.05	0.08	11	0.37	0.72	0.36	0.36	0.02	0.04	C40-C41
皮肤的黑色素瘤	12	0.23	0.81	0.38	0.40	0.02	0.02	11	0.37	0.72	0.32	0.29	0.01	0.03	C43
其他的皮肤	48	0.93	3.22	1.17	1.20	0.03	0.08	54	1.82	3.52	0.96	1.02	0.02	0.05	C44
间皮瘤	7	0.14	0.47	0.19	0.18	0.01	0.02	4	0.13	0.26	0.14	0.14	0.01	0.01	C45
卡波氏肉瘤	0	0.00	0.00	0.00	0.00	0.00	0.00	0	0.00	0.00	0.00	0.00	0.00	0.00	C46
周围神经,其他结缔	8	0.16	0.54	0.26	0.27	0.01	0.02	11	0.37	0.72	0.47	0.46	0.02	0.04	C47;C49
乳房	3	0.06	0.20	0.07	0.09	0.00	0.01	191	6.44	12.46	5.86	5.82	0.41	0.64	C50
外阴	—	—	—	—	—	—	—	4	0.13	0.26	0.06	0.06	0.00	0.00	C51
阴道	—	—	—	—	—	—	—	1	0.03	0.07	0.02	0.01	0.00	0.00	C52
子宫颈	—	—	—	—	—	—	—	57	1.92	3.72	2.00	1.90	0.14	0.19	C53
子宫体	—	—	—	—	—	—	—	25	0.84	1.63	0.75	0.73	0.04	0.08	C54
子宫,部位不明	—	—	—	—	—	—	—	19	0.64	1.24	0.58	0.56	0.03	0.06	C55
卵巢	—	—	—	—	—	—	—	87	2.94	5.67	2.99	3.09	0.23	0.37	C56
其他的女性生殖器	—	—	—	—	—	—	—	5	0.17	0.33	0.14	0.15	0.02	0.02	C57
胎盘	—	—	—	—	—	—	—	0	0.00	0.00	0.00	0.00	0.00	0.00	C58
阴茎	6	0.12	0.40	0.17	0.17	0.00	0.03	—	—	—	—	—	—	—	C60
前列腺	124	2.40	8.33	3.11	3.03	0.03	0.27	—	—	—	—	—	—	—	C61
睾丸	5	0.10	0.34	0.23	0.21	0.01	0.01	—	—	—	—	—	—	—	C62
其他的男性生殖器	3	0.06	0.20	0.08	0.09	0.00	0.01	—	—	—	—	—	—	—	C63
肾	28	0.54	1.88	0.94	0.94	0.05	0.10	20	0.67	1.30	0.55	0.51	0.02	0.06	C64
肾盂	5	0.10	0.34	0.14	0.13	0.01	0.02	1	0.03	0.07	0.03	0.03	0.00	0.01	C65
输尿管	1	0.02	0.07	0.03	0.03	0.00	0.00	5	0.17	0.33	0.13	0.11	0.00	0.02	C66
膀胱	131	2.54	8.80	3.28	3.30	0.06	0.27	31	1.05	2.02	0.62	0.63	0.02	0.05	C67
其他的泌尿器官	2	0.04	0.13	0.05	0.05	0.00	0.00	0	0.00	0.00	0.00	0.00	0.00	0.00	C68
眼	3	0.06	0.20	0.07	0.07	0.00	0.01	1	0.03	0.07	0.01	0.02	0.00	0.00	C69
脑,神经系统	113	2.19	7.59	4.38	4.36	0.29	0.46	112	3.78	7.30	3.97	4.08	0.21	0.44	C70-C72
甲状腺	4	0.08	0.27	0.12	0.13	0.01	0.02	17	0.57	1.11	0.40	0.43	0.02	0.07	C73
肾上腺	4	0.08	0.27	0.12	0.11	0.00	0.01	4	0.13	0.26	0.13	0.13	0.01	0.01	C74
其他的内分泌腺	4	0.08	0.27	0.13	0.12	0.01	0.01	3	0.10	0.20	0.08	0.07	0.00	0.01	C75
霍奇金病	1	0.02	0.07	0.13	0.12	0.01	0.01	1	0.03	0.07	0.03	0.03	0.00	0.00	C81
非霍奇金淋巴瘤	104	2.02	6.98	3.72	3.58	0.19	0.41	65	2.19	4.24	2.10	2.09	0.11	0.28	C82-C85;C96
免疫增生性疾病	0	0.00	0.00	0.00	0.00	0.00	0.00	0	0.00	0.00	0.00	0.00	0.00	0.00	C88
多发性骨髓瘤	30	0.58	2.01	1.02	0.99	0.06	0.10	16	0.54	1.04	0.51	0.50	0.03	0.06	C90
淋巴样白血病	12	0.23	0.81	0.60	0.73	0.04	0.05	12	0.40	0.78	0.59	0.52	0.04	0.04	C91
髓样白血病	56	1.09	3.76	2.29	2.23	0.15	0.20	42	1.42	2.74	1.81	1.85	0.09	0.16	C92-C94
白血病,未特指	34	0.66	2.28	1.32	1.24	0.07	0.13	24	0.81	1.57	0.90	1.14	0.05	0.08	C95
其他的或未指明部位	46	0.89	3.09	1.44	1.45	0.07	0.15	42	1.42	2.74	1.21	1.15	0.03	0.13	O&U
所有部位合计	5158	100.00	346.42	161.07	158.24	7.81	17.18	2964	100.00	193.32	84.07	83.15	3.95	8.95	ALL
所有部位除外C44	5110	99.07	343.20	159.90	157.04	7.79	17.10	2910	98.18	189.79	83.11	82.13	3.92	8.90	ALLbC44

2011—2013年连云港市区恶性肿瘤发病主要指标

部 位	男性							女性							ICD-10
	病例数	构成(%)	粗率(1/10^5)	中标率(1/10^5)	世标率(1/10^5)	累积率 0—64岁	累积率 0—74岁	病例数	构成(%)	粗率(1/10^5)	中标率(1/10^5)	世标率(1/10^5)	累积率 0—64岁	累积率 0—74岁	
唇	4	0.11	0.27	0.18	0.18	0.01	0.02	2	0.07	0.14	0.08	0.07	0.00	0.00	C00
舌	3	0.08	0.20	0.14	0.14	0.01	0.01	9	0.31	0.63	0.46	0.44	0.03	0.05	C01-C02
口	7	0.19	0.47	0.34	0.35	0.03	0.04	11	0.38	0.77	0.49	0.50	0.02	0.07	C03-C06
唾液腺	5	0.14	0.34	0.26	0.24	0.00	0.03	8	0.28	0.56	0.42	0.43	0.02	0.04	C07-C08
扁桃腺	2	0.05	0.13	0.09	0.10	0.01	0.01	1	0.03	0.07	0.04	0.03	0.00	0.01	C09
其他的口咽	0	0.00	0.00	0.00	0.00	0.00	0.00	0	0.00	0.00	0.00	0.00	0.00	0.00	C10
鼻咽	31	0.84	2.08	1.62	1.56	0.14	0.16	15	0.52	1.05	0.87	0.83	0.07	0.07	C11
喉咽	4	0.11	0.27	0.19	0.21	0.01	0.03	0	0.00	0.00	0.00	0.00	0.00	0.00	C12-C13
咽,部位不明	3	0.08	0.20	0.15	0.15	0.01	0.02	1	0.03	0.07	0.04	0.04	0.00	0.01	C14
食管	363	9.85	24.34	17.46	17.30	0.80	2.22	144	4.97	10.04	6.01	6.03	0.24	0.74	C15
胃	478	12.96	32.05	22.96	22.60	1.26	2.66	211	7.28	14.72	9.84	9.43	0.51	1.11	C16
小肠	24	0.65	1.61	1.12	1.16	0.08	0.14	9	0.31	0.63	0.39	0.38	0.02	0.03	C17
结肠	139	3.77	9.32	6.75	6.65	0.34	0.80	100	3.45	6.97	4.52	4.48	0.26	0.54	C18
直肠	141	3.82	9.45	6.96	6.76	0.40	0.81	106	3.66	7.39	4.98	4.97	0.29	0.64	C19-C20
肛门	3	0.08	0.20	0.10	0.13	0.00	0.01	0	0.00	0.00	0.00	0.00	0.00	0.00	C21
肝脏	513	13.91	34.39	25.55	25.23	1.91	2.96	178	6.14	12.42	8.15	8.15	0.51	0.99	C22
胆囊及其他	39	1.06	2.61	1.86	1.81	0.08	0.21	37	1.28	2.58	1.60	1.51	0.08	0.15	C23-C24
胰腺	114	3.09	7.64	5.32	5.28	0.32	0.56	68	2.35	4.74	2.91	2.78	0.09	0.34	C25
鼻,鼻窦及其他	11	0.30	0.74	0.60	0.56	0.02	0.09	6	0.21	0.42	0.32	0.29	0.03	0.05	C30-C31
喉	39	1.06	2.61	1.96	1.97	0.09	0.25	3	0.10	0.21	0.11	0.12	0.01	0.01	C32
气管,支气管,肺	914	24.79	61.28	43.99	43.45	1.98	5.50	487	16.80	33.97	21.83	21.23	1.08	2.48	C33-C34
其他的胸腔器官	18	0.49	1.21	1.03	0.98	0.03	0.11	5	0.17	0.35	0.25	0.23	0.02	0.03	C37-C38
骨	40	1.08	2.68	2.27	2.23	0.14	0.23	23	0.79	1.60	1.21	1.22	0.06	0.13	C40-C41
皮肤的黑色素瘤	9	0.24	0.60	0.42	0.41	0.02	0.07	8	0.28	0.56	0.41	0.36	0.02	0.06	C43
其他的皮肤	16	0.43	1.07	0.67	0.58	0.02	0.04	19	0.66	1.33	0.84	0.83	0.05	0.09	C44
间皮瘤	1	0.03	0.07	0.05	0.04	0.00	0.01	4	0.14	0.28	0.20	0.21	0.02	0.03	C45
卡波氏肉瘤	0	0.00	0.00	0.00	0.00	0.00	0.00	0	0.00	0.00	0.00	0.00	0.00	0.00	C46
周围神经,其他结缔	14	0.38	0.94	0.77	0.73	0.05	0.09	10	0.35	0.70	0.62	0.63	0.04	0.06	C47;C49
乳房	12	0.33	0.80	0.61	0.54	0.03	0.04	568	19.60	39.62	30.80	28.57	2.39	3.09	C50
外阴	—	—	—	—	—	—	—	4	0.14	0.28	0.18	0.19	0.00	0.03	C51
阴道	—	—	—	—	—	—	—	8	0.28	0.56	0.50	0.47	0.03	0.05	C52
子宫颈	—	—	—	—	—	—	—	205	7.07	14.30	11.31	10.29	0.86	1.07	C53
子宫体	—	—	—	—	—	—	—	88	3.04	6.14	4.40	4.31	0.36	0.48	C54
子宫,部位不明	—	—	—	—	—	—	—	16	0.55	1.12	0.84	0.80	0.08	0.08	C55
卵巢	—	—	—	—	—	—	—	86	2.97	6.00	4.82	4.65	0.36	0.48	C56
其他的女性生殖器	—	—	—	—	—	—	—	4	0.14	0.28	0.20	0.19	0.02	0.03	C57
胎盘	—	—	—	—	—	—	—	1	0.03	0.07	0.07	0.06	0.00	0.00	C58
阴茎	10	0.27	0.67	0.46	0.43	0.02	0.04	—	—	—	—	—	—	—	C60
前列腺	98	2.66	6.57	4.30	4.28	0.06	0.48	—	—	—	—	—	—	—	C61
睾丸	4	0.11	0.27	0.27	0.30	0.01	0.01	—	—	—	—	—	—	—	C62
其他的男性生殖器	1	0.03	0.07	0.05	0.05	0.00	0.01	—	—	—	—	—	—	—	C63
肾	67	1.82	4.49	3.34	3.33	0.18	0.45	39	1.35	2.72	1.96	1.98	0.13	0.23	C64
肾盂	3	0.08	0.20	0.15	0.14	0.01	0.01	1	0.03	0.07	0.04	0.03	0.00	0.01	C65
输尿管	3	0.08	0.20	0.15	0.13	0.00	0.00	6	0.21	0.42	0.30	0.30	0.00	0.06	C66
膀胱	135	3.66	9.05	6.51	6.37	0.36	0.78	38	1.31	2.65	1.70	1.65	0.09	0.17	C67
其他的泌尿器官	2	0.05	0.13	0.09	0.10	0.01	0.02	0	0.00	0.00	0.00	0.00	0.00	0.00	C68
眼	1	0.03	0.07	0.05	0.05	0.00	0.01	2	0.07	0.14	0.12	0.20	0.01	0.01	C69
脑,神经系统	92	2.50	6.17	5.17	4.74	0.29	0.46	57	1.97	3.98	2.94	2.80	0.21	0.29	C70-C72
甲状腺	59	1.60	3.96	3.38	3.14	0.21	0.32	152	5.24	10.60	8.66	7.94	0.65	0.82	C73
肾上腺	0	0.00	0.00	0.00	0.00	0.00	0.00	3	0.10	0.21	0.18	0.14	0.01	0.02	C74
其他的内分泌腺	5	0.14	0.34	0.35	0.32	0.02	0.02	0	0.00	0.00	0.00	0.00	0.00	0.00	C75
霍奇金病	6	0.16	0.40	0.32	0.28	0.02	0.02	2	0.07	0.14	0.09	0.08	0.00	0.00	C81
非霍奇金淋巴瘤	74	2.01	4.96	3.87	3.71	0.25	0.40	32	1.10	2.23	1.54	1.48	0.09	0.18	C82-C85;C96
免疫增生性疾病	2	0.05	0.13	0.11	0.11	0.01	0.02	1	0.03	0.07	0.05	0.05	0.00	0.01	C88
多发性骨髓瘤	29	0.79	1.94	1.47	1.47	0.08	0.20	18	0.62	1.26	0.86	0.82	0.05	0.16	C90
淋巴样白血病	32	0.87	2.15	1.91	2.06	0.14	0.18	20	0.69	1.39	1.32	1.16	0.08	0.11	C91
髓样白血病	42	1.14	2.82	2.40	2.20	0.14	0.19	22	0.76	1.53	1.16	1.30	0.09	0.12	C92-C94
白血病,未特指	30	0.81	2.01	1.57	1.55	0.07	0.14	32	1.10	2.23	1.69	1.64	0.12	0.15	C95
其他的或未指明部位	45	1.22	3.02	2.10	2.07	0.11	0.23	28	0.97	1.95	1.45	1.39	0.10	0.15	O&U
所有部位合计	3687	100.00	247.19	181.44	178.19	9.81	21.09	2898	100.00	202.14	143.79	137.71	9.21	15.39	ALL
所有部位除外 C44	3671	99.57	246.12	180.78	177.61	9.79	21.05	2879	99.34	200.81	142.95	136.89	9.16	15.30	ALLbC44

2011—2013年连云港市区恶性肿瘤死亡主要指标

部位	男性							女性							ICD-10
	病例数	构成(%)	粗率(1/10⁵)	中标率(1/10⁵)	世标率(1/10⁵)	累积率0—64岁	累积率0—74岁	病例数	构成(%)	粗率(1/10⁵)	中标率(1/10⁵)	世标率(1/10⁵)	累积率0—64岁	累积率0—74岁	
唇	2	0.08	0.13	0.05	0.08	0.00	0.00	0	0.00	0.00	0.00	0.00	0.00	0.00	C00
舌	1	0.04	0.07	0.05	0.05	0.00	0.01	1	0.07	0.07	0.05	0.05	0.01	0.01	C01-C02
口	8	0.31	0.54	0.35	0.39	0.04	0.04	6	0.40	0.42	0.23	0.23	0.00	0.03	C03-C06
唾液腺	3	0.11	0.20	0.14	0.12	0.00	0.01	0	0.00	0.00	0.00	0.00	0.00	0.00	C07-C08
扁桃腺	1	0.04	0.07	0.05	0.05	0.01	0.01	1	0.07	0.07	0.04	0.05	0.00	0.00	C09
其他的口咽	0	0.00	0.00	0.00	0.00	0.00	0.00	0	0.00	0.00	0.00	0.00	0.00	0.00	C10
鼻咽	14	0.54	0.94	0.73	0.71	0.06	0.08	6	0.40	0.42	0.27	0.25	0.01	0.04	C11
喉咽	4	0.15	0.27	0.19	0.19	0.01	0.01	0	0.00	0.00	0.00	0.00	0.00	0.00	C12-C13
咽,部位不明	4	0.15	0.27	0.20	0.18	0.01	0.01	1	0.07	0.07	0.04	0.03	0.00	0.00	C14
食管	279	10.69	18.71	13.12	12.88	0.52	1.54	119	7.98	8.30	4.74	4.72	0.14	0.49	C15
胃	305	11.68	20.45	14.35	14.16	0.60	1.65	161	10.80	11.23	7.26	6.95	0.33	0.78	C16
小肠	16	0.61	1.07	0.71	0.73	0.03	0.08	7	0.47	0.49	0.30	0.30	0.01	0.03	C17
结肠	79	3.03	5.30	3.70	3.58	0.16	0.35	52	3.49	3.63	2.21	2.25	0.10	0.24	C18
直肠	85	3.26	5.70	4.12	4.03	0.24	0.45	47	3.15	3.28	2.19	2.08	0.10	0.24	C19-C20
肛门	2	0.08	0.13	0.08	0.08	0.00	0.00	2	0.13	0.14	0.09	0.10	0.01	0.02	C21
肝脏	439	16.81	29.43	21.74	21.46	1.54	2.53	143	9.59	9.97	6.34	6.47	0.42	0.78	C22
胆囊及其他	36	1.38	2.41	1.68	1.64	0.08	0.17	27	1.81	1.88	1.14	1.06	0.05	0.20	C23-C24
胰腺	83	3.18	5.56	3.91	3.87	0.21	0.45	59	3.96	4.12	2.54	2.47	0.09	0.29	C25
鼻,鼻窦及其他	8	0.31	0.54	0.46	0.43	0.01	0.09	1	0.07	0.07	0.05	0.05	0.00	0.01	C30-C31
喉	19	0.73	1.27	0.94	0.93	0.03	0.11	3	0.20	0.21	0.10	0.11	0.01	0.01	C32
气管,支气管,肺	806	30.87	54.04	38.35	37.56	1.59	4.41	387	25.96	26.99	16.76	16.37	0.67	1.90	C33-C34
其他的胸腔器官	11	0.42	0.74	0.63	0.61	0.03	0.06	5	0.34	0.35	0.26	0.26	0.03	0.03	C37-C38
骨	22	0.84	1.47	1.02	1.04	0.06	0.11	19	1.27	1.33	0.98	0.96	0.06	0.10	C40-C41
皮肤的黑色素瘤	3	0.11	0.20	0.14	0.14	0.01	0.01	2	0.13	0.14	0.09	0.09	0.01	0.01	C43
其他的皮肤	3	0.11	0.20	0.13	0.12	0.01	0.01	5	0.34	0.35	0.16	0.18	0.01	0.01	C44
间皮瘤	2	0.08	0.13	0.10	0.09	0.00	0.01	3	0.20	0.21	0.15	0.15	0.01	0.02	C45
卡波氏肉瘤	0	0.00	0.00	0.00	0.00	0.00	0.00	1	0.07	0.07	0.02	0.03	0.00	0.00	C46
周围神经,其他结缔	1	0.04	0.07	0.05	0.05	0.00	0.01	2	0.13	0.14	0.14	0.17	0.01	0.01	C47;C49
乳房	3	0.11	0.20	0.16	0.14	0.00	0.01	120	8.05	8.37	5.94	5.86	0.45	0.69	C50
外阴	—	—	—	—	—	—	—	1	0.07	0.07	0.04	0.03	0.00	0.00	C51
阴道	—	—	—	—	—	—	—	4	0.27	0.28	0.21	0.20	0.00	0.02	C52
子宫颈	—	—	—	—	—	—	—	48	3.22	3.35	2.63	2.31	0.17	0.22	C53
子宫体	—	—	—	—	—	—	—	24	1.61	1.67	1.12	1.12	0.08	0.12	C54
子宫,部位不明	—	—	—	—	—	—	—	13	0.87	0.91	0.65	0.62	0.04	0.08	C55
卵巢	—	—	—	—	—	—	—	37	2.48	2.58	1.73	1.64	0.13	0.16	C56
其他的女性生殖器	—	—	—	—	—	—	—	2	0.13	0.14	0.09	0.09	0.01	0.01	C57
胎盘	—	—	—	—	—	—	—	0	0.00	0.00	0.00	0.00	0.00	0.00	C58
阴茎	5	0.19	0.34	0.22	0.24	0.01	0.03	—	—	—	—	—	—	—	C60
前列腺	46	1.76	3.08	1.97	1.95	0.03	0.20	—	—	—	—	—	—	—	C61
睾丸	2	0.08	0.13	0.10	0.08	0.00	0.00	—	—	—	—	—	—	—	C62
其他的男性生殖器	0	0.00	0.00	0.00	0.00	0.00	0.00	—	—	—	—	—	—	—	C63
肾	24	0.92	1.61	1.19	1.15	0.05	0.17	9	0.60	0.63	0.41	0.39	0.02	0.04	C64
肾盂	3	0.11	0.20	0.15	0.13	0.01	0.01	1	0.07	0.07	0.05	0.05	0.00	0.00	C65
输尿管	2	0.08	0.13	0.09	0.09	0.01	0.01	2	0.13	0.14	0.09	0.10	0.01	0.01	C66
膀胱	48	1.84	3.22	2.24	2.07	0.07	0.21	9	0.60	0.63	0.33	0.35	0.02	0.03	C67
其他的泌尿器官	1	0.04	0.07	0.05	0.05	0.00	0.01	0	0.00	0.00	0.00	0.00	0.00	0.00	C68
眼	0	0.00	0.00	0.00	0.00	0.00	0.00	0	0.00	0.00	0.00	0.00	0.00	0.00	C69
脑,神经系统	72	2.76	4.83	3.89	3.64	0.21	0.33	45	3.02	3.14	2.09	2.07	0.13	0.23	C70-C72
甲状腺	7	0.27	0.47	0.33	0.29	0.01	0.02	10	0.67	0.70	0.40	0.40	0.03	0.06	C73
肾上腺	0	0.00	0.00	0.00	0.00	0.00	0.00	1	0.07	0.07	0.05	0.05	0.00	0.00	C74
其他的内分泌腺	2	0.08	0.13	0.17	0.10	0.01	0.01	0	0.00	0.00	0.00	0.00	0.00	0.00	C75
霍奇金病	8	0.31	0.54	0.36	0.39	0.03	0.04	3	0.20	0.21	0.14	0.12	0.00	0.05	C81
非霍奇金淋巴瘤	45	1.72	3.02	2.31	2.23	0.12	0.24	18	1.21	1.26	0.85	0.80	0.04	0.12	C82-C85;C96
免疫增生性疾病	0	0.00	0.00	0.00	0.00	0.00	0.00	0	0.00	0.00	0.00	0.00	0.00	0.00	C88
多发性骨髓瘤	15	0.57	1.01	0.71	0.73	0.04	0.09	9	0.60	0.63	0.39	0.34	0.02	0.08	C90
淋巴样白血病	21	0.80	1.41	1.32	1.44	0.08	0.11	10	0.67	0.70	0.71	0.68	0.04	0.06	C91
髓样白血病	21	0.80	1.41	1.19	1.10	0.06	0.10	15	1.01	1.05	0.80	0.84	0.05	0.07	C92-C94
白血病,未特指	24	0.92	1.61	1.21	1.14	0.05	0.10	26	1.74	1.81	1.25	1.19	0.10	0.13	C95
其他的或未指明部位	26	1.00	1.74	1.25	1.19	0.04	0.13	24	1.61	1.67	1.05	1.09	0.07	0.13	O&U
所有部位合计	2611	100.00	175.05	125.88	123.35	6.08	14.02	1491	100.00	104.00	67.23	65.71	3.45	7.31	ALL
所有部位除外 C44	2608	99.89	174.85	125.75	123.23	6.07	14.01	1486	99.66	103.65	67.08	65.53	3.43	7.30	ALLbC44

2011—2013年赣榆县恶性肿瘤发病主要指标

部 位	男性							女性							ICD-10
	病例数	构成(%)	粗率(1/10⁵)	中标率(1/10⁵)	世标率(1/10⁵)	累积率 0—64岁	累积率 0—74岁	病例数	构成(%)	粗率(1/10⁵)	中标率(1/10⁵)	世标率(1/10⁵)	累积率 0—64岁	累积率 0—74岁	
唇	3	0.07	0.17	0.14	0.13	0.01	0.01	0	0.00	0.00	0.00	0.00	0.00	0.00	C00
舌	11	0.25	0.63	0.48	0.51	0.05	0.06	0	0.00	0.00	0.00	0.00	0.00	0.00	C01-C02
口	10	0.22	0.57	0.46	0.45	0.04	0.05	6	0.23	0.36	0.29	0.26	0.02	0.02	C03-C06
唾液腺	4	0.09	0.23	0.21	0.19	0.02	0.02	5	0.19	0.30	0.20	0.20	0.02	0.02	C07-C08
扁桃腺	2	0.04	0.11	0.10	0.12	0.02	0.02	1	0.04	0.06	0.05	0.05	0.00	0.00	C09
其他的口咽	1	0.02	0.06	0.05	0.06	0.01	0.01	1	0.04	0.06	0.05	0.05	0.00	0.00	C10
鼻咽	26	0.58	1.48	1.43	1.34	0.11	0.15	13	0.49	0.78	0.69	0.60	0.04	0.07	C11
喉咽	14	0.31	0.80	0.59	0.58	0.02	0.07	1	0.04	0.06	0.03	0.05	0.00	0.00	C12-C13
咽,部位不明	2	0.04	0.11	0.08	0.08	0.01	0.01	1	0.04	0.06	0.03	0.02	0.00	0.00	C14
食管	1074	23.94	61.13	48.81	49.87	2.78	6.00	221	8.34	13.30	8.70	8.89	0.34	1.08	C15
胃	550	12.26	31.31	25.10	25.51	1.49	3.12	200	7.54	12.04	8.21	8.33	0.49	0.94	C16
小肠	8	0.18	0.46	0.48	0.44	0.02	0.06	5	0.19	0.30	0.20	0.19	0.01	0.02	C17
结肠	81	1.81	4.61	4.07	4.04	0.23	0.45	50	1.89	3.01	2.21	2.19	0.14	0.27	C18
直肠	204	4.55	11.61	9.73	9.79	0.53	1.10	144	5.43	8.67	6.10	6.00	0.36	0.74	C19-C20
肛门	1	0.02	0.06	0.05	0.06	0.01	0.01	0	0.00	0.00	0.00	0.00	0.00	0.00	C21
肝脏	586	13.06	33.36	27.91	28.08	2.14	3.33	176	6.64	10.59	7.61	7.58	0.39	0.93	C22
胆囊及其他	45	1.00	2.56	2.02	2.02	0.11	0.23	33	1.24	1.99	1.45	1.32	0.06	0.16	C23-C24
胰腺	79	1.76	4.50	3.76	3.69	0.24	0.44	53	2.00	3.19	2.13	2.04	0.10	0.25	C25
鼻,鼻窦及其他	3	0.07	0.17	0.12	0.13	0.01	0.01	2	0.08	0.12	0.10	0.13	0.01	0.01	C30-C31
喉	38	0.85	2.16	1.73	1.81	0.10	0.21	4	0.15	0.24	0.19	0.20	0.00	0.00	C32
气管,支气管,肺	1110	24.74	63.18	51.26	51.40	2.91	6.24	597	22.52	35.93	24.58	24.48	1.42	2.73	C33-C34
其他的胸腔器官	7	0.16	0.40	0.36	0.37	0.03	0.03	3	0.11	0.18	0.17	0.15	0.01	0.02	C37-C38
骨	34	0.76	1.94	1.63	1.64	0.11	0.19	33	1.24	1.99	1.45	1.42	0.09	0.15	C40-C41
皮肤的黑色素瘤	2	0.04	0.11	0.10	0.11	0.01	0.01	2	0.08	0.12	0.07	0.07	0.00	0.00	C43
其他的皮肤	21	0.47	1.20	1.07	0.95	0.04	0.10	10	0.38	0.60	0.40	0.42	0.04	0.04	C44
间皮瘤	0	0.00	0.00	0.00	0.00	0.00	0.00	1	0.04	0.06	0.05	0.05	0.00	0.00	C45
卡波氏肉瘤	0	0.00	0.00	0.00	0.00	0.00	0.00	0	0.00	0.00	0.00	0.00	0.00	0.00	C46
周围神经,其他结缔	2	0.04	0.11	0.11	0.09	0.01	0.01	5	0.19	0.30	0.25	0.28	0.02	0.02	C47;C49
乳房	4	0.09	0.23	0.20	0.20	0.02	0.02	417	15.73	25.10	21.87	19.96	1.71	2.04	C50
外阴	—	—	—	—	—	—	—	3	0.11	0.18	0.13	0.13	0.01	0.01	C51
阴道	—	—	—	—	—	—	—	0	0.00	0.00	0.00	0.00	0.00	0.00	C52
子宫颈	—	—	—	—	—	—	—	128	4.83	7.70	6.76	6.04	0.51	0.61	C53
子宫体	—	—	—	—	—	—	—	41	1.55	2.47	1.87	1.90	0.19	0.21	C54
子宫,部位不明	—	—	—	—	—	—	—	63	2.38	3.79	3.03	2.85	0.24	0.30	C55
卵巢	—	—	—	—	—	—	—	73	2.75	4.39	4.01	3.76	0.27	0.41	C56
其他的女性生殖器	—	—	—	—	—	—	—	2	0.08	0.12	0.08	0.08	0.01	0.01	C57
胎盘	—	—	—	—	—	—	—	2	0.08	0.12	0.15	0.13	0.01	0.01	C58
阴茎	8	0.18	0.46	0.34	0.35	0.02	0.02	—	—	—	—	—	—	—	C60
前列腺	44	0.98	2.50	1.92	1.86	0.09	0.21	—	—	—	—	—	—	—	C61
睾丸	3	0.07	0.17	0.17	0.15	0.01	0.01	—	—	—	—	—	—	—	C62
其他的男性生殖器	2	0.04	0.11	0.08	0.07	0.00	0.00	—	—	—	—	—	—	—	C63
肾	45	1.00	2.56	2.38	2.34	0.20	0.27	23	0.87	1.38	1.10	1.08	0.07	0.13	C64
肾盂	3	0.07	0.17	0.13	0.13	0.00	0.03	1	0.04	0.06	0.03	0.02	0.00	0.00	C65
输尿管	0	0.00	0.00	0.00	0.00	0.00	0.00	0	0.00	0.00	0.00	0.00	0.00	0.00	C66
膀胱	97	2.16	5.52	4.42	4.32	0.19	0.44	17	0.64	1.02	0.62	0.72	0.03	0.05	C67
其他的泌尿器官	0	0.00	0.00	0.00	0.00	0.00	0.00	0	0.00	0.00	0.00	0.00	0.00	0.00	C68
眼	2	0.04	0.11	0.10	0.11	0.01	0.02	1	0.04	0.06	0.04	0.04	0.00	0.00	C69
脑,神经系统	121	2.70	6.89	6.25	6.10	0.43	0.68	119	4.49	7.16	5.68	5.58	0.39	0.59	C70-C72
甲状腺	19	0.42	1.08	0.97	0.90	0.07	0.08	58	2.19	3.49	3.13	2.85	0.23	0.28	C73
肾上腺	5	0.11	0.28	0.30	0.26	0.02	0.02	3	0.11	0.18	0.14	0.15	0.01	0.01	C74
其他的内分泌腺	7	0.16	0.40	0.32	0.33	0.03	0.05	2	0.08	0.12	0.11	0.11	0.01	0.01	C75
霍奇金病	4	0.09	0.23	0.28	0.22	0.02	0.02	1	0.04	0.06	0.05	0.05	0.00	0.00	C81
非霍奇金淋巴瘤	91	2.03	5.18	4.56	4.47	0.26	0.47	40	1.51	2.41	1.91	1.83	0.12	0.20	C82-C85;C96
免疫增生性疾病	0	0.00	0.00	0.00	0.00	0.00	0.00	0	0.00	0.00	0.00	0.00	0.00	0.00	C88
多发性骨髓瘤	8	0.18	0.46	0.37	0.40	0.04	0.05	4	0.15	0.24	0.20	0.18	0.01	0.03	C90
淋巴样白血病	11	0.25	0.63	0.66	0.74	0.05	0.06	6	0.23	0.36	0.35	0.35	0.02	0.02	C91
髓样白血病	10	0.22	0.57	0.45	0.47	0.04	0.05	7	0.26	0.42	0.44	0.37	0.03	0.03	C92-C94
白血病,未特指	60	1.34	3.42	3.35	3.31	0.24	0.32	49	1.85	2.95	2.49	2.52	0.15	0.24	C95
其他的或未指明部位	25	0.56	1.42	1.28	1.28	0.07	0.17	24	0.91	1.44	1.14	1.04	0.07	0.10	O&U
所有部位合计	4487	100.00	255.41	210.40	211.49	12.89	24.93	2651	100.00	159.57	120.47	116.66	7.71	12.86	ALL
所有部位除外C44	4466	99.53	254.21	209.33	210.54	12.84	24.83	2641	99.62	158.97	120.08	116.24	7.68	12.82	ALLbC44

2011—2013年赣榆县恶性肿瘤死亡主要指标

部 位	男性 病例数	构成(%)	粗率(1/10⁵)	中标率(1/10⁵)	世标率(1/10⁵)	累积率 0—64岁	累积率 0—74岁	女性 病例数	构成(%)	粗率(1/10⁵)	中标率(1/10⁵)	世标率(1/10⁵)	累积率 0—64岁	累积率 0—74岁	ICD-10
唇	1	0.03	0.06	0.04	0.03	0.00	0.00	0	0.00	0.00	0.00	0.00	0.00	0.00	C00
舌	5	0.16	0.28	0.20	0.21	0.02	0.02	0	0.00	0.00	0.00	0.00	0.00	0.00	C01-C02
口	4	0.13	0.23	0.18	0.17	0.01	0.02	2	0.14	0.12	0.11	0.10	0.00	0.01	C03-C06
唾液腺	0	0.00	0.00	0.00	0.00	0.00	0.00	1	0.07	0.06	0.05	0.06	0.01	0.01	C07-C08
扁桃腺	0	0.00	0.00	0.00	0.00	0.00	0.00	0	0.00	0.00	0.00	0.00	0.00	0.00	C09
其他的口咽	0	0.00	0.00	0.00	0.00	0.00	0.00	0	0.00	0.00	0.00	0.00	0.00	0.00	C10
鼻咽	10	0.32	0.57	0.54	0.51	0.03	0.06	5	0.34	0.30	0.28	0.23	0.02	0.02	C11
喉咽	6	0.19	0.34	0.25	0.25	0.00	0.03	1	0.07	0.06	0.03	0.05	0.00	0.01	C12-C13
咽,部位不明	1	0.03	0.06	0.05	0.05	0.00	0.01	1	0.07	0.06	0.03	0.02	0.00	0.00	C14
食管	748	24.04	42.58	33.30	34.03	1.44	3.91	149	10.07	8.97	5.62	5.80	0.20	0.59	C15
胃	395	12.70	22.48	17.86	18.01	0.90	2.11	135	9.13	8.13	5.38	5.40	0.24	0.62	C16
小肠	2	0.06	0.11	0.09	0.10	0.00	0.02	0	0.00	0.00	0.00	0.00	0.00	0.00	C17
结肠	34	1.09	1.94	1.69	1.78	0.07	0.16	26	1.76	1.56	1.00	1.03	0.05	0.10	C18
直肠	95	3.05	5.41	4.27	4.39	0.18	0.41	71	4.80	4.27	2.86	2.68	0.12	0.26	C19-C20
肛门	0	0.00	0.00	0.00	0.00	0.00	0.00	1	0.07	0.06	0.03	0.02	0.00	0.01	C21
肝脏	492	15.81	28.01	23.53	23.83	1.75	2.84	151	10.21	9.09	6.43	6.42	0.33	0.78	C22
胆囊及其他	36	1.16	2.05	1.61	1.62	0.10	0.17	24	1.62	1.44	0.95	0.89	0.03	0.15	C23-C24
胰腺	66	2.12	3.76	3.00	2.99	0.16	0.34	44	2.97	2.65	1.70	1.66	0.07	0.21	C25
鼻,鼻窦及其他	1	0.03	0.06	0.05	0.05	0.00	0.01	1	0.07	0.06	0.04	0.04	0.00	0.01	C30-C31
喉	21	0.68	1.20	0.96	1.01	0.04	0.10	2	0.14	0.12	0.10	0.09	0.00	0.02	C32
气管,支气管,肺	845	27.16	48.10	38.72	39.06	1.91	4.56	440	29.75	26.48	17.53	17.43	0.91	1.84	C33-C34
其他的胸腔器官	2	0.06	0.11	0.11	0.09	0.01	0.01	1	0.07	0.06	0.06	0.05	0.00	0.00	C37-C38
骨	23	0.74	1.31	1.11	1.09	0.06	0.13	22	1.49	1.32	0.92	0.92	0.05	0.11	C40-C41
皮肤的黑色素瘤	1	0.03	0.06	0.05	0.06	0.01	0.01	0	0.00	0.00	0.00	0.00	0.00	0.00	C43
其他的皮肤	6	0.19	0.34	0.28	0.26	0.01	0.02	5	0.34	0.30	0.19	0.23	0.01	0.01	C44
间皮瘤	0	0.00	0.00	0.00	0.00	0.00	0.00	1	0.07	0.06	0.05	0.05	0.00	0.01	C45
卡波氏肉瘤	0	0.00	0.00	0.00	0.00	0.00	0.00	0	0.00	0.00	0.00	0.00	0.00	0.00	C46
周围神经,其他结缔	1	0.03	0.06	0.05	0.04	0.00	0.00	1	0.07	0.06	0.04	0.04	0.00	0.00	C47;C49
乳房	1	0.03	0.06	0.04	0.04	0.00	0.00	115	7.78	6.92	5.46	5.27	0.44	0.56	C50
外阴	—	—	—	—	—	—	—	0	0.00	0.00	0.00	0.00	0.00	0.00	C51
阴道	—	—	—	—	—	—	—	1	0.07	0.06	0.06	0.05	0.00	0.01	C52
子宫颈	—	—	—	—	—	—	—	31	2.10	1.87	1.52	1.45	0.10	0.17	C53
子宫体	—	—	—	—	—	—	—	4	0.27	0.24	0.16	0.16	0.02	0.02	C54
子宫,部位不明	—	—	—	—	—	—	—	26	1.76	1.56	1.12	1.03	0.07	0.10	C55
卵巢	—	—	—	—	—	—	—	19	1.28	1.14	0.86	0.88	0.06	0.12	C56
其他的女性生殖器	—	—	—	—	—	—	—	1	0.07	0.06	0.04	0.04	0.00	0.00	C57
胎盘	—	—	—	—	—	—	—	0	0.00	0.00	0.00	0.00	0.00	0.00	C58
阴茎	1	0.03	0.06	0.04	0.03	0.00	0.00	—	—	—	—	—	—	—	C60
前列腺	30	0.96	1.71	1.31	1.29	0.03	0.09	—	—	—	—	—	—	—	C61
睾丸	0	0.00	0.00	0.00	0.00	0.00	0.00	—	—	—	—	—	—	—	C62
其他的男性生殖器	0	0.00	0.00	0.00	0.00	0.00	0.00	—	—	—	—	—	—	—	C63
肾	18	0.58	1.02	0.88	0.85	0.06	0.09	11	0.74	0.66	0.48	0.50	0.02	0.06	C64
肾盂	0	0.00	0.00	0.00	0.00	0.00	0.00	1	0.07	0.06	0.03	0.02	0.00	0.01	C65
输尿管	0	0.00	0.00	0.00	0.00	0.00	0.00	0	0.00	0.00	0.00	0.00	0.00	0.00	C66
膀胱	54	1.74	3.07	2.39	2.36	0.07	0.18	12	0.81	0.72	0.40	0.46	0.00	0.01	C67
其他的泌尿器官	0	0.00	0.00	0.00	0.00	0.00	0.00	0	0.00	0.00	0.00	0.00	0.00	0.00	C68
眼	2	0.06	0.11	0.10	0.11	0.01	0.02	0	0.00	0.00	0.00	0.00	0.00	0.00	C69
脑,神经系统	71	2.28	4.04	3.44	3.43	0.23	0.42	77	5.21	4.63	3.38	3.48	0.21	0.35	C70-C72
甲状腺	6	0.19	0.34	0.24	0.22	0.01	0.01	11	0.74	0.66	0.45	0.44	0.03	0.06	C73
肾上腺	1	0.03	0.06	0.08	0.05	0.00	0.00	1	0.07	0.06	0.05	0.06	0.01	0.01	C74
其他的内分泌腺	0	0.00	0.00	0.00	0.00	0.00	0.00	0	0.00	0.00	0.00	0.00	0.00	0.00	C75
霍奇金病	0	0.00	0.00	0.00	0.00	0.00	0.00	1	0.07	0.06	0.05	0.05	0.00	0.01	C81
非霍奇金淋巴瘤	62	1.99	3.53	3.01	3.02	0.12	0.34	30	2.03	1.81	1.42	1.31	0.07	0.15	C82-C85;C96
免疫增生性疾病	0	0.00	0.00	0.00	0.00	0.00	0.00	0	0.00	0.00	0.00	0.00	0.00	0.00	C88
多发性骨髓瘤	6	0.19	0.34	0.29	0.31	0.03	0.04	2	0.14	0.12	0.07	0.06	0.00	0.01	C90
淋巴样白血病	3	0.10	0.17	0.15	0.17	0.02	0.02	4	0.27	0.24	0.28	0.23	0.02	0.02	C91
髓样白血病	5	0.16	0.28	0.23	0.22	0.02	0.02	1	0.07	0.06	0.06	0.05	0.00	0.01	C92-C94
白血病,未特指	40	1.29	2.28	2.22	2.12	0.15	0.21	37	2.50	2.23	1.87	1.97	0.13	0.19	C95
其他的或未指明部位	16	0.51	0.91	0.80	0.77	0.03	0.08	11	0.74	0.66	0.48	0.45	0.03	0.04	O&U
所有部位合计	3111	100.00	177.08	143.16	144.62	7.50	16.47	1479	100.00	89.02	61.59	61.19	3.28	6.57	ALL
所有部位除外 C44	3105	99.81	176.74	142.87	144.36	7.49	16.45	1474	99.66	88.72	61.40	60.97	3.27	6.55	ALLbC44

2011—2013年东海县恶性肿瘤发病主要指标

部 位	男性					累积率		女性					累积率		ICD-10
	病例数	构成(%)	粗率(1/10⁵)	中标率(1/10⁵)	世标率(1/10⁵)	0—64岁	0—74岁	病例数	构成(%)	粗率(1/10⁵)	中标率(1/10⁵)	世标率(1/10⁵)	0—64岁	0—74岁	
唇	6	0.15	0.33	0.25	0.24	0.00	0.01	2	0.07	0.12	0.09	0.09	0.01	0.01	C00
舌	9	0.23	0.50	0.41	0.43	0.03	0.06	1	0.04	0.06	0.06	0.07	0.01	0.01	C01-C02
口	9	0.23	0.50	0.44	0.46	0.03	0.07	9	0.33	0.54	0.50	0.48	0.03	0.05	C03-C06
唾液腺	6	0.15	0.33	0.29	0.28	0.02	0.03	3	0.11	0.18	0.16	0.14	0.01	0.04	C07-C08
扁桃腺	3	0.08	0.17	0.14	0.14	0.02	0.02	2	0.07	0.12	0.10	0.11	0.00	0.01	C09
其他的口咽	1	0.03	0.06	0.05	0.06	0.01	0.01	0	0.00	0.00	0.00	0.00	0.00	0.00	C10
鼻咽	41	1.05	2.26	1.97	1.95	0.16	0.23	23	0.85	1.37	1.20	1.11	0.09	0.12	C11
喉咽	4	0.10	0.22	0.19	0.20	0.02	0.02	0	0.00	0.00	0.00	0.00	0.00	0.00	C12-C13
咽,部位不明	6	0.15	0.33	0.27	0.27	0.02	0.05	0	0.00	0.00	0.00	0.00	0.00	0.00	C14
食管	495	12.68	27.28	21.47	21.64	0.95	2.50	148	5.47	8.81	5.61	5.60	0.20	0.54	C15
胃	537	13.75	29.60	23.86	23.96	1.27	2.77	237	8.76	14.11	9.91	9.92	0.54	1.03	C16
小肠	5	0.13	0.28	0.24	0.23	0.02	0.03	5	0.18	0.30	0.24	0.26	0.01	0.04	C17
结肠	77	1.97	4.24	3.53	3.57	0.17	0.40	75	2.77	4.47	3.31	3.22	0.18	0.34	C18
直肠	146	3.74	8.05	6.69	6.51	0.36	0.70	108	3.99	6.43	4.71	4.61	0.27	0.55	C19-C20
肛门	0	0.00	0.00	0.00	0.00	0.00	0.00	1	0.04	0.06	0.06	0.07	0.01	0.01	C21
肝脏	578	14.80	31.86	27.10	26.85	1.79	2.86	229	8.47	13.64	10.45	10.73	0.69	1.17	C22
胆囊及其他	47	1.20	2.59	2.09	2.15	0.11	0.24	51	1.89	3.04	2.26	2.23	0.14	0.24	C23-C24
胰腺	94	2.41	5.18	4.42	4.37	0.25	0.56	68	2.51	4.05	2.90	2.86	0.11	0.36	C25
鼻,鼻窦及其他	8	0.20	0.44	0.36	0.38	0.03	0.05	6	0.22	0.36	0.26	0.26	0.04	0.04	C30-C31
喉	36	0.92	1.98	1.67	1.70	0.13	0.21	2	0.07	0.12	0.07	0.07	0.01	0.01	C32
气管,支气管,肺	1099	28.14	60.57	49.19	49.28	2.86	5.52	576	21.30	34.30	25.16	25.15	1.28	2.82	C33-C34
其他的胸腔器官	9	0.23	0.50	0.50	0.51	0.03	0.05	2	0.07	0.12	0.11	0.10	0.01	0.01	C37-C38
骨	47	1.20	2.59	2.24	2.16	0.12	0.19	23	0.85	1.37	1.15	1.12	0.07	0.12	C40-C41
皮肤的黑色素瘤	2	0.05	0.11	0.08	0.09	0.01	0.01	3	0.11	0.18	0.15	0.16	0.02	0.02	C43
其他的皮肤	39	1.00	2.15	1.75	1.85	0.06	0.19	36	1.33	2.14	1.55	1.49	0.05	0.11	C44
间皮瘤	0	0.00	0.00	0.00	0.00	0.00	0.00	1	0.04	0.06	0.08	0.07	0.01	0.01	C45
卡波氏肉瘤	0	0.00	0.00	0.00	0.00	0.00	0.00	0	0.00	0.00	0.00	0.00	0.00	0.00	C46
周围神经,其他结缔	10	0.26	0.55	0.51	0.54	0.04	0.04	7	0.26	0.42	0.35	0.34	0.03	0.03	C47;C49
乳房	6	0.15	0.33	0.30	0.34	0.02	0.03	403	14.90	24.00	22.01	20.37	1.73	2.12	C50
外阴	—	—	—	—	—	—	—	2	0.07	0.12	0.09	0.09	0.01	0.01	C51
阴道	—	—	—	—	—	—	—	1	0.04	0.06	0.03	0.02	0.00	0.00	C52
子宫颈	—	—	—	—	—	—	—	159	5.88	9.47	8.54	7.83	0.65	0.82	C53
子宫体	—	—	—	—	—	—	—	67	2.48	3.99	3.51	3.53	0.36	0.39	C54
子宫,部位不明	—	—	—	—	—	—	—	45	1.66	2.68	2.12	2.15	0.16	0.25	C55
卵巢	—	—	—	—	—	—	—	58	2.14	3.45	3.03	2.93	0.23	0.31	C56
其他的女性生殖器	—	—	—	—	—	—	—	2	0.07	0.12	0.14	0.12	0.01	0.01	C57
胎盘	—	—	—	—	—	—	—	1	0.04	0.06	0.05	0.05	0.00	0.00	C58
阴茎	8	0.20	0.44	0.35	0.34	0.01	0.06	—	—	—	—	—	—	—	C60
前列腺	39	1.00	2.15	1.58	1.39	0.02	0.12	—	—	—	—	—	—	—	C61
睾丸	8	0.20	0.44	0.38	0.34	0.01	0.05	—	—	—	—	—	—	—	C62
其他的男性生殖器	1	0.03	0.06	0.04	0.05	0.01	0.01	—	—	—	—	—	—	—	C63
肾	24	0.61	1.32	1.19	1.15	0.08	0.13	10	0.37	0.60	0.48	0.49	0.04	0.06	C64
肾盂	2	0.05	0.11	0.10	0.11	0.01	0.01	0	0.00	0.00	0.00	0.00	0.00	0.00	C65
输尿管	2	0.05	0.11	0.11	0.15	0.01	0.01	1	0.04	0.06	0.06	0.07	0.01	0.01	C66
膀胱	93	2.38	5.13	4.12	4.11	0.18	0.43	21	0.78	1.25	0.88	0.90	0.04	0.15	C67
其他的泌尿器官	0	0.00	0.00	0.00	0.00	0.00	0.00	1	0.04	0.06	0.06	0.07	0.01	0.01	C68
眼	0	0.00	0.00	0.00	0.00	0.00	0.00	5	0.18	0.30	0.21	0.30	0.01	0.01	C69
脑,神经系统	108	2.77	5.95	5.20	5.14	0.32	0.55	97	3.59	5.78	5.05	4.93	0.39	0.51	C70-C72
甲状腺	19	0.49	1.05	0.94	0.92	0.07	0.10	41	1.52	2.44	2.23	2.02	0.15	0.18	C73
肾上腺	0	0.00	0.00	0.00	0.00	0.00	0.00	0	0.00	0.00	0.00	0.00	0.00	0.00	C74
其他的内分泌腺	3	0.08	0.17	0.14	0.12	0.01	0.01	0	0.00	0.00	0.00	0.00	0.00	0.00	C75
霍奇金病	2	0.05	0.11	0.14	0.10	0.01	0.01	1	0.04	0.06	0.04	0.06	0.00	0.01	C81
非霍奇金淋巴瘤	78	2.00	4.30	3.90	3.93	0.25	0.37	31	1.15	1.85	1.43	1.44	0.09	0.15	C82-C85;C96
免疫增生性疾病	0	0.00	0.00	0.00	0.00	0.00	0.00	0	0.00	0.00	0.00	0.00	0.00	0.00	C88
多发性骨髓瘤	30	0.77	1.65	1.46	1.46	0.12	0.16	22	0.81	1.31	1.01	0.98	0.06	0.18	C90
淋巴样白血病	10	0.26	0.55	0.50	0.68	0.04	0.05	13	0.48	0.77	0.65	0.85	0.06	0.06	C91
髓样白血病	39	1.00	2.15	1.98	1.98	0.14	0.21	23	0.85	1.37	1.16	1.28	0.08	0.10	C92-C94
白血病,未特指	83	2.13	4.57	4.02	3.98	0.24	0.38	57	2.11	3.39	2.72	2.99	0.18	0.24	C95
其他的或未指明部位	36	0.92	1.98	1.65	1.64	0.10	0.19	25	0.92	1.49	1.11	1.09	0.06	0.13	O&U
所有部位合计	3905	100.00	215.22	177.83	177.77	10.16	19.69	2704	100.00	161.04	127.04	124.80	8.16	13.24	ALL
所有部位除外 C44	3866	99.00	213.07	176.08	175.93	10.10	19.50	2668	98.67	158.89	125.49	123.31	8.11	13.13	ALLbC44

2011—2013年东海县恶性肿瘤死亡主要指标

部位	男性 病例数	构成(%)	粗率(1/10⁵)	中标率(1/10⁵)	世标率(1/10⁵)	累积率 0-64岁	累积率 0-74岁	女性 病例数	构成(%)	粗率(1/10⁵)	中标率(1/10⁵)	世标率(1/10⁵)	累积率 0-64岁	累积率 0-74岁	ICD-10
唇	1	0.03	0.06	0.05	0.08	0.00	0.00	2	0.11	0.12	0.08	0.07	0.00	0.01	C00
舌	4	0.13	0.22	0.18	0.18	0.01	0.02	0	0.00	0.00	0.00	0.00	0.00	0.00	C01-C02
口	9	0.28	0.50	0.41	0.38	0.01	0.04	3	0.17	0.18	0.15	0.13	0.01	0.01	C03-C06
唾液腺	2	0.06	0.11	0.09	0.09	0.00	0.01	3	0.17	0.18	0.15	0.14	0.00	0.00	C07-C08
扁桃腺	1	0.03	0.06	0.04	0.05	0.01	0.01	1	0.06	0.06	0.04	0.04	0.00	0.01	C09
其他的口咽	1	0.03	0.06	0.05	0.06	0.01	0.01	0	0.00	0.00	0.00	0.00	0.00	0.00	C10
鼻咽	28	0.88	1.54	1.32	1.30	0.09	0.17	16	0.92	0.95	0.74	0.71	0.06	0.09	C11
喉咽	3	0.09	0.17	0.14	0.14	0.01	0.01	0	0.00	0.00	0.00	0.00	0.00	0.00	C12-C13
咽,部位不明	4	0.13	0.22	0.18	0.18	0.01	0.03	0	0.00	0.00	0.00	0.00	0.00	0.00	C14
食管	442	13.87	24.36	19.02	19.14	0.63	2.03	134	7.69	7.98	4.93	5.05	0.13	0.42	C15
胃	450	14.12	24.80	19.71	19.65	0.96	2.18	210	12.06	12.51	8.57	8.57	0.45	0.83	C16
小肠	1	0.03	0.06	0.04	0.04	0.00	0.01	4	0.23	0.24	0.21	0.22	0.01	0.03	C17
结肠	48	1.51	2.65	2.21	2.25	0.09	0.23	49	2.81	2.92	1.97	1.97	0.08	0.18	C18
直肠	95	2.98	5.24	4.14	3.91	0.12	0.38	57	3.27	3.39	2.28	2.25	0.11	0.22	C19-C20
肛门	1	0.03	0.06	0.04	0.04	0.00	0.01	0	0.00	0.00	0.00	0.00	0.00	0.00	C21
肝脏	537	16.85	29.60	24.86	24.58	1.55	2.63	193	11.08	11.49	8.57	8.75	0.53	0.93	C22
胆囊及其他	47	1.48	2.59	2.11	2.11	0.10	0.23	45	2.58	2.68	1.97	1.98	0.12	0.22	C23-C24
胰腺	86	2.70	4.74	3.89	3.81	0.20	0.48	60	3.44	3.57	2.48	2.48	0.10	0.33	C25
鼻,鼻窦及其他	5	0.16	0.28	0.25	0.28	0.03	0.04	3	0.17	0.18	0.15	0.15	0.01	0.01	C30-C31
喉	23	0.72	1.27	1.05	1.12	0.07	0.16	0	0.00	0.00	0.00	0.00	0.00	0.00	C32
气管,支气管,肺	946	29.69	52.14	42.22	42.26	2.29	4.64	424	24.34	25.25	17.73	17.85	0.78	1.98	C33-C34
其他的胸腔器官	5	0.16	0.28	0.27	0.28	0.01	0.02	3	0.17	0.18	0.15	0.15	0.01	0.01	C37-C38
骨	34	1.07	1.87	1.64	1.62	0.08	0.15	23	1.32	1.37	1.02	1.01	0.06	0.12	C40-C41
皮肤的黑色素瘤	0	0.00	0.00	0.00	0.00	0.00	0.00	2	0.11	0.12	0.10	0.12	0.01	0.01	C43
其他的皮肤	17	0.53	0.94	0.80	0.75	0.03	0.08	18	1.03	1.07	0.65	0.67	0.03	0.04	C44
间皮瘤	1	0.03	0.06	0.04	0.03	0.00	0.01	1	0.06	0.06	0.05	0.05	0.00	0.01	C45
卡波氏肉瘤	0	0.00	0.00	0.00	0.00	0.00	0.00	0	0.00	0.00	0.00	0.00	0.00	0.00	C46
周围神经,其他结缔	5	0.16	0.28	0.23	0.19	0.01	0.02	1	0.06	0.06	0.03	0.02	0.00	0.00	C47;C49
乳房	2	0.06	0.11	0.09	0.09	0.01	0.01	129	7.41	7.68	6.43	6.32	0.50	0.72	C50
外阴	—	—	—	—	—	—	—	1	0.06	0.06	0.04	0.05	0.01	0.01	C51
阴道	—	—	—	—	—	—	—	0	0.00	0.00	0.00	0.00	0.00	0.00	C52
子宫颈	—	—	—	—	—	—	—	63	3.62	3.75	3.04	2.97	0.24	0.34	C53
子宫体	—	—	—	—	—	—	—	11	0.63	0.66	0.57	0.59	0.05	0.08	C54
子宫,部位不明	—	—	—	—	—	—	—	45	2.58	2.68	2.01	2.04	0.13	0.26	C55
卵巢	—	—	—	—	—	—	—	34	1.95	2.02	1.65	1.69	0.13	0.20	C56
其他的女性生殖器	—	—	—	—	—	—	—	0	0.00	0.00	0.00	0.00	0.00	0.00	C57
胎盘	—	—	—	—	—	—	—	1	0.06	0.06	0.05	0.05	0.00	0.00	C58
阴茎	5	0.16	0.28	0.20	0.20	0.01	0.03	—	—	—	—	—	—	—	C60
前列腺	30	0.94	1.65	1.27	1.30	0.00	0.07	—	—	—	—	—	—	—	C61
睾丸	6	0.19	0.33	0.29	0.26	0.01	0.03	—	—	—	—	—	—	—	C62
其他的男性生殖器	0	0.00	0.00	0.00	0.00	0.00	0.00	—	—	—	—	—	—	—	C63
肾	7	0.22	0.39	0.35	0.28	0.02	0.02	3	0.17	0.18	0.13	0.14	0.01	0.01	C64
肾盂	2	0.06	0.11	0.08	0.07	0.01	0.01	0	0.00	0.00	0.00	0.00	0.00	0.00	C65
输尿管	0	0.00	0.00	0.00	0.00	0.00	0.00	0	0.00	0.00	0.00	0.00	0.00	0.00	C66
膀胱	54	1.69	2.98	2.33	2.28	0.08	0.24	11	0.63	0.66	0.40	0.37	0.01	0.04	C67
其他的泌尿器官	0	0.00	0.00	0.00	0.00	0.00	0.00	0	0.00	0.00	0.00	0.00	0.00	0.00	C68
眼	3	0.09	0.17	0.14	0.11	0.00	0.00	2	0.11	0.12	0.06	0.05	0.00	0.00	C69
脑,神经系统	86	2.70	4.74	4.17	4.13	0.24	0.41	71	4.08	4.23	3.41	3.31	0.24	0.34	C70-C72
甲状腺	3	0.09	0.17	0.14	0.13	0.01	0.02	6	0.34	0.36	0.24	0.22	0.01	0.02	C73
肾上腺	0	0.00	0.00	0.00	0.00	0.00	0.00	0	0.00	0.00	0.00	0.00	0.00	0.00	C74
其他的内分泌腺	1	0.03	0.06	0.04	0.03	0.00	0.01	1	0.06	0.06	0.06	0.06	0.00	0.00	C75
霍奇金病	0	0.00	0.00	0.00	0.00	0.00	0.00	1	0.06	0.06	0.06	0.06	0.00	0.00	C81
非霍奇金淋巴瘤	67	2.10	3.69	3.30	3.32	0.21	0.33	27	1.55	1.61	1.25	1.29	0.09	0.15	C82-C85;C96
免疫增生性疾病	1	0.03	0.06	0.04	0.03	0.00	0.01	0	0.00	0.00	0.00	0.00	0.00	0.00	C88
多发性骨髓瘤	22	0.69	1.21	1.09	1.08	0.08	0.11	20	1.15	1.19	0.88	0.85	0.07	0.08	C90
淋巴样白血病	8	0.25	0.44	0.44	0.48	0.02	0.03	8	0.46	0.48	0.36	0.44	0.02	0.03	C91
髓样白血病	18	0.56	0.99	0.94	0.94	0.08	0.08	7	0.40	0.42	0.36	0.41	0.04	0.04	C92-C94
白血病,未特指	63	1.98	3.47	3.04	3.04	0.16	0.26	39	2.24	2.32	1.84	2.04	0.12	0.18	C95
其他的或未指明部位	12	0.38	0.66	0.55	0.56	0.02	0.05	11	0.63	0.66	0.48	0.50	0.01	0.07	O&U
所有部位合计	3186	100.00	175.59	143.48	142.87	7.29	15.29	1742	100.00	103.74	75.27	75.75	4.19	8.03	ALL
所有部位除外 C44	3169	99.47	174.65	142.68	142.11	7.26	15.20	1724	98.97	102.67	74.62	75.09	4.16	7.99	ALLbC44

2011—2013年灌云县恶性肿瘤发病主要指标

部位	男性							女性							ICD-10
	病例数	构成(%)	粗率(1/10⁵)	中标率(1/10⁵)	世标率(1/10⁵)	累积率 0—64岁	累积率 0—74岁	病例数	构成(%)	粗率(1/10⁵)	中标率(1/10⁵)	世标率(1/10⁵)	累积率 0—64岁	累积率 0—74岁	
唇	3	0.09	0.19	0.14	0.14	0.01	0.01	2	0.08	0.14	0.10	0.10	0.01	0.01	C00
舌	4	0.12	0.25	0.18	0.16	0.01	0.01	2	0.08	0.14	0.10	0.13	0.02	0.02	C01-C02
口	14	0.40	0.87	0.71	0.70	0.03	0.06	6	0.23	0.41	0.34	0.36	0.01	0.06	C03-C06
唾液腺	11	0.32	0.68	0.56	0.53	0.04	0.07	2	0.08	0.14	0.11	0.12	0.01	0.01	C07-C08
扁桃腺	1	0.03	0.06	0.06	0.06	0.00	0.01	1	0.04	0.07	0.04	0.04	0.01	0.01	C09
其他的口咽	1	0.03	0.06	0.04	0.04	0.01	0.01	0	0.00	0.00	0.00	0.00	0.00	0.00	C10
鼻咽	30	0.87	1.86	1.63	1.56	0.10	0.19	12	0.47	0.82	0.68	0.68	0.05	0.08	C11
喉咽	0	0.00	0.00	0.00	0.00	0.00	0.00	1	0.04	0.07	0.04	0.04	0.01	0.01	C12-C13
咽,部位不明	0	0.00	0.00	0.00	0.00	0.00	0.00	1	0.04	0.07	0.06	0.06	0.00	0.01	C14
食管	565	16.32	35.06	27.72	27.63	1.21	3.29	251	9.82	17.16	13.46	13.31	0.45	1.76	C15
胃	442	12.77	27.43	22.00	21.72	1.10	2.57	224	8.76	15.31	12.33	12.16	0.57	1.52	C16
小肠	10	0.29	0.62	0.53	0.50	0.03	0.05	11	0.43	0.75	0.68	0.62	0.03	0.09	C17
结肠	87	2.51	5.40	4.53	4.48	0.28	0.55	65	2.54	4.44	3.62	3.63	0.18	0.46	C18
直肠	94	2.72	5.83	4.82	4.76	0.34	0.53	86	3.36	5.88	4.62	4.49	0.25	0.50	C19-C20
肛门	1	0.03	0.06	0.05	0.06	0.01	0.01	0	0.00	0.00	0.00	0.00	0.00	0.00	C21
肝脏	712	20.57	44.18	36.42	35.80	2.88	4.05	240	9.39	16.41	13.23	12.96	0.81	1.55	C22
胆囊及其他	48	1.39	2.98	2.38	2.23	0.09	0.24	47	1.84	3.21	2.50	2.42	0.09	0.29	C23-C24
胰腺	99	2.86	6.14	5.00	5.02	0.28	0.65	79	3.09	5.40	4.04	4.15	0.26	0.52	C25
鼻,鼻窦及其他	6	0.17	0.37	0.33	0.29	0.02	0.03	4	0.16	0.27	0.27	0.27	0.01	0.04	C30-C31
喉	29	0.84	1.80	1.40	1.41	0.10	0.15	2	0.08	0.14	0.12	0.12	0.01	0.03	C32
气管,支气管,肺	743	21.46	46.11	36.81	36.69	2.05	4.34	425	16.63	29.06	22.60	22.59	1.25	2.58	C33-C34
其他的胸腔器官	6	0.17	0.37	0.33	0.27	0.02	0.02	3	0.12	0.21	0.16	0.17	0.01	0.02	C37-C38
骨	30	0.87	1.86	1.64	1.63	0.09	0.22	28	1.10	1.91	1.67	1.61	0.11	0.14	C40-C41
皮肤的黑色素瘤	4	0.12	0.25	0.21	0.19	0.00	0.02	9	0.35	0.62	0.55	0.53	0.01	0.07	C43
其他的皮肤	23	0.66	1.43	1.15	1.17	0.06	0.12	15	0.59	1.03	0.81	0.79	0.05	0.08	C44
间皮瘤	1	0.03	0.06	0.06	0.06	0.00	0.01	1	0.04	0.07	0.04	0.04	0.01	0.01	C45
卡波氏肉瘤	0	0.00	0.00	0.00	0.00	0.00	0.00	0	0.00	0.00	0.00	0.00	0.00	0.00	C46
周围神经,其他结缔	5	0.14	0.31	0.26	0.32	0.03	0.03	6	0.23	0.41	0.34	0.36	0.02	0.05	C47;C49
乳房	12	0.35	0.74	0.63	0.59	0.05	0.05	371	14.51	25.37	21.65	20.25	1.64	2.14	C50
外阴	—	—	—	—	—	—	—	3	0.12	0.21	0.17	0.16	0.01	0.01	C51
阴道	—	—	—	—	—	—	—	2	0.08	0.14	0.12	0.12	0.01	0.02	C52
子宫颈	—	—	—	—	—	—	—	153	5.99	10.46	9.05	8.27	0.70	0.86	C53
子宫体	—	—	—	—	—	—	—	49	1.92	3.35	2.83	2.72	0.22	0.33	C54
子宫,部位不明	—	—	—	—	—	—	—	27	1.06	1.85	1.57	1.42	0.08	0.14	C55
卵巢	—	—	—	—	—	—	—	58	2.27	3.97	3.32	3.12	0.26	0.32	C56
其他的女性生殖器	—	—	—	—	—	—	—	2	0.08	0.14	0.10	0.10	0.01	0.01	C57
胎盘	—	—	—	—	—	—	—	1	0.04	0.07	0.07	0.06	0.00	0.00	C58
阴茎	4	0.12	0.25	0.19	0.18	0.01	0.02	—	—	—	—	—	—	—	C60
前列腺	24	0.69	1.49	1.16	1.12	0.02	0.13	—	—	—	—	—	—	—	C61
睾丸	7	0.20	0.43	0.41	0.45	0.03	0.03	—	—	—	—	—	—	—	C62
其他的男性生殖器	0	0.00	0.00	0.00	0.00	0.00	0.00	—	—	—	—	—	—	—	C63
肾	33	0.95	2.05	1.76	1.78	0.08	0.19	16	0.63	1.09	0.94	0.94	0.04	0.08	C64
肾盂	3	0.09	0.19	0.15	0.16	0.01	0.03	2	0.08	0.14	0.10	0.10	0.01	0.02	C65
输尿管	3	0.09	0.19	0.14	0.14	0.01	0.02	1	0.04	0.07	0.06	0.07	0.00	0.01	C66
膀胱	82	2.37	5.09	4.20	4.11	0.21	0.50	23	0.90	1.57	1.25	1.22	0.06	0.14	C67
其他的泌尿器官	1	0.03	0.06	0.04	0.04	0.00	0.01	0	0.00	0.00	0.00	0.00	0.00	0.00	C68
眼	4	0.12	0.25	0.21	0.27	0.01	0.02	3	0.12	0.21	0.17	0.16	0.01	0.01	C69
脑,神经系统	91	2.63	5.65	4.98	4.91	0.32	0.50	84	3.29	5.74	5.08	5.24	0.31	0.58	C70-C72
甲状腺	16	0.46	0.99	0.89	0.82	0.07	0.09	87	3.40	5.95	5.48	4.86	0.41	0.47	C73
肾上腺	1	0.03	0.06	0.04	0.04	0.00	0.01	3	0.12	0.21	0.19	0.15	0.01	0.01	C74
其他的内分泌腺	10	0.29	0.62	0.55	0.51	0.03	0.04	5	0.20	0.34	0.32	0.30	0.01	0.02	C75
霍奇金病	3	0.09	0.19	0.17	0.16	0.01	0.01	0	0.00	0.00	0.00	0.00	0.00	0.00	C81
非霍奇金淋巴瘤	62	1.79	3.85	3.25	3.19	0.22	0.36	34	1.33	2.32	1.83	1.83	0.08	0.20	C82-C85;C96
免疫增生性疾病	1	0.03	0.06	0.04	0.03	0.00	0.01	0	0.00	0.00	0.00	0.00	0.00	0.00	C88
多发性骨髓瘤	15	0.43	0.93	0.76	0.77	0.06	0.10	10	0.39	0.68	0.58	0.53	0.02	0.07	C90
淋巴样白血病	13	0.38	0.81	0.81	0.83	0.05	0.08	11	0.43	0.75	0.59	0.61	0.05	0.06	C91
髓样白血病	31	0.90	1.92	1.77	1.62	0.10	0.16	29	1.13	1.98	1.68	1.66	0.13	0.19	C92-C94
白血病,未特指	43	1.24	2.67	2.44	2.44	0.12	0.22	31	1.21	2.12	1.83	1.83	0.09	0.17	C95
其他的或未指明部位	34	0.98	2.11	1.66	1.83	0.10	0.17	28	1.10	1.91	1.53	1.37	0.04	0.14	O&U
所有部位合计	3462	100.00	214.84	175.16	173.42	10.30	19.95	2556	100.00	174.75	143.04	138.82	8.44	15.94	ALL
所有部位除外 C44	3439	99.34	213.41	174.01	172.25	10.24	19.83	2541	99.41	173.73	142.22	138.03	8.40	15.85	ALLbC44

2011—2013年灌云县恶性肿瘤死亡主要指标

部 位	男性							女性							ICD-10
	病例数	构成(%)	粗率(1/10^5)	中标率(1/10^5)	世标率(1/10^5)	累积率 0—64岁	累积率 0—74岁	病例数	构成(%)	粗率(1/10^5)	中标率(1/10^5)	世标率(1/10^5)	累积率 0—64岁	累积率 0—74岁	
唇	1	0.04	0.06	0.06	0.05	0.00	0.01	1	0.06	0.07	0.04	0.03	0.00	0.00	C00
舌	4	0.14	0.25	0.19	0.18	0.01	0.01	1	0.06	0.07	0.05	0.06	0.01	0.01	C01-C02
口	3	0.11	0.19	0.17	0.21	0.02	0.02	3	0.19	0.21	0.19	0.18	0.00	0.03	C03-C06
唾液腺	4	0.14	0.25	0.19	0.18	0.01	0.03	2	0.13	0.14	0.11	0.10	0.00	0.01	C07-C08
扁桃腺	0	0.00	0.00	0.00	0.00	0.00	0.00	0	0.00	0.00	0.00	0.00	0.00	0.00	C09
其他的口咽	0	0.00	0.00	0.00	0.00	0.00	0.00	0	0.00	0.00	0.00	0.00	0.00	0.00	C10
鼻咽	16	0.58	0.99	0.82	0.81	0.04	0.10	5	0.31	0.34	0.34	0.33	0.01	0.04	C11
喉咽	0	0.00	0.00	0.00	0.00	0.00	0.00	1	0.06	0.07	0.04	0.04	0.01	0.01	C12-C13
咽,部位不明	0	0.00	0.00	0.00	0.00	0.00	0.00	1	0.06	0.07	0.06	0.06	0.00	0.01	C14
食管	461	16.59	28.61	22.66	22.10	0.80	2.47	203	12.73	13.88	10.69	10.44	0.30	1.27	C15
胃	360	12.95	22.34	17.69	17.33	0.76	1.94	166	10.41	11.35	9.03	8.83	0.34	1.08	C16
小肠	5	0.18	0.31	0.24	0.23	0.01	0.03	7	0.44	0.48	0.45	0.41	0.03	0.05	C17
结肠	37	1.33	2.30	1.95	1.91	0.07	0.23	22	1.38	1.50	1.15	1.17	0.05	0.13	C18
直肠	55	1.98	3.41	2.68	2.61	0.14	0.28	54	3.39	3.69	2.92	2.85	0.12	0.34	C19-C20
肛门	0	0.00	0.00	0.00	0.00	0.00	0.00	0	0.00	0.00	0.00	0.00	0.00	0.00	C21
肝脏	660	23.75	40.96	33.95	33.21	2.53	3.77	216	13.54	14.77	11.84	11.65	0.66	1.41	C22
胆囊及其他	46	1.66	2.85	2.32	2.13	0.08	0.23	37	2.32	2.53	1.96	1.86	0.05	0.20	C23-C24
胰腺	92	3.31	5.71	4.61	4.56	0.24	0.60	67	4.20	4.58	3.48	3.58	0.20	0.44	C25
鼻,鼻窦及其他	5	0.18	0.31	0.26	0.23	0.01	0.01	2	0.13	0.14	0.13	0.12	0.01	0.01	C30-C31
喉	13	0.47	0.81	0.62	0.57	0.03	0.04	1	0.06	0.07	0.06	0.06	0.00	0.01	C32
气管,支气管,肺	624	22.45	38.72	30.51	30.16	1.53	3.55	332	20.82	22.70	17.42	17.27	0.87	1.80	C33-C34
其他的胸腔器官	5	0.18	0.31	0.25	0.21	0.01	0.01	3	0.19	0.21	0.17	0.19	0.02	0.03	C37-C38
骨	26	0.94	1.61	1.36	1.40	0.06	0.20	15	0.94	1.03	0.85	0.85	0.05	0.08	C40-C41
皮肤的黑色素瘤	2	0.07	0.12	0.11	0.09	0.00	0.01	3	0.19	0.21	0.20	0.17	0.02	0.02	C43
其他的皮肤	9	0.32	0.56	0.39	0.43	0.02	0.04	3	0.19	0.21	0.14	0.14	0.02	0.02	C44
间皮瘤	0	0.00	0.00	0.00	0.00	0.00	0.00	0	0.00	0.00	0.00	0.00	0.00	0.00	C45
卡波氏肉瘤	0	0.00	0.00	0.00	0.00	0.00	0.00	0	0.00	0.00	0.00	0.00	0.00	0.00	C46
周围神经,其他结缔	3	0.11	0.19	0.14	0.15	0.01	0.03	1	0.06	0.07	0.06	0.07	0.00	0.01	C47;C49
乳房	4	0.14	0.25	0.17	0.19	0.00	0.00	119	7.46	8.14	6.59	6.40	0.52	0.71	C50
外阴	—	—	—	—	—	—	—	2	0.13	0.14	0.12	0.11	0.00	0.01	C51
阴道	—	—	—	—	—	—	—	1	0.06	0.07	0.06	0.07	0.01	0.01	C52
子宫颈	—	—	—	—	—	—	—	49	3.07	3.35	2.75	2.58	0.22	0.30	C53
子宫体	—	—	—	—	—	—	—	7	0.44	0.48	0.40	0.42	0.02	0.06	C54
子宫,部位不明	—	—	—	—	—	—	—	23	1.44	1.57	1.31	1.22	0.07	0.12	C55
卵巢	—	—	—	—	—	—	—	38	2.38	2.60	2.08	2.03	0.16	0.25	C56
其他的女性生殖器	—	—	—	—	—	—	—	1	0.06	0.07	0.06	0.07	0.00	0.01	C57
胎盘	—	—	—	—	—	—	—	1	0.06	0.07	0.07	0.06	0.00	0.00	C58
阴茎	2	0.07	0.12	0.08	0.08	0.00	0.00	—	—	—	—	—	—	—	C60
前列腺	16	0.58	0.99	0.74	0.71	0.01	0.06	—	—	—	—	—	—	—	C61
睾丸	2	0.07	0.12	0.10	0.08	0.00	0.00	—	—	—	—	—	—	—	C62
其他的男性生殖器	0	0.00	0.00	0.00	0.00	0.00	0.00	—	—	—	—	—	—	—	C63
肾	15	0.54	0.93	0.80	0.70	0.03	0.07	5	0.31	0.34	0.24	0.22	0.01	0.01	C64
肾盂	1	0.04	0.06	0.06	0.05	0.00	0.01	0	0.00	0.00	0.00	0.00	0.00	0.00	C65
输尿管	3	0.11	0.19	0.14	0.16	0.00	0.02	1	0.06	0.07	0.04	0.03	0.00	0.00	C66
膀胱	47	1.69	2.92	2.29	2.12	0.05	0.18	17	1.07	1.16	0.88	0.86	0.03	0.08	C67
其他的泌尿器官	0	0.00	0.00	0.00	0.00	0.00	0.00	0	0.00	0.00	0.00	0.00	0.00	0.00	C68
眼	1	0.04	0.06	0.06	0.05	0.00	0.00	3	0.19	0.21	0.17	0.16	0.02	0.02	C69
脑,神经系统	82	2.95	5.09	4.32	4.40	0.28	0.45	61	3.82	4.17	3.61	3.57	0.21	0.39	C70-C72
甲状腺	4	0.14	0.25	0.18	0.18	0.01	0.02	8	0.50	0.55	0.48	0.44	0.04	0.04	C73
肾上腺	1	0.04	0.06	0.04	0.04	0.01	0.01	1	0.06	0.07	0.05	0.05	0.01	0.01	C74
其他的内分泌腺	4	0.14	0.25	0.20	0.20	0.00	0.02	0	0.00	0.00	0.00	0.00	0.00	0.00	C75
霍奇金病	2	0.07	0.12	0.04	0.09	0.00	0.00	0	0.00	0.00	0.00	0.00	0.00	0.00	C81
非霍奇金淋巴瘤	51	1.84	3.16	2.74	2.64	0.15	0.26	27	1.69	1.85	1.46	1.47	0.07	0.14	C82-C85;C96
免疫增生性疾病	0	0.00	0.00	0.00	0.00	0.00	0.00	0	0.00	0.00	0.00	0.00	0.00	0.00	C88
多发性骨髓瘤	16	0.58	0.99	0.80	0.79	0.05	0.10	6	0.38	0.41	0.35	0.34	0.01	0.05	C90
淋巴样白血病	13	0.47	0.81	0.72	0.77	0.05	0.08	11	0.69	0.75	0.64	0.61	0.05	0.05	C91
髓样白血病	19	0.68	1.18	1.05	1.06	0.05	0.11	15	0.94	1.03	0.89	0.84	0.06	0.10	C92-C94
白血病,未特指	36	1.30	2.23	2.04	2.02	0.10	0.18	26	1.63	1.78	1.51	1.49	0.07	0.15	C95
其他的或未指明部位	29	1.04	1.80	1.40	1.52	0.06	0.16	26	1.63	1.78	1.36	1.24	0.04	0.10	O&U
所有部位合计	2779	100.00	172.45	139.19	136.57	7.26	15.35	1595	100.00	109.05	86.60	84.81	4.35	9.66	ALL
所有部位除外 C44	2770	99.68	171.89	138.81	136.15	7.23	15.31	1592	99.81	108.84	86.46	84.67	4.33	9.64	ALLbC44

2011—2013年灌南县恶性肿瘤发病主要指标

部 位	男性					累积率		女性					累积率		ICD-10
	病例数	构成(%)	粗率(1/10^5)	中标率(1/10^5)	世标率(1/10^5)	0—64岁	0—74岁	病例数	构成(%)	粗率(1/10^5)	中标率(1/10^5)	世标率(1/10^5)	0—64岁	0—74岁	
唇	1	0.04	0.08	0.07	0.07	0.00	0.01	0	0.00	0.00	0.00	0.00	0.00	0.00	C00
舌	5	0.18	0.40	0.38	0.35	0.01	0.03	0	0.00	0.00	0.00	0.00	0.00	0.00	C01-C02
口	7	0.25	0.56	0.55	0.59	0.01	0.04	12	0.64	1.08	0.90	0.84	0.04	0.11	C03-C06
唾液腺	2	0.07	0.16	0.17	0.18	0.01	0.03	4	0.21	0.36	0.28	0.28	0.01	0.03	C07-C08
扁桃腺	0	0.00	0.00	0.00	0.00	0.00	0.00	1	0.05	0.09	0.04	0.03	0.00	0.00	C09
其他的口咽	0	0.00	0.00	0.00	0.00	0.00	0.00	0	0.00	0.00	0.00	0.00	0.00	0.00	C10
鼻咽	13	0.47	1.04	0.98	1.03	0.10	0.11	7	0.38	0.63	0.57	0.62	0.05	0.07	C11
喉咽	2	0.07	0.16	0.13	0.13	0.01	0.01	0	0.00	0.00	0.00	0.00	0.00	0.00	C12-C13
咽,部位不明	2	0.07	0.16	0.13	0.13	0.01	0.03	3	0.16	0.27	0.20	0.21	0.01	0.04	C14
食管	750	27.04	59.88	56.66	58.80	3.10	7.52	356	19.13	31.97	24.23	24.88	1.33	3.07	C15
胃	421	15.18	33.61	32.22	33.30	2.02	3.97	172	9.24	15.45	12.33	12.46	0.75	1.61	C16
小肠	3	0.11	0.24	0.26	0.20	0.02	0.02	4	0.21	0.36	0.35	0.32	0.03	0.03	C17
结肠	60	2.16	4.79	4.68	4.44	0.34	0.51	33	1.77	2.96	2.33	2.37	0.13	0.33	C18
直肠	109	3.93	8.70	8.46	8.74	0.49	0.99	64	3.44	5.75	4.86	4.85	0.39	0.59	C19-C20
肛门	1	0.04	0.08	0.06	0.06	0.00	0.00	0	0.00	0.00	0.00	0.00	0.00	0.00	C21
肝脏	445	16.04	35.53	33.89	32.83	2.71	3.61	144	7.74	12.93	10.86	10.79	0.80	1.26	C22
胆囊及其他	19	0.68	1.52	1.48	1.46	0.10	0.23	14	0.75	1.26	0.93	0.91	0.05	0.11	C23-C24
胰腺	71	2.56	5.67	5.48	5.49	0.33	0.64	47	2.53	4.22	3.23	3.27	0.21	0.44	C25
鼻,鼻窦及其他	3	0.11	0.24	0.23	0.24	0.02	0.04	1	0.05	0.09	0.06	0.07	0.01	0.01	C30-C31
喉	16	0.58	1.28	1.17	1.20	0.06	0.15	0	0.00	0.00	0.00	0.00	0.00	0.00	C32
气管,支气管,肺	483	17.41	38.56	36.22	36.53	2.35	4.32	244	13.11	21.91	17.63	17.67	1.06	2.07	C33-C34
其他的胸腔器官	5	0.18	0.40	0.47	0.42	0.03	0.06	3	0.16	0.27	0.20	0.20	0.01	0.04	C37-C38
骨	23	0.83	1.84	1.70	1.67	0.11	0.22	14	0.75	1.26	1.13	1.18	0.09	0.15	C40-C41
皮肤的黑色素瘤	1	0.04	0.08	0.07	0.07	0.00	0.00	1	0.05	0.09	0.07	0.06	0.01	0.01	C43
其他的皮肤	15	0.54	1.20	1.19	1.14	0.06	0.06	17	0.91	1.53	1.12	1.12	0.06	0.10	C44
间皮瘤	0	0.00	0.00	0.00	0.00	0.00	0.00	3	0.16	0.27	0.20	0.19	0.01	0.01	C45
卡波氏肉瘤	0	0.00	0.00	0.00	0.00	0.00	0.00	0	0.00	0.00	0.00	0.00	0.00	0.00	C46
周围神经,其他结缔	5	0.18	0.40	0.45	0.51	0.06	0.06	2	0.11	0.18	0.30	0.31	0.02	0.02	C47;C49
乳房	0	0.00	0.00	0.00	0.00	0.00	0.00	267	14.35	23.98	21.20	20.49	1.82	2.25	C50
外阴	—	—	—	—	—	—	—	1	0.05	0.09	0.04	0.03	0.00	0.00	C51
阴道	—	—	—	—	—	—	—	0	0.00	0.00	0.00	0.00	0.00	0.00	C52
子宫颈	—	—	—	—	—	—	—	139	7.47	12.48	11.47	10.80	0.98	1.06	C53
子宫体	—	—	—	—	—	—	—	21	1.13	1.89	1.60	1.56	0.13	0.18	C54
子宫,部位不明	—	—	—	—	—	—	—	39	2.10	3.50	3.05	2.94	0.23	0.31	C55
卵巢	—	—	—	—	—	—	—	30	1.61	2.69	2.54	2.37	0.19	0.25	C56
其他的女性生殖器	—	—	—	—	—	—	—	1	0.05	0.09	0.00	0.12	0.01	0.01	C57
胎盘	—	—	—	—	—	—	—	0	0.00	0.00	0.00	0.00	0.00	0.00	C58
阴茎	11	0.40	0.88	0.84	0.85	0.03	0.09	—	—	—	—	—	—	—	C60
前列腺	23	0.83	1.84	1.74	1.84	0.03	0.22	—	—	—	—	—	—	—	C61
睾丸	2	0.07	0.16	0.14	0.12	0.01	0.01	—	—	—	—	—	—	—	C62
其他的男性生殖器	1	0.04	0.08	0.07	0.07	0.00	0.02	—	—	—	—	—	—	—	C63
肾	15	0.54	1.20	1.04	1.15	0.06	0.17	9	0.48	0.81	0.70	0.69	0.04	0.07	C64
肾盂	1	0.04	0.08	0.07	0.07	0.00	0.01	1	0.05	0.09	0.07	0.07	0.00	0.02	C65
输尿管	1	0.04	0.08	0.07	0.06	0.00	0.00	2	0.11	0.18	0.12	0.16	0.01	0.01	C66
膀胱	43	1.55	3.43	3.16	3.17	0.22	0.34	9	0.48	0.81	0.68	0.70	0.07	0.07	C67
其他的泌尿器官	1	0.04	0.08	0.07	0.06	0.00	0.02	0	0.00	0.00	0.00	0.00	0.00	0.00	C68
眼	1	0.04	0.08	0.10	0.07	0.01	0.01	3	0.16	0.27	0.17	0.17	0.01	0.02	C69
脑,神经系统	66	2.38	5.27	5.05	4.94	0.29	0.57	53	2.85	4.76	3.89	4.18	0.29	0.47	C70-C72
甲状腺	9	0.32	0.72	0.65	0.62	0.06	0.06	33	1.77	2.96	2.68	2.52	0.22	0.25	C73
肾上腺	2	0.07	0.16	0.15	0.14	0.01	0.01	0	0.00	0.00	0.00	0.00	0.00	0.00	C74
其他的内分泌腺	3	0.11	0.24	0.17	0.23	0.02	0.02	1	0.05	0.09	0.07	0.07	0.01	0.01	C75
霍奇金病	3	0.11	0.24	0.25	0.27	0.02	0.04	2	0.11	0.18	0.14	0.13	0.01	0.01	C81
非霍奇金淋巴瘤	47	1.69	3.75	3.57	3.84	0.30	0.47	36	1.93	3.23	2.55	2.61	0.17	0.32	C82-C85;C96
免疫增生性疾病	0	0.00	0.00	0.00	0.00	0.00	0.00	0	0.00	0.00	0.00	0.00	0.00	0.00	C88
多发性骨髓瘤	2	0.07	0.16	0.15	0.14	0.01	0.01	3	0.16	0.27	0.22	0.23	0.01	0.03	C90
淋巴样白血病	8	0.29	0.64	0.68	0.61	0.02	0.08	5	0.27	0.45	0.30	0.49	0.03	0.04	C91
髓样白血病	15	0.54	1.20	1.17	1.18	0.06	0.10	10	0.54	0.90	0.89	0.84	0.07	0.10	C92-C94
白血病,未特指	39	1.41	3.11	2.92	3.23	0.20	0.28	33	1.77	2.96	2.79	2.57	0.14	0.25	C95
其他的或未指明部位	19	0.68	1.52	1.34	1.33	0.05	0.11	17	0.91	1.53	1.30	1.28	0.09	0.17	O&U
所有部位合计	2774	100.00	221.49	210.53	213.55	13.36	25.28	1861	100.00	167.13	138.42	137.70	9.61	15.93	ALL
所有部位除外 C44	2759	99.46	220.29	209.34	212.41	13.30	25.21	1844	99.09	165.60	137.29	136.58	9.54	15.82	ALLbC44

2011—2013年灌南县恶性肿瘤死亡主要指标

部 位	男性							女性							ICD-10
	病例数	构成(%)	粗率(1/10⁵)	中标率(1/10⁵)	世标率(1/10⁵)	累积率 0—64岁	累积率 0—74岁	病例数	构成(%)	粗率(1/10⁵)	中标率(1/10⁵)	世标率(1/10⁵)	累积率 0—64岁	累积率 0—74岁	
唇	0	0.00	0.00	0.00	0.00	0.00	0.00	0	0.00	0.00	0.00	0.00	0.00	0.00	C00
舌	4	0.22	0.32	0.31	0.30	0.01	0.03	0	0.00	0.00	0.00	0.00	0.00	0.00	C01-C02
口	6	0.33	0.48	0.51	0.53	0.01	0.02	5	0.50	0.45	0.32	0.31	0.01	0.05	C03-C06
唾液腺	1	0.05	0.08	0.07	0.07	0.00	0.02	0	0.00	0.00	0.00	0.00	0.00	0.00	C07-C08
扁桃腺	0	0.00	0.00	0.00	0.00	0.00	0.00	0	0.00	0.00	0.00	0.00	0.00	0.00	C09
其他的口咽	1	0.05	0.08	0.09	0.08	0.01	0.01	0	0.00	0.00	0.00	0.00	0.00	0.00	C10
鼻咽	10	0.54	0.80	0.87	0.97	0.07	0.08	5	0.50	0.45	0.38	0.41	0.03	0.06	C11
喉咽	1	0.05	0.08	0.06	0.06	0.01	0.01	0	0.00	0.00	0.00	0.00	0.00	0.00	C12-C13
咽,部位不明	2	0.11	0.16	0.17	0.16	0.01	0.02	1	0.10	0.09	0.06	0.07	0.01	0.01	C14
食管	448	24.41	35.77	33.70	34.45	1.49	4.20	218	21.93	19.58	14.22	14.34	0.61	1.68	C15
胃	235	12.81	18.76	18.28	19.19	1.00	2.17	110	11.07	9.88	7.98	7.99	0.49	1.05	C16
小肠	1	0.05	0.08	0.10	0.07	0.01	0.01	3	0.30	0.27	0.27	0.25	0.02	0.02	C17
结肠	12	0.65	0.96	0.99	1.00	0.10	0.10	12	1.21	1.08	0.78	0.77	0.05	0.10	C18
直肠	54	2.94	4.31	4.22	4.44	0.20	0.42	25	2.52	2.25	1.74	1.78	0.09	0.18	C19-C20
肛门	0	0.00	0.00	0.00	0.00	0.00	0.00	0	0.00	0.00	0.00	0.00	0.00	0.00	C21
肝脏	380	20.71	30.34	28.46	27.70	2.22	3.13	116	11.67	10.42	8.70	8.67	0.68	1.00	C22
胆囊及其他	19	1.04	1.52	1.60	1.65	0.11	0.21	5	0.50	0.45	0.36	0.36	0.02	0.05	C23-C24
胰腺	48	2.62	3.83	3.57	3.55	0.21	0.44	42	4.23	3.77	2.86	2.87	0.18	0.36	C25
鼻,鼻窦及其他	0	0.00	0.00	0.00	0.00	0.00	0.00	0	0.00	0.00	0.00	0.00	0.00	0.00	C30-C31
喉	7	0.38	0.56	0.49	0.43	0.01	0.04	0	0.00	0.00	0.00	0.00	0.00	0.00	C32
气管,支气管,肺	388	21.14	30.98	28.85	29.11	1.71	3.49	178	17.91	15.99	12.79	12.83	0.78	1.59	C33-C34
其他的胸腔器官	2	0.11	0.16	0.23	0.16	0.01	0.01	0	0.00	0.00	0.00	0.00	0.00	0.00	C37-C38
骨	12	0.65	0.96	0.93	0.89	0.07	0.08	10	1.01	0.90	0.86	1.02	0.07	0.07	C40-C41
皮肤的黑色素瘤	1	0.05	0.08	0.09	0.08	0.01	0.01	0	0.00	0.00	0.00	0.00	0.00	0.00	C43
其他的皮肤	5	0.27	0.40	0.42	0.43	0.01	0.01	5	0.50	0.45	0.30	0.36	0.00	0.02	C44
间皮瘤	0	0.00	0.00	0.00	0.00	0.00	0.00	2	0.20	0.18	0.10	0.08	0.00	0.00	C45
卡波氏肉瘤	0	0.00	0.00	0.00	0.00	0.00	0.00	0	0.00	0.00	0.00	0.00	0.00	0.00	C46
周围神经,其他结缔	1	0.05	0.08	0.07	0.06	0.00	0.01	1	0.10	0.09	0.22	0.19	0.01	0.01	C47;C49
乳房	0	0.00	0.00	0.00	0.00	0.00	0.00	67	6.74	6.02	5.06	5.02	0.42	0.53	C50
外阴	—	—	—	—	—	—	—	0	0.00	0.00	0.00	0.00	0.00	0.00	C51
阴道	—	—	—	—	—	—	—	0	0.00	0.00	0.00	0.00	0.00	0.00	C52
子宫颈	—	—	—	—	—	—	—	18	1.81	1.62	1.43	1.49	0.14	0.15	C53
子宫体	—	—	—	—	—	—	—	1	0.10	0.09	0.06	0.07	0.01	0.01	C54
子宫,部位不明	—	—	—	—	—	—	—	24	2.41	2.16	1.96	1.87	0.13	0.19	C55
卵巢	—	—	—	—	—	—	—	12	1.21	1.08	0.79	0.81	0.05	0.11	C56
其他的女性生殖器	—	—	—	—	—	—	—	1	0.10	0.09	0.00	0.12	0.00	0.01	C57
胎盘	—	—	—	—	—	—	—	0	0.00	0.00	0.00	0.00	0.00	0.00	C58
阴茎	5	0.27	0.40	0.35	0.32	0.01	0.04	—	—	—	—	—	—	—	C60
前列腺	11	0.60	0.88	0.91	1.03	0.02	0.10	—	—	—	—	—	—	—	C61
睾丸	1	0.05	0.08	0.07	0.07	0.01	0.01	—	—	—	—	—	—	—	C62
其他的男性生殖器	0	0.00	0.00	0.00	0.00	0.00	0.00	—	—	—	—	—	—	—	C63
肾	5	0.27	0.40	0.32	0.32	0.03	0.04	6	0.60	0.54	0.40	0.45	0.02	0.05	C64
肾盂	0	0.00	0.00	0.00	0.00	0.00	0.00	0	0.00	0.00	0.00	0.00	0.00	0.00	C65
输尿管	0	0.00	0.00	0.00	0.00	0.00	0.00	1	0.10	0.09	0.06	0.09	0.00	0.00	C66
膀胱	15	0.82	1.20	1.14	1.13	0.05	0.08	2	0.20	0.18	0.12	0.11	0.00	0.02	C67
其他的泌尿器官	0	0.00	0.00	0.00	0.00	0.00	0.00	0	0.00	0.00	0.00	0.00	0.00	0.00	C68
眼	0	0.00	0.00	0.00	0.00	0.00	0.00	0	0.00	0.00	0.00	0.00	0.00	0.00	C69
脑,神经系统	54	2.94	4.31	4.25	4.16	0.26	0.44	38	3.82	3.41	2.88	3.13	0.22	0.33	C70-C72
甲状腺	1	0.05	0.08	0.06	0.07	0.01	0.01	1	0.10	0.09	0.00	0.07	0.01	0.01	C73
肾上腺	2	0.11	0.16	0.12	0.13	0.02	0.02	0	0.00	0.00	0.00	0.00	0.00	0.00	C74
其他的内分泌腺	2	0.11	0.16	0.11	0.17	0.01	0.01	0	0.00	0.00	0.00	0.00	0.00	0.00	C75
霍奇金病	2	0.11	0.16	0.18	0.20	0.02	0.02	1	0.10	0.09	0.07	0.07	0.01	0.01	C81
非霍奇金淋巴瘤	37	2.02	2.95	2.93	3.24	0.25	0.35	34	3.42	3.05	2.48	2.56	0.17	0.31	C82-C85;C96
免疫增生性疾病	0	0.00	0.00	0.00	0.00	0.00	0.00	0	0.00	0.00	0.00	0.00	0.00	0.00	C88
多发性骨髓瘤	1	0.05	0.08	0.09	0.07	0.01	0.01	2	0.20	0.18	0.12	0.11	0.00	0.02	C90
淋巴样白血病	5	0.27	0.40	0.50	0.41	0.02	0.04	3	0.30	0.27	0.19	0.25	0.01	0.03	C91
髓样白血病	8	0.44	0.64	0.71	0.63	0.05	0.05	4	0.40	0.36	0.00	0.38	0.04	0.05	C92-C94
白血病,未特指	32	1.74	2.56	2.54	2.85	0.19	0.22	29	2.92	2.60	2.47	2.35	0.13	0.25	C95
其他的或未指明部位	16	0.87	1.28	1.13	0.99	0.02	0.09	12	1.21	1.08	0.90	0.88	0.06	0.12	O&U
所有部位合计	1835	100.00	146.51	139.43	141.10	8.25	16.00	994	100.00	89.27	71.45	72.14	4.46	8.44	ALL
所有部位除外C44	1830	99.73	146.11	139.01	140.67	8.23	15.99	989	99.50	88.82	71.15	71.78	4.46	8.42	ALLbC44

2011—2013年淮安市主城区恶性肿瘤发病主要指标

部位	男性 病例数	构成(%)	粗率(1/10⁵)	中标率(1/10⁵)	世标率(1/10⁵)	累积率 0—64岁	累积率 0—74岁	女性 病例数	构成(%)	粗率(1/10⁵)	中标率(1/10⁵)	世标率(1/10⁵)	累积率 0—64岁	累积率 0—74岁	ICD-10
唇	2	0.12	0.28	0.17	0.18	0.02	0.02	1	0.08	0.14	0.13	0.13	0.01	0.01	C00
舌	5	0.30	0.69	0.45	0.45	0.03	0.07	5	0.40	0.71	0.39	0.39	0.01	0.05	C01-C02
口	4	0.24	0.55	0.36	0.32	0.01	0.05	3	0.24	0.43	0.31	0.30	0.01	0.04	C03-C06
唾液腺	3	0.18	0.41	0.40	0.40	0.03	0.05	4	0.32	0.57	0.44	0.41	0.03	0.03	C07-C08
扁桃腺	1	0.06	0.14	0.08	0.08	0.01	0.01	1	0.08	0.14	0.09	0.08	0.00	0.02	C09
其他的口咽	5	0.30	0.69	0.44	0.44	0.03	0.05	1	0.08	0.14	0.08	0.08	0.01	0.01	C10
鼻咽	18	1.08	2.48	1.87	1.74	0.10	0.21	13	1.03	1.85	1.56	1.43	0.15	0.15	C11
喉咽	4	0.24	0.55	0.33	0.35	0.04	0.04	1	0.08	0.14	0.08	0.08	0.01	0.01	C12-C13
咽,部位不明	5	0.30	0.69	0.43	0.46	0.02	0.07	2	0.16	0.28	0.17	0.17	0.00	0.04	C14
食管	260	15.66	35.84	23.88	24.61	1.27	3.42	150	11.92	21.35	13.01	13.04	0.47	1.73	C15
胃	167	10.06	23.02	15.50	15.39	0.80	1.86	92	7.31	13.09	8.11	8.14	0.33	1.06	C16
小肠	4	0.24	0.55	0.40	0.36	0.03	0.05	5	0.40	0.71	0.40	0.40	0.02	0.04	C17
结肠	39	2.35	5.38	3.64	3.55	0.28	0.37	40	3.18	5.69	3.69	3.60	0.18	0.43	C18
直肠	49	2.95	6.75	4.59	4.65	0.33	0.52	54	4.29	7.69	5.09	5.22	0.34	0.65	C19-C20
肛门	1	0.06	0.14	0.09	0.09	0.00	0.02	5	0.40	0.71	0.40	0.43	0.02	0.04	C21
肝脏	313	18.86	43.15	31.02	29.60	2.29	3.30	107	8.51	15.23	10.18	10.28	0.77	1.22	C22
胆囊及其他	25	1.51	3.45	2.42	2.11	0.14	0.20	13	1.03	1.85	1.10	1.11	0.04	0.16	C23-C24
胰腺	37	2.23	5.10	3.64	3.63	0.22	0.47	28	2.23	3.99	2.53	2.60	0.18	0.29	C25
鼻,鼻窦及其他	3	0.18	0.41	0.30	0.33	0.03	0.05	4	0.32	0.57	0.47	0.45	0.04	0.04	C30-C31
喉	29	1.75	4.00	2.76	2.85	0.20	0.41	5	0.40	0.71	0.49	0.48	0.02	0.06	C32
气管,支气管,肺	393	23.67	54.17	36.67	36.78	1.90	4.88	161	12.80	22.91	14.66	14.81	0.86	1.79	C33-C34
其他的胸腔器官	8	0.48	1.10	0.81	0.82	0.08	0.08	7	0.56	1.00	0.82	0.75	0.04	0.09	C37-C38
骨	12	0.72	1.65	1.32	1.30	0.08	0.12	4	0.40	0.71	0.50	0.51	0.05	0.07	C40-C41
皮肤的黑色素瘤	1	0.06	0.14	0.08	0.08	0.01	0.01	6	0.48	0.85	0.71	0.67	0.04	0.06	C43
其他的皮肤	13	0.78	1.79	1.26	1.26	0.08	0.12	8	0.64	1.14	0.61	0.73	0.05	0.12	C44
间皮瘤	0	0.00	0.00	0.00	0.00	0.00	0.00	1	0.08	0.14	0.09	0.09	0.01	0.01	C45
卡波氏肉瘤	0	0.00	0.00	0.00	0.00	0.00	0.00	0	0.00	0.00	0.00	0.00	0.00	0.00	C46
周围神经,其他结缔	5	0.30	0.69	0.54	0.49	0.04	0.06	0	0.00	0.00	0.00	0.00	0.00	0.00	C47;C49
乳房	16	0.96	2.21	1.54	1.45	0.09	0.19	218	17.33	31.03	23.27	22.12	1.82	2.40	C50
外阴	—	—	—	—	—	—	—	7	0.56	1.00	0.64	0.67	0.05	0.05	C51
阴道	—	—	—	—	—	—	—	1	0.08	0.14	0.07	0.05	0.00	0.05	C52
子宫颈	—	—	—	—	—	—	—	68	5.41	9.68	7.34	6.57	0.52	0.62	C53
子宫体	—	—	—	—	—	—	—	46	3.66	6.55	4.92	4.66	0.39	0.49	C54
子宫,部位不明	—	—	—	—	—	—	—	8	0.64	1.14	0.84	0.78	0.06	0.06	C55
卵巢	—	—	—	—	—	—	—	37	2.94	5.27	3.82	3.67	0.32	0.38	C56
其他的女性生殖器	—	—	—	—	—	—	—	3	0.24	0.43	0.31	0.34	0.03	0.05	C57
胎盘	—	—	—	—	—	—	—	0	0.00	0.00	0.00	0.00	0.00	0.00	C58
阴茎	0	0.00	0.00	0.00	0.00	0.00	0.00	—	—	—	—	—	—	—	C60
前列腺	27	1.63	3.72	2.24	2.28	0.12	0.21	—	—	—	—	—	—	—	C61
睾丸	4	0.24	0.55	0.38	0.38	0.03	0.05	—	—	—	—	—	—	—	C62
其他的男性生殖器	0	0.00	0.00	0.00	0.00	0.00	0.00	—	—	—	—	—	—	—	C63
肾	12	0.72	1.65	1.17	1.23	0.09	0.16	11	0.87	1.57	1.12	1.18	0.12	0.14	C64
肾盂	2	0.12	0.28	0.14	0.16	0.02	0.00	6	0.48	0.85	0.63	0.68	0.06	0.10	C65
输尿管	1	0.06	0.14	0.11	0.13	0.02	0.02	0	0.00	0.00	0.00	0.00	0.00	0.00	C66
膀胱	50	3.01	6.89	4.87	4.81	0.20	0.62	7	0.56	1.00	0.58	0.55	0.02	0.04	C67
其他的泌尿器官	0	0.00	0.00	0.00	0.00	0.00	0.00	0	0.00	0.00	0.00	0.00	0.00	0.00	C68
眼	1	0.06	0.14	0.11	0.13	0.02	0.02	1	0.08	0.14	0.18	0.20	0.01	0.01	C69
脑,神经系统	21	1.27	2.89	1.88	1.92	0.13	0.19	16	1.27	2.28	1.66	1.63	0.07	0.20	C70-C72
甲状腺	12	0.72	1.65	1.50	1.20	0.07	0.14	32	2.54	4.55	3.79	3.34	0.27	0.33	C73
肾上腺	0	0.00	0.00	0.00	0.00	0.00	0.00	1	0.08	0.14	0.15	0.10	0.01	0.01	C74
其他的内分泌腺	3	0.18	0.41	0.31	0.28	0.03	0.03	3	0.24	0.43	0.26	0.23	0.02	0.02	C75
霍奇金病	4	0.24	0.55	0.41	0.43	0.02	0.06	2	0.16	0.28	0.15	0.14	0.01	0.01	C81
非霍奇金淋巴瘤	13	0.78	1.79	1.42	1.45	0.05	0.18	9	0.72	1.28	0.97	0.94	0.07	0.11	C82-C85;C96
免疫增生性疾病	0	0.00	0.00	0.00	0.00	0.00	0.00	0	0.00	0.00	0.00	0.00	0.00	0.00	C88
多发性骨髓瘤	3	0.18	0.41	0.31	0.34	0.02	0.06	6	0.48	0.85	0.57	0.58	0.04	0.06	C90
淋巴样白血病	19	1.14	2.62	2.46	2.49	0.16	0.22	5	0.40	0.71	0.49	0.45	0.04	0.06	C91
髓样白血病	10	0.60	1.38	1.34	1.23	0.06	0.10	3	0.24	0.43	0.30	0.27	0.02	0.02	C92-C94
白血病,未特指	7	0.42	0.96	0.93	0.83	0.05	0.07	8	0.64	1.14	1.01	1.08	0.06	0.10	C95
其他的或未指明部位	49	2.95	6.75	4.65	4.52	0.24	0.49	38	3.02	5.41	3.73	3.51	0.20	0.43	O&U
所有部位合计	1660	100.00	228.83	159.20	157.56	9.43	19.29	1258	100.00	179.04	122.95	120.13	7.90	13.85	ALL
所有部位除外 C44	1647	99.22	227.04	157.94	156.31	9.36	19.17	1250	99.36	177.91	122.34	119.40	7.85	13.80	ALLbC44

2011—2013年淮安市主城区恶性肿瘤死亡主要指标

部 位	男性							女性							ICD-10
	病例数	构成(%)	粗率(1/10^5)	中标率(1/10^5)	世标率(1/10^5)	累积率 0—64岁	累积率 0—74岁	病例数	构成(%)	粗率(1/10^5)	中标率(1/10^5)	世标率(1/10^5)	累积率 0—64岁	累积率 0—74岁	
唇	1	0.09	0.14	0.10	0.09	0.01	0.01	1	0.14	0.14	0.06	0.05	0.00	0.00	C00
舌	1	0.09	0.14	0.11	0.13	0.02	0.02	0	0.00	0.00	0.00	0.00	0.00	0.00	C01-C02
口	2	0.17	0.28	0.18	0.15	0.01	0.01	1	0.14	0.14	0.12	0.12	0.00	0.02	C03-C06
唾液腺	0	0.00	0.00	0.00	0.00	0.00	0.00	1	0.14	0.14	0.05	0.08	0.00	0.00	C07-C08
扁桃腺	0	0.00	0.00	0.00	0.00	0.00	0.00	0	0.00	0.00	0.00	0.00	0.00	0.00	C09
其他的口咽	0	0.00	0.00	0.00	0.00	0.00	0.00	0	0.00	0.00	0.00	0.00	0.00	0.00	C10
鼻咽	7	0.61	0.96	0.71	0.67	0.03	0.09	6	0.81	0.85	0.61	0.60	0.07	0.07	C11
喉咽	0	0.00	0.00	0.00	0.00	0.00	0.00	0	0.00	0.00	0.00	0.00	0.00	0.00	C12-C13
咽,部位不明	1	0.09	0.14	0.07	0.06	0.00	0.00	0	0.00	0.00	0.00	0.00	0.00	0.00	C14
食管	208	18.12	28.67	18.68	19.05	0.98	2.46	141	19.05	20.07	11.95	11.66	0.39	1.53	C15
胃	123	10.71	16.96	11.33	11.29	0.63	1.38	76	10.27	10.82	6.57	6.41	0.23	0.76	C16
小肠	4	0.35	0.55	0.40	0.33	0.01	0.05	3	0.41	0.43	0.23	0.22	0.01	0.03	C17
结肠	27	2.35	3.72	2.41	2.35	0.10	0.29	16	2.16	2.28	1.34	1.28	0.05	0.19	C18
直肠	32	2.79	4.41	2.89	2.93	0.18	0.29	36	4.86	5.12	3.25	3.37	0.21	0.40	C19-C20
肛门	2	0.17	0.28	0.19	0.18	0.00	0.02	5	0.68	0.71	0.41	0.40	0.02	0.04	C21
肝脏	230	20.03	31.71	22.34	21.92	1.52	2.49	68	9.19	9.68	6.20	6.22	0.36	0.70	C22
胆囊及其他	15	1.31	2.07	1.30	1.09	0.03	0.10	7	0.95	1.00	0.62	0.64	0.02	0.09	C23-C24
胰腺	31	2.70	4.27	3.04	2.97	0.18	0.35	39	5.27	5.55	3.03	2.96	0.14	0.29	C25
鼻,鼻窦及其他	3	0.26	0.41	0.42	0.36	0.03	0.05	1	0.14	0.14	0.17	0.14	0.01	0.01	C30-C31
喉	11	0.96	1.52	1.02	0.99	0.05	0.12	4	0.54	0.57	0.41	0.40	0.01	0.05	C32
气管,支气管,肺	280	24.39	38.60	25.44	25.82	1.18	3.34	115	15.54	16.37	9.69	9.83	0.42	1.11	C33-C34
其他的胸腔器官	4	0.35	0.55	0.39	0.43	0.05	0.05	3	0.41	0.43	0.33	0.34	0.01	0.05	C37-C38
骨	8	0.70	1.10	0.72	0.75	0.04	0.06	1	0.14	0.14	0.11	0.13	0.02	0.02	C40-C41
皮肤的黑色素瘤	1	0.09	0.14	0.07	0.06	0.00	0.00	1	0.14	0.14	0.11	0.10	0.01	0.01	C43
其他的皮肤	3	0.26	0.41	0.32	0.26	0.01	0.01	3	0.41	0.43	0.25	0.24	0.02	0.02	C44
间皮瘤	0	0.00	0.00	0.00	0.00	0.00	0.00	1	0.14	0.14	0.10	0.09	0.02	0.02	C45
卡波氏肉瘤	0	0.00	0.00	0.00	0.00	0.00	0.00	0	0.00	0.00	0.00	0.00	0.00	0.00	C46
周围神经,其他结缔	1	0.09	0.14	0.10	0.09	0.01	0.01	0	0.00	0.00	0.00	0.00	0.00	0.00	C47;C49
乳房	1	0.09	0.14	0.11	0.13	0.02	0.02	70	9.46	9.96	7.25	6.94	0.56	0.81	C50
外阴	—	—	—	—	—	—	—	1	0.14	0.14	0.11	0.13	0.02	0.02	C51
阴道	—	—	—	—	—	—	—	0	0.00	0.00	0.00	0.00	0.00	0.00	C52
子宫颈	—	—	—	—	—	—	—	29	3.92	4.13	2.93	2.75	0.20	0.26	C53
子宫体	—	—	—	—	—	—	—	11	1.49	1.57	1.01	1.00	0.08	0.10	C54
子宫,部位不明	—	—	—	—	—	—	—	1	0.14	0.14	0.11	0.10	0.01	0.01	C55
卵巢	—	—	—	—	—	—	—	26	3.51	3.70	2.53	2.59	0.19	0.29	C56
其他的女性生殖器	—	—	—	—	—	—	—	3	0.41	0.43	0.34	0.39	0.03	0.05	C57
胎盘	—	—	—	—	—	—	—	0	0.00	0.00	0.00	0.00	0.00	0.00	C58
阴茎	0	0.00	0.00	0.00	0.00	0.00	0.00	—	—	—	—	—	—	—	C60
前列腺	16	1.39	2.21	1.33	1.35	0.06	0.12	—	—	—	—	—	—	—	C61
睾丸	3	0.26	0.41	0.27	0.29	0.02	0.04	—	—	—	—	—	—	—	C62
其他的男性生殖器	0	0.00	0.00	0.00	0.00	0.00	0.00	—	—	—	—	—	—	—	C63
肾	7	0.61	0.96	0.65	0.63	0.02	0.08	4	0.54	0.57	0.37	0.37	0.03	0.03	C64
肾盂	0	0.00	0.00	0.00	0.00	0.00	0.00	0	0.00	0.00	0.00	0.00	0.00	0.00	C65
输尿管	0	0.00	0.00	0.00	0.00	0.00	0.00	0	0.00	0.00	0.00	0.00	0.00	0.00	C66
膀胱	20	1.74	2.76	1.87	1.73	0.06	0.21	5	0.68	0.71	0.44	0.44	0.02	0.06	C67
其他的泌尿器官	1	0.09	0.14	0.07	0.06	0.00	0.00	0	0.00	0.00	0.00	0.00	0.00	0.00	C68
眼	0	0.00	0.00	0.00	0.00	0.00	0.00	0	0.00	0.00	0.00	0.00	0.00	0.00	C69
脑,神经系统	21	1.83	2.89	2.09	2.23	0.13	0.18	18	2.43	2.56	1.81	1.79	0.10	0.22	C70-C72
甲状腺	4	0.35	0.55	0.38	0.39	0.02	0.06	2	0.27	0.28	0.20	0.18	0.01	0.03	C73
肾上腺	0	0.00	0.00	0.00	0.00	0.00	0.00	2	0.27	0.28	0.19	0.21	0.01	0.03	C74
其他的内分泌腺	3	0.26	0.41	0.31	0.28	0.03	0.03	1	0.14	0.14	0.07	0.05	0.00	0.00	C75
霍奇金病	3	0.26	0.41	0.31	0.27	0.03	0.03	0	0.00	0.00	0.00	0.00	0.00	0.00	C81
非霍奇金淋巴瘤	9	0.78	1.24	0.92	0.85	0.03	0.09	2	0.27	0.28	0.30	0.27	0.02	0.02	C82-C85;C96
免疫增生性疾病	0	0.00	0.00	0.00	0.00	0.00	0.00	0	0.00	0.00	0.00	0.00	0.00	0.00	C88
多发性骨髓瘤	2	0.17	0.28	0.20	0.21	0.02	0.04	4	0.54	0.57	0.37	0.36	0.02	0.04	C90
淋巴样白血病	15	1.31	2.07	1.88	1.82	0.12	0.18	8	1.08	1.14	0.94	0.80	0.07	0.07	C91
髓样白血病	3	0.26	0.41	0.45	0.45	0.02	0.04	3	0.41	0.43	0.39	0.33	0.03	0.03	C92-C94
白血病,未特指	8	0.70	1.10	0.93	0.79	0.05	0.09	4	0.54	0.57	0.49	0.46	0.04	0.04	C95
其他的或未指明部位	37	3.22	5.10	3.48	3.43	0.17	0.38	17	2.30	2.42	1.52	1.42	0.07	0.13	O&U
所有部位合计	1148	100.00	158.25	107.46	106.87	5.83	12.76	740	100.00	105.32	66.95	65.85	3.50	7.62	ALL
所有部位除外C44	1145	99.74	157.84	107.14	106.61	5.82	12.75	737	99.59	104.89	66.70	65.61	3.48	7.61	ALLbC44

2011—2013 年淮安市淮安区恶性肿瘤发病主要指标

部 位	男性							女性							ICD-10
	病例数	构成(%)	粗率(1/10^5)	中标率(1/10^5)	世标率(1/10^5)	累积率 0—64岁	累积率 0—74岁	病例数	构成(%)	粗率(1/10^5)	中标率(1/10^5)	世标率(1/10^5)	累积率 0—64岁	累积率 0—74岁	
唇	2	0.04	0.11	0.08	0.08	0.00	0.02	1	0.03	0.06	0.02	0.02	0.00	0.00	C00
舌	7	0.13	0.38	0.28	0.22	0.01	0.01	7	0.19	0.41	0.25	0.26	0.02	0.03	C01-C02
口	23	0.42	1.25	0.90	0.89	0.04	0.09	14	0.38	0.82	0.60	0.60	0.03	0.09	C03-C06
唾液腺	2	0.04	0.11	0.08	0.07	0.00	0.00	6	0.16	0.35	0.23	0.22	0.01	0.02	C07-C08
扁桃腺	0	0.00	0.00	0.00	0.00	0.00	0.00	0	0.00	0.00	0.00	0.00	0.00	0.00	C09
其他的口咽	4	0.07	0.22	0.16	0.17	0.01	0.03	3	0.08	0.18	0.12	0.13	0.01	0.02	C10
鼻咽	50	0.91	2.71	1.94	1.93	0.17	0.22	20	0.55	1.17	0.83	0.77	0.07	0.07	C11
喉咽	3	0.05	0.16	0.12	0.12	0.01	0.02	1	0.03	0.06	0.03	0.02	0.00	0.00	C12-C13
咽,部位不明	3	0.05	0.16	0.12	0.13	0.01	0.02	1	0.03	0.06	0.04	0.04	0.00	0.00	C14
食管	1866	34.08	101.30	68.04	68.55	3.71	9.15	1251	34.14	73.47	43.76	43.90	1.90	6.14	C15
胃	1026	18.74	55.70	38.18	37.83	1.86	5.11	442	12.06	25.96	16.00	15.75	0.81	2.07	C16
小肠	11	0.20	0.60	0.43	0.44	0.03	0.06	12	0.33	0.70	0.43	0.42	0.04	0.04	C17
结肠	105	1.92	5.70	3.92	3.84	0.25	0.46	67	1.83	3.93	2.53	2.43	0.13	0.31	C18
直肠	166	3.03	9.01	6.48	6.32	0.44	0.73	107	2.92	6.28	4.11	3.98	0.23	0.54	C19-C20
肛门	4	0.07	0.22	0.14	0.15	0.01	0.01	0	0.00	0.00	0.00	0.00	0.00	0.00	C21
肝脏	537	9.81	29.15	21.17	20.50	1.45	2.42	227	6.20	13.33	8.70	8.51	0.61	1.03	C22
胆囊及其他	27	0.49	1.47	1.08	1.02	0.04	0.16	35	0.96	2.06	1.24	1.22	0.06	0.17	C23-C24
胰腺	105	1.92	5.70	3.83	3.74	0.17	0.46	88	2.40	5.17	3.17	3.10	0.20	0.36	C25
鼻,鼻窦及其他	5	0.09	0.27	0.20	0.20	0.01	0.03	1	0.03	0.06	0.07	0.05	0.00	0.00	C30-C31
喉	40	0.73	2.17	1.50	1.55	0.08	0.24	14	0.38	0.82	0.56	0.55	0.02	0.08	C32
气管,支气管,肺	977	17.84	53.04	36.26	36.05	1.78	4.91	407	11.11	23.90	14.95	14.67	0.77	1.88	C33-C34
其他的胸腔器官	7	0.13	0.38	0.28	0.28	0.01	0.05	4	0.11	0.23	0.16	0.17	0.01	0.02	C37-C38
骨	31	0.57	1.68	1.37	1.27	0.05	0.21	24	0.66	1.41	0.91	0.89	0.07	0.09	C40-C41
皮肤的黑色素瘤	6	0.11	0.33	0.28	0.24	0.02	0.03	2	0.05	0.12	0.07	0.06	0.00	0.02	C43
其他的皮肤	23	0.42	1.25	0.89	0.81	0.05	0.08	12	0.33	0.70	0.37	0.37	0.02	0.04	C44
间皮瘤	0	0.00	0.00	0.00	0.00	0.00	0.00	0	0.00	0.00	0.00	0.00	0.00	0.00	C45
卡波氏肉瘤	0	0.00	0.00	0.00	0.00	0.00	0.00	0	0.00	0.00	0.00	0.00	0.00	0.00	C46
周围神经,其他结缔	6	0.11	0.33	0.21	0.23	0.03	0.03	4	0.11	0.23	0.23	0.25	0.01	0.03	C47;C49
乳房	6	0.11	0.33	0.25	0.23	0.02	0.02	383	10.45	22.49	16.52	15.42	1.28	1.65	C50
外阴	—	—	—	—	—	—	—	3	0.08	0.18	0.11	0.11	0.00	0.02	C51
阴道	—	—	—	—	—	—	—	5	0.14	0.29	0.15	0.14	0.00	0.01	C52
子宫颈	—	—	—	—	—	—	—	121	3.30	7.11	5.21	4.83	0.38	0.52	C53
子宫体	—	—	—	—	—	—	—	52	1.42	3.05	2.23	2.11	0.17	0.23	C54
子宫,部位不明	—	—	—	—	—	—	—	40	1.09	2.35	1.86	1.67	0.14	0.18	C55
卵巢	—	—	—	—	—	—	—	55	1.50	3.23	2.60	2.36	0.19	0.23	C56
其他的女性生殖器	—	—	—	—	—	—	—	1	0.03	0.06	0.03	0.02	0.00	0.00	C57
胎盘	—	—	—	—	—	—	—	1	0.03	0.06	0.06	0.05	0.00	0.00	C58
阴茎	9	0.16	0.49	0.37	0.34	0.02	0.03	—	—	—	—	—	—	—	C60
前列腺	44	0.80	2.39	1.58	1.59	0.06	0.21	—	—	—	—	—	—	—	C61
睾丸	12	0.22	0.65	0.63	0.64	0.05	0.05	—	—	—	—	—	—	—	C62
其他的男性生殖器	1	0.02	0.05	0.06	0.05	0.00	0.00	—	—	—	—	—	—	—	C63
肾	25	0.46	1.36	1.03	0.97	0.05	0.13	17	0.46	1.00	0.86	0.79	0.06	0.09	C64
肾盂	0	0.00	0.00	0.00	0.00	0.00	0.00	0	0.00	0.00	0.00	0.00	0.00	0.00	C65
输尿管	1	0.02	0.05	0.04	0.04	0.00	0.01	0	0.00	0.00	0.00	0.00	0.00	0.00	C66
膀胱	70	1.28	3.80	2.41	2.43	0.11	0.25	17	0.46	1.00	0.74	0.66	0.04	0.09	C67
其他的泌尿器官	0	0.00	0.00	0.00	0.00	0.00	0.00	0	0.00	0.00	0.00	0.00	0.00	0.00	C68
眼	1	0.02	0.05	0.04	0.04	0.00	0.01	1	0.03	0.06	0.04	0.05	0.01	0.01	C69
脑,神经系统	75	1.37	4.07	3.42	3.51	0.20	0.39	75	2.05	4.40	3.32	3.27	0.24	0.31	C70-C72
甲状腺	10	0.18	0.54	0.45	0.46	0.04	0.05	13	0.35	0.76	0.56	0.53	0.04	0.06	C73
肾上腺	1	0.02	0.05	0.04	0.04	0.00	0.01	1	0.03	0.06	0.08	0.05	0.01	0.01	C74
其他的内分泌腺	1	0.02	0.05	0.03	0.04	0.00	0.00	0	0.00	0.00	0.00	0.00	0.00	0.00	C75
霍奇金病	2	0.04	0.11	0.06	0.07	0.00	0.00	0	0.00	0.00	0.00	0.00	0.00	0.00	C81
非霍奇金淋巴瘤	26	0.47	1.41	1.14	1.07	0.07	0.14	24	0.66	1.41	0.95	0.88	0.06	0.10	C82-C85;C96
免疫增生性疾病	0	0.00	0.00	0.00	0.00	0.00	0.00	0	0.00	0.00	0.00	0.00	0.00	0.00	C88
多发性骨髓瘤	5	0.09	0.27	0.19	0.19	0.01	0.03	0	0.00	0.00	0.00	0.00	0.00	0.00	C90
淋巴样白血病	11	0.20	0.60	0.54	0.46	0.03	0.05	6	0.16	0.35	0.37	0.34	0.03	0.03	C91
髓样白血病	7	0.13	0.38	0.29	0.27	0.02	0.03	4	0.11	0.23	0.22	0.23	0.01	0.02	C92-C94
白血病,未特指	68	1.24	3.69	3.29	3.29	0.22	0.30	44	1.20	2.58	2.19	2.45	0.14	0.19	C95
其他的或未指明部位	65	1.19	3.53	2.52	2.48	0.15	0.32	51	1.39	3.00	2.15	2.04	0.14	0.25	O&U
所有部位合计	5476	100.00	297.29	206.32	204.83	11.30	26.60	3664	100.00	215.18	139.68	136.35	7.96	17.04	ALL
所有部位除外 C44	5453	99.58	296.04	205.43	204.01	11.25	26.52	3652	99.67	214.47	139.31	135.98	7.95	17.00	ALLbC44

2011—2013年淮安市淮安区恶性肿瘤死亡主要指标

部位	男性 病例数	构成(%)	粗率(1/10⁵)	中标率(1/10⁵)	世标率(1/10⁵)	累积率 0—64岁	累积率 0—74岁	女性 病例数	构成(%)	粗率(1/10⁵)	中标率(1/10⁵)	世标率(1/10⁵)	累积率 0—64岁	累积率 0—74岁	ICD-10
唇	2	0.05	0.11	0.08	0.08	0.00	0.01	0	0.00	0.00	0.00	0.00	0.00	0.00	C00
舌	2	0.05	0.11	0.07	0.07	0.01	0.01	3	0.14	0.18	0.10	0.10	0.01	0.01	C01-C02
口	12	0.32	0.65	0.49	0.44	0.02	0.06	7	0.32	0.41	0.26	0.26	0.02	0.03	C03-C06
唾液腺	1	0.03	0.05	0.03	0.02	0.00	0.00	1	0.05	0.06	0.03	0.04	0.00	0.00	C07-C08
扁桃腺	1	0.03	0.05	0.03	0.04	0.00	0.00	0	0.00	0.00	0.00	0.00	0.00	0.00	C09
其他的口咽	2	0.05	0.11	0.08	0.09	0.01	0.02	1	0.05	0.06	0.04	0.05	0.01	0.01	C10
鼻咽	35	0.94	1.90	1.36	1.33	0.10	0.17	9	0.42	0.53	0.36	0.36	0.02	0.05	C11
喉咽	2	0.05	0.11	0.07	0.07	0.00	0.00	2	0.09	0.12	0.05	0.04	0.00	0.00	C12-C13
咽,部位不明	3	0.08	0.16	0.09	0.09	0.00	0.00	1	0.05	0.06	0.02	0.02	0.00	0.00	C14
食管	1271	33.99	69.00	46.08	45.77	1.97	6.01	830	38.34	48.74	27.64	27.26	0.97	3.62	C15
胃	734	19.63	39.85	27.14	26.46	1.09	3.51	301	13.90	17.68	10.34	10.12	0.42	1.31	C16
小肠	2	0.05	0.11	0.07	0.07	0.00	0.00	2	0.09	0.12	0.05	0.06	0.00	0.00	C17
结肠	42	1.12	2.28	1.57	1.56	0.09	0.19	22	1.02	1.29	0.75	0.74	0.03	0.10	C18
直肠	85	2.27	4.61	3.10	3.11	0.17	0.36	62	2.86	3.64	2.41	2.22	0.11	0.30	C19-C20
肛门	2	0.05	0.11	0.06	0.07	0.01	0.01	2	0.09	0.12	0.05	0.04	0.00	0.00	C21
肝脏	436	11.66	23.67	16.99	16.67	1.22	2.00	162	7.48	9.51	6.20	6.02	0.41	0.72	C22
胆囊及其他	15	0.40	0.81	0.62	0.58	0.02	0.09	24	1.11	1.41	0.80	0.78	0.03	0.10	C23-C24
胰腺	77	2.06	4.18	2.79	2.66	0.12	0.32	76	3.51	4.46	2.69	2.57	0.14	0.28	C25
鼻,鼻窦及其他	4	0.11	0.22	0.15	0.14	0.00	0.00	0	0.00	0.00	0.00	0.00	0.00	0.00	C30-C31
喉	27	0.72	1.47	0.98	1.04	0.05	0.15	6	0.28	0.35	0.24	0.22	0.01	0.03	C32
气管,支气管,肺	690	18.45	37.46	25.43	25.14	1.20	3.34	281	12.98	16.50	10.29	10.17	0.49	1.35	C33-C34
其他的胸腔器官	8	0.21	0.43	0.39	0.38	0.01	0.05	1	0.05	0.06	0.04	0.04	0.00	0.01	C37-C38
骨	25	0.67	1.36	1.04	1.01	0.06	0.13	28	1.29	1.64	1.05	1.02	0.07	0.12	C40-C41
皮肤的黑色素瘤	5	0.13	0.27	0.24	0.20	0.01	0.02	0	0.00	0.00	0.00	0.00	0.00	0.00	C43
其他的皮肤	4	0.11	0.22	0.15	0.15	0.01	0.02	2	0.09	0.12	0.06	0.06	0.00	0.01	C44
间皮瘤	0	0.00	0.00	0.00	0.00	0.00	0.00	0	0.00	0.00	0.00	0.00	0.00	0.00	C45
卡波氏肉瘤	0	0.00	0.00	0.00	0.00	0.00	0.00	0	0.00	0.00	0.00	0.00	0.00	0.00	C46
周围神经,其他结缔	1	0.03	0.05	0.04	0.04	0.01	0.01	3	0.14	0.18	0.12	0.12	0.00	0.02	C47;C49
乳房	0	0.00	0.00	0.00	0.00	0.00	0.00	101	4.67	5.93	4.17	3.93	0.34	0.40	C50
外阴	—	—	—	—	—	—	—	0	0.00	0.00	0.00	0.00	0.00	0.00	C51
阴道	—	—	—	—	—	—	—	2	0.09	0.12	0.05	0.04	0.00	0.00	C52
子宫颈	—	—	—	—	—	—	—	31	1.43	1.82	1.26	1.18	0.08	0.13	C53
子宫体	—	—	—	—	—	—	—	11	0.51	0.65	0.49	0.46	0.03	0.06	C54
子宫,部位不明	—	—	—	—	—	—	—	24	1.11	1.41	0.92	0.89	0.08	0.09	C55
卵巢	—	—	—	—	—	—	—	18	0.83	1.06	0.90	0.75	0.07	0.07	C56
其他的女性生殖器	—	—	—	—	—	—	—	0	0.00	0.00	0.00	0.00	0.00	0.00	C57
胎盘	—	—	—	—	—	—	—	0	0.00	0.00	0.00	0.00	0.00	0.00	C58
阴茎	3	0.08	0.16	0.10	0.10	0.00	0.01	—	—	—	—	—	—	—	C60
前列腺	18	0.48	0.98	0.63	0.59	0.02	0.06	—	—	—	—	—	—	—	C61
睾丸	3	0.08	0.16	0.16	0.20	0.01	0.01	—	—	—	—	—	—	—	C62
其他的男性生殖器	0	0.00	0.00	0.00	0.00	0.00	0.00	—	—	—	—	—	—	—	C63
肾	13	0.35	0.71	0.56	0.52	0.02	0.07	6	0.28	0.35	0.30	0.29	0.01	0.04	C64
肾盂	0	0.00	0.00	0.00	0.00	0.00	0.00	0	0.00	0.00	0.00	0.00	0.00	0.00	C65
输尿管	1	0.03	0.05	0.02	0.03	0.00	0.00	0	0.00	0.00	0.00	0.00	0.00	0.00	C66
膀胱	34	0.91	1.85	1.03	1.15	0.04	0.09	6	0.28	0.35	0.19	0.19	0.01	0.01	C67
其他的泌尿器官	0	0.00	0.00	0.00	0.00	0.00	0.00	0	0.00	0.00	0.00	0.00	0.00	0.00	C68
眼	1	0.03	0.05	0.04	0.04	0.00	0.00	1	0.05	0.06	0.04	0.04	0.00	0.01	C69
脑,神经系统	52	1.39	2.82	2.30	2.37	0.14	0.26	47	2.17	2.76	2.08	2.03	0.14	0.23	C70-C72
甲状腺	2	0.05	0.11	0.08	0.08	0.01	0.01	1	0.05	0.06	0.04	0.04	0.00	0.00	C73
肾上腺	0	0.00	0.00	0.00	0.00	0.00	0.00	0	0.00	0.00	0.00	0.00	0.00	0.00	C74
其他的内分泌腺	1	0.03	0.05	0.04	0.04	0.00	0.00	1	0.05	0.06	0.04	0.04	0.00	0.00	C75
霍奇金病	0	0.00	0.00	0.00	0.00	0.00	0.00	0	0.00	0.00	0.00	0.00	0.00	0.00	C81
非霍奇金淋巴瘤	9	0.24	0.49	0.36	0.37	0.02	0.04	5	0.23	0.29	0.24	0.21	0.02	0.02	C82-C85;C96
免疫增生性疾病	0	0.00	0.00	0.00	0.00	0.00	0.00	0	0.00	0.00	0.00	0.00	0.00	0.00	C88
多发性骨髓瘤	4	0.11	0.22	0.21	0.16	0.01	0.01	1	0.05	0.06	0.03	0.04	0.00	0.01	C90
淋巴样白血病	9	0.24	0.49	0.44	0.39	0.03	0.03	4	0.18	0.23	0.21	0.18	0.02	0.02	C91
髓样白血病	2	0.05	0.11	0.07	0.07	0.00	0.01	3	0.14	0.18	0.19	0.18	0.01	0.01	C92-C94
白血病,未特指	58	1.55	3.15	2.66	2.58	0.17	0.25	37	1.71	2.17	1.90	2.07	0.12	0.17	C95
其他的或未指明部位	41	1.10	2.23	1.58	1.49	0.06	0.18	40	1.85	2.35	1.74	1.67	0.11	0.19	O&U
所有部位合计	3739	100.00	202.99	139.42	137.40	6.70	17.55	2165	100.00	127.15	78.37	76.53	3.77	9.54	ALL
所有部位除外 C44	3735	99.89	202.77	139.27	137.25	6.69	17.52	2163	99.91	127.03	78.31	76.48	3.77	9.54	ALLbC44

2011—2013年淮安市淮阴区恶性肿瘤发病主要指标

部 位	男性							女性							ICD-10
	病例数	构成(%)	粗率(1/10^5)	中标率(1/10^5)	世标率(1/10^5)	累积率 0—64岁	累积率 0—74岁	病例数	构成(%)	粗率(1/10^5)	中标率(1/10^5)	世标率(1/10^5)	累积率 0—64岁	累积率 0—74岁	
唇	3	0.07	0.21	0.16	0.15	0.01	0.01	2	0.07	0.15	0.09	0.09	0.00	0.01	C00
舌	9	0.20	0.63	0.50	0.46	0.03	0.06	2	0.07	0.15	0.11	0.11	0.01	0.01	C01-C02
口	12	0.27	0.85	0.66	0.64	0.02	0.09	8	0.28	0.61	0.46	0.43	0.04	0.05	C03-C06
唾液腺	9	0.20	0.63	0.46	0.43	0.02	0.04	3	0.11	0.23	0.17	0.16	0.00	0.03	C07-C08
扁桃腺	2	0.04	0.14	0.10	0.09	0.00	0.01	1	0.04	0.08	0.06	0.06	0.01	0.01	C09
其他的口咽	4	0.09	0.28	0.20	0.16	0.01	0.01	0	0.00	0.00	0.00	0.00	0.00	0.00	C10
鼻咽	41	0.91	2.89	2.37	2.31	0.15	0.30	11	0.39	0.83	0.62	0.63	0.04	0.07	C11
喉咽	3	0.07	0.21	0.16	0.13	0.01	0.02	2	0.07	0.15	0.12	0.13	0.00	0.02	C12-C13
咽,部位不明	6	0.13	0.42	0.33	0.36	0.02	0.06	0	0.00	0.00	0.00	0.00	0.00	0.00	C14
食管	1118	24.89	78.75	57.88	58.18	2.91	7.32	643	22.60	48.66	30.61	30.56	1.32	3.86	C15
胃	654	14.56	46.07	34.21	34.03	1.64	4.38	258	9.07	19.53	12.70	12.49	0.64	1.55	C16
小肠	12	0.27	0.85	0.57	0.59	0.03	0.06	4	0.14	0.30	0.21	0.20	0.00	0.04	C17
结肠	62	1.38	4.37	3.30	3.24	0.22	0.42	59	2.07	4.47	3.38	3.35	0.21	0.43	C18
直肠	133	2.96	9.37	7.15	6.90	0.42	0.77	119	4.18	9.01	6.32	6.10	0.34	0.70	C19-C20
肛门	3	0.07	0.21	0.17	0.14	0.00	0.00	3	0.11	0.23	0.18	0.17	0.00	0.03	C21
肝脏	740	16.47	52.12	40.77	38.78	2.77	4.21	251	8.82	19.00	13.33	13.14	0.87	1.56	C22
胆囊及其他	43	0.96	3.03	2.21	2.17	0.05	0.24	43	1.51	3.25	1.99	1.98	0.07	0.27	C23-C24
胰腺	74	1.65	5.21	3.98	4.09	0.20	0.48	55	1.93	4.16	2.91	2.85	0.16	0.34	C25
鼻,鼻窦及其他	5	0.11	0.35	0.29	0.29	0.02	0.02	4	0.14	0.30	0.22	0.25	0.02	0.02	C30-C31
喉	26	0.58	1.83	1.34	1.33	0.09	0.15	2	0.07	0.15	0.10	0.10	0.00	0.02	C32
气管,支气管,肺	1006	22.40	70.86	52.35	52.52	2.64	6.44	367	12.90	27.77	18.55	18.05	1.02	2.12	C33-C34
其他的胸腔器官	11	0.24	0.77	0.56	0.60	0.04	0.06	3	0.11	0.23	0.17	0.19	0.01	0.02	C37-C38
骨	38	0.85	2.68	2.03	2.03	0.12	0.21	21	0.74	1.59	1.03	1.02	0.02	0.11	C40-C41
皮肤的黑色素瘤	3	0.07	0.21	0.14	0.19	0.01	0.01	8	0.28	0.61	0.51	0.49	0.04	0.05	C43
其他的皮肤	14	0.31	0.99	0.85	0.83	0.05	0.10	13	0.46	0.98	0.63	0.58	0.03	0.10	C44
间皮瘤	4	0.09	0.28	0.21	0.22	0.01	0.03	1	0.04	0.08	0.06	0.06	0.01	0.01	C45
卡波氏肉瘤	0	0.00	0.00	0.00	0.00	0.00	0.00	0	0.00	0.00	0.00	0.00	0.00	0.00	C46
周围神经,其他结缔	4	0.09	0.28	0.20	0.22	0.01	0.04	5	0.18	0.38	0.15	0.19	0.01	0.01	C47;C49
乳房	2	0.04	0.14	0.11	0.11	0.01	0.02	413	14.52	31.26	25.28	23.31	2.02	2.42	C50
外阴	—	—	—	—	—	—	—	2	0.07	0.15	0.09	0.08	0.00	0.01	C51
阴道	—	—	—	—	—	—	—	1	0.04	0.08	0.03	0.03	0.00	0.00	C52
子宫颈	—	—	—	—	—	—	—	96	3.37	7.27	6.43	5.43	0.42	0.52	C53
子宫体	—	—	—	—	—	—	—	75	2.64	5.68	4.64	4.31	0.37	0.47	C54
子宫,部位不明	—	—	—	—	—	—	—	20	0.70	1.51	1.05	1.07	0.09	0.12	C55
卵巢	—	—	—	—	—	—	—	68	2.39	5.15	3.66	3.61	0.31	0.38	C56
其他的女性生殖器	—	—	—	—	—	—	—	2	0.07	0.15	0.11	0.11	0.00	0.02	C57
胎盘	—	—	—	—	—	—	—	1	0.04	0.08	0.13	0.11	0.01	0.01	C58
阴茎	6	0.13	0.42	0.32	0.35	0.03	0.03	—	—	—	—	—	—	—	C60
前列腺	45	1.00	3.17	2.31	2.27	0.02	0.23	—	—	—	—	—	—	—	C61
睾丸	4	0.09	0.28	0.24	0.22	0.01	0.03	—	—	—	—	—	—	—	C62
其他的男性生殖器	0	0.00	0.00	0.00	0.00	0.00	0.00	—	—	—	—	—	—	—	C63
肾	24	0.53	1.69	1.42	1.34	0.09	0.17	13	0.46	0.98	0.90	0.79	0.05	0.08	C64
肾盂	2	0.04	0.14	0.09	0.11	0.00	0.01	2	0.07	0.15	0.08	0.07	0.00	0.01	C65
输尿管	2	0.04	0.14	0.10	0.10	0.00	0.02	4	0.14	0.30	0.18	0.19	0.00	0.03	C66
膀胱	71	1.58	5.00	3.62	3.50	0.14	0.42	21	0.74	1.59	1.12	1.08	0.03	0.16	C67
其他的泌尿器官	3	0.07	0.21	0.18	0.18	0.01	0.01	1	0.04	0.08	0.06	0.06	0.01	0.01	C68
眼	1	0.02	0.07	0.05	0.08	0.00	0.00	1	0.04	0.08	0.03	0.03	0.00	0.00	C69
脑,神经系统	68	1.51	4.79	3.91	3.68	0.21	0.41	46	1.62	3.48	2.89	2.78	0.18	0.28	C70-C72
甲状腺	14	0.31	0.99	0.88	0.80	0.06	0.08	53	1.86	4.01	3.65	3.13	0.24	0.28	C73
肾上腺	2	0.04	0.14	0.14	0.12	0.01	0.01	1	0.04	0.08	0.02	0.02	0.00	0.00	C74
其他的内分泌腺	4	0.09	0.28	0.21	0.21	0.01	0.02	1	0.04	0.08	0.05	0.05	0.00	0.00	C75
霍奇金病	3	0.07	0.21	0.14	0.15	0.01	0.01	3	0.11	0.23	0.24	0.24	0.02	0.02	C81
非霍奇金淋巴瘤	71	1.58	5.00	3.64	3.77	0.18	0.46	26	0.91	1.97	1.29	1.25	0.06	0.16	C82-C85;C96
免疫增生性疾病	0	0.00	0.00	0.00	0.00	0.00	0.00	0	0.00	0.00	0.00	0.00	0.00	0.00	C88
多发性骨髓瘤	15	0.33	1.06	0.78	0.77	0.07	0.08	9	0.32	0.68	0.46	0.46	0.03	0.04	C90
淋巴样白血病	13	0.29	0.92	0.81	0.90	0.05	0.06	12	0.42	0.91	0.87	0.78	0.04	0.06	C91
髓样白血病	17	0.38	1.20	1.09	1.21	0.07	0.08	10	0.35	0.76	0.72	0.82	0.05	0.06	C92-C94
白血病,未特指	39	0.87	2.75	2.37	2.33	0.10	0.23	38	1.34	2.88	2.41	2.32	0.14	0.23	C95
其他的或未指明部位	47	1.05	3.31	2.45	2.40	0.15	0.32	39	1.37	2.95	2.01	2.01	0.10	0.28	O&U
所有部位合计	4492	100.00	316.41	238.04	235.63	12.74	28.24	2845	100.00	215.31	153.09	147.47	9.04	17.07	ALL
所有部位除外 C44	4478	99.69	315.43	237.19	234.80	12.68	28.14	2832	99.54	214.32	152.46	146.89	9.03	17.02	ALLbC44

2011—2013 年淮安市淮阴区恶性肿瘤死亡主要指标

部位	男性 病例数	构成(%)	粗率(1/10^5)	中标率(1/10^5)	世标率(1/10^5)	累积率 0—64岁	累积率 0—74岁	女性 病例数	构成(%)	粗率(1/10^5)	中标率(1/10^5)	世标率(1/10^5)	累积率 0—64岁	累积率 0—74岁	ICD-10
唇	2	0.06	0.14	0.11	0.08	0.00	0.00	1	0.05	0.08	0.06	0.06	0.00	0.01	C00
舌	4	0.11	0.28	0.21	0.21	0.01	0.03	1	0.05	0.08	0.07	0.06	0.00	0.00	C01-C02
口	10	0.28	0.70	0.54	0.55	0.01	0.09	7	0.38	0.53	0.37	0.43	0.04	0.05	C03-C06
唾液腺	0	0.00	0.00	0.00	0.00	0.00	0.00	3	0.16	0.23	0.15	0.13	0.00	0.02	C07-C08
扁桃腺	2	0.06	0.14	0.10	0.09	0.00	0.02	0	0.00	0.00	0.00	0.00	0.00	0.00	C09
其他的口咽	6	0.17	0.42	0.29	0.29	0.01	0.02	0	0.00	0.00	0.00	0.00	0.00	0.00	C10
鼻咽	26	0.73	1.83	1.36	1.41	0.08	0.20	10	0.55	0.76	0.56	0.56	0.04	0.07	C11
喉咽	0	0.00	0.00	0.00	0.00	0.00	0.00	1	0.05	0.08	0.06	0.06	0.00	0.01	C12-C13
咽,部位不明	1	0.03	0.07	0.06	0.06	0.00	0.01	0	0.00	0.00	0.00	0.00	0.00	0.00	C14
食管	942	26.34	66.35	49.01	49.13	2.29	6.05	499	27.36	37.76	22.88	22.71	0.88	2.73	C15
胃	493	13.79	34.73	25.90	25.58	1.15	3.09	218	11.95	16.50	9.98	9.90	0.46	1.11	C16
小肠	11	0.31	0.77	0.56	0.57	0.02	0.05	2	0.11	0.15	0.09	0.08	0.00	0.01	C17
结肠	38	1.06	2.68	2.16	2.20	0.12	0.23	29	1.59	2.19	1.54	1.51	0.09	0.18	C18
直肠	92	2.57	6.48	4.91	4.83	0.21	0.55	61	3.34	4.62	3.23	3.08	0.16	0.38	C19-C20
肛门	1	0.03	0.07	0.06	0.06	0.00	0.00	0	0.00	0.00	0.00	0.00	0.00	0.00	C21
肝脏	632	17.67	44.52	34.19	33.03	2.31	3.59	199	10.91	15.06	10.21	10.11	0.66	1.18	C22
胆囊及其他	25	0.70	1.76	1.30	1.27	0.03	0.12	18	0.99	1.36	0.81	0.81	0.04	0.10	C23-C24
胰腺	62	1.73	4.37	3.31	3.39	0.16	0.40	37	2.03	2.80	1.82	1.83	0.10	0.23	C25
鼻,鼻窦及其他	2	0.06	0.14	0.12	0.11	0.00	0.00	2	0.11	0.15	0.11	0.11	0.00	0.00	C30-C31
喉	20	0.56	1.41	0.98	0.96	0.05	0.14	1	0.05	0.08	0.05	0.05	0.00	0.00	C32
气管,支气管,肺	833	23.29	58.68	43.08	42.90	1.89	5.08	278	15.24	21.04	13.63	13.29	0.71	1.50	C33-C34
其他的胸腔器官	7	0.20	0.49	0.35	0.38	0.02	0.04	1	0.05	0.08	0.05	0.05	0.00	0.00	C37-C38
骨	25	0.70	1.76	1.41	1.40	0.06	0.14	18	0.99	1.36	0.73	0.70	0.01	0.06	C40-C41
皮肤的黑色素瘤	3	0.08	0.21	0.16	0.19	0.01	0.02	3	0.16	0.23	0.13	0.12	0.00	0.02	C43
其他的皮肤	6	0.17	0.42	0.32	0.31	0.01	0.04	6	0.33	0.45	0.30	0.26	0.01	0.01	C44
间皮瘤	4	0.11	0.28	0.21	0.22	0.00	0.03	0	0.00	0.00	0.00	0.00	0.00	0.00	C45
卡波氏肉瘤	0	0.00	0.00	0.00	0.00	0.00	0.00	0	0.00	0.00	0.00	0.00	0.00	0.00	C46
周围神经,其他结缔	3	0.08	0.21	0.16	0.16	0.01	0.01	1	0.05	0.08	0.02	0.03	0.00	0.00	C47;C49
乳房	0	0.00	0.00	0.00	0.00	0.00	0.00	160	8.77	12.11	9.28	8.81	0.75	0.93	C50
外阴	—	—	—	—	—	—	—	1	0.05	0.08	0.04	0.03	0.00	0.00	C51
阴道	—	—	—	—	—	—	—	0	0.00	0.00	0.00	0.00	0.00	0.00	C52
子宫颈	—	—	—	—	—	—	—	37	2.03	2.80	2.01	1.80	0.10	0.20	C53
子宫体	—	—	—	—	—	—	—	21	1.15	1.59	1.20	1.17	0.09	0.15	C54
子宫,部位不明	—	—	—	—	—	—	—	10	0.55	0.76	0.60	0.54	0.03	0.04	C55
卵巢	—	—	—	—	—	—	—	27	1.48	2.04	1.57	1.49	0.12	0.16	C56
其他的女性生殖器	—	—	—	—	—	—	—	0	0.00	0.00	0.00	0.00	0.00	0.00	C57
胎盘	—	—	—	—	—	—	—	0	0.00	0.00	0.00	0.00	0.00	0.00	C58
阴茎	3	0.08	0.21	0.16	0.17	0.01	0.01	—	—	—	—	—	—	—	C60
前列腺	29	0.81	2.04	1.47	1.43	0.03	0.09	—	—	—	—	—	—	—	C61
睾丸	5	0.14	0.35	0.39	0.27	0.01	0.02	—	—	—	—	—	—	—	C62
其他的男性生殖器	0	0.00	0.00	0.00	0.00	0.00	0.00	—	—	—	—	—	—	—	C63
肾	6	0.17	0.42	0.32	0.32	0.02	0.06	2	0.11	0.15	0.11	0.09	0.00	0.00	C64
肾盂	0	0.00	0.00	0.00	0.00	0.00	0.00	1	0.05	0.08	0.05	0.05	0.00	0.01	C65
输尿管	1	0.03	0.07	0.05	0.05	0.00	0.01	2	0.11	0.15	0.08	0.10	0.00	0.01	C66
膀胱	37	1.03	2.61	1.90	1.84	0.04	0.18	11	0.60	0.83	0.54	0.48	0.01	0.06	C67
其他的泌尿器官	0	0.00	0.00	0.00	0.00	0.00	0.00	0	0.00	0.00	0.00	0.00	0.00	0.00	C68
眼	1	0.03	0.07	0.05	0.05	0.01	0.01	0	0.00	0.00	0.00	0.00	0.00	0.00	C69
脑,神经系统	60	1.68	4.23	3.53	3.39	0.18	0.40	36	1.97	2.72	2.15	2.18	0.16	0.24	C70-C72
甲状腺	1	0.03	0.07	0.05	0.04	0.00	0.00	10	0.55	0.76	0.73	0.06	0.07		C73
肾上腺	1	0.03	0.07	0.05	0.05	0.00	0.00	1	0.05	0.08	0.03	0.03	0.00	0.00	C74
其他的内分泌腺	0	0.00	0.00	0.00	0.00	0.00	0.00	0	0.00	0.00	0.00	0.00	0.00	0.00	C75
霍奇金病	1	0.03	0.07	0.05	0.05	0.00	0.01	0	0.00	0.00	0.00	0.00	0.00	0.00	C81
非霍奇金淋巴瘤	59	1.65	4.16	3.13	3.23	0.19	0.35	28	1.54	2.12	1.70	1.56	0.08	0.20	C82-C85;C96
免疫增生性疾病	0	0.00	0.00	0.00	0.00	0.00	0.00	0	0.00	0.00	0.00	0.00	0.00	0.00	C88
多发性骨髓瘤	12	0.34	0.85	0.62	0.61	0.06	0.07	3	0.16	0.23	0.15	0.14	0.01	0.01	C90
淋巴样白血病	10	0.28	0.70	0.60	0.55	0.03	0.06	10	0.55	0.76	0.68	0.69	0.03	0.06	C91
髓样白血病	4	0.11	0.28	0.22	0.22	0.02	0.03	5	0.27	0.38	0.27	0.26	0.02	0.03	C92-C94
白血病,未特指	51	1.43	3.59	3.20	3.04	0.18	0.30	30	1.64	2.27	1.89	1.76	0.11	0.16	C95
其他的或未指明部位	45	1.26	3.17	2.35	2.27	0.13	0.30	33	1.81	2.50	1.65	1.64	0.08	0.23	O&U
所有部位合计	3576	100.00	251.89	189.00	187.02	9.37	21.85	1824	100.00	138.04	91.70	89.53	4.87	10.25	ALL
所有部位除外 C44	3570	99.83	251.47	188.69	186.71	9.36	21.81	1818	99.67	137.59	91.40	89.27	4.87	10.25	ALLbC44

2011—2013年涟水县恶性肿瘤发病主要指标

部 位	男性							女性							ICD-10
	病例数	构成(%)	粗率(1/10^5)	中标率(1/10^5)	世标率(1/10^5)	累积率 0—64岁	0—74岁	病例数	构成(%)	粗率(1/10^5)	中标率(1/10^5)	世标率(1/10^5)	累积率 0—64岁	0—74岁	
唇	4	0.09	0.24	0.16	0.17	0.02	0.03	1	0.04	0.06	0.04	0.03	0.00	0.00	C00
舌	5	0.11	0.30	0.22	0.22	0.02	0.03	5	0.18	0.31	0.20	0.20	0.02	0.02	C01-C02
口	14	0.31	0.83	0.62	0.59	0.03	0.08	6	0.21	0.37	0.23	0.26	0.03	0.03	C03-C06
唾液腺	4	0.09	0.24	0.18	0.18	0.01	0.03	2	0.07	0.12	0.09	0.07	0.00	0.00	C07-C08
扁桃腺	7	0.15	0.41	0.31	0.30	0.01	0.05	1	0.04	0.06	0.04	0.05	0.01	0.01	C09
其他的口咽	8	0.18	0.47	0.36	0.33	0.01	0.03	1	0.04	0.06	0.04	0.05	0.01	0.01	C10
鼻咽	20	0.44	1.18	0.95	0.93	0.08	0.10	15	0.54	0.92	0.77	0.72	0.05	0.08	C11
喉咽	2	0.04	0.12	0.09	0.08	0.00	0.01	0	0.00	0.00	0.00	0.00	0.00	0.00	C12-C13
咽,部位不明	9	0.20	0.53	0.38	0.40	0.02	0.05	2	0.07	0.12	0.08	0.08	0.00	0.00	C14
食管	1646	36.04	97.17	72.44	73.12	3.69	9.36	1014	36.21	62.03	41.05	40.52	1.76	5.26	C15
胃	662	14.50	39.08	29.67	29.29	1.24	3.88	251	8.96	15.35	10.61	10.14	0.40	1.26	C16
小肠	9	0.20	0.53	0.40	0.41	0.04	0.05	5	0.18	0.31	0.19	0.17	0.01	0.01	C17
结肠	65	1.42	3.84	3.00	2.82	0.16	0.30	35	1.25	2.14	1.50	1.53	0.10	0.21	C18
直肠	159	3.48	9.39	7.21	7.04	0.35	0.83	81	2.89	4.95	3.46	3.37	0.20	0.38	C19-C20
肛门	1	0.02	0.06	0.05	0.05	0.00	0.00	1	0.04	0.06	0.04	0.05	0.00	0.00	C21
肝脏	530	11.60	31.29	25.24	23.70	1.72	2.59	201	7.18	12.29	8.64	8.58	0.60	0.93	C22
胆囊及其他	38	0.83	2.24	1.70	1.77	0.10	0.22	39	1.39	2.39	1.64	1.56	0.09	0.17	C23-C24
胰腺	60	1.31	3.54	2.64	2.62	0.13	0.35	47	1.68	2.87	1.91	1.84	0.11	0.19	C25
鼻,鼻窦及其他	1	0.02	0.06	0.04	0.07	0.00	0.00	0	0.00	0.00	0.00	0.00	0.00	0.00	C30-C31
喉	14	0.31	0.83	0.59	0.60	0.05	0.07	1	0.04	0.06	0.02	0.03	0.00	0.00	C32
气管,支气管,肺	861	18.85	50.83	38.49	38.17	1.83	4.92	327	11.68	20.00	13.80	13.75	0.80	1.71	C33-C34
其他的胸腔器官	4	0.09	0.24	0.19	0.19	0.01	0.03	4	0.14	0.24	0.15	0.13	0.00	0.00	C37-C38
骨	37	0.81	2.18	1.80	1.75	0.10	0.21	29	1.04	1.77	1.38	1.28	0.09	0.16	C40-C41
皮肤的黑色素瘤	6	0.13	0.35	0.27	0.27	0.02	0.03	6	0.21	0.37	0.29	0.27	0.02	0.02	C43
其他的皮肤	9	0.20	0.53	0.42	0.40	0.01	0.04	11	0.39	0.67	0.44	0.44	0.03	0.04	C44
间皮瘤	0	—	—	—	—	—	—	0	—	—	—	—	—	—	C45
卡波氏肉瘤	1	0.02	0.06	0.03	0.04	0.00	0.00	0	—	—	—	—	—	—	C46
周围神经,其他结缔	4	0.09	0.24	0.19	0.18	0.01	0.01	4	0.14	0.24	0.13	0.13	0.01	0.01	C47;C49
乳房	15	0.33	0.89	0.66	0.65	0.05	0.07	258	9.21	15.78	12.29	11.69	0.98	1.25	C50
外阴	—	—	—	—	—	—	—	3	0.11	0.18	0.10	0.11	0.00	0.02	C51
阴道	—	—	—	—	—	—	—	1	0.04	0.06	0.03	0.02	0.00	0.00	C52
子宫颈	—	—	—	—	—	—	—	105	3.75	6.42	5.02	4.73	0.37	0.52	C53
子宫体	—	—	—	—	—	—	—	61	2.18	3.73	2.86	2.74	0.22	0.32	C54
子宫,部位不明	—	—	—	—	—	—	—	3	0.11	0.18	0.14	0.13	0.01	0.01	C55
卵巢	—	—	—	—	—	—	—	62	2.21	3.79	3.06	3.00	0.21	0.35	C56
其他的女性生殖器	—	—	—	—	—	—	—	3	0.11	0.18	0.15	0.15	0.02	0.02	C57
胎盘	—	—	—	—	—	—	—	0	—	—	—	—	—	—	C58
阴茎	5	0.11	0.30	0.22	0.24	0.01	0.02	—	—	—	—	—	—	—	C60
前列腺	44	0.96	2.60	1.94	1.93	0.03	0.19	—	—	—	—	—	—	—	C61
睾丸	6	0.13	0.35	0.31	0.29	0.03	0.03	—	—	—	—	—	—	—	C62
其他的男性生殖器	0	0.00	0.00	0.00	0.00	0.00	0.00	—	—	—	—	—	—	—	C63
肾	7	0.15	0.41	0.31	0.29	0.02	0.02	11	0.39	0.67	0.55	0.51	0.04	0.05	C64
肾盂	1	0.02	0.06	0.05	0.05	0.00	0.00	1	0.04	0.06	0.04	0.05	0.01	0.01	C65
输尿管	2	0.04	0.12	0.09	0.08	0.00	0.01	0	0.00	0.00	0.00	0.00	0.00	0.00	C66
膀胱	86	1.88	5.08	3.89	3.71	0.16	0.40	20	0.71	1.22	0.82	0.80	0.02	0.06	C67
其他的泌尿器官	2	0.04	0.12	0.09	0.09	0.00	0.02	1	0.04	0.06	0.04	0.05	0.01	0.01	C68
眼	1	0.02	0.06	0.03	0.04	0.00	0.00	0	0.00	0.00	0.00	0.00	0.00	0.00	C69
脑,神经系统	69	1.51	4.07	3.25	3.26	0.20	0.35	47	1.68	2.87	2.15	2.11	0.14	0.21	C70-C72
甲状腺	5	0.11	0.30	0.27	0.24	0.02	0.02	20	0.71	1.22	1.12	1.01	0.08	0.08	C73
肾上腺	14	0.31	0.83	0.64	0.62	0.05	0.07	7	0.25	0.43	0.31	0.31	0.03	0.05	C74
其他的内分泌腺	0	0.00	0.00	0.00	0.00	0.00	0.00	10	0.36	0.61	0.63	0.56	0.05	0.05	C75
霍奇金病	1	0.02	0.06	0.04	0.04	0.00	0.00	1	0.04	0.06	0.05	0.05	0.00	0.00	C81
非霍奇金淋巴瘤	15	0.33	0.89	0.69	0.78	0.03	0.05	14	0.50	0.86	0.60	0.70	0.04	0.07	C82-C85;C96
免疫增生性疾病	0	0.00	0.00	0.00	0.00	0.00	0.00	0	0.00	0.00	0.00	0.00	0.00	0.00	C88
多发性骨髓瘤	4	0.09	0.24	0.18	0.17	0.00	0.02	1	0.04	0.06	0.04	0.04	0.00	0.00	C90
淋巴样白血病	9	0.20	0.53	0.46	0.44	0.02	0.04	5	0.18	0.31	0.30	0.26	0.02	0.02	C91
髓样白血病	14	0.31	0.83	0.68	0.72	0.05	0.07	5	0.18	0.31	0.36	0.32	0.05	0.05	C92-C94
白血病,未特指	39	0.85	2.30	1.94	1.96	0.12	0.22	34	1.21	2.08	1.70	1.66	0.10	0.17	C95
其他的或未指明部位	48	1.05	2.83	2.15	2.20	0.13	0.26	38	1.36	2.32	1.63	1.62	0.12	0.19	O&U
所有部位合计	4567	100.00	269.60	205.56	203.46	10.64	25.27	2800	100.00	171.27	120.74	117.93	6.84	14.03	ALL
所有部位除外 C44	4558	99.80	269.06	205.15	203.06	10.63	25.23	2789	99.61	170.60	120.30	117.50	6.81	13.99	ALLbC44

2011—2013 年涟水县恶性肿瘤死亡主要指标

部位	男性					累积率		女性					累积率		ICD-10
	病例数	构成(%)	粗率(1/10^5)	中标率(1/10^5)	世标率(1/10^5)	0—64岁	0—74岁	病例数	构成(%)	粗率(1/10^5)	中标率(1/10^5)	世标率(1/10^5)	0—64岁	0—74岁	
唇	0	0.00	0.00	0.00	0.00	0.00	0.00	0	0.00	0.00	0.00	0.00	0.00	0.00	C00
舌	1	0.03	0.06	0.03	0.04	0.00	0.00	3	0.18	0.18	0.12	0.10	0.00	0.01	C01-C02
口	7	0.23	0.41	0.30	0.30	0.02	0.05	2	0.12	0.12	0.09	0.09	0.01	0.01	C03-C06
唾液腺	0	0.00	0.00	0.00	0.00	0.00	0.00	0	0.00	0.00	0.00	0.00	0.00	0.00	C07-C08
扁桃腺	2	0.07	0.12	0.09	0.08	0.00	0.01	0	0.00	0.00	0.00	0.00	0.00	0.00	C09
其他的口咽	7	0.23	0.41	0.30	0.28	0.01	0.03	2	0.12	0.12	0.10	0.11	0.01	0.02	C10
鼻咽	9	0.30	0.53	0.43	0.44	0.03	0.05	6	0.36	0.37	0.36	0.33	0.03	0.03	C11
喉咽	1	0.03	0.06	0.05	0.04	0.00	0.00	0	0.00	0.00	0.00	0.00	0.00	0.00	C12-C13
咽,部位不明	6	0.20	0.35	0.25	0.28	0.03	0.04	2	0.12	0.12	0.08	0.08	0.00	0.01	C14
食管	1002	33.17	59.15	44.32	43.88	1.84	5.36	577	34.86	35.29	22.33	22.05	0.79	2.72	C15
胃	343	11.35	20.25	15.34	14.99	0.57	1.90	186	11.24	11.38	7.40	7.06	0.26	0.79	C16
小肠	2	0.07	0.12	0.08	0.10	0.00	0.00	0	0.00	0.00	0.00	0.00	0.00	0.00	C17
结肠	37	1.22	2.18	1.82	1.67	0.08	0.19	23	1.39	1.41	0.91	0.94	0.06	0.11	C18
直肠	94	3.11	5.55	4.27	4.05	0.15	0.43	40	2.42	2.45	1.61	1.48	0.05	0.17	C19-C20
肛门	0	0.00	0.00	0.00	0.00	0.00	0.00	0	0.00	0.00	0.00	0.00	0.00	0.00	C21
肝脏	513	16.98	30.28	24.02	22.93	1.67	2.45	200	12.08	12.23	8.69	8.53	0.58	0.93	C22
胆囊及其他	16	0.53	0.94	0.73	0.71	0.03	0.10	27	1.63	1.65	1.07	1.08	0.05	0.13	C23-C24
胰腺	53	1.75	3.13	2.35	2.37	0.13	0.32	34	2.05	2.08	1.31	1.29	0.06	0.14	C25
鼻,鼻窦及其他	0	0.00	0.00	0.00	0.00	0.00	0.00	0	0.00	0.00	0.00	0.00	0.00	0.00	C30-C31
喉	7	0.23	0.41	0.30	0.32	0.03	0.04	1	0.06	0.06	0.02	0.03	0.00	0.00	C32
气管,支气管,肺	656	21.71	38.72	29.22	28.86	1.27	3.57	233	14.08	14.25	9.61	9.57	0.53	1.13	C33-C34
其他的胸腔器官	2	0.07	0.12	0.09	0.09	0.00	0.02	1	0.06	0.06	0.05	0.04	0.00	0.01	C37-C38
骨	31	1.03	1.83	1.46	1.38	0.08	0.18	21	1.27	1.28	0.95	0.91	0.06	0.12	C40-C41
皮肤的黑色素瘤	1	0.03	0.06	0.03	0.04	0.00	0.00	2	0.12	0.12	0.09	0.09	0.01	0.01	C43
其他的皮肤	4	0.13	0.24	0.18	0.21	0.01	0.01	3	0.18	0.18	0.14	0.16	0.00	0.03	C44
间皮瘤	0	0.00	0.00	0.00	0.00	0.00	0.00	0	0.00	0.00	0.00	0.00	0.00	0.00	C45
卡波氏肉瘤	1	0.03	0.06	0.03	0.04	0.00	0.00	0	0.00	0.00	0.00	0.00	0.00	0.00	C46
周围神经,其他结缔	1	0.03	0.06	0.05	0.05	0.00	0.00	0	0.00	0.00	0.00	0.00	0.00	0.00	C47;C49
乳房	3	0.10	0.18	0.11	0.12	0.01	0.02	73	4.41	4.47	3.44	3.30	0.28	0.38	C50
外阴	—	—	—	—	—	—	—	0	0.00	0.00	0.00	0.00	0.00	0.00	C51
阴道	—	—	—	—	—	—	—	0	0.00	0.00	0.00	0.00	0.00	0.00	C52
子宫颈	—	—	—	—	—	—	—	41	2.48	2.51	1.84	1.77	0.11	0.20	C53
子宫体	—	—	—	—	—	—	—	31	1.87	1.90	1.42	1.39	0.09	0.18	C54
子宫,部位不明	—	—	—	—	—	—	—	0	0.00	0.00	0.00	0.00	0.00	0.00	C55
卵巢	—	—	—	—	—	—	—	23	1.39	1.41	1.05	1.03	0.06	0.13	C56
其他的女性生殖器	—	—	—	—	—	—	—	0	0.00	0.00	0.00	0.00	0.00	0.00	C57
胎盘	—	—	—	—	—	—	—	0	0.00	0.00	0.00	0.00	0.00	0.00	C58
阴茎	0	0.00	0.00	0.00	0.00	0.00	0.00	—	—	—	—	—	—	—	C60
前列腺	14	0.46	0.83	0.63	0.60	0.00	0.07	—	—	—	—	—	—	—	C61
睾丸	1	0.03	0.06	0.04	0.05	0.01	0.01	—	—	—	—	—	—	—	C62
其他的男性生殖器	0	0.00	0.00	0.00	0.00	0.00	0.00	—	—	—	—	—	—	—	C63
肾	5	0.17	0.30	0.23	0.22	0.01	0.03	4	0.24	0.24	0.17	0.17	0.01	0.02	C64
肾盂	0	0.00	0.00	0.00	0.00	0.00	0.00	0	0.00	0.00	0.00	0.00	0.00	0.00	C65
输尿管	2	0.07	0.12	0.09	0.08	0.00	0.01	0	0.00	0.00	0.00	0.00	0.00	0.00	C66
膀胱	25	0.83	1.48	1.13	1.02	0.02	0.11	7	0.42	0.43	0.24	0.23	0.02	0.02	C67
其他的泌尿器官	0	0.00	0.00	0.00	0.00	0.00	0.00	0	0.00	0.00	0.00	0.00	0.00	0.00	C68
眼	0	0.00	0.00	0.00	0.00	0.00	0.00	0	0.00	0.00	0.00	0.00	0.00	0.00	C69
脑,神经系统	60	1.99	3.54	2.96	2.95	0.18	0.28	35	2.11	2.14	1.76	1.62	0.09	0.15	C70-C72
甲状腺	2	0.07	0.12	0.10	0.09	0.00	0.01	0	0.00	0.00	0.00	0.00	0.00	0.00	C73
肾上腺	6	0.20	0.35	0.26	0.26	0.02	0.04	2	0.12	0.12	0.08	0.08	0.00	0.01	C74
其他的内分泌腺	0	0.00	0.00	0.00	0.00	0.00	0.00	0	0.00	0.00	0.00	0.00	0.00	0.00	C75
霍奇金病	1	0.03	0.06	0.04	0.04	0.00	0.01	0	0.00	0.00	0.00	0.00	0.00	0.00	C81
非霍奇金淋巴瘤	3	0.10	0.18	0.13	0.14	0.01	0.03	5	0.30	0.31	0.21	0.26	0.01	0.02	C82-C85;C96
免疫增生性疾病	0	0.00	0.00	0.00	0.00	0.00	0.00	0	0.00	0.00	0.00	0.00	0.00	0.00	C88
多发性骨髓瘤	1	0.03	0.06	0.04	0.05	0.00	0.00	1	0.06	0.06	0.05	0.04	0.00	0.01	C90
淋巴样白血病	8	0.26	0.47	0.40	0.35	0.02	0.02	8	0.48	0.49	0.44	0.39	0.03	0.04	C91
髓样白血病	7	0.23	0.41	0.32	0.38	0.02	0.03	2	0.12	0.12	0.11	0.08	0.00	0.00	C92-C94
白血病,未特指	43	1.42	2.54	2.21	2.16	0.12	0.25	29	1.75	1.77	1.44	1.48	0.08	0.15	C95
其他的或未指明部位	44	1.46	2.60	2.06	2.07	0.08	0.24	31	1.87	1.90	1.13	1.13	0.06	0.11	O&U
所有部位合计	3021	100.00	178.33	136.53	133.67	6.46	15.94	1655	100.00	101.23	68.31	66.90	3.31	7.78	ALL
所有部位除外 C44	3017	99.87	178.10	136.35	133.47	6.45	15.93	1652	99.82	101.05	68.17	66.76	3.31	7.74	ALLbC44

2011—2013年洪泽县恶性肿瘤发病主要指标

部位	男性					累积率 (%)		女性					累积率 (%)		ICD-10
	病例数	构成 (%)	粗率 (1/10^5)	中标率 (1/10^5)	世标率 (1/10^5)	0—64岁	0—74岁	病例数	构成 (%)	粗率 (1/10^5)	中标率 (1/10^5)	世标率 (1/10^5)	0—64岁	0—74岁	
唇	0	0.00	0.00	0.00	0.00	0.00	0.00	0	0.00	0.00	0.00	0.00	0.00	0.00	C00
舌	1	0.05	0.17	0.10	0.08	0.00	0.00	4	0.32	0.69	0.51	0.48	0.05	0.05	C01-C02
口	7	0.38	1.21	0.85	0.95	0.07	0.13	6	0.49	1.04	0.49	0.45	0.00	0.00	C03-C06
唾液腺	0	0.00	0.00	0.00	0.00	0.00	0.00	0	0.00	0.00	0.00	0.00	0.00	0.00	C07-C08
扁桃腺	0	0.00	0.00	0.00	0.00	0.00	0.00	1	0.08	0.17	0.10	0.11	0.01	0.01	C09
其他的口咽	0	0.00	0.00	0.00	0.00	0.00	0.00	0	0.00	0.00	0.00	0.00	0.00	0.00	C10
鼻咽	28	1.51	4.85	3.58	3.70	0.31	0.55	14	1.13	2.42	1.44	1.42	0.09	0.20	C11
喉咽	3	0.16	0.52	0.35	0.35	0.04	0.04	2	0.16	0.35	0.20	0.19	0.01	0.03	C12-C13
咽,部位不明	2	0.11	0.35	0.25	0.29	0.04	0.04	2	0.16	0.35	0.23	0.26	0.02	0.04	C14
食管	497	26.86	86.07	60.44	62.35	3.81	8.30	355	28.72	61.36	35.90	37.46	1.67	4.52	C15
胃	347	18.76	60.10	42.49	43.13	2.23	5.94	144	11.65	24.89	14.63	14.36	0.66	1.60	C16
小肠	11	0.59	1.91	1.47	1.50	0.09	0.18	5	0.40	0.86	0.52	0.52	0.03	0.06	C17
结肠	63	3.41	10.91	7.88	7.83	0.61	0.87	19	1.54	3.28	2.15	2.16	0.16	0.28	C18
直肠	22	1.19	3.81	2.76	2.83	0.19	0.30	8	0.65	1.38	0.89	0.86	0.04	0.07	C19-C20
肛门	35	1.89	6.06	4.43	4.57	0.23	0.60	20	1.62	3.46	1.84	1.77	0.06	0.18	C21
肝脏	253	13.68	43.82	31.41	30.69	2.25	3.76	89	7.20	15.38	9.95	9.89	0.74	1.15	C22
胆囊及其他	9	0.49	1.56	1.04	1.08	0.04	0.11	10	0.81	1.73	1.10	1.03	0.04	0.12	C23-C24
胰腺	37	2.00	6.41	4.73	4.71	0.28	0.60	18	1.46	3.11	1.97	2.13	0.14	0.21	C25
鼻,鼻窦及其他	3	0.16	0.52	0.43	0.52	0.06	0.06	0	0.00	0.00	0.00	0.00	0.00	0.00	C30-C31
喉	3	0.16	0.52	0.34	0.33	0.00	0.04	4	0.32	0.69	0.37	0.37	0.01	0.06	C32
气管,支气管,肺	366	19.78	63.39	44.28	44.82	2.24	5.84	174	14.08	30.07	18.77	18.62	0.94	2.16	C33-C34
其他的胸腔器官	5	0.27	0.87	0.71	0.70	0.06	0.08	0	0.00	0.00	0.00	0.00	0.00	0.00	C37-C38
骨	23	1.24	3.98	2.64	2.56	0.15	0.36	9	0.73	1.56	0.99	0.97	0.05	0.08	C40-C41
皮肤的黑色素瘤	4	0.22	0.69	0.55	0.52	0.04	0.06	10	0.81	1.73	1.02	1.03	0.11	0.11	C43
其他的皮肤	2	0.11	0.35	0.33	0.28	0.02	0.02	4	0.32	0.69	0.36	0.37	0.01	0.01	C44
间皮瘤	1	0.05	0.17	0.12	0.12	0.00	0.02	2	0.16	0.35	0.25	0.28	0.03	0.03	C45
卡波氏肉瘤	0	0.00	0.00	0.00	0.00	0.00	0.00	0	0.00	0.00	0.00	0.00	0.00	0.00	C46
周围神经,其他结缔	3	0.16	0.52	0.37	0.34	0.00	0.06	3	0.24	0.52	0.42	0.38	0.03	0.03	C47;C49
乳房	0	0.00	0.00	0.00	0.00	0.00	0.00	110	8.90	19.01	13.93	13.07	1.21	1.38	C50
外阴	—	—	—	—	—	—	—	0	0.00	0.00	0.00	0.00	0.00	0.00	C51
阴道	—	—	—	—	—	—	—	0	0.00	0.00	0.00	0.00	0.00	0.00	C52
子宫颈	—	—	—	—	—	—	—	66	5.34	11.41	8.53	7.90	0.66	0.80	C53
子宫体	—	—	—	—	—	—	—	21	1.70	3.63	2.51	2.49	0.20	0.30	C54
子宫,部位不明	—	—	—	—	—	—	—	1	0.08	0.17	0.09	0.07	0.00	0.00	C55
卵巢	—	—	—	—	—	—	—	14	1.13	2.42	1.57	1.60	0.09	0.20	C56
其他的女性生殖器	—	—	—	—	—	—	—	21	1.70	3.63	2.73	2.76	0.25	0.25	C57
胎盘	—	—	—	—	—	—	—	0	0.00	0.00	0.00	0.00	0.00	0.00	C58
阴茎	1	0.05	0.17	0.13	0.13	0.00	0.03	—	—	—	—	—	—	—	C60
前列腺	5	0.27	0.87	0.60	0.58	0.02	0.07	—	—	—	—	—	—	—	C61
睾丸	2	0.11	0.35	0.24	0.24	0.01	0.05	—	—	—	—	—	—	—	C62
其他的男性生殖器	8	0.43	1.39	1.02	1.06	0.06	0.15	—	—	—	—	—	—	—	C63
肾	3	0.16	0.52	0.37	0.37	0.01	0.08	2	0.16	0.35	0.19	0.17	0.00	0.02	C64
肾盂	1	0.05	0.17	0.11	0.11	0.01	0.01	0	0.00	0.00	0.00	0.00	0.00	0.00	C65
输尿管	0	0.00	0.00	0.00	0.00	0.00	0.00	0	0.00	0.00	0.00	0.00	0.00	0.00	C66
膀胱	17	0.92	2.94	2.00	1.98	0.09	0.25	7	0.57	1.21	0.68	0.78	0.01	0.07	C67
其他的泌尿器官	4	0.22	0.69	0.47	0.49	0.01	0.09	2	0.16	0.35	0.20	0.22	0.03	0.03	C68
眼	3	0.16	0.52	0.34	0.33	0.01	0.05	0	0.00	0.00	0.00	0.00	0.00	0.00	C69
脑,神经系统	22	1.19	3.81	2.91	3.04	0.21	0.41	22	1.78	3.80	2.63	2.56	0.22	0.28	C70-C72
甲状腺	0	0.00	0.00	0.00	0.00	0.00	0.00	2	0.16	0.35	0.13	0.10	0.01	0.01	C73
肾上腺	0	0.00	0.00	0.00	0.00	0.00	0.00	0	0.00	0.00	0.00	0.00	0.00	0.00	C74
其他的内分泌腺	2	0.11	0.35	0.28	0.27	0.01	0.03	12	0.97	2.07	1.30	1.28	0.12	0.18	C75
霍奇金病	6	0.32	1.04	0.76	0.72	0.03	0.11	3	0.24	0.52	0.32	0.34	0.01	0.05	C81
非霍奇金淋巴瘤	11	0.59	1.91	1.40	1.48	0.08	0.20	14	1.13	2.42	1.40	1.42	0.09	0.19	C82-C85;C96
免疫增生性疾病	0	0.00	0.00	0.00	0.00	0.00	0.00	0	0.00	0.00	0.00	0.00	0.00	0.00	C88
多发性骨髓瘤	3	0.16	0.52	0.33	0.29	0.00	0.02	5	0.40	0.86	0.50	0.48	0.02	0.07	C90
淋巴样白血病	18	0.97	3.12	2.55	2.45	0.17	0.23	11	0.89	1.90	1.43	1.50	0.12	0.14	C91
髓样白血病	1	0.05	0.17	0.12	0.12	0.01	0.01	3	0.24	0.52	0.32	0.34	0.03	0.04	C92-C94
白血病,未特指	3	0.16	0.52	0.79	0.72	0.04	0.04	4	0.32	0.69	0.56	0.51	0.02	0.05	C95
其他的或未指明部位	15	0.81	2.60	1.86	1.82	0.08	0.29	13	1.05	2.25	1.43	1.33	0.09	0.17	O&U
所有部位合计	1850	100.00	320.40	227.83	230.47	13.62	30.09	1236	100.00	213.62	134.56	134.01	8.04	15.23	ALL
所有部位除外 C44	1848	99.89	320.05	227.50	230.18	13.60	30.06	1232	99.68	212.93	134.19	133.63	8.03	15.22	ALLbC44

2011—2013年洪泽县恶性肿瘤死亡主要指标

部位	男性							女性							ICD-10
	病例数	构成(%)	粗率(1/10⁵)	中标率(1/10⁵)	世标率(1/10⁵)	累积率 0—64岁	累积率 0—74岁	病例数	构成(%)	粗率(1/10⁵)	中标率(1/10⁵)	世标率(1/10⁵)	累积率 0—64岁	累积率 0—74岁	
唇	0	0.00	0.00	0.00	0.00	0.00	0.00	0	0.00	0.00	0.00	0.00	0.00	0.00	C00
舌	3	0.22	0.52	0.33	0.32	0.03	0.03	1	0.12	0.17	0.10	0.11	0.00	0.02	C01-C02
口	3	0.22	0.52	0.36	0.37	0.01	0.07	1	0.12	0.17	0.09	0.07	0.00	0.02	C03-C06
唾液腺	0	0.00	0.00	0.00	0.00	0.00	0.00	0	0.00	0.00	0.00	0.00	0.00	0.00	C07-C08
扁桃腺	0	0.00	0.00	0.00	0.00	0.00	0.00	0	0.00	0.00	0.00	0.00	0.00	0.00	C09
其他的口咽	0	0.00	0.00	0.00	0.00	0.00	0.00	0	0.00	0.00	0.00	0.00	0.00	0.00	C10
鼻咽	14	1.01	2.42	1.86	1.71	0.09	0.25	10	1.20	1.73	1.06	1.10	0.08	0.13	C11
喉咽	4	0.29	0.69	0.60	0.62	0.03	0.07	6	0.72	1.04	0.59	0.57	0.05	0.05	C12-C13
咽,部位不明	1	0.07	0.17	0.16	0.14	0.01	0.01	1	0.12	0.17	0.13	0.16	0.02	0.02	C14
食管	378	27.17	65.46	45.43	46.81	2.01	6.17	264	31.62	45.63	25.66	26.61	0.94	3.08	C15
胃	218	15.67	37.75	26.15	26.10	1.01	3.10	113	13.53	19.53	10.98	10.62	0.43	1.13	C16
小肠	6	0.43	1.04	0.73	0.67	0.01	0.11	1	0.12	0.17	0.12	0.12	0.01	0.01	C17
结肠	21	1.51	3.64	2.58	2.44	0.09	0.25	10	1.20	1.73	0.97	0.93	0.06	0.13	C18
直肠	9	0.65	1.56	1.04	1.07	0.01	0.11	11	1.32	1.90	1.17	1.18	0.07	0.13	C19-C20
肛门	23	1.65	3.98	2.76	2.73	0.15	0.36	13	1.56	2.25	1.20	1.17	0.03	0.15	C21
肝脏	233	16.75	40.35	28.96	28.84	2.00	3.54	76	9.10	13.14	7.84	7.74	0.49	0.78	C22
胆囊及其他	8	0.58	1.39	1.07	1.08	0.05	0.17	13	1.56	2.25	1.47	1.37	0.05	0.16	C23-C24
胰腺	29	2.08	5.02	3.57	3.76	0.21	0.42	17	2.04	2.94	1.83	2.06	0.12	0.21	C25
鼻,鼻窦及其他	3	0.22	0.52	0.38	0.42	0.02	0.06	0	0.00	0.00	0.00	0.00	0.00	0.00	C30-C31
喉	2	0.14	0.35	0.24	0.21	0.00	0.03	1	0.12	0.17	0.06	0.05	0.00	0.00	C32
气管,支气管,肺	302	21.71	52.30	35.92	35.59	1.43	4.33	134	16.05	23.16	13.77	13.94	0.68	1.48	C33-C34
其他的胸腔器官	1	0.07	0.17	0.13	0.13	0.00	0.03	0	0.00	0.00	0.00	0.00	0.00	0.00	C37-C38
骨	19	1.37	3.29	2.25	2.01	0.09	0.21	5	0.60	0.86	0.50	0.51	0.02	0.02	C40-C41
皮肤的黑色素瘤	6	0.43	1.04	0.72	0.67	0.02	0.09	4	0.48	0.69	0.51	0.48	0.05	0.05	C43
其他的皮肤	1	0.07	0.17	0.11	0.11	0.01	0.01	4	0.48	0.69	0.34	0.35	0.00	0.02	C44
间皮瘤	1	0.07	0.17	0.12	0.12	0.01	0.01	0	0.00	0.00	0.00	0.00	0.00	0.00	C45
卡波氏肉瘤	1	0.07	0.17	0.12	0.12	0.00	0.02	0	0.00	0.00	0.00	0.00	0.00	0.00	C46
周围神经,其他结缔	1	0.07	0.17	0.13	0.13	0.00	0.03	1	0.12	0.17	0.10	0.11	0.01	0.01	C47;C49
乳房	0	0.00	0.00	0.00	0.00	0.00	0.00	43	5.15	7.43	4.75	4.68	0.27	0.56	C50
外阴	—	—	—	—	—	—	—	0	0.00	0.00	0.00	0.00	0.00	0.00	C51
阴道	—	—	—	—	—	—	—	0	0.00	0.00	0.00	0.00	0.00	0.00	C52
子宫颈	—	—	—	—	—	—	—	21	2.51	3.63	2.19	2.33	0.13	0.21	C53
子宫体	—	—	—	—	—	—	—	9	1.08	1.56	1.03	1.18	0.10	0.14	C54
子宫,部位不明	—	—	—	—	—	—	—	0	0.00	0.00	0.00	0.00	0.00	0.00	C55
卵巢	—	—	—	—	—	—	—	2	0.24	0.35	0.25	0.28	0.03	0.03	C56
其他的女性生殖器	—	—	—	—	—	—	—	13	1.56	2.25	1.59	1.63	0.14	0.18	C57
胎盘	—	—	—	—	—	—	—	0	0.00	0.00	0.00	0.00	0.00	0.00	C58
阴茎	0	0.00	0.00	0.00	0.00	0.00	0.00	—	—	—	—	—	—	—	C60
前列腺	4	0.29	0.69	0.43	0.36	0.00	0.03	—	—	—	—	—	—	—	C61
睾丸	1	0.07	0.17	0.13	0.13	0.00	0.03	—	—	—	—	—	—	—	C62
其他的男性生殖器	0	0.00	0.00	0.00	0.00	0.00	0.00	—	—	—	—	—	—	—	C63
肾	5	0.36	0.87	0.63	0.67	0.04	0.12	3	0.36	0.52	0.48	0.53	0.04	0.06	C64
肾盂	0	0.00	0.00	0.00	0.00	0.00	0.00	0	0.00	0.00	0.00	0.00	0.00	0.00	C65
输尿管	0	0.00	0.00	0.00	0.00	0.00	0.00	0	0.00	0.00	0.00	0.00	0.00	0.00	C66
膀胱	8	0.58	1.39	0.91	0.94	0.04	0.12	2	0.24	0.35	0.50	0.54	0.03	0.03	C67
其他的泌尿器官	1	0.07	0.17	0.13	0.13	0.00	0.03	1	0.12	0.17	0.24	0.25	0.02	0.02	C68
眼	1	0.07	0.17	0.10	0.08	0.00	0.00	1	0.12	0.17	0.09	0.07	0.00	0.00	C69
脑,神经系统	31	2.23	5.37	4.15	3.94	0.25	0.49	14	1.68	2.42	1.52	1.54	0.07	0.14	C70-C72
甲状腺	0	0.00	0.00	0.00	0.00	0.00	0.00	2	0.24	0.35	0.16	0.12	0.00	0.00	C73
肾上腺	0	0.00	0.00	0.00	0.00	0.00	0.00	0	0.00	0.00	0.00	0.00	0.00	0.00	C74
其他的内分泌腺	2	0.14	0.35	0.31	0.31	0.03	0.03	4	0.48	0.69	0.39	0.39	0.03	0.05	C75
霍奇金病	5	0.36	0.87	0.65	0.61	0.01	0.10	2	0.24	0.35	0.21	0.22	0.00	0.04	C81
非霍奇金淋巴瘤	7	0.50	1.21	1.01	1.02	0.07	0.16	7	0.84	1.21	0.68	0.64	0.01	0.07	C82-C85;C96
免疫增生性疾病	0	0.00	0.00	0.00	0.00	0.00	0.00	0	0.00	0.00	0.00	0.00	0.00	0.00	C88
多发性骨髓瘤	3	0.22	0.52	0.34	0.36	0.03	0.05	2	0.24	0.35	0.20	0.19	0.00	0.05	C90
淋巴样白血病	19	1.37	3.29	2.91	2.75	0.19	0.27	6	0.72	1.04	0.69	0.77	0.05	0.09	C91
髓样白血病	0	0.00	0.00	0.00	0.00	0.00	0.00	2	0.24	0.35	0.20	0.22	0.01	0.01	C92-C94
白血病,未特指	1	0.07	0.17	0.22	0.23	0.01	0.01	3	0.36	0.52	0.30	0.32	0.03	0.03	C95
其他的或未指明部位	16	1.15	2.77	1.91	1.84	0.11	0.23	12	1.44	2.07	1.32	1.26	0.10	0.15	O&U
所有部位合计	1391	100.00	240.90	169.53	169.55	8.13	21.19	835	100.00	144.32	85.27	86.41	4.16	9.35	ALL
所有部位除外 C44	1390	99.93	240.73	169.43	169.43	8.12	21.17	831	99.52	143.63	84.92	86.05	4.16	9.33	ALLbC44

2011—2013年盱眙县恶性肿瘤发病主要指标

部 位	男性 病例数	构成(%)	粗率(1/10^5)	中标率(1/10^5)	世标率(1/10^5)	累积率 0—64岁	累积率 0—74岁	女性 病例数	构成(%)	粗率(1/10^5)	中标率(1/10^5)	世标率(1/10^5)	累积率 0—64岁	累积率 0—74岁	ICD-10
唇	0	0.00	0.00	0.00	0.00	0.00	0.00	2	0.09	0.17	0.14	0.16	0.02	0.02	C00
舌	2	0.05	0.17	0.12	0.14	0.02	0.02	3	0.13	0.26	0.22	0.20	0.02	0.02	C01-C02
口	8	0.22	0.66	0.54	0.56	0.03	0.09	5	0.22	0.44	0.29	0.30	0.02	0.02	C03-C06
唾液腺	9	0.25	0.74	0.63	0.61	0.04	0.08	4	0.18	0.35	0.22	0.22	0.01	0.01	C07-C08
扁桃腺	1	0.03	0.08	0.07	0.08	0.01	0.01	0	0.00	0.00	0.00	0.00	0.00	0.00	C09
其他的口咽	3	0.08	0.25	0.20	0.21	0.01	0.02	0	0.00	0.00	0.00	0.00	0.00	0.00	C10
鼻咽	50	1.37	4.14	3.39	3.18	0.24	0.34	25	1.11	2.18	1.76	1.67	0.11	0.19	C11
喉咽	0	0.00	0.00	0.00	0.00	0.00	0.00	0	0.00	0.00	0.00	0.00	0.00	0.00	C12-C13
咽,部位不明	0	0.00	0.00	0.00	0.00	0.00	0.00	0	0.00	0.00	0.00	0.00	0.00	0.00	C14
食管	742	20.37	61.38	49.09	49.39	2.21	6.17	407	18.07	35.52	24.11	24.30	0.91	3.20	C15
胃	660	18.12	54.60	43.55	43.53	1.99	5.16	204	9.06	17.80	12.45	12.15	0.57	1.40	C16
小肠	8	0.22	0.66	0.53	0.55	0.04	0.06	4	0.18	0.35	0.26	0.24	0.02	0.02	C17
结肠	93	2.55	7.69	6.20	6.22	0.35	0.73	61	2.71	5.32	3.87	3.72	0.18	0.43	C18
直肠	134	3.68	11.09	8.80	8.58	0.39	1.01	99	4.40	8.64	6.34	6.21	0.37	0.72	C19-C20
肛门	1	0.03	0.08	0.06	0.06	0.01	0.01	0	0.00	0.00	0.00	0.00	0.00	0.00	C21
肝脏	556	15.27	45.99	37.30	35.73	2.43	3.95	189	8.39	16.50	11.88	11.61	0.66	1.35	C22
胆囊及其他	20	0.55	1.65	1.32	1.38	0.06	0.20	38	1.69	3.32	2.24	2.32	0.07	0.28	C23-C24
胰腺	92	2.53	7.61	5.98	5.83	0.35	0.68	59	2.62	5.15	3.69	3.67	0.16	0.45	C25
鼻,鼻窦及其他	2	0.05	0.17	0.12	0.11	0.01	0.01	1	0.04	0.09	0.07	0.08	0.01	0.01	C30-C31
喉	34	0.93	2.81	2.24	2.23	0.10	0.26	5	0.22	0.44	0.34	0.34	0.00	0.04	C32
气管,支气管,肺	788	21.64	65.19	52.45	52.00	2.25	6.31	298	13.23	26.01	18.24	18.19	1.01	2.10	C33-C34
其他的胸腔器官	12	0.33	0.99	0.88	0.86	0.04	0.13	6	0.27	0.52	0.38	0.36	0.01	0.04	C37-C38
骨	36	0.99	2.98	2.39	2.34	0.13	0.21	20	0.89	1.75	1.32	1.29	0.09	0.11	C40-C41
皮肤的黑色素瘤	13	0.36	1.08	0.87	0.89	0.03	0.11	13	0.58	1.13	0.90	0.81	0.06	0.08	C43
其他的皮肤	19	0.52	1.57	1.32	1.28	0.04	0.17	17	0.75	1.48	1.06	1.03	0.07	0.11	C44
间皮瘤	1	0.03	0.08	0.07	0.07	0.00	0.01	1	0.04	0.09	0.06	0.06	0.01	0.01	C45
卡波氏肉瘤	0	0.00	0.00	0.00	0.00	0.00	0.00	0	0.00	0.00	0.00	0.00	0.00	0.00	C46
周围神经,其他结缔	9	0.25	0.74	0.61	0.72	0.04	0.07	11	0.49	0.96	0.66	0.61	0.03	0.06	C47;C49
乳房	3	0.08	0.25	0.19	0.16	0.01	0.01	287	12.74	25.05	20.33	19.38	1.78	2.06	C50
外阴	—	—	—	—	—	—	—	4	0.18	0.35	0.28	0.28	0.02	0.03	C51
阴道	—	—	—	—	—	—	—	1	0.04	0.09	0.06	0.07	0.01	0.01	C52
子宫颈	—	—	—	—	—	—	—	116	5.15	10.12	8.10	7.71	0.62	0.85	C53
子宫体	—	—	—	—	—	—	—	28	1.24	2.44	1.87	1.85	0.17	0.19	C54
子宫,部位不明	—	—	—	—	—	—	—	45	2.00	3.93	3.09	3.01	0.26	0.31	C55
卵巢	—	—	—	—	—	—	—	52	2.31	4.54	3.92	3.93	0.35	0.39	C56
其他的女性生殖器	—	—	—	—	—	—	—	2	0.09	0.17	0.13	0.13	0.01	0.01	C57
胎盘	—	—	—	—	—	—	—	0	0.00	0.00	0.00	0.00	0.00	0.00	C58
阴茎	9	0.25	0.74	0.63	0.54	0.02	0.07	—	—	—	—	—	—	—	C60
前列腺	42	1.15	3.47	2.82	2.80	0.03	0.29	—	—	—	—	—	—	—	C61
睾丸	4	0.11	0.33	0.26	0.23	0.02	0.02	—	—	—	—	—	—	—	C62
其他的男性生殖器	0	0.00	0.00	0.00	0.00	0.00	0.00	—	—	—	—	—	—	—	C63
肾	33	0.91	2.73	2.19	2.44	0.16	0.24	12	0.53	1.05	0.74	0.92	0.05	0.08	C64
肾盂	1	0.03	0.08	0.06	0.06	0.01	0.01	1	0.04	0.09	0.07	0.08	0.01	0.01	C65
输尿管	1	0.03	0.08	0.07	0.06	0.00	0.01	1	0.04	0.09	0.07	0.08	0.01	0.01	C66
膀胱	57	1.57	4.72	3.87	4.01	0.11	0.48	18	0.80	1.57	1.08	1.07	0.02	0.16	C67
其他的泌尿器官	1	0.03	0.08	0.07	0.07	0.00	0.02	0	0.00	0.00	0.00	0.00	0.00	0.00	C68
眼	2	0.05	0.17	0.12	0.11	0.01	0.01	2	0.09	0.17	0.13	0.13	0.01	0.02	C69
脑,神经系统	79	2.17	6.54	5.40	5.33	0.37	0.62	77	3.42	6.72	5.08	5.04	0.38	0.57	C70-C72
甲状腺	9	0.25	0.74	0.71	0.61	0.05	0.05	34	1.51	2.97	2.59	2.26	0.16	0.25	C73
肾上腺	1	0.03	0.08	0.07	0.07	0.01	0.01	0	0.00	0.00	0.00	0.00	0.00	0.00	C74
其他的内分泌腺	1	0.03	0.08	0.07	0.06	0.01	0.01	3	0.13	0.26	0.18	0.17	0.02	0.02	C75
霍奇金病	0	0.00	0.00	0.00	0.00	0.00	0.00	0	0.00	0.00	0.00	0.00	0.00	0.00	C81
非霍奇金淋巴瘤	60	1.65	4.96	4.15	4.11	0.23	0.50	51	2.26	4.45	3.58	3.47	0.24	0.44	C82-C85;C96
免疫增生性疾病	0	0.00	0.00	0.00	0.00	0.00	0.00	0	0.00	0.00	0.00	0.00	0.00	0.00	C88
多发性骨髓瘤	1	0.03	0.08	0.07	0.07	0.01	0.01	1	0.04	0.09	0.06	0.07	0.01	0.01	C90
淋巴样白血病	0	0.00	0.00	0.00	0.00	0.00	0.00	1	0.04	0.09	0.07	0.07	0.01	0.01	C91
髓样白血病	1	0.03	0.08	0.07	0.08	0.01	0.01	1	0.04	0.09	0.07	0.07	0.01	0.01	C92-C94
白血病,未特指	41	1.13	3.39	3.12	3.46	0.19	0.31	40	1.78	3.49	2.82	2.76	0.21	0.30	C95
其他的或未指明部位	3	0.08	0.25	0.21	0.18	0.02	0.02	3	0.13	0.26	0.23	0.19	0.02	0.02	O&U
所有部位合计	3642	100.00	301.28	242.85	241.01	12.03	28.50	2252	100.00	196.54	145.08	142.27	8.80	16.43	ALL
所有部位除外 C44	3623	99.48	299.71	241.53	239.73	11.99	28.33	2235	99.25	195.06	144.02	141.24	8.74	16.32	ALLbC44

2011—2013年盱眙县恶性肿瘤死亡主要指标

部位	男性 病例数	构成(%)	粗率(1/10⁵)	中标率(1/10⁵)	世标率(1/10⁵)	累积率 0—64岁	累积率 0—74岁	女性 病例数	构成(%)	粗率(1/10⁵)	中标率(1/10⁵)	世标率(1/10⁵)	累积率 0—64岁	累积率 0—74岁	ICD-10
唇	0	0.00	0.00	0.00	0.00	0.00	0.00	0	0.00	0.00	0.00	0.00	0.00	0.00	C00
舌	2	0.08	0.17	0.13	0.13	0.01	0.02	1	0.07	0.09	0.03	0.05	0.00	0.00	C01-C02
口	3	0.12	0.25	0.21	0.22	0.00	0.04	2	0.14	0.17	0.10	0.12	0.01	0.01	C03-C06
唾液腺	2	0.08	0.17	0.14	0.13	0.01	0.02	2	0.14	0.17	0.07	0.08	0.01	0.02	C07-C08
扁桃腺	0	0.00	0.00	0.00	0.00	0.00	0.00	0	0.00	0.00	0.00	0.00	0.00	0.00	C09
其他的口咽	0	0.00	0.00	0.00	0.00	0.00	0.00	0	0.00	0.00	0.00	0.00	0.00	0.00	C10
鼻咽	22	0.85	1.82	1.45	1.42	0.12	0.16	14	0.97	1.22	0.89	0.90	0.04	0.12	C11
喉咽	0	0.00	0.00	0.00	0.00	0.00	0.00	0	0.00	0.00	0.00	0.00	0.00	0.00	C12-C13
咽,部位不明	1	0.04	0.08	0.07	0.07	0.00	0.02	0	0.00	0.00	0.00	0.00	0.00	0.00	C14
食管	470	18.17	38.88	31.13	30.57	0.98	3.25	305	21.14	26.62	16.99	17.11	0.46	2.08	C15
胃	434	16.78	35.90	28.61	28.34	1.12	3.13	152	10.53	13.27	8.63	8.42	0.23	0.89	C16
小肠	0	0.00	0.00	0.00	0.00	0.00	0.00	3	0.21	0.26	0.21	0.20	0.02	0.02	C17
结肠	40	1.55	3.31	2.69	2.74	0.13	0.32	32	2.22	2.79	1.77	1.77	0.08	0.16	C18
直肠	64	2.47	5.29	4.23	4.13	0.15	0.46	50	3.47	4.36	2.97	2.81	0.12	0.27	C19-C20
肛门	0	0.00	0.00	0.00	0.00	0.00	0.00	0	0.00	0.00	0.00	0.00	0.00	0.00	C21
肝脏	492	19.03	40.70	32.71	31.63	2.17	3.40	169	11.71	14.75	10.51	10.23	0.61	1.08	C22
胆囊及其他	15	0.58	1.24	0.98	0.97	0.04	0.12	26	1.80	2.27	1.41	1.47	0.03	0.16	C23-C24
胰腺	86	3.33	7.11	5.60	5.39	0.32	0.63	61	4.23	5.32	3.83	3.82	0.20	0.47	C25
鼻,鼻窦及其他	0	0.00	0.00	0.00	0.00	0.00	0.00	0	0.00	0.00	0.00	0.00	0.00	0.00	C30-C31
喉	14	0.54	1.16	0.92	0.87	0.02	0.10	4	0.28	0.35	0.25	0.26	0.02	0.04	C32
气管,支气管,肺	644	24.90	53.27	42.87	42.55	1.58	5.10	259	17.95	22.60	15.59	15.47	0.71	1.82	C33-C34
其他的胸腔器官	8	0.31	0.66	0.58	0.61	0.03	0.08	3	0.21	0.26	0.15	0.16	0.00	0.01	C37-C38
骨	33	1.28	2.73	2.21	2.07	0.09	0.19	23	1.59	2.01	1.39	1.35	0.06	0.15	C40-C41
皮肤的黑色素瘤	4	0.15	0.33	0.26	0.30	0.01	0.02	3	0.21	0.26	0.20	0.19	0.00	0.02	C43
其他的皮肤	1	0.04	0.08	0.07	0.05	0.00	0.00	6	0.42	0.52	0.30	0.31	0.01	0.02	C44
间皮瘤	1	0.04	0.08	0.07	0.05	0.00	0.02	1	0.07	0.09	0.07	0.07	0.01	0.01	C45
卡波氏肉瘤	0	0.00	0.00	0.00	0.00	0.00	0.00	1	0.07	0.09	0.09	0.09	0.01	0.01	C46
周围神经,其他结缔	4	0.15	0.33	0.31	0.42	0.01	0.05	5	0.35	0.44	0.29	0.28	0.01	0.04	C47;C49
乳房	1	0.04	0.08	0.07	0.07	0.00	0.02	69	4.78	6.02	4.57	4.32	0.35	0.46	C50
外阴	—	—	—	—	—	—	—	2	0.14	0.17	0.14	0.14	0.01	0.02	C51
阴道	—	—	—	—	—	—	—	0	0.00	0.00	0.00	0.00	0.00	0.00	C52
子宫颈	—	—	—	—	—	—	—	46	3.19	4.01	2.89	2.88	0.16	0.36	C53
子宫体	—	—	—	—	—	—	—	7	0.49	0.61	0.47	0.47	0.04	0.04	C54
子宫,部位不明	—	—	—	—	—	—	—	15	1.04	1.31	0.91	0.94	0.05	0.11	C55
卵巢	—	—	—	—	—	—	—	18	1.25	1.57	1.33	1.42	0.13	0.17	C56
其他的女性生殖器	—	—	—	—	—	—	—	0	0.00	0.00	0.00	0.00	0.00	0.00	C57
胎盘	—	—	—	—	—	—	—	0	0.00	0.00	0.00	0.00	0.00	0.00	C58
阴茎	2	0.08	0.17	0.13	0.15	0.00	0.00	—	—	—	—	—	—	—	C60
前列腺	26	1.01	2.15	1.72	1.75	0.02	0.15	—	—	—	—	—	—	—	C61
睾丸	1	0.04	0.08	0.06	0.05	0.00	0.00	—	—	—	—	—	—	—	C62
其他的男性生殖器	0	0.00	0.00	0.00	0.00	0.00	0.00	—	—	—	—	—	—	—	C63
肾	16	0.62	1.32	1.10	1.30	0.05	0.10	12	0.83	1.05	0.62	0.62	0.02	0.04	C64
肾盂	0	0.00	0.00	0.00	0.00	0.00	0.00	1	0.07	0.09	0.07	0.08	0.00	0.01	C65
输尿管	1	0.04	0.08	0.07	0.08	0.00	0.01	0	0.00	0.00	0.00	0.00	0.00	0.00	C66
膀胱	24	0.93	1.99	1.58	1.71	0.01	0.12	9	0.62	0.79	0.47	0.43	0.01	0.02	C67
其他的泌尿器官	1	0.04	0.08	0.07	0.05	0.00	0.00	0	0.00	0.00	0.00	0.00	0.00	0.00	C68
眼	0	0.00	0.00	0.00	0.00	0.00	0.00	0	0.00	0.00	0.00	0.00	0.00	0.00	C69
脑,神经系统	78	3.02	6.45	5.25	5.15	0.34	0.64	66	4.57	5.76	4.25	4.09	0.27	0.45	C70-C72
甲状腺	2	0.08	0.17	0.14	0.14	0.02	0.02	3	0.21	0.26	0.18	0.18	0.01	0.02	C73
肾上腺	0	0.00	0.00	0.00	0.00	0.00	0.00	0	0.00	0.00	0.00	0.00	0.00	0.00	C74
其他的内分泌腺	1	0.04	0.08	0.07	0.06	0.00	0.01	1	0.07	0.09	0.05	0.05	0.00	0.01	C75
霍奇金病	0	0.00	0.00	0.00	0.00	0.00	0.00	0	0.00	0.00	0.00	0.00	0.00	0.00	C81
非霍奇金淋巴瘤	48	1.86	3.97	3.24	3.06	0.11	0.31	40	2.77	3.49	2.79	2.62	0.17	0.33	C82-C85;C96
免疫增生性疾病	0	0.00	0.00	0.00	0.00	0.00	0.00	0	0.00	0.00	0.00	0.00	0.00	0.00	C88
多发性骨髓瘤	1	0.04	0.08	0.06	0.06	0.01	0.01	0	0.00	0.00	0.00	0.00	0.00	0.00	C90
淋巴样白血病	0	0.00	0.00	0.00	0.00	0.00	0.00	0	0.00	0.00	0.00	0.00	0.00	0.00	C91
髓样白血病	0	0.00	0.00	0.00	0.00	0.00	0.00	0	0.00	0.00	0.00	0.00	0.00	0.00	C92-C94
白血病,未特指	40	1.55	3.31	3.06	3.41	0.19	0.29	31	2.15	2.71	2.29	2.19	0.17	0.24	C95
其他的或未指明部位	4	0.15	0.33	0.26	0.27	0.01	0.04	1	0.07	0.09	0.06	0.07	0.01	0.01	O&U
所有部位合计	2586	100.00	213.92	172.08	169.97	7.55	18.82	1443	100.00	125.94	86.83	85.66	4.05	9.65	ALL
所有部位除外 C44	2585	99.96	213.84	172.02	169.91	7.55	18.82	1437	99.58	125.41	86.53	85.35	4.04	9.63	ALLbC44

2011—2013年金湖县恶性肿瘤发病主要指标

部 位	男性					累积率		女性					累积率		ICD-10
	病例数	构成(%)	粗率(1/10^5)	中标率(1/10^5)	世标率(1/10^5)	0—64岁	0—74岁	病例数	构成(%)	粗率(1/10^5)	中标率(1/10^5)	世标率(1/10^5)	0—64岁	0—74岁	
唇	1	0.05	0.19	0.10	0.09	0.00	0.02	0	0.00	0.00	0.00	0.00	0.00	0.00	C00
舌	5	0.24	0.95	0.58	0.56	0.04	0.06	4	0.27	0.77	0.44	0.46	0.04	0.06	C01-C02
口	12	0.58	2.28	1.07	1.07	0.07	0.14	6	0.40	1.16	0.63	0.65	0.03	0.09	C03-C06
唾液腺	4	0.19	0.76	0.42	0.42	0.04	0.06	3	0.20	0.58	0.54	0.39	0.02	0.05	C07-C08
扁桃腺	1	0.05	0.19	0.12	0.11	0.01	0.01	1	0.07	0.19	0.13	0.11	0.01	0.01	C09
其他的口咽	0	0.00	0.00	0.00	0.00	0.00	0.00	0	0.00	0.00	0.00	0.00	0.00	0.00	C10
鼻咽	28	1.34	5.33	3.60	3.40	0.24	0.34	11	0.73	2.12	1.31	1.24	0.08	0.14	C11
喉咽	1	0.05	0.19	0.09	0.10	0.01	0.01	0	0.00	0.00	0.00	0.00	0.00	0.00	C12-C13
咽,部位不明	2	0.10	0.38	0.19	0.18	0.00	0.00	0	0.00	0.00	0.00	0.00	0.00	0.00	C14
食管	430	20.65	81.83	41.11	42.36	2.71	5.64	300	19.96	57.79	26.76	27.33	1.34	3.58	C15
胃	482	23.15	91.73	46.54	47.07	2.52	6.38	188	12.51	36.21	18.08	17.49	0.87	2.15	C16
小肠	5	0.24	0.95	0.50	0.48	0.05	0.05	7	0.47	1.35	0.72	0.77	0.07	0.11	C17
结肠	64	3.07	12.18	6.39	6.22	0.31	0.75	39	2.59	7.51	3.48	3.52	0.21	0.45	C18
直肠	88	4.23	16.75	8.81	8.70	0.54	1.02	44	2.93	8.48	4.07	3.93	0.26	0.39	C19-C20
肛门	0	0.00	0.00	0.00	0.00	0.00	0.00	0	0.00	0.00	0.00	0.00	0.00	0.00	C21
肝脏	178	8.55	33.87	18.20	17.95	1.19	2.04	77	5.12	14.83	7.10	6.85	0.34	0.83	C22
胆囊及其他	31	1.49	5.90	2.82	2.79	0.10	0.38	38	2.53	7.32	3.60	3.62	0.23	0.42	C23-C24
胰腺	51	2.45	9.71	4.88	5.00	0.29	0.61	51	3.39	9.82	4.38	4.36	0.22	0.49	C25
鼻,鼻窦及其他	3	0.14	0.57	0.45	0.37	0.03	0.03	2	0.13	0.39	0.22	0.24	0.02	0.04	C30-C31
喉	12	0.58	2.28	1.06	1.14	0.03	0.16	1	0.07	0.19	0.10	0.10	0.01	0.01	C32
气管,支气管,肺	388	18.64	73.84	37.84	37.85	1.80	5.16	161	10.71	31.01	15.33	15.04	0.81	1.93	C33-C34
其他的胸腔器官	3	0.14	0.57	0.24	0.23	0.00	0.02	3	0.20	0.58	0.43	0.37	0.04	0.04	C37-C38
骨	20	0.96	3.81	2.05	2.03	0.12	0.24	13	0.86	2.50	1.84	1.69	0.07	0.20	C40-C41
皮肤的黑色素瘤	3	0.14	0.57	0.24	0.24	0.02	0.02	6	0.40	1.16	0.48	0.47	0.03	0.05	C43
其他的皮肤	10	0.48	1.90	0.90	0.87	0.05	0.09	9	0.60	1.73	0.87	0.84	0.05	0.09	C44
间皮瘤	1	0.05	0.19	0.11	0.12	0.00	0.00	0	0.00	0.00	0.00	0.00	0.00	0.00	C45
卡波氏肉瘤	0	0.00	0.00	0.00	0.00	0.00	0.00	0	0.00	0.00	0.00	0.00	0.00	0.00	C46
周围神经,其他结缔	0	0.00	0.00	0.00	0.00	0.00	0.00	0	0.00	0.00	0.00	0.00	0.00	0.00	C47;C49
乳房	1	0.05	0.19	0.13	0.13	0.01	0.01	128	8.52	24.66	15.00	14.15	1.21	1.46	C50
外阴	—	—	—	—	—	—	—	1	0.07	0.19	0.09	0.10	0.01	0.01	C51
阴道	—	—	—	—	—	—	—	3	0.20	0.58	0.29	0.27	0.01	0.03	C52
子宫颈	—	—	—	—	—	—	—	122	8.12	23.50	15.06	13.52	1.06	1.42	C53
子宫体	—	—	—	—	—	—	—	24	1.60	4.62	2.86	2.80	0.27	0.29	C54
子宫,部位不明	—	—	—	—	—	—	—	34	2.26	6.55	3.90	3.85	0.32	0.44	C55
卵巢	—	—	—	—	—	—	—	36	2.40	6.93	4.29	4.26	0.35	0.43	C56
其他的女性生殖器	—	—	—	—	—	—	—	0	0.00	0.00	0.00	0.00	0.00	0.00	C57
胎盘	—	—	—	—	—	—	—	0	0.00	0.00	0.00	0.00	0.00	0.00	C58
阴茎	6	0.29	1.14	0.53	0.49	0.01	0.06	—	—	—	—	—	—	—	C60
前列腺	30	1.44	5.71	2.56	2.41	0.10	0.25	—	—	—	—	—	—	—	C61
睾丸	2	0.10	0.38	0.24	0.22	0.02	0.02	—	—	—	—	—	—	—	C62
其他的男性生殖器	0	0.00	0.00	0.00	0.00	0.00	0.00	—	—	—	—	—	—	—	C63
肾	26	1.25	4.95	2.87	2.85	0.17	0.38	12	0.80	2.31	1.18	1.17	0.08	0.14	C64
肾盂	2	0.10	0.38	0.17	0.16	0.01	0.01	0	0.00	0.00	0.00	0.00	0.00	0.00	C65
输尿管	3	0.14	0.57	0.28	0.27	0.00	0.04	0	0.00	0.00	0.00	0.00	0.00	0.00	C66
膀胱	38	1.83	7.23	3.39	3.39	0.15	0.38	14	0.93	2.70	1.10	1.04	0.04	0.08	C67
其他的泌尿器官	0	0.00	0.00	0.00	0.00	0.00	0.00	0	0.00	0.00	0.00	0.00	0.00	0.00	C68
眼	1	0.05	0.19	0.33	0.71	0.03	0.03	1	0.07	0.19	0.09	0.09	0.00	0.02	C69
脑,神经系统	43	2.07	8.18	5.19	5.03	0.32	0.57	33	2.20	6.36	4.68	4.77	0.31	0.48	C70-C72
甲状腺	11	0.53	2.09	1.69	1.38	0.11	0.11	38	2.53	7.32	5.62	4.87	0.41	0.47	C73
肾上腺	0	0.00	0.00	0.00	0.00	0.00	0.00	2	0.13	0.39	0.25	0.25	0.01	0.03	C74
其他的内分泌腺	2	0.10	0.38	0.33	0.33	0.02	0.02	1	0.07	0.19	0.24	0.16	0.01	0.01	C75
霍奇金病	0	0.00	0.00	0.00	0.00	0.00	0.00	0	0.00	0.00	0.00	0.00	0.00	0.00	C81
非霍奇金淋巴瘤	24	1.15	4.57	2.55	2.54	0.15	0.30	23	1.53	4.43	2.56	2.39	0.15	0.23	C82-C85;C96
免疫增生性疾病	0	0.00	0.00	0.00	0.00	0.00	0.00	0	0.00	0.00	0.00	0.00	0.00	0.00	C88
多发性骨髓瘤	7	0.34	1.33	0.67	0.71	0.07	0.09	9	0.60	1.73	0.91	0.92	0.06	0.13	C90
淋巴样白血病	4	0.19	0.76	0.39	0.40	0.01	0.08	3	0.20	0.58	0.93	1.48	0.07	0.07	C91
髓样白血病	3	0.14	0.57	0.67	0.47	0.03	0.05	1	0.07	0.19	0.13	0.13	0.01	0.01	C92-C94
白血病,未特指	22	1.06	4.19	3.14	3.27	0.23	0.28	21	1.40	4.05	2.78	3.11	0.19	0.27	C95
其他的或未指明部位	34	1.63	6.47	3.49	3.32	0.20	0.37	33	2.20	6.36	3.36	3.35	0.31	0.35	O&U
所有部位合计	2082	100.00	396.22	206.93	207.43	11.83	26.34	1503	100.00	289.52	155.84	152.16	9.62	17.53	ALL
所有部位除外 C44	2072	99.52	394.31	206.03	206.56	11.78	26.25	1494	99.40	287.79	154.98	151.32	9.57	17.44	ALLbC44

2011—2013年金湖县恶性肿瘤死亡主要指标

部 位	男性					累积率		女性					累积率		ICD-10
	病例数	构成(%)	粗率(1/10^5)	中标率(1/10^5)	世标率(1/10^5)	0—64岁	0—74岁	病例数	构成(%)	粗率(1/10^5)	中标率(1/10^5)	世标率(1/10^5)	0—64岁	0—74岁	
唇	0	0.00	0.00	0.00	0.00	0.00	0.00	0	0.00	0.00	0.00	0.00	0.00	0.00	C00
舌	2	0.14	0.38	0.22	0.23	0.03	0.03	0	0.00	0.00	0.00	0.00	0.00	0.00	C01-C02
口	4	0.29	0.76	0.33	0.37	0.03	0.03	6	0.68	1.16	0.52	0.50	0.02	0.04	C03-C06
唾液腺	0	0.00	0.00	0.00	0.00	0.00	0.00	0	0.00	0.00	0.00	0.00	0.00	0.00	C07-C08
扁桃腺	0	0.00	0.00	0.00	0.00	0.00	0.00	0	0.00	0.00	0.00	0.00	0.00	0.00	C09
其他的口咽	1	0.07	0.19	0.12	0.11	0.01	0.01	0	0.00	0.00	0.00	0.00	0.00	0.00	C10
鼻咽	11	0.79	2.09	1.11	1.17	0.08	0.15	0	0.00	0.00	0.00	0.00	0.00	0.00	C11
喉咽	1	0.07	0.19	0.09	0.10	0.01	0.01	0	0.00	0.00	0.00	0.00	0.00	0.00	C12-C13
咽,部位不明	2	0.14	0.38	0.15	0.12	0.00	0.00	0	0.00	0.00	0.00	0.00	0.00	0.00	C14
食管	309	22.06	58.80	28.10	28.27	1.28	3.68	188	21.27	36.21	15.25	15.20	0.43	1.94	C15
胃	291	20.77	55.38	26.64	26.34	1.11	3.39	119	13.46	22.92	10.91	10.55	0.45	1.35	C16
小肠	3	0.21	0.57	0.25	0.23	0.00	0.05	3	0.34	0.58	0.31	0.33	0.02	0.06	C17
结肠	27	1.93	5.14	2.55	2.48	0.07	0.31	20	2.26	3.85	1.93	1.79	0.05	0.24	C18
直肠	35	2.50	6.66	3.20	3.20	0.14	0.38	37	4.19	7.13	3.25	3.14	0.15	0.35	C19-C20
肛门	3	0.21	0.57	0.24	0.23	0.02	0.02	2	0.23	0.39	0.34	0.29	0.03	0.03	C21
肝脏	156	11.13	29.69	15.93	15.55	0.97	1.71	67	7.58	12.91	6.17	5.96	0.27	0.77	C22
胆囊及其他	20	1.43	3.81	1.73	1.73	0.09	0.22	29	3.28	5.59	2.63	2.61	0.17	0.28	C23-C24
胰腺	46	3.28	8.75	4.22	4.20	0.24	0.45	42	4.75	8.09	3.59	3.59	0.20	0.39	C25
鼻,鼻窦及其他	0	0.00	0.00	0.00	0.00	0.00	0.00	1	0.11	0.19	0.10	0.12	0.02	0.02	C30-C31
喉	1	0.07	0.19	0.04	0.07	0.00	0.00	0	0.00	0.00	0.00	0.00	0.00	0.00	C32
气管,支气管,肺	320	22.84	60.90	30.10	30.16	1.26	4.01	141	15.95	27.16	12.72	12.16	0.56	1.47	C33-C34
其他的胸腔器官	2	0.14	0.38	0.15	0.19	0.00	0.00	0	0.00	0.00	0.00	0.00	0.00	0.00	C37-C38
骨	16	1.14	3.04	1.62	1.58	0.06	0.17	10	1.13	1.93	0.92	0.88	0.01	0.17	C40-C41
皮肤的黑色素瘤	3	0.21	0.57	0.30	0.29	0.01	0.03	3	0.34	0.58	0.25	0.21	0.01	0.01	C43
其他的皮肤	4	0.29	0.76	0.33	0.33	0.02	0.04	2	0.23	0.39	0.16	0.16	0.00	0.02	C44
间皮瘤	1	0.07	0.19	0.14	0.09	0.00	0.02	0	0.00	0.00	0.00	0.00	0.00	0.00	C45
卡波氏肉瘤	0	0.00	0.00	0.00	0.00	0.00	0.00	0	0.00	0.00	0.00	0.00	0.00	0.00	C46
周围神经,其他结缔	0	0.00	0.00	0.00	0.00	0.00	0.00	0	0.00	0.00	0.00	0.00	0.00	0.00	C47;C49
乳房	1	0.07	0.19	0.08	0.06	0.00	0.00	36	4.07	6.93	3.94	3.80	0.31	0.42	C50
外阴	—	—	—	—	—	—	—	0	0.00	0.00	0.00	0.00	0.00	0.00	C51
阴道	—	—	—	—	—	—	—	2	0.23	0.39	0.16	0.16	0.00	0.02	C52
子宫颈	—	—	—	—	—	—	—	47	5.32	9.05	4.10	3.89	0.17	0.45	C53
子宫体	—	—	—	—	—	—	—	2	0.23	0.39	0.20	0.21	0.02	0.04	C54
子宫,部位不明	—	—	—	—	—	—	—	13	1.47	2.50	1.27	1.24	0.04	0.17	C55
卵巢	—	—	—	—	—	—	—	19	2.15	3.66	2.40	2.37	0.20	0.25	C56
其他的女性生殖器	—	—	—	—	—	—	—	1	0.11	0.19	0.13	0.11	0.01	0.01	C57
胎盘	—	—	—	—	—	—	—	0	0.00	0.00	0.00	0.00	0.00	0.00	C58
阴茎	0	0.00	0.00	0.00	0.00	0.00	0.00	—	—	—	—	—	—	—	C60
前列腺	15	1.07	2.85	1.32	1.24	0.05	0.11	—	—	—	—	—	—	—	C61
睾丸	1	0.07	0.19	0.12	0.11	0.01	0.01	—	—	—	—	—	—	—	C62
其他的男性生殖器	0	0.00	0.00	0.00	0.00	0.00	0.00	—	—	—	—	—	—	—	C63
肾	12	0.86	2.28	1.43	1.34	0.07	0.17	4	0.45	0.77	0.27	0.23	0.00	0.02	C64
肾盂	0	0.00	0.00	0.00	0.00	0.00	0.00	0	0.00	0.00	0.00	0.00	0.00	0.00	C65
输尿管	1	0.07	0.19	0.08	0.06	0.00	0.00	0	0.00	0.00	0.00	0.00	0.00	0.00	C66
膀胱	15	1.07	2.85	1.21	1.27	0.05	0.11	7	0.79	1.35	0.47	0.48	0.01	0.06	C67
其他的泌尿器官	0	0.00	0.00	0.00	0.00	0.00	0.00	0	0.00	0.00	0.00	0.00	0.00	0.00	C68
眼	0	0.00	0.00	0.00	0.00	0.00	0.00	1	0.11	0.19	0.08	0.06	0.00	0.00	C69
脑,神经系统	32	2.28	6.09	4.11	3.88	0.22	0.45	28	3.17	5.39	3.44	3.79	0.23	0.37	C70-C72
甲状腺	1	0.07	0.19	0.09	0.07	0.01	0.01	0	0.00	0.00	0.00	0.00	0.00	0.00	C73
肾上腺	0	0.00	0.00	0.00	0.00	0.00	0.00	0	0.00	0.00	0.00	0.00	0.00	0.00	C74
其他的内分泌腺	1	0.07	0.19	0.10	0.12	0.02	0.02	0	0.00	0.00	0.00	0.00	0.00	0.00	C75
霍奇金病	1	0.07	0.19	0.10	0.12	0.02	0.02	0	0.00	0.00	0.00	0.00	0.00	0.00	C81
非霍奇金淋巴瘤	20	1.43	3.81	2.07	2.02	0.12	0.25	12	1.36	2.31	1.12	1.10	0.08	0.10	C82-C85;C96
免疫增生性疾病	0	0.00	0.00	0.00	0.00	0.00	0.00	0	0.00	0.00	0.00	0.00	0.00	0.00	C88
多发性骨髓瘤	4	0.29	0.76	0.41	0.43	0.05	0.05	3	0.34	0.58	0.24	0.27	0.01	0.03	C90
淋巴样白血病	3	0.21	0.57	0.30	0.30	0.00	0.07	2	0.23	0.39	0.80	1.37	0.06	0.06	C91
髓样白血病	1	0.07	0.19	0.08	0.06	0.00	0.00	1	0.11	0.19	0.12	0.11	0.01	0.01	C92-C94
白血病,未特指	19	1.36	3.62	2.90	2.81	0.18	0.27	17	1.92	3.27	2.22	2.06	0.10	0.23	C95
其他的或未指明部位	16	1.14	3.04	1.70	2.12	0.12	0.22	19	2.15	3.66	1.97	1.99	0.20	0.20	O&U
所有部位合计	1401	100.00	266.62	133.65	133.09	6.34	16.46	884	100.00	170.28	81.97	80.72	3.84	9.58	ALL
所有部位除外 C44	1397	99.71	265.86	133.32	132.76	6.32	16.42	882	99.77	169.90	81.81	80.56	3.84	9.56	ALLbC44

2011—2013年盐城市区恶性肿瘤发病主要指标

部位	男性							女性							ICD-10
	病例数	构成(%)	粗率(1/10⁵)	中标率(1/10⁵)	世标率(1/10⁵)	累积率 0—64岁	累积率 0—74岁	病例数	构成(%)	粗率(1/10⁵)	中标率(1/10⁵)	世标率(1/10⁵)	累积率 0—64岁	累积率 0—74岁	
唇	2	0.03	0.09	0.06	0.06	0.00	0.01	2	0.04	0.09	0.06	0.06	0.01	0.01	C00
舌	4	0.06	0.17	0.11	0.10	0.01	0.01	7	0.14	0.32	0.22	0.20	0.02	0.02	C01-C02
口	13	0.18	0.55	0.37	0.36	0.03	0.04	14	0.28	0.63	0.47	0.54	0.03	0.06	C03-C06
唾液腺	9	0.12	0.38	0.25	0.25	0.02	0.03	4	0.08	0.18	0.15	0.12	0.01	0.01	C07-C08
扁桃腺	3	0.04	0.13	0.09	0.10	0.00	0.02	0	0.00	0.00	0.00	0.00	0.00	0.00	C09
其他的口咽	2	0.03	0.09	0.07	0.07	0.00	0.01	2	0.04	0.09	0.07	0.06	0.00	0.01	C10
鼻咽	92	1.27	3.91	2.78	2.60	0.20	0.30	41	0.82	1.86	1.21	1.17	0.08	0.13	C11
喉咽	2	0.03	0.09	0.05	0.05	0.00	0.00								C12-C13
咽,部位不明	5	0.07	0.21	0.14	0.15	0.01	0.02	2	0.04	0.09	0.06	0.07	0.00	0.01	C14
食管	1403	19.34	59.67	39.79	40.12	1.78	5.04	747	14.86	33.85	20.36	20.49	0.79	2.62	C15
胃	1851	25.51	78.72	52.97	52.78	2.39	6.74	768	15.28	34.81	21.34	20.86	0.96	2.49	C16
小肠	17	0.23	0.72	0.52	0.51	0.03	0.06	16	0.32	0.73	0.45	0.49	0.04	0.07	C17
结肠	170	2.34	7.23	4.96	4.95	0.32	0.62	126	2.51	5.71	3.64	3.62	0.18	0.45	C18
直肠	274	3.78	11.65	7.97	7.88	0.44	0.93	199	3.96	9.02	5.86	5.57	0.29	0.66	C19-C20
肛门	2	0.03	0.09	0.05	0.05	0.00	0.01	1	0.02	0.05	0.02	0.03	0.00	0.01	C21
肝脏	833	11.48	35.43	24.47	23.94	1.63	2.74	304	6.05	13.78	8.55	8.40	0.53	0.99	C22
胆囊及其他	57	0.79	2.42	1.63	1.63	0.09	0.19	83	1.65	3.76	2.30	2.33	0.14	0.28	C23-C24
胰腺	190	2.62	8.08	5.41	5.42	0.23	0.68	140	2.78	6.34	3.85	3.74	0.16	0.42	C25
鼻,鼻窦及其他	4	0.06	0.17	0.11	0.10	0.01	0.01	3	0.06	0.14	0.12	0.09	0.01	0.01	C30-C31
喉	42	0.58	1.79	1.26	1.22	0.05	0.17	13	0.26	0.59	0.39	0.37	0.03	0.05	C32
气管,支气管,肺	1456	20.07	61.92	42.00	41.97	2.01	5.29	666	13.25	30.18	18.90	18.55	1.03	2.29	C33-C34
其他的胸腔器官	14	0.19	0.60	0.42	0.42	0.04	0.04	17	0.34	0.77	0.60	0.55	0.05	0.06	C37-C38
骨	76	1.05	3.23	2.41	2.37	0.13	0.28	62	1.23	2.81	1.83	1.92	0.10	0.25	C40-C41
皮肤的黑色素瘤	10	0.14	0.43	0.29	0.31	0.02	0.04	17	0.34	0.77	0.49	0.49	0.02	0.04	C43
其他的皮肤	15	0.21	0.64	0.45	0.43	0.02	0.04	18	0.36	0.82	0.52	0.49	0.02	0.05	C44
间皮瘤	0	0.00	0.00	0.00	0.00	0.00	0.00								C45
卡波氏肉瘤	1	0.01	0.04	0.03	0.03	0.00	0.01	1	0.02	0.05	0.03	0.03	0.00	0.01	C46
周围神经,其他结缔	9	0.12	0.38	0.32	0.27	0.02	0.03	6	0.12	0.27	0.19	0.16	0.01	0.01	C47;C49
乳房	9	0.12	0.38	0.29	0.25	0.01	0.03	567	11.28	25.70	18.33	17.08	1.42	1.77	C50
外阴	—	—	—	—	—	—	—	5	0.10	0.23	0.14	0.12	0.00	0.01	C51
阴道	—	—	—	—	—	—	—	5	0.10	0.23	0.15	0.15	0.01	0.02	C52
子宫颈	—	—	—	—	—	—	—	462	9.19	20.94	14.65	13.58	1.08	1.43	C53
子宫体	—	—	—	—	—	—	—	90	1.79	4.08	2.86	2.72	0.21	0.31	C54
子宫,部位不明	—	—	—	—	—	—	—	53	1.05	2.40	1.60	1.57	0.12	0.18	C55
卵巢	—	—	—	—	—	—	—	121	2.41	5.48	3.86	3.68	0.27	0.36	C56
其他的女性生殖器	—	—	—	—	—	—	—	4	0.08	0.18	0.13	0.12	0.01	0.01	C57
胎盘	—	—	—	—	—	—	—	1	0.02	0.05	0.06	0.03	0.00	0.00	C58
阴茎	12	0.17	0.51	0.35	0.34	0.03	0.03	—	—	—	—	—	—	—	C60
前列腺	114	1.57	4.85	3.23	3.14	0.06	0.31	—	—	—	—	—	—	—	C61
睾丸	6	0.08	0.26	0.23	0.21	0.01	0.01	—	—	—	—	—	—	—	C62
其他的男性生殖器	1	0.01	0.04	0.03	0.02	0.00	0.00	—	—	—	—	—	—	—	C63
肾	49	0.68	2.08	1.45	1.53	0.09	0.18	46	0.92	2.08	1.43	1.59	0.11	0.17	C64
肾盂	3	0.04	0.13	0.09	0.07	0.00	0.01	1	0.02	0.05	0.03	0.03	0.00	0.01	C65
输尿管	3	0.04	0.13	0.08	0.09	0.00	0.01	3	0.06	0.14	0.08	0.09	0.01	0.01	C66
膀胱	108	1.49	4.59	3.12	3.05	0.11	0.29	40	0.80	1.81	1.12	1.14	0.06	0.13	C67
其他的泌尿器官	0	0.00	0.00	0.00	0.00	0.00	0.00	1	0.02	0.05	0.03	0.02	0.00	0.01	C68
眼	1	0.01	0.04	0.03	0.02	0.00	0.00	1	0.02	0.05	0.03	0.04	0.00	0.01	C69
脑,神经系统	123	1.70	5.23	4.20	4.19	0.27	0.41	114	2.27	5.17	3.73	3.90	0.24	0.40	C70-C72
甲状腺	19	0.26	0.81	0.59	0.59	0.04	0.07	58	1.15	2.63	1.82	1.69	0.14	0.17	C73
肾上腺	5	0.07	0.21	0.16	0.14	0.01	0.02	1	0.02	0.05	0.03	0.03	0.00	0.01	C74
其他的内分泌腺	1	0.01	0.04	0.05	0.05	0.00	0.00	9	0.18	0.41	0.30	0.27	0.03	0.03	C75
霍奇金病	4	0.06	0.17	0.10	0.10	0.01	0.01	5	0.10	0.23	0.18	0.16	0.01	0.02	C81
非霍奇金淋巴瘤	49	0.68	2.08	1.47	1.40	0.07	0.16	25	0.50	1.13	0.68	0.62	0.04	0.06	C82-C85;C96
免疫增生性疾病	0	0.00	0.00	0.00	0.00	0.00	0.00								C88
多发性骨髓瘤	18	0.25	0.77	0.50	0.51	0.03	0.05	11	0.22	0.50	0.32	0.33	0.02	0.05	C90
淋巴样白血病	17	0.23	0.72	0.56	0.62	0.04	0.06	16	0.32	0.73	0.61	0.64	0.05	0.06	C91
髓样白血病	18	0.25	0.77	0.57	0.49	0.03	0.05	10	0.20	0.45	0.48	0.42	0.03	0.03	C92-C94
白血病,未特指	86	1.19	3.66	2.89	2.75	0.16	0.27	75	1.49	3.40	2.82	2.85	0.16	0.30	C95
其他的或未指明部位	54	0.74	2.30	1.66	1.64	0.10	0.19	44	0.88	1.99	1.24	1.19	0.05	0.15	O&U
所有部位合计	7256	100.00	308.59	210.64	209.32	10.58	25.50	5027	100.00	227.83	148.37	144.46	8.63	16.61	ALL
所有部位除外 C44	7241	99.79	307.95	210.19	208.90	10.55	25.46	5009	99.64	227.01	147.85	143.97	8.61	16.55	ALLbC44

2011—2013年盐城市区恶性肿瘤死亡主要指标

部 位	男性							女性							ICD-10
	病例数	构成(%)	粗率(1/10^5)	中标率(1/10^5)	世标率(1/10^5)	累积率 0—64岁	累积率 0—74岁	病例数	构成(%)	粗率(1/10^5)	中标率(1/10^5)	世标率(1/10^5)	累积率 0—64岁	累积率 0—74岁	
唇	1	0.02	0.04	0.03	0.03	0.00	0.00	0	0.00	0.00	0.00	0.00	0.00	0.00	C00
舌	2	0.04	0.09	0.06	0.05	0.00	0.00	4	0.13	0.18	0.11	0.11	0.01	0.02	C01-C02
口	10	0.18	0.43	0.29	0.29	0.01	0.04	7	0.22	0.32	0.18	0.18	0.00	0.02	C03-C06
唾液腺	2	0.04	0.09	0.06	0.07	0.00	0.00	0	0.00	0.00	0.00	0.00	0.00	0.00	C07-C08
扁桃腺	2	0.04	0.09	0.06	0.05	0.00	0.01	0	0.00	0.00	0.00	0.00	0.00	0.00	C09
其他的口咽	7	0.13	0.30	0.22	0.20	0.01	0.03	3	0.09	0.14	0.10	0.08	0.00	0.01	C10
鼻咽	34	0.61	1.45	1.00	0.95	0.06	0.11	20	0.63	0.91	0.57	0.55	0.03	0.06	C11
喉咽	2	0.04	0.09	0.06	0.04	0.00	0.00	0	0.00	0.00	0.00	0.00	0.00	0.00	C12-C13
咽,部位不明	6	0.11	0.26	0.17	0.17	0.01	0.02	1	0.03	0.05	0.03	0.03	0.00	0.00	C14
食管	1010	18.12	42.95	28.56	28.34	0.93	3.13	550	17.22	24.93	14.37	14.13	0.36	1.46	C15
胃	1323	23.74	56.27	37.96	37.04	1.22	4.36	597	18.69	27.06	16.03	15.63	0.54	1.66	C16
小肠	10	0.18	0.43	0.32	0.33	0.01	0.04	10	0.31	0.45	0.28	0.29	0.02	0.04	C17
结肠	55	0.99	2.34	1.63	1.59	0.06	0.19	50	1.57	2.27	1.35	1.35	0.06	0.14	C18
直肠	134	2.40	5.70	3.85	3.76	0.19	0.41	101	3.16	4.58	2.81	2.72	0.10	0.33	C19-C20
肛门	3	0.05	0.13	0.08	0.07	0.00	0.01	0	0.00	0.00	0.00	0.00	0.00	0.00	C21
肝脏	841	15.09	35.77	24.75	24.31	1.49	2.84	313	9.80	14.19	8.70	8.62	0.51	1.03	C22
胆囊及其他	47	0.84	2.00	1.36	1.32	0.06	0.16	49	1.53	2.22	1.31	1.35	0.06	0.14	C23-C24
胰腺	192	3.44	8.17	5.41	5.40	0.23	0.66	151	4.73	6.84	4.13	4.08	0.17	0.45	C25
鼻,鼻窦及其他	2	0.04	0.09	0.06	0.08	0.00	0.01	1	0.03	0.05	0.06	0.03	0.00	0.00	C30-C31
喉	23	0.41	0.98	0.69	0.64	0.02	0.09	6	0.19	0.27	0.18	0.17	0.01	0.02	C32
气管,支气管,肺	1290	23.14	54.86	37.07	36.51	1.47	4.37	566	17.72	25.65	15.55	15.31	0.69	1.77	C33-C34
其他的胸腔器官	5	0.09	0.21	0.16	0.15	0.01	0.01	1	0.03	0.05	0.03	0.03	0.00	0.00	C37-C38
骨	79	1.42	3.36	2.33	2.36	0.10	0.30	68	2.13	3.08	1.86	1.83	0.08	0.20	C40-C41
皮肤的黑色素瘤	3	0.05	0.13	0.08	0.07	0.00	0.01	4	0.13	0.18	0.12	0.12	0.01	0.01	C43
其他的皮肤	6	0.11	0.26	0.18	0.17	0.00	0.01	13	0.41	0.59	0.33	0.33	0.00	0.03	C44
间皮瘤	0	0.00	0.00	0.00	0.00	0.00	0.00	0	0.00	0.00	0.00	0.00	0.00	0.00	C45
卡波氏肉瘤	0	0.00	0.00	0.00	0.00	0.00	0.00	0	0.00	0.00	0.00	0.00	0.00	0.00	C46
周围神经,其他结缔	5	0.09	0.21	0.21	0.18	0.01	0.01	1	0.03	0.05	0.02	0.03	0.00	0.00	C47;C49
乳房	2	0.04	0.09	0.06	0.07	0.00	0.01	132	4.13	5.98	3.94	3.76	0.28	0.44	C50
外阴	—	—	—	—	—	—	—	2	0.06	0.09	0.06	0.05	0.00	0.01	C51
阴道	—	—	—	—	—	—	—	0	0.00	0.00	0.00	0.00	0.00	0.00	C52
子宫颈	—	—	—	—	—	—	—	149	4.66	6.75	4.48	4.18	0.29	0.44	C53
子宫体	—	—	—	—	—	—	—	31	0.97	1.40	0.94	0.94	0.07	0.11	C54
子宫,部位不明	—	—	—	—	—	—	—	26	0.81	1.18	0.74	0.70	0.04	0.07	C55
卵巢	—	—	—	—	—	—	—	50	1.57	2.27	1.47	1.45	0.09	0.16	C56
其他的女性生殖器	—	—	—	—	—	—	—	1	0.03	0.05	0.03	0.02	0.00	0.00	C57
胎盘	—	—	—	—	—	—	—	0	0.00	0.00	0.00	0.00	0.00	0.00	C58
阴茎	6	0.11	0.26	0.18	0.18	0.01	0.02	—	—	—	—	—	—	—	C60
前列腺	71	1.27	3.02	2.03	2.00	0.02	0.18	—	—	—	—	—	—	—	C61
睾丸	2	0.04	0.09	0.05	0.04	0.00	0.00	—	—	—	—	—	—	—	C62
其他的男性生殖器	0	0.00	0.00	0.00	0.00	0.00	0.00	—	—	—	—	—	—	—	C63
肾	23	0.41	0.98	0.66	0.70	0.03	0.07	11	0.34	0.50	0.34	0.42	0.02	0.05	C64
肾盂	1	0.02	0.04	0.03	0.04	0.00	0.00	1	0.03	0.05	0.03	0.03	0.00	0.01	C65
输尿管	0	0.00	0.00	0.00	0.00	0.00	0.00	2	0.06	0.09	0.06	0.06	0.00	0.01	C66
膀胱	48	0.86	2.04	1.37	1.34	0.02	0.11	17	0.53	0.77	0.46	0.46	0.02	0.04	C67
其他的泌尿器官	0	0.00	0.00	0.00	0.00	0.00	0.00	0	0.00	0.00	0.00	0.00	0.00	0.00	C68
眼	0	0.00	0.00	0.00	0.00	0.00	0.00	2	0.06	0.09	0.06	0.06	0.00	0.01	C69
脑,神经系统	109	1.96	4.64	3.44	3.44	0.23	0.39	97	3.04	4.40	2.90	2.93	0.17	0.32	C70-C72
甲状腺	4	0.07	0.17	0.11	0.13	0.01	0.01	10	0.31	0.45	0.27	0.26	0.01	0.02	C73
肾上腺	3	0.05	0.13	0.09	0.08	0.00	0.02	0	0.00	0.00	0.00	0.00	0.00	0.00	C74
其他的内分泌腺	0	0.00	0.00	0.00	0.00	0.00	0.00	1	0.03	0.05	0.03	0.03	0.00	0.01	C75
霍奇金病	7	0.13	0.30	0.19	0.21	0.02	0.03	0	0.00	0.00	0.00	0.00	0.00	0.00	C81
非霍奇金淋巴瘤	37	0.66	1.57	1.13	1.09	0.05	0.15	19	0.59	0.86	0.55	0.52	0.03	0.06	C82-C85;C96
免疫增生性疾病	1	0.02	0.04	0.03	0.03	0.00	0.00	0	0.00	0.00	0.00	0.00	0.00	0.00	C88
多发性骨髓瘤	10	0.18	0.43	0.29	0.28	0.02	0.03	11	0.34	0.50	0.31	0.32	0.02	0.04	C90
淋巴样白血病	16	0.29	0.68	0.53	0.53	0.04	0.06	13	0.41	0.59	0.37	0.36	0.02	0.05	C91
髓样白血病	14	0.25	0.60	0.46	0.45	0.03	0.04	3	0.09	0.14	0.19	0.17	0.01	0.01	C92-C94
白血病,未特指	77	1.38	3.27	2.48	2.45	0.13	0.25	65	2.04	2.95	2.15	2.11	0.12	0.24	C95
其他的或未指明部位	49	0.88	2.08	1.48	1.48	0.05	0.21	33	1.03	1.50	1.03	0.98	0.06	0.09	O&U
所有部位合计	5574	100.00	237.05	161.24	158.72	6.56	18.40	3194	100.00	144.76	88.55	86.86	3.90	9.60	ALL
所有部位除外 C44	5568	99.89	236.80	161.06	158.56	6.56	18.39	3181	99.59	144.17	88.23	86.53	3.90	9.57	ALLbC44

2011—2013年滨海县恶性肿瘤发病主要指标

部位	男性							女性							ICD-10
	病例数	构成(%)	粗率(1/10⁵)	中标率(1/10⁵)	世标率(1/10⁵)	累积率 0—64岁	累积率 0—74岁	病例数	构成(%)	粗率(1/10⁵)	中标率(1/10⁵)	世标率(1/10⁵)	累积率 0—64岁	累积率 0—74岁	
唇	3	0.06	0.16	0.11	0.09	0.00	0.00	3	0.08	0.18	0.14	0.12	0.01	0.02	C00
舌	4	0.08	0.21	0.16	0.14	0.00	0.02	5	0.14	0.29	0.21	0.19	0.01	0.02	C01-C02
口	22	0.44	1.16	0.75	0.79	0.05	0.09	23	0.62	1.34	0.74	0.77	0.03	0.10	C03-C06
唾液腺	16	0.32	0.85	0.60	0.58	0.05	0.06	4	0.11	0.23	0.14	0.15	0.01	0.02	C07-C08
扁桃腺	0	0.00	0.00	0.00	0.00	0.00	0.00	0	0.00	0.00	0.00	0.00	0.00	0.00	C09
其他的口咽	1	0.02	0.05	0.03	0.04	0.00	0.01	1	0.03	0.06	0.02	0.03	0.00	0.01	C10
鼻咽	53	1.05	2.80	2.01	1.89	0.15	0.21	27	0.73	1.58	1.11	1.02	0.07	0.13	C11
喉咽	5	0.10	0.26	0.18	0.19	0.02	0.02	2	0.05	0.12	0.07	0.06	0.00	0.02	C12-C13
咽,部位不明	1	0.02	0.05	0.03	0.04	0.00	0.01	1	0.03	0.06	0.03	0.02	0.00	0.01	C14
食管	1179	23.46	62.34	38.06	38.66	2.33	4.87	593	16.04	34.66	19.65	19.88	1.14	2.45	C15
胃	989	19.68	52.29	32.11	32.59	1.86	4.12	438	11.85	25.60	15.12	15.07	0.87	1.72	C16
小肠	11	0.22	0.58	0.41	0.38	0.03	0.04	8	0.22	0.47	0.29	0.32	0.03	0.04	C17
结肠	90	1.79	4.76	3.12	3.11	0.26	0.35	62	1.68	3.62	2.18	2.15	0.13	0.27	C18
直肠	164	3.26	8.67	5.62	5.31	0.30	0.57	124	3.35	7.25	4.45	4.21	0.26	0.39	C19-C20
肛门	9	0.18	0.48	0.29	0.29	0.02	0.03	2	0.05	0.12	0.06	0.06	0.01	0.01	C21
肝脏	709	14.11	37.49	26.06	25.25	2.00	2.88	277	7.49	16.19	10.00	9.89	0.72	1.10	C22
胆囊及其他	38	0.76	2.01	1.27	1.30	0.07	0.18	34	0.92	1.99	1.16	1.18	0.09	0.14	C23-C24
胰腺	75	1.49	3.97	2.45	2.45	0.12	0.29	78	2.11	4.56	2.81	2.78	0.16	0.33	C25
鼻,鼻窦及其他	7	0.14	0.37	0.28	0.25	0.02	0.02	3	0.08	0.18	0.14	0.11	0.01	0.02	C30-C31
喉	17	0.34	0.90	0.59	0.59	0.06	0.08	3	0.08	0.18	0.10	0.11	0.01	0.02	C32
气管,支气管,肺	1082	21.53	57.21	35.40	35.63	2.11	4.40	515	13.93	30.10	17.47	17.54	1.02	2.06	C33-C34
其他的胸腔器官	5	0.10	0.26	0.19	0.20	0.01	0.03	7	0.19	0.41	0.32	0.29	0.02	0.04	C37-C38
骨	38	0.76	2.01	1.55	1.53	0.11	0.14	29	0.78	1.69	1.30	1.32	0.08	0.15	C40-C41
皮肤的黑色素瘤	2	0.04	0.11	0.07	0.07	0.00	0.01	1	0.03	0.06	0.05	0.05	0.00	0.01	C43
其他的皮肤	25	0.50	1.32	0.79	0.82	0.05	0.09	26	0.70	1.52	0.97	0.93	0.06	0.11	C44
间皮瘤	0	0.00	0.00	0.00	0.00	0.00	0.00	0	0.00	0.00	0.00	0.00	0.00	0.00	C45
卡波氏肉瘤	0	0.00	0.00	0.00	0.00	0.00	0.00	0	0.00	0.00	0.00	0.00	0.00	0.00	C46
周围神经,其他结缔	5	0.10	0.26	0.20	0.19	0.02	0.02	2	0.05	0.12	0.06	0.07	0.01	0.01	C47;C49
乳房	3	0.06	0.16	0.18	0.13	0.01	0.01	421	11.39	24.60	19.02	17.30	1.52	1.71	C50
外阴	—	—	—	—	—	—	—	1	0.03	0.06	0.04	0.03	0.00	0.01	C51
阴道	—	—	—	—	—	—	—	1	0.03	0.06	0.05	0.04	0.00	0.01	C52
子宫颈	—	—	—	—	—	—	—	335	9.06	19.58	15.67	14.09	1.21	1.39	C53
子宫体	—	—	—	—	—	—	—	147	3.98	8.59	6.77	6.07	0.49	0.60	C54
子宫,部位不明	—	—	—	—	—	—	—	40	1.08	2.34	1.86	1.65	0.15	0.16	C55
卵巢	—	—	—	—	—	—	—	105	2.84	6.14	4.86	4.45	0.37	0.45	C56
其他的女性生殖器	—	—	—	—	—	—	—	0	0.00	0.00	0.00	0.00	0.00	0.00	C57
胎盘	—	—	—	—	—	—	—	0	0.00	0.00	0.00	0.00	0.00	0.00	C58
阴茎	15	0.30	0.79	0.55	0.55	0.04	0.08	—	—	—	—	—	—	—	C60
前列腺	42	0.84	2.22	1.27	1.37	0.05	0.14	—	—	—	—	—	—	—	C61
睾丸	7	0.14	0.37	0.26	0.24	0.01	0.02	—	—	—	—	—	—	—	C62
其他的男性生殖器	2	0.04	0.11	0.09	0.08	0.01	0.01	—	—	—	—	—	—	—	C63
肾	27	0.54	1.43	0.95	0.90	0.06	0.10	18	0.49	1.05	0.68	0.68	0.06	0.08	C64
肾盂	0	0.00	0.00	0.00	0.00	0.00	0.00	3	0.08	0.18	0.11	0.10	0.01	0.01	C65
输尿管	1	0.02	0.05	0.03	0.04	0.00	0.01	1	0.03	0.06	0.03	0.03	0.00	0.01	C66
膀胱	71	1.41	3.75	2.31	2.30	0.14	0.27	27	0.73	1.58	0.94	0.92	0.03	0.13	C67
其他的泌尿器官	0	0.00	0.00	0.00	0.00	0.00	0.00	0	0.00	0.00	0.00	0.00	0.00	0.00	C68
眼	2	0.04	0.11	0.06	0.07	0.01	0.01	2	0.05	0.12	0.09	0.09	0.01	0.01	C69
脑,神经系统	102	2.03	5.39	4.05	3.96	0.27	0.40	79	2.14	4.62	3.23	3.07	0.25	0.33	C70-C72
甲状腺	18	0.36	0.95	0.70	0.64	0.05	0.08	70	1.89	4.09	3.32	2.99	0.22	0.29	C73
肾上腺	3	0.06	0.16	0.12	0.11	0.01	0.01	3	0.08	0.18	0.13	0.13	0.01	0.01	C74
其他的内分泌腺	8	0.16	0.42	0.34	0.32	0.02	0.03	17	0.46	0.99	0.87	0.72	0.06	0.07	C75
霍奇金病	1	0.02	0.05	0.04	0.04	0.00	0.01	1	0.03	0.06	0.05	0.05	0.00	0.01	C81
非霍奇金淋巴瘤	45	0.90	2.38	1.49	1.49	0.10	0.16	35	0.95	2.05	1.52	1.43	0.10	0.13	C82-C85;C96
免疫增生性疾病	0	0.00	0.00	0.00	0.00	0.00	0.00	0	0.00	0.00	0.00	0.00	0.00	0.00	C88
多发性骨髓瘤	10	0.20	0.53	0.34	0.34	0.03	0.03	6	0.16	0.35	0.27	0.24	0.01	0.03	C90
淋巴样白血病	34	0.68	1.80	1.52	1.67	0.10	0.14	35	0.95	2.05	1.90	1.81	0.12	0.15	C91
髓样白血病	3	0.06	0.16	0.15	0.16	0.01	0.01	9	0.24	0.53	0.36	0.43	0.03	0.04	C92-C94
白血病,未特指	47	0.94	2.49	2.21	2.07	0.14	0.18	54	1.46	3.16	2.72	2.79	0.20	0.26	C95
其他的或未指明部位	35	0.70	1.85	1.44	1.36	0.09	0.14	18	0.49	1.05	0.75	0.71	0.05	0.09	O&U
所有部位合计	5026	100.00	265.75	170.45	170.21	10.78	20.35	3696	100.00	216.01	143.88	138.12	9.64	15.03	ALL
所有部位除外 C44	5001	99.50	264.43	169.66	169.39	10.73	20.26	3670	99.30	214.49	142.91	137.19	9.58	14.92	ALLbC44

2011—2013年滨海县恶性肿瘤死亡主要指标

部 位	男性 病例数	构成(%)	粗率(1/10^5)	中标率(1/10^5)	世标率(1/10^5)	累积率 0—64岁	累积率 0—74岁	女性 病例数	构成(%)	粗率(1/10^5)	中标率(1/10^5)	世标率(1/10^5)	累积率 0—64岁	累积率 0—74岁	ICD-10
唇	0	0.00	0.00	0.00	0.00	0.00	0.00	2	0.09	0.12	0.07	0.07	0.00	0.01	C00
舌	1	0.02	0.05	0.03	0.02	0.00	0.00	2	0.09	0.12	0.09	0.16	0.01	0.01	C01-C02
口	5	0.11	0.26	0.18	0.17	0.01	0.02	16	0.68	0.94	0.44	0.48	0.02	0.05	C03-C06
唾液腺	5	0.11	0.26	0.15	0.15	0.01	0.01	0	0.00	0.00	0.00	0.00	0.00	0.00	C07-C08
扁桃腺	0	0.00	0.00	0.00	0.00	0.00	0.00	0	0.00	0.00	0.00	0.00	0.00	0.00	C09
其他的口咽	0	0.00	0.00	0.00	0.00	0.00	0.00	0	0.00	0.00	0.00	0.00	0.00	0.00	C10
鼻咽	28	0.62	1.48	1.05	0.95	0.04	0.10	16	0.68	0.94	0.56	0.51	0.02	0.03	C11
喉咽	2	0.04	0.11	0.07	0.07	0.00	0.01	0	0.00	0.00	0.00	0.00	0.00	0.00	C12-C13
咽,部位不明	1	0.02	0.05	0.03	0.04	0.00	0.00	1	0.04	0.06	0.04	0.03	0.00	0.00	C14
食管	957	21.35	50.60	29.98	29.77	1.33	3.49	451	19.27	26.36	14.10	13.92	0.52	1.59	C15
胃	782	17.44	41.35	25.09	24.78	1.15	2.92	358	15.29	20.92	11.65	11.60	0.48	1.31	C16
小肠	4	0.09	0.21	0.12	0.11	0.00	0.01	7	0.30	0.41	0.24	0.25	0.02	0.03	C17
结肠	44	0.98	2.33	1.59	1.47	0.08	0.16	28	1.20	1.64	0.91	0.93	0.05	0.12	C18
直肠	106	2.36	5.60	3.48	3.40	0.17	0.37	74	3.16	4.32	2.50	2.33	0.11	0.22	C19-C20
肛门	19	0.42	1.00	0.62	0.56	0.02	0.05	3	0.13	0.18	0.09	0.09	0.00	0.00	C21
肝脏	870	19.41	46.00	31.89	30.93	2.39	3.54	327	13.97	19.11	11.48	11.40	0.81	1.26	C22
胆囊及其他	27	0.60	1.43	0.84	0.84	0.02	0.12	40	1.71	2.34	1.38	1.38	0.10	0.16	C23-C24
胰腺	95	2.12	5.02	3.20	3.17	0.17	0.37	78	3.33	4.56	2.71	2.68	0.13	0.33	C25
鼻,鼻窦及其他	4	0.09	0.21	0.16	0.16	0.02	0.02	0	0.00	0.00	0.00	0.00	0.00	0.00	C30-C31
喉	10	0.22	0.53	0.32	0.32	0.02	0.03	2	0.09	0.12	0.06	0.06	0.00	0.00	C32
气管,支气管,肺	1110	24.76	58.69	36.07	35.95	1.82	4.37	456	19.48	26.65	15.03	14.96	0.77	1.73	C33-C34
其他的胸腔器官	4	0.09	0.21	0.17	0.16	0.00	0.02	2	0.09	0.12	0.07	0.06	0.00	0.00	C37-C38
骨	47	1.05	2.49	1.72	1.74	0.10	0.17	24	1.03	1.40	0.97	0.99	0.06	0.09	C40-C41
皮肤的黑色素瘤	2	0.04	0.11	0.06	0.05	0.00	0.00	5	0.21	0.29	0.20	0.19	0.01	0.02	C43
其他的皮肤	7	0.16	0.37	0.21	0.20	0.01	0.03	5	0.21	0.29	0.17	0.17	0.01	0.02	C44
间皮瘤	0	0.00	0.00	0.00	0.00	0.00	0.00	2	0.09	0.12	0.07	0.08	0.01	0.01	C45
卡波氏肉瘤	0	0.00	0.00	0.00	0.00	0.00	0.00	0	0.00	0.00	0.00	0.00	0.00	0.00	C46
周围神经,其他结缔	1	0.02	0.05	0.03	0.04	0.00	0.00	0	0.00	0.00	0.00	0.00	0.00	0.00	C47;C49
乳房	0	0.00	0.00	0.00	0.00	0.00	0.00	111	4.74	6.49	4.33	4.18	0.33	0.45	C50
外阴	—	—	—	—	—	—	—	0	0.00	0.00	0.00	0.00	0.00	0.00	C51
阴道	—	—	—	—	—	—	—	1	0.04	0.06	0.07	0.05	0.00	0.00	C52
子宫颈	—	—	—	—	—	—	—	64	2.73	3.74	2.67	2.42	0.18	0.24	C53
子宫体	—	—	—	—	—	—	—	45	1.92	2.63	1.89	1.75	0.13	0.17	C54
子宫,部位不明	—	—	—	—	—	—	—	11	0.47	0.64	0.48	0.43	0.04	0.05	C55
卵巢	—	—	—	—	—	—	—	29	1.24	1.69	1.20	1.14	0.09	0.12	C56
其他的女性生殖器	—	—	—	—	—	—	—	0	0.00	0.00	0.00	0.00	0.00	0.00	C57
胎盘	—	—	—	—	—	—	—	0	0.00	0.00	0.00	0.00	0.00	0.00	C58
阴茎	6	0.13	0.32	0.20	0.21	0.01	0.03	—	—	—	—	—	—	—	C60
前列腺	43	0.96	2.27	1.24	1.29	0.03	0.09	—	—	—	—	—	—	—	C61
睾丸	3	0.07	0.16	0.10	0.09	0.01	0.01	—	—	—	—	—	—	—	C62
其他的男性生殖器	1	0.02	0.05	0.04	0.04	0.00	0.00	—	—	—	—	—	—	—	C63
肾	4	0.09	0.21	0.12	0.11	0.00	0.01	11	0.47	0.64	0.40	0.39	0.02	0.04	C64
肾盂	1	0.02	0.05	0.03	0.04	0.00	0.00	1	0.04	0.06	0.03	0.02	0.00	0.00	C65
输尿管	0	0.00	0.00	0.00	0.00	0.00	0.00	0	0.00	0.00	0.00	0.00	0.00	0.00	C66
膀胱	41	0.91	2.17	1.27	1.26	0.06	0.14	8	0.34	0.47	0.23	0.20	0.01	0.03	C67
其他的泌尿器官	0	0.00	0.00	0.00	0.00	0.00	0.00	0	0.00	0.00	0.00	0.00	0.00	0.00	C68
眼	0	0.00	0.00	0.00	0.00	0.00	0.00	1	0.04	0.06	0.04	0.04	0.00	0.00	C69
脑,神经系统	93	2.07	4.92	3.52	3.45	0.17	0.36	52	2.22	3.04	2.07	2.10	0.14	0.22	C70-C72
甲状腺	7	0.16	0.37	0.20	0.20	0.01	0.02	12	0.51	0.70	0.43	0.44	0.02	0.06	C73
肾上腺	0	0.00	0.00	0.00	0.00	0.00	0.00	1	0.04	0.06	0.02	0.03	0.00	0.00	C74
其他的内分泌腺	1	0.02	0.05	0.03	0.03	0.00	0.00	1	0.04	0.06	0.04	0.04	0.00	0.00	C75
霍奇金病	0	0.00	0.00	0.00	0.00	0.00	0.00	0	0.00	0.00	0.00	0.00	0.00	0.00	C81
非霍奇金淋巴瘤	49	1.09	2.59	1.70	1.68	0.12	0.19	28	1.20	1.64	1.09	1.01	0.07	0.10	C82-C85;C96
免疫增生性疾病	0	0.00	0.00	0.00	0.00	0.00	0.00	0	0.00	0.00	0.00	0.00	0.00	0.00	C88
多发性骨髓瘤	8	0.18	0.42	0.26	0.24	0.02	0.02	3	0.13	0.18	0.10	0.10	0.01	0.01	C90
淋巴样白血病	31	0.69	1.64	1.71	1.68	0.10	0.12	24	1.03	1.40	1.20	1.31	0.09	0.11	C91
髓样白血病	12	0.27	0.63	0.45	0.53	0.04	0.05	8	0.34	0.47	0.37	0.37	0.03	0.04	C92-C94
白血病,未特指	24	0.54	1.27	1.19	1.11	0.06	0.09	12	0.51	0.70	0.66	0.66	0.04	0.06	C95
其他的或未指明部位	28	0.62	1.48	1.01	0.99	0.06	0.11	19	0.81	1.11	0.71	0.67	0.05	0.07	O&U
所有部位合计	4483	100.00	237.04	150.14	147.99	8.08	17.08	2341	100.00	136.82	80.85	79.75	4.34	8.75	ALL
所有部位除外 C44	4476	99.84	236.67	149.93	147.79	8.07	17.04	2336	99.79	136.52	80.68	79.58	4.33	8.74	ALLbC44

2011—2013年阜宁县恶性肿瘤发病主要指标

部 位	男性							女性							ICD-10
	病例数	构成(%)	粗率(1/10^5)	中标率(1/10^5)	世标率(1/10^5)	累积率 0—64岁	累积率 0—74岁	病例数	构成(%)	粗率(1/10^5)	中标率(1/10^5)	世标率(1/10^5)	累积率 0—64岁	累积率 0—74岁	
唇	1	0.03	0.09	0.05	0.04	0.00	0.00	0	0.00	0.00	0.00	0.00	0.00	0.00	C00
舌	1	0.03	0.09	0.07	0.06	0.01	0.01	5	0.24	0.48	0.28	0.28	0.03	0.03	C01-C02
口	20	0.60	1.84	1.23	1.24	0.07	0.16	7	0.33	0.68	0.44	0.42	0.02	0.06	C03-C06
唾液腺	8	0.24	0.74	0.52	0.50	0.04	0.05	8	0.38	0.77	0.49	0.48	0.03	0.07	C07-C08
扁桃腺	1	0.03	0.09	0.06	0.07	0.00	0.01	0	0.00	0.00	0.00	0.00	0.00	0.00	C09
其他的口咽	5	0.15	0.46	0.29	0.29	0.01	0.03	1	0.05	0.10	0.06	0.07	0.00	0.01	C10
鼻咽	41	1.23	3.77	2.52	2.57	0.23	0.32	16	0.76	1.55	1.15	1.06	0.08	0.11	C11
喉咽	3	0.09	0.28	0.17	0.14	0.00	0.02	3	0.14	0.29	0.22	0.21	0.01	0.02	C12-C13
咽,部位不明	4	0.12	0.37	0.21	0.19	0.01	0.01	3	0.14	0.29	0.19	0.19	0.00	0.04	C14
食管	1124	33.63	103.41	64.19	65.60	3.69	9.16	581	27.67	56.22	33.59	34.91	1.87	4.76	C15
胃	641	19.18	58.97	37.38	37.74	2.04	5.19	196	9.33	18.97	12.04	11.71	0.62	1.53	C16
小肠	7	0.21	0.64	0.46	0.43	0.03	0.04	4	0.19	0.39	0.26	0.26	0.01	0.04	C17
结肠	50	1.50	4.60	3.09	2.88	0.19	0.31	46	2.19	4.45	2.86	2.79	0.19	0.32	C18
直肠	104	3.11	9.57	6.37	6.20	0.32	0.79	93	4.43	9.00	5.77	5.67	0.39	0.66	C19-C20
肛门	1	0.03	0.09	0.10	0.11	0.01	0.01	0	0.00	0.00	0.00	0.00	0.00	0.00	C21
肝脏	298	8.92	27.42	18.67	18.35	1.22	2.25	89	4.24	8.61	5.36	5.26	0.26	0.63	C22
胆囊及其他	25	0.75	2.30	1.56	1.52	0.07	0.20	30	1.43	2.90	1.78	1.64	0.11	0.14	C23-C24
胰腺	64	1.92	5.89	3.76	3.79	0.23	0.44	41	1.95	3.97	2.42	2.34	0.10	0.28	C25
鼻,鼻窦及其他	2	0.06	0.18	0.12	0.13	0.00	0.03	2	0.10	0.19	0.14	0.14	0.01	0.01	C30-C31
喉	17	0.51	1.56	0.94	0.94	0.03	0.12	5	0.24	0.48	0.34	0.29	0.01	0.05	C32
气管,支气管,肺	559	16.73	51.43	32.48	32.75	1.85	4.34	252	12.00	24.38	15.21	15.22	0.85	1.99	C33-C34
其他的胸腔器官	4	0.12	0.37	0.24	0.27	0.02	0.04	4	0.19	0.39	0.23	0.24	0.02	0.03	C37-C38
骨	23	0.69	2.12	1.42	1.43	0.08	0.16	16	0.76	1.55	0.90	0.90	0.03	0.15	C40-C41
皮肤的黑色素瘤	21	0.63	1.93	1.22	1.20	0.08	0.12	10	0.48	0.97	0.70	0.66	0.03	0.09	C43
其他的皮肤	0	0.00	0.00	0.00	0.00	0.00	0.00	0	0.00	0.00	0.00	0.00	0.00	0.00	C44
间皮瘤	0	0.00	0.00	0.00	0.00	0.00	0.00	0	0.00	0.00	0.00	0.00	0.00	0.00	C45
卡波氏肉瘤	1	0.03	0.09	0.06	0.07	0.01	0.01	0	0.00	0.00	0.00	0.00	0.00	0.00	C46
周围神经,其他结缔	1	0.03	0.09	0.06	0.07	0.01	0.01	1	0.05	0.10	0.06	0.07	0.01	0.01	C47;C49
乳房	0	0.00	0.00	0.00	0.00	0.00	0.00	286	13.62	27.67	20.02	18.76	1.53	2.02	C50
外阴	—	—	—	—	—	—	—	0	0.00	0.00	0.00	0.00	0.00	0.00	C51
阴道	—	—	—	—	—	—	—	0	0.00	0.00	0.00	0.00	0.00	0.00	C52
子宫颈	—	—	—	—	—	—	—	143	6.81	13.84	10.42	9.40	0.82	0.95	C53
子宫体	—	—	—	—	—	—	—	30	1.43	2.90	1.97	1.91	0.15	0.23	C54
子宫,部位不明	—	—	—	—	—	—	—	12	0.57	1.16	0.82	0.79	0.06	0.10	C55
卵巢	—	—	—	—	—	—	—	41	1.95	3.97	2.61	2.64	0.21	0.33	C56
其他的女性生殖器	—	—	—	—	—	—	—	0	0.00	0.00	0.00	0.00	0.00	0.00	C57
胎盘	—	—	—	—	—	—	—	0	0.00	0.00	0.00	0.00	0.00	0.00	C58
阴茎	7	0.21	0.64	0.41	0.43	0.04	0.07	—	—	—	—	—	—	—	C60
前列腺	22	0.66	2.02	1.25	1.21	0.03	0.15	—	—	—	—	—	—	—	C61
睾丸	4	0.12	0.37	0.17	0.22	0.01	0.01	—	—	—	—	—	—	—	C62
其他的男性生殖器	0	0.00	0.00	0.00	0.00	0.00	0.00	—	—	—	—	—	—	—	C63
肾	17	0.51	1.56	1.13	1.04	0.08	0.11	9	0.43	0.87	0.52	0.53	0.04	0.05	C64
肾盂	3	0.09	0.28	0.17	0.18	0.01	0.02	1	0.05	0.10	0.06	0.06	0.01	0.01	C65
输尿管	1	0.03	0.09	0.06	0.07	0.01	0.01	1	0.05	0.10	0.08	0.07	0.01	0.01	C66
膀胱	67	2.00	6.16	3.81	3.76	0.18	0.44	17	0.81	1.64	0.99	1.03	0.06	0.11	C67
其他的泌尿器官	0	0.00	0.00	0.00	0.00	0.00	0.00	0	0.00	0.00	0.00	0.00	0.00	0.00	C68
眼	0	0.00	0.00	0.00	0.00	0.00	0.00	1	0.05	0.10	0.08	0.07	0.01	0.01	C69
脑,神经系统	23	0.69	2.12	1.54	1.50	0.09	0.13	19	0.90	1.84	1.23	1.16	0.05	0.15	C70-C72
甲状腺	7	0.21	0.64	0.44	0.41	0.01	0.05	24	1.14	2.32	1.80	1.60	0.12	0.15	C73
肾上腺	1	0.03	0.09	0.06	0.07	0.00	0.01	0	0.00	0.00	0.00	0.00	0.00	0.00	C74
其他的内分泌腺	12	0.36	1.10	0.67	0.65	0.05	0.07	9	0.43	0.87	0.57	0.53	0.02	0.05	C75
霍奇金病	4	0.12	0.37	0.25	0.25	0.02	0.03	1	0.05	0.10	0.13	0.11	0.01	0.01	C81
非霍奇金淋巴瘤	37	1.11	3.40	2.57	2.49	0.19	0.23	20	0.95	1.94	1.25	1.23	0.06	0.17	C82-C85;C96
免疫增生性疾病	0	0.00	0.00	0.00	0.00	0.00	0.00	0	0.00	0.00	0.00	0.00	0.00	0.00	C88
多发性骨髓瘤	23	0.69	2.12	1.79	1.89	0.14	0.19	18	0.86	1.74	1.42	1.46	0.08	0.19	C90
淋巴样白血病	18	0.54	1.66	1.22	1.12	0.06	0.10	7	0.33	0.68	0.45	0.46	0.01	0.06	C91
髓样白血病	11	0.33	1.01	0.78	0.71	0.05	0.06	7	0.33	0.68	0.62	0.54	0.03	0.06	C92-C94
白血病,未特指	31	0.93	2.85	2.39	2.19	0.14	0.22	17	0.81	1.64	1.63	1.64	0.10	0.13	C95
其他的或未指明部位	28	0.84	2.58	1.83	1.88	0.11	0.22	24	1.14	2.32	1.57	1.47	0.09	0.14	O&U
所有部位合计	3342	100.00	307.48	197.76	198.60	11.46	25.92	2100	100.00	203.20	132.74	130.24	8.16	15.89	ALL
所有部位除外 C44	3342	100.00	307.48	197.76	198.60	11.46	25.92	2100	100.00	203.20	132.74	130.24	8.16	15.89	ALLbC44

2011—2013年阜宁县恶性肿瘤死亡主要指标

部位	男性 病例数	构成(%)	粗率(1/10⁵)	中标率(1/10⁵)	世标率(1/10⁵)	累积率 0—64岁	累积率 0—74岁	女性 病例数	构成(%)	粗率(1/10⁵)	中标率(1/10⁵)	世标率(1/10⁵)	累积率 0—64岁	累积率 0—74岁	ICD-10
唇	0	0.00	0.00	0.00	0.00	0.00	0.00	1	0.07	0.10	0.06	0.07	0.00	0.01	C00
舌	0	0.00	0.00	0.00	0.00	0.00	0.00	0	0.00	0.00	0.00	0.00	0.00	0.00	C01-C02
口	7	0.27	0.64	0.42	0.37	0.01	0.05	7	0.47	0.68	0.41	0.44	0.03	0.05	C03-C06
唾液腺	1	0.04	0.09	0.06	0.06	0.00	0.02	2	0.14	0.19	0.15	0.13	0.01	0.01	C07-C08
扁桃腺	0	0.00	0.00	0.00	0.00	0.00	0.00	0	0.00	0.00	0.00	0.00	0.00	0.00	C09
其他的口咽	1	0.04	0.09	0.06	0.07	0.01	0.01	0	0.00	0.00	0.00	0.00	0.00	0.00	C10
鼻咽	19	0.74	1.75	1.10	1.13	0.08	0.13	7	0.47	0.68	0.39	0.39	0.01	0.04	C11
喉咽	2	0.08	0.18	0.12	0.10	0.01	0.01	1	0.07	0.10	0.05	0.04	0.00	0.01	C12-C13
咽,部位不明	0	0.00	0.00	0.00	0.00	0.00	0.00	0	0.00	0.00	0.00	0.00	0.00	0.00	C14
食管	629	24.46	57.87	35.09	34.96	1.40	4.35	370	25.00	35.80	20.17	20.25	0.56	2.37	C15
胃	447	17.38	41.13	25.12	24.58	0.83	2.99	212	14.32	20.51	11.86	11.48	0.39	1.21	C16
小肠	3	0.12	0.28	0.14	0.16	0.01	0.01	2	0.14	0.19	0.11	0.12	0.01	0.02	C17
结肠	16	0.62	1.47	0.91	0.85	0.02	0.08	8	0.54	0.77	0.50	0.48	0.03	0.05	C18
直肠	86	3.34	7.91	4.84	4.75	0.25	0.47	54	3.65	5.23	3.09	3.19	0.12	0.39	C19-C20
肛门	0	0.00	0.00	0.00	0.00	0.00	0.00	0	0.00	0.00	0.00	0.00	0.00	0.00	C21
肝脏	359	13.96	33.03	22.52	21.81	1.42	2.54	153	10.34	14.80	9.29	9.00	0.41	1.01	C22
胆囊及其他	29	1.13	2.67	1.62	1.61	0.11	0.21	23	1.55	2.23	1.26	1.15	0.03	0.08	C23-C24
胰腺	55	2.14	5.06	3.09	3.12	0.18	0.33	52	3.51	5.03	2.88	2.82	0.10	0.30	C25
鼻,鼻窦及其他	1	0.04	0.09	0.06	0.07	0.00	0.01	2	0.14	0.19	0.13	0.11	0.01	0.01	C30-C31
喉	10	0.39	0.92	0.56	0.58	0.04	0.07	6	0.41	0.58	0.34	0.35	0.02	0.05	C32
气管,支气管,肺	613	23.83	56.40	35.10	34.48	1.49	4.44	276	18.65	26.71	15.86	15.79	0.64	1.86	C33-C34
其他的胸腔器官	1	0.04	0.09	0.08	0.07	0.01	0.01	1	0.07	0.10	0.06	0.06	0.00	0.02	C37-C38
骨	47	1.83	4.32	2.82	2.78	0.16	0.31	18	1.22	1.74	1.02	1.07	0.05	0.12	C40-C41
皮肤的黑色素瘤	2	0.08	0.18	0.10	0.09	0.01	0.01	1	0.07	0.10	0.06	0.06	0.00	0.00	C43
其他的皮肤	6	0.23	0.55	0.35	0.35	0.02	0.06	5	0.34	0.48	0.33	0.30	0.01	0.02	C44
间皮瘤	0	0.00	0.00	0.00	0.00	0.00	0.00	0	0.00	0.00	0.00	0.00	0.00	0.00	C45
卡波氏肉瘤	0	0.00	0.00	0.00	0.00	0.00	0.00	0	0.00	0.00	0.00	0.00	0.00	0.00	C46
周围神经,其他结缔	0	0.00	0.00	0.00	0.00	0.00	0.00	0	0.00	0.00	0.00	0.00	0.00	0.00	C47;C49
乳房	0	0.00	0.00	0.00	0.00	0.00	0.00	50	3.38	4.84	3.17	3.17	0.23	0.38	C50
外阴	—	—	—	—	—	—	—	1	0.07	0.10	0.06	0.06	0.00	0.02	C51
阴道	—	—	—	—	—	—	—	0	0.00	0.00	0.00	0.00	0.00	0.00	C52
子宫颈	—	—	—	—	—	—	—	34	2.30	3.29	2.13	2.07	0.18	0.21	C53
子宫体	—	—	—	—	—	—	—	3	0.20	0.29	0.16	0.15	0.01	0.01	C54
子宫,部位不明	—	—	—	—	—	—	—	23	1.55	2.23	1.48	1.45	0.10	0.13	C55
卵巢	—	—	—	—	—	—	—	10	0.68	0.97	0.68	0.69	0.06	0.09	C56
其他的女性生殖器	—	—	—	—	—	—	—	1	0.07	0.10	0.08	0.07	0.01	0.02	C57
胎盘	—	—	—	—	—	—	—	0	0.00	0.00	0.00	0.00	0.00	0.00	C58
阴茎	1	0.04	0.09	0.06	0.07	0.00	0.01	—	—	—	—	—	—	—	C60
前列腺	23	0.89	2.12	1.17	1.12	0.00	0.10	—	—	—	—	—	—	—	C61
睾丸	3	0.12	0.28	0.14	0.15	0.01	0.01	—	—	—	—	—	—	—	C62
其他的男性生殖器	0	0.00	0.00	0.00	0.00	0.00	0.00	—	—	—	—	—	—	—	C63
肾	10	0.39	0.92	0.57	0.58	0.03	0.09	10	0.68	0.97	0.46	0.52	0.01	0.03	C64
肾盂	0	0.00	0.00	0.00	0.00	0.00	0.00	0	0.00	0.00	0.00	0.00	0.00	0.00	C65
输尿管	0	0.00	0.00	0.00	0.00	0.00	0.00	1	0.07	0.10	0.06	0.06	0.00	0.01	C66
膀胱	23	0.89	2.12	1.23	1.17	0.02	0.11	4	0.27	0.39	0.21	0.18	0.00	0.02	C67
其他的泌尿器官	0	0.00	0.00	0.00	0.00	0.00	0.00	0	0.00	0.00	0.00	0.00	0.00	0.00	C68
眼	0	0.00	0.00	0.00	0.00	0.00	0.00	1	0.07	0.10	0.05	0.04	0.00	0.01	C69
脑,神经系统	66	2.57	6.07	4.25	4.13	0.22	0.45	56	3.78	5.42	3.62	3.48	0.18	0.32	C70-C72
甲状腺	3	0.12	0.28	0.17	0.18	0.01	0.02	0	0.00	0.00	0.00	0.00	0.00	0.00	C73
肾上腺	0	0.00	0.00	0.00	0.00	0.00	0.00	0	0.00	0.00	0.00	0.00	0.00	0.00	C74
其他的内分泌腺	0	0.00	0.00	0.00	0.00	0.00	0.00	0	0.00	0.00	0.00	0.00	0.00	0.00	C75
霍奇金病	1	0.04	0.09	0.12	0.07	0.01	0.01	0	0.00	0.00	0.00	0.00	0.00	0.00	C81
非霍奇金淋巴瘤	4	0.16	0.37	0.41	0.48	0.03	0.03	2	0.14	0.19	0.11	0.12	0.01	0.02	C82-C85;C96
免疫增生性疾病	0	0.00	0.00	0.00	0.00	0.00	0.00	0	0.00	0.00	0.00	0.00	0.00	0.00	C88
多发性骨髓瘤	2	0.08	0.18	0.11	0.10	0.00	0.01	3	0.20	0.29	0.18	0.19	0.01	0.04	C90
淋巴样白血病	48	1.87	4.42	2.86	2.81	0.20	0.29	42	2.84	4.06	2.62	2.65	0.16	0.36	C91
髓样白血病	2	0.08	0.18	0.13	0.12	0.01	0.01	2	0.14	0.19	0.27	0.22	0.01	0.01	C92-C94
白血病,未特指	49	1.91	4.51	3.69	3.52	0.22	0.33	31	2.09	3.00	2.52	2.25	0.15	0.22	C95
其他的或未指明部位	3	0.12	0.28	0.16	0.15	0.01	0.01	5	0.34	0.48	0.26	0.27	0.01	0.02	O&U
所有部位合计	2572	100.00	236.63	149.25	146.65	6.80	17.57	1480	100.00	143.21	86.16	84.96	3.58	9.50	ALL
所有部位除外 C44	2566	99.77	236.08	148.90	146.30	6.79	17.50	1475	99.66	142.72	85.83	84.65	3.57	9.48	ALLbC44

2011—2013 年射阳县恶性肿瘤发病主要指标

部 位	男性							女性							ICD-10
	病例数	构成(%)	粗率(1/10^5)	中标率(1/10^5)	世标率(1/10^5)	累积率 0—64岁	累积率 0—74岁	病例数	构成(%)	粗率(1/10^5)	中标率(1/10^5)	世标率(1/10^5)	累积率 0—64岁	累积率 0—74岁	
唇	2	0.04	0.13	0.09	0.09	0.00	0.01	3	0.08	0.21	0.09	0.08	0.00	0.00	C00
舌	11	0.20	0.74	0.46	0.47	0.04	0.05	7	0.18	0.49	0.32	0.29	0.02	0.02	C01-C02
口	31	0.58	2.08	1.23	1.24	0.06	0.14	16	0.40	1.13	0.56	0.58	0.03	0.07	C03-C06
唾液腺	7	0.13	0.47	0.28	0.27	0.02	0.03	3	0.08	0.21	0.12	0.12	0.01	0.01	C07-C08
扁桃腺	2	0.04	0.13	0.07	0.08	0.01	0.01	1	0.03	0.07	0.14	0.13	0.01	0.01	C09
其他的口咽	7	0.13	0.47	0.29	0.29	0.02	0.03	1	0.03	0.07	0.03	0.03	0.00	0.00	C10
鼻咽	65	1.21	4.36	2.99	2.90	0.24	0.32	21	0.53	1.48	1.06	1.00	0.06	0.12	C11
喉咽	1	0.02	0.07	0.04	0.04	0.00	0.00	1	0.03	0.07	0.05	0.05	0.00	0.00	C12-C13
咽,部位不明	4	0.07	0.27	0.16	0.16	0.01	0.01	2	0.05	0.14	0.05	0.05	0.00	0.01	C14
食管	856	15.95	57.45	33.32	33.56	1.68	4.56	467	11.70	32.97	17.53	17.29	0.61	2.26	C15
胃	1109	20.66	74.43	43.85	43.84	2.45	5.63	490	12.28	34.59	19.16	18.68	0.89	2.35	C16
小肠	5	0.09	0.34	0.19	0.20	0.01	0.03	15	0.38	1.06	0.64	0.61	0.03	0.08	C17
结肠	116	2.16	7.78	4.79	4.78	0.31	0.59	91	2.28	6.42	3.80	3.69	0.22	0.45	C18
直肠	208	3.88	13.96	8.56	8.29	0.48	1.06	171	4.28	12.07	6.84	6.69	0.38	0.77	C19-C20
肛门	0	0.00	0.00	0.00	0.00	0.00	0.00	0	0.00	0.00	0.00	0.00	0.00	0.00	C21
肝脏	857	15.97	57.51	37.85	36.63	2.89	4.01	336	8.42	23.72	13.79	13.39	0.87	1.54	C22
胆囊及其他	21	0.39	1.41	0.87	0.84	0.04	0.12	38	0.95	2.68	1.51	1.48	0.08	0.17	C23-C24
胰腺	146	2.72	9.80	5.69	5.77	0.36	0.69	143	3.58	10.09	5.40	5.43	0.24	0.67	C25
鼻,鼻窦及其他	4	0.07	0.27	0.20	0.22	0.02	0.03	3	0.08	0.21	0.12	0.11	0.01	0.01	C30-C31
喉	27	0.50	1.81	1.04	1.08	0.07	0.14	12	0.30	0.85	0.46	0.48	0.03	0.06	C32
气管,支气管,肺	1179	21.97	79.12	46.33	46.41	2.54	6.10	654	16.39	46.17	25.36	25.14	1.30	3.06	C33-C34
其他的胸腔器官	6	0.11	0.40	0.24	0.24	0.02	0.03	6	0.15	0.42	0.36	0.29	0.01	0.05	C37-C38
骨	55	1.02	3.69	2.35	2.20	0.10	0.27	37	0.93	2.61	1.63	1.59	0.09	0.17	C40-C41
皮肤的黑色素瘤	3	0.06	0.20	0.13	0.14	0.02	0.02	10	0.25	0.71	0.52	0.50	0.03	0.05	C43
其他的皮肤	21	0.39	1.41	0.73	0.78	0.04	0.08	26	0.65	1.84	1.09	1.07	0.04	0.11	C44
间皮瘤	0	0.00	0.00	0.00	0.00	0.00	0.00	0	0.00	0.00	0.00	0.00	0.00	0.00	C45
卡波氏肉瘤	1	0.02	0.07	0.09	0.20	0.01	0.01	0	0.00	0.00	0.00	0.00	0.00	0.00	C46
周围神经,其他结缔	8	0.15	0.54	0.38	0.48	0.03	0.03	6	0.15	0.42	0.53	0.59	0.03	0.03	C47;C49
乳房	3	0.06	0.20	0.12	0.13	0.01	0.01	425	10.65	30.00	20.81	19.40	1.65	2.02	C50
外阴	—	—	—	—	—	—	—	3	0.08	0.21	0.11	0.11	0.00	0.02	C51
阴道	—	—	—	—	—	—	—	3	0.08	0.21	0.17	0.14	0.01	0.02	C52
子宫颈	—	—	—	—	—	—	—	298	7.47	21.04	14.52	13.41	1.06	1.43	C53
子宫体	—	—	—	—	—	—	—	57	1.43	4.02	2.64	2.62	0.25	0.29	C54
子宫,部位不明	—	—	—	—	—	—	—	82	2.05	5.79	3.65	3.51	0.28	0.38	C55
卵巢	—	—	—	—	—	—	—	80	2.00	5.65	4.16	3.92	0.28	0.41	C56
其他的女性生殖器	—	—	—	—	—	—	—	4	0.10	0.28	0.18	0.18	0.02	0.05	C57
胎盘	—	—	—	—	—	—	—	1	0.03	0.07	0.09	0.05	0.00	0.00	C58
阴茎	17	0.32	1.14	0.66	0.66	0.04	0.09	—	—	—	—	—	—	—	C60
前列腺	71	1.32	4.76	2.56	2.41	0.04	0.28	—	—	—	—	—	—	—	C61
睾丸	6	0.11	0.40	0.30	0.26	0.03	0.03	—	—	—	—	—	—	—	C62
其他的男性生殖器	0	0.00	0.00	0.00	0.00	0.00	0.00	—	—	—	—	—	—	—	C63
肾	47	0.88	3.15	2.25	2.52	0.15	0.26	34	0.85	2.40	1.52	1.46	0.09	0.20	C64
肾盂	2	0.04	0.13	0.07	0.08	0.01	0.01	1	0.03	0.07	0.04	0.04	0.00	0.01	C65
输尿管	4	0.07	0.27	0.14	0.16	0.01	0.02	3	0.08	0.21	0.13	0.12	0.01	0.01	C66
膀胱	112	2.09	7.52	4.42	4.31	0.22	0.49	35	0.88	2.47	1.41	1.51	0.06	0.17	C67
其他的泌尿器官	1	0.02	0.07	0.04	0.05	0.01	0.01	1	0.03	0.07	0.04	0.04	0.00	0.01	C68
眼	2	0.04	0.13	0.13	0.13	0.01	0.01	5	0.13	0.35	0.27	0.38	0.01	0.03	C69
脑,神经系统	109	2.03	7.32	5.18	5.43	0.34	0.56	147	3.68	10.38	7.01	7.07	0.48	0.67	C70-C72
甲状腺	20	0.37	1.34	0.98	0.91	0.06	0.11	77	1.93	5.44	4.12	3.66	0.28	0.38	C73
肾上腺	3	0.06	0.20	0.12	0.12	0.00	0.02	5	0.13	0.35	0.25	0.22	0.02	0.05	C74
其他的内分泌腺	2	0.04	0.13	0.14	0.17	0.01	0.01	2	0.05	0.14	0.16	0.17	0.01	0.01	C75
霍奇金病	0	0.00	0.00	0.00	0.00	0.00	0.00	1	0.03	0.07	0.05	0.05	0.00	0.01	C81
非霍奇金淋巴瘤	88	1.64	5.91	4.01	4.05	0.25	0.48	52	1.30	3.67	2.22	2.23	0.13	0.26	C82-C85;C96
免疫增生性疾病	0	0.00	0.00	0.00	0.00	0.00	0.00	0	0.00	0.00	0.00	0.00	0.00	0.00	C88
多发性骨髓瘤	13	0.24	0.87	0.52	0.54	0.04	0.08	14	0.35	0.99	0.55	0.56	0.05	0.13	C90
淋巴样白血病	7	0.13	0.47	0.44	0.42	0.02	0.04	6	0.15	0.42	0.25	0.22	0.01	0.02	C91
髓样白血病	10	0.19	0.67	0.57	0.56	0.04	0.05	10	0.25	0.71	0.52	0.63	0.05	0.05	C92-C94
白血病,未特指	68	1.27	4.56	4.03	3.92	0.27	0.37	57	1.43	4.02	2.93	3.31	0.22	0.30	C95
其他的或未指明部位	30	0.56	2.01	1.31	1.38	0.08	0.13	28	0.70	1.98	1.14	1.14	0.05	0.13	O&U
所有部位合计	5367	100.00	360.19	220.18	219.33	13.10	27.05	3991	100.00	281.73	170.16	165.61	10.03	18.99	ALL
所有部位除外 C44	5346	99.61	358.78	219.45	218.55	13.07	26.96	3965	99.35	279.89	169.07	164.54	9.99	18.88	ALLbC44

2011—2013年射阳县恶性肿瘤死亡主要指标

部位	男性							女性							ICD-10
	病例数	构成(%)	粗率(1/10⁵)	中标率(1/10⁵)	世标率(1/10⁵)	累积率 0—64岁	累积率 0—74岁	病例数	构成(%)	粗率(1/10⁵)	中标率(1/10⁵)	世标率(1/10⁵)	累积率 0—64岁	累积率 0—74岁	
唇	0	0.00	0.00	0.00	0.00	0.00	0.00	1	0.04	0.07	0.03	0.02	0.00	0.00	C00
舌	9	0.22	0.60	0.37	0.35	0.03	0.04	2	0.08	0.14	0.05	0.06	0.00	0.00	C01-C02
口	19	0.46	1.28	0.74	0.75	0.04	0.08	15	0.59	1.06	0.54	0.55	0.02	0.07	C03-C06
唾液腺	1	0.02	0.07	0.03	0.02	0.00	0.00	0	0.00	0.00	0.00	0.00	0.00	0.00	C07-C08
扁桃腺	1	0.02	0.07	0.04	0.04	0.00	0.00	0	0.00	0.00	0.00	0.00	0.00	0.00	C09
其他的口咽	3	0.07	0.20	0.12	0.10	0.00	0.00	2	0.08	0.14	0.08	0.07	0.00	0.00	C10
鼻咽	40	0.96	2.68	1.72	1.75	0.14	0.21	10	0.39	0.71	0.45	0.45	0.02	0.05	C11
喉咽	1	0.02	0.07	0.04	0.04	0.00	0.00	0	0.00	0.00	0.00	0.00	0.00	0.00	C12-C13
咽,部位不明	5	0.12	0.34	0.20	0.19	0.01	0.02	2	0.08	0.14	0.07	0.07	0.01	0.01	C14
食管	634	15.24	42.55	24.15	23.95	0.96	3.10	376	14.73	26.54	13.54	13.19	0.38	1.66	C15
胃	866	20.82	58.12	33.30	32.82	1.42	4.10	370	14.50	26.12	13.66	13.07	0.47	1.52	C16
小肠	3	0.07	0.20	0.12	0.13	0.01	0.02	11	0.43	0.78	0.44	0.41	0.01	0.07	C17
结肠	40	0.96	2.68	1.60	1.57	0.08	0.20	46	1.80	3.25	1.92	1.78	0.10	0.18	C18
直肠	120	2.89	8.05	4.68	4.53	0.23	0.54	102	4.00	7.20	3.99	3.84	0.19	0.40	C19-C20
肛门	0	0.00	0.00	0.00	0.00	0.00	0.00	0	0.00	0.00	0.00	0.00	0.00	0.00	C21
肝脏	788	18.95	52.88	34.41	33.33	2.57	3.71	312	12.23	22.02	12.54	12.20	0.76	1.37	C22
胆囊及其他	18	0.43	1.21	0.75	0.70	0.03	0.09	29	1.14	2.05	1.10	1.08	0.05	0.13	C23-C24
胰腺	138	3.32	9.26	5.39	5.45	0.32	0.65	140	5.49	9.88	5.11	5.15	0.20	0.64	C25
鼻,鼻窦及其他	6	0.14	0.40	0.29	0.27	0.01	0.04	1	0.04	0.07	0.04	0.04	0.00	0.00	C30-C31
喉	26	0.63	1.74	0.97	0.99	0.05	0.11	7	0.27	0.49	0.22	0.24	0.01	0.02	C32
气管,支气管,肺	974	23.42	65.37	37.79	37.46	1.79	4.80	529	20.73	37.34	20.07	19.63	0.82	2.34	C33-C34
其他的胸腔器官	4	0.10	0.27	0.23	0.20	0.01	0.02	3	0.12	0.21	0.18	0.13	0.01	0.01	C37-C38
骨	51	1.23	3.42	2.18	2.11	0.09	0.26	34	1.33	2.40	1.38	1.33	0.04	0.13	C40-C41
皮肤的黑色素瘤	4	0.10	0.27	0.17	0.17	0.01	0.02	3	0.12	0.21	0.12	0.14	0.01	0.02	C43
其他的皮肤	10	0.24	0.67	0.37	0.36	0.01	0.05	4	0.16	0.28	0.14	0.14	0.01	0.02	C44
间皮瘤	0	0.00	0.00	0.00	0.00	0.00	0.00	1	0.04	0.07	0.04	0.05	0.00	0.00	C45
卡波氏肉瘤	0	0.00	0.00	0.00	0.00	0.00	0.00	0	0.00	0.00	0.00	0.00	0.00	0.00	C46
周围神经,其他结缔	7	0.17	0.47	0.26	0.27	0.02	0.03	5	0.20	0.35	0.44	0.51	0.03	0.03	C47;C49
乳房	4	0.10	0.27	0.17	0.17	0.01	0.02	125	4.90	8.82	5.23	5.11	0.38	0.55	C50
外阴	—	—	—	—	—	—	—	1	0.04	0.07	0.04	0.04	0.00	0.00	C51
阴道	—	—	—	—	—	—	—	1	0.04	0.07	0.05	0.05	0.00	0.00	C52
子宫颈	—	—	—	—	—	—	—	83	3.25	5.86	3.36	3.30	0.20	0.36	C53
子宫体	—	—	—	—	—	—	—	4	0.16	0.28	0.16	0.16	0.01	0.02	C54
子宫,部位不明	—	—	—	—	—	—	—	39	1.53	2.75	1.57	1.49	0.09	0.16	C55
卵巢	—	—	—	—	—	—	—	43	1.68	3.04	1.99	1.90	0.13	0.22	C56
其他的女性生殖器	—	—	—	—	—	—	—	1	0.04	0.07	0.04	0.04	0.00	0.00	C57
胎盘	—	—	—	—	—	—	—	0	0.00	0.00	0.00	0.00	0.00	0.00	C58
阴茎	6	0.14	0.40	0.24	0.24	0.00	0.04	—	—	—	—	—	—	—	C60
前列腺	46	1.11	3.09	1.58	1.55	0.02	0.14	—	—	—	—	—	—	—	C61
睾丸	2	0.05	0.13	0.10	0.09	0.01	0.01	—	—	—	—	—	—	—	C62
其他的男性生殖器	1	0.02	0.07	0.09	0.07	0.00	0.00	—	—	—	—	—	—	—	C63
肾	16	0.38	1.07	0.68	0.78	0.04	0.08	13	0.51	0.92	0.54	0.57	0.03	0.05	C64
肾盂	1	0.02	0.07	0.04	0.05	0.01	0.01	1	0.04	0.07	0.04	0.04	0.00	0.00	C65
输尿管	1	0.02	0.07	0.02	0.03	0.00	0.00	2	0.08	0.14	0.07	0.07	0.01	0.01	C66
膀胱	47	1.13	3.15	1.66	1.62	0.04	0.14	17	0.67	1.20	0.70	0.79	0.02	0.06	C67
其他的泌尿器官	0	0.00	0.00	0.00	0.00	0.00	0.00	0	0.00	0.00	0.00	0.00	0.00	0.00	C68
眼	0	0.00	0.00	0.00	0.00	0.00	0.00	1	0.04	0.07	0.10	0.22	0.01	0.01	C69
脑,神经系统	90	2.16	6.04	4.36	4.58	0.26	0.45	73	2.86	5.15	3.39	3.46	0.17	0.32	C70-C72
甲状腺	7	0.17	0.47	0.28	0.27	0.02	0.04	3	0.12	0.21	0.10	0.10	0.00	0.00	C73
肾上腺	2	0.05	0.13	0.08	0.09	0.00	0.02	2	0.08	0.14	0.13	0.12	0.01	0.01	C74
其他的内分泌腺	0	0.00	0.00	0.00	0.00	0.00	0.00	0	0.00	0.00	0.00	0.00	0.00	0.00	C75
霍奇金病	0	0.00	0.00	0.00	0.00	0.00	0.00	0	0.00	0.00	0.00	0.00	0.00	0.00	C81
非霍奇金淋巴瘤	67	1.61	4.50	3.02	3.01	0.18	0.34	40	1.57	2.82	1.51	1.53	0.09	0.17	C82-C85;C96
免疫增生性疾病	0	0.00	0.00	0.00	0.00	0.00	0.00	0	0.00	0.00	0.00	0.00	0.00	0.00	C88
多发性骨髓瘤	9	0.22	0.60	0.36	0.38	0.03	0.06	14	0.55	0.99	0.56	0.57	0.03	0.06	C90
淋巴样白血病	5	0.12	0.34	0.20	0.20	0.01	0.02	6	0.24	0.42	0.26	0.25	0.02	0.02	C91
髓样白血病	8	0.19	0.54	0.46	0.48	0.04	0.05	8	0.31	0.56	0.44	0.53	0.04	0.04	C92-C94
白血病,未特指	48	1.15	3.22	2.59	2.48	0.15	0.26	52	2.04	3.67	2.63	2.77	0.19	0.26	C95
其他的或未指明部位	31	0.75	2.08	1.33	1.40	0.05	0.12	18	0.71	1.27	0.61	0.57	0.02	0.04	O&U
所有部位合计	4159	100.00	279.12	167.17	165.01	8.72	19.90	2552	100.00	180.15	99.68	97.80	4.60	11.13	ALL
所有部位除外 C44	4149	99.76	278.44	166.80	164.65	8.71	19.85	2548	99.84	179.87	99.54	97.66	4.59	11.11	ALLbC44

2011—2013 年建湖县恶性肿瘤发病主要指标

部 位	男性 病例数	构成(%)	粗率(1/10⁵)	中标率(1/10⁵)	世标率(1/10⁵)	累积率 0-64岁	累积率 0-74岁	女性 病例数	构成(%)	粗率(1/10⁵)	中标率(1/10⁵)	世标率(1/10⁵)	累积率 0-64岁	累积率 0-74岁	ICD-10
唇	2	0.05	0.16	0.12	0.10	0.00	0.01	2	0.07	0.17	0.13	0.14	0.01	0.02	C00
舌	5	0.12	0.41	0.30	0.31	0.03	0.04	6	0.21	0.51	0.33	0.32	0.03	0.03	C01-C02
口	20	0.46	1.63	1.17	1.20	0.04	0.14	26	0.89	2.19	1.41	1.44	0.07	0.15	C03-C06
唾液腺	4	0.09	0.33	0.32	0.30	0.02	0.03	3	0.10	0.25	0.19	0.19	0.00	0.04	C07-C08
扁桃腺	1	0.02	0.08	0.06	0.05	0.00	0.00	0	0.00	0.00	0.00	0.00	0.00	0.00	C09
其他的口咽	3	0.07	0.25	0.17	0.17	0.01	0.02	2	0.07	0.17	0.13	0.13	0.00	0.03	C10
鼻咽	37	0.86	3.02	2.33	2.22	0.14	0.27	14	0.48	1.18	0.83	0.75	0.05	0.07	C11
喉咽	0	0.00	0.00	0.00	0.00	0.00	0.00	1	0.03	0.08	0.05	0.04	0.00	0.00	C12-C13
咽,部位不明	4	0.09	0.33	0.26	0.26	0.01	0.04	0	0.00	0.00	0.00	0.00	0.00	0.00	C14
食管	934	21.64	76.30	54.73	55.50	2.32	7.02	649	22.26	54.65	36.59	37.08	1.48	4.70	C15
胃	1379	31.95	112.66	80.94	81.04	3.43	10.75	577	19.79	48.59	32.86	32.78	1.52	4.14	C16
小肠	8	0.19	0.65	0.48	0.48	0.03	0.03	5	0.17	0.42	0.30	0.28	0.01	0.03	C17
结肠	76	1.76	6.21	4.58	4.48	0.26	0.53	48	1.65	4.04	2.83	2.71	0.13	0.37	C18
直肠	167	3.87	13.64	9.93	9.78	0.46	1.21	119	4.08	10.02	7.01	7.01	0.42	0.79	C19-C20
肛门	0	0.00	0.00	0.00	0.00	0.00	0.00	0	0.00	0.00	0.00	0.00	0.00	0.00	C21
肝脏	455	10.54	37.17	27.07	26.99	1.79	3.17	172	5.90	14.48	9.82	9.72	0.55	1.03	C22
胆囊及其他	15	0.35	1.23	0.95	0.93	0.04	0.11	21	0.72	1.77	1.14	1.13	0.07	0.11	C23-C24
胰腺	75	1.74	6.13	4.40	4.36	0.20	0.56	64	2.19	5.39	3.53	3.66	0.16	0.40	C25
鼻,鼻窦及其他	5	0.12	0.41	0.30	0.30	0.02	0.04	0	0.00	0.00	0.00	0.00	0.00	0.00	C30-C31
喉	15	0.35	1.23	0.90	0.87	0.03	0.13	3	0.10	0.25	0.17	0.15	0.00	0.03	C32
气管,支气管,肺	709	16.43	57.92	41.32	41.25	1.99	5.61	336	11.52	28.30	19.45	19.48	1.05	2.42	C33-C34
其他的胸腔器官	3	0.07	0.25	0.17	0.18	0.01	0.02	3	0.10	0.25	0.16	0.15	0.01	0.02	C37-C38
骨	28	0.65	2.29	1.65	1.68	0.09	0.24	21	0.72	1.77	1.38	1.37	0.05	0.11	C40-C41
皮肤的黑色素瘤	4	0.09	0.33	0.30	0.32	0.01	0.04	4	0.14	0.34	0.20	0.20	0.01	0.01	C43
其他的皮肤	14	0.32	1.14	0.80	0.76	0.02	0.09	18	0.62	1.52	0.99	1.07	0.04	0.12	C44
间皮瘤	1	0.02	0.08	0.06	0.05	0.00	0.00	1	0.03	0.08	0.13	0.27	0.01	0.01	C45
卡波氏肉瘤	0	0.00	0.00	0.00	0.00	0.00	0.00	0	0.00	0.00	0.00	0.00	0.00	0.00	C46
周围神经,其他结缔	2	0.05	0.16	0.13	0.14	0.00	0.02	3	0.10	0.25	0.21	0.17	0.01	0.02	C47;C49
乳房	2	0.05	0.16	0.10	0.12	0.01	0.01	211	7.24	17.77	13.06	12.30	1.02	1.32	C50
外阴	—	—	—	—	—	—	—	4	0.14	0.34	0.21	0.23	0.02	0.04	C51
阴道	—	—	—	—	—	—	—	4	0.14	0.34	0.24	0.23	0.00	0.02	C52
子宫颈	—	—	—	—	—	—	—	284	9.74	23.92	18.08	16.68	1.40	1.72	C53
子宫体	—	—	—	—	—	—	—	36	1.23	3.03	2.00	1.99	0.20	0.23	C54
子宫,部位不明	—	—	—	—	—	—	—	29	0.99	2.44	1.84	1.72	0.16	0.19	C55
卵巢	—	—	—	—	—	—	—	35	1.20	2.95	2.14	1.97	0.17	0.20	C56
其他的女性生殖器	—	—	—	—	—	—	—	2	0.07	0.17	0.10	0.12	0.01	0.01	C57
胎盘	—	—	—	—	—	—	—	0	0.00	0.00	0.00	0.00	0.00	0.00	C58
阴茎	4	0.09	0.33	0.21	0.20	0.01	0.03	—	—	—	—	—	—	—	C60
前列腺	44	1.02	3.59	2.59	2.50	0.04	0.28	—	—	—	—	—	—	—	C61
睾丸	3	0.07	0.25	0.17	0.15	0.01	0.01	—	—	—	—	—	—	—	C62
其他的男性生殖器	0	0.00	0.00	0.00	0.00	0.00	0.00	—	—	—	—	—	—	—	C63
肾	27	0.63	2.21	1.60	1.61	0.08	0.18	15	0.51	1.26	0.93	0.85	0.05	0.10	C64
肾盂	0	0.00	0.00	0.00	0.00	0.00	0.00	0	0.00	0.00	0.00	0.00	0.00	0.00	C65
输尿管	0	0.00	0.00	0.00	0.00	0.00	0.00	1	0.03	0.08	0.05	0.04	0.00	0.00	C66
膀胱	53	1.23	4.33	3.07	3.02	0.14	0.43	22	0.75	1.85	1.21	1.18	0.06	0.15	C67
其他的泌尿器官	2	0.05	0.16	0.12	0.11	0.00	0.01	0	0.00	0.00	0.00	0.00	0.00	0.00	C68
眼	2	0.05	0.16	0.11	0.12	0.01	0.01	0	0.00	0.00	0.00	0.00	0.00	0.00	C69
脑,神经系统	69	1.60	5.64	4.69	4.71	0.33	0.50	72	2.47	6.06	4.69	4.57	0.28	0.49	C70-C72
甲状腺	6	0.14	0.49	0.49	0.42	0.03	0.05	15	0.51	1.26	1.01	0.97	0.07	0.08	C73
肾上腺	0	0.00	0.00	0.00	0.00	0.00	0.00	0	0.00	0.00	0.00	0.00	0.00	0.00	C74
其他的内分泌腺	2	0.05	0.16	0.12	0.12	0.00	0.02	4	0.14	0.34	0.13	0.14	0.00	0.01	C75
霍奇金病	2	0.05	0.16	0.14	0.13	0.01	0.01	2	0.07	0.17	0.10	0.11	0.01	0.01	C81
非霍奇金淋巴瘤	58	1.34	4.74	3.63	3.75	0.23	0.44	34	1.17	2.86	2.23	2.38	0.14	0.23	C82-C85;C96
免疫增生性疾病	0	0.00	0.00	0.00	0.00	0.00	0.00	0	0.00	0.00	0.00	0.00	0.00	0.00	C88
多发性骨髓瘤	6	0.14	0.49	0.38	0.40	0.02	0.06	4	0.14	0.34	0.22	0.23	0.02	0.04	C90
淋巴样白血病	15	0.35	1.23	1.00	1.00	0.04	0.13	13	0.45	1.09	0.78	0.76	0.06	0.08	C91
髓样白血病	15	0.35	1.23	1.02	0.97	0.06	0.11	7	0.24	0.59	0.49	0.48	0.03	0.06	C92-C94
白血病,未特指	30	0.70	2.45	2.17	2.04	0.14	0.21	16	0.55	1.35	1.09	1.30	0.07	0.09	C95
其他的或未指明部位	10	0.23	0.82	0.64	0.77	0.06	0.08	9	0.31	0.76	0.52	0.50	0.03	0.05	O&U
所有部位合计	4316	100.00	352.60	255.68	255.86	12.20	32.71	2916	100.00	245.56	170.99	168.98	9.50	19.81	ALL
所有部位除外 C44	4302	99.68	351.46	254.88	255.10	12.18	32.62	2898	99.38	244.05	170.00	167.91	9.46	19.69	ALLbC44

2011—2013年建湖县恶性肿瘤死亡主要指标

部位	男性							女性							ICD-10
	病例数	构成(%)	粗率(1/10^5)	中标率(1/10^5)	世标率(1/10^5)	累积率 0—64岁	累积率 0—74岁	病例数	构成(%)	粗率(1/10^5)	中标率(1/10^5)	世标率(1/10^5)	累积率 0—64岁	累积率 0—74岁	
唇	2	0.06	0.16	0.11	0.09	0.00	0.00	1	0.05	0.08	0.07	0.07	0.00	0.01	C00
舌	6	0.18	0.49	0.32	0.32	0.03	0.03	2	0.10	0.17	0.12	0.12	0.00	0.02	C01-C02
口	12	0.36	0.98	0.71	0.68	0.03	0.09	15	0.79	1.26	0.80	0.80	0.02	0.07	C03-C06
唾液腺	0	0.00	0.00	0.00	0.00	0.00	0.00	0	0.00	0.00	0.00	0.00	0.00	0.00	C07-C08
扁桃腺	1	0.03	0.08	0.06	0.05	0.00	0.00	0	0.00	0.00	0.00	0.00	0.00	0.00	C09
其他的口咽	0	0.00	0.00	0.00	0.00	0.00	0.00	2	0.10	0.17	0.13	0.13	0.00	0.03	C10
鼻咽	20	0.59	1.63	1.25	1.14	0.06	0.15	6	0.31	0.51	0.33	0.30	0.01	0.03	C11
喉咽	0	0.00	0.00	0.00	0.00	0.00	0.00	0	0.00	0.00	0.00	0.00	0.00	0.00	C12-C13
咽,部位不明	2	0.06	0.16	0.13	0.14	0.00	0.02	0	0.00	0.00	0.00	0.00	0.00	0.00	C14
食管	716	21.21	58.49	41.47	41.46	1.46	4.73	462	24.24	38.91	25.27	25.04	0.58	2.81	C15
胃	1015	30.07	82.92	59.81	58.84	1.73	7.00	448	23.50	37.73	24.92	24.42	0.76	2.64	C16
小肠	2	0.06	0.16	0.13	0.11	0.01	0.01	3	0.16	0.25	0.18	0.16	0.00	0.02	C17
结肠	19	0.56	1.55	1.05	1.03	0.05	0.09	25	1.31	2.11	1.38	1.40	0.06	0.15	C18
直肠	96	2.84	7.84	6.01	5.82	0.15	0.63	69	3.62	5.81	3.74	3.85	0.16	0.36	C19-C20
肛门	0	0.00	0.00	0.00	0.00	0.00	0.00	0	0.00	0.00	0.00	0.00	0.00	0.00	C21
肝脏	504	14.93	41.18	30.43	30.13	1.84	3.46	166	8.71	13.98	9.40	9.39	0.49	1.00	C22
胆囊及其他	11	0.33	0.90	0.73	0.71	0.02	0.08	20	1.05	1.68	1.06	1.03	0.05	0.08	C23-C24
胰腺	79	2.34	6.45	4.72	4.76	0.18	0.61	64	3.36	5.39	3.57	3.53	0.10	0.40	C25
鼻,鼻窦及其他	3	0.09	0.25	0.16	0.17	0.02	0.02	2	0.10	0.17	0.11	0.13	0.00	0.01	C30-C31
喉	10	0.30	0.82	0.58	0.50	0.01	0.05	2	0.10	0.17	0.10	0.12	0.00	0.01	C32
气管,支气管,肺	604	17.89	49.34	35.42	34.71	1.37	4.30	278	14.59	23.41	15.63	15.50	0.75	1.84	C33-C34
其他的胸腔器官	2	0.06	0.16	0.11	0.12	0.01	0.02	1	0.05	0.08	0.06	0.06	0.01	0.01	C37-C38
骨	27	0.80	2.21	1.60	1.58	0.06	0.24	25	1.31	2.11	1.56	1.57	0.08	0.16	C40-C41
皮肤的黑色素瘤	2	0.06	0.16	0.12	0.13	0.01	0.01	0	0.00	0.00	0.00	0.00	0.00	0.00	C43
其他的皮肤	7	0.21	0.57	0.42	0.40	0.01	0.06	4	0.21	0.34	0.19	0.19	0.01	0.02	C44
间皮瘤	0	0.00	0.00	0.00	0.00	0.00	0.00	1	0.05	0.08	0.13	0.27	0.01	0.01	C45
卡波氏肉瘤	0	0.00	0.00	0.00	0.00	0.00	0.00	0	0.00	0.00	0.00	0.00	0.00	0.00	C46
周围神经,其他结缔	0	0.00	0.00	0.00	0.00	0.00	0.00	1	0.05	0.08	0.06	0.06	0.00	0.01	C47;C49
乳房	1	0.03	0.08	0.06	0.06	0.00	0.01	62	3.25	5.22	3.81	3.61	0.27	0.44	C50
外阴	—	—	—	—	—	—	—	0	0.00	0.00	0.00	0.00	0.00	0.00	C51
阴道	—	—	—	—	—	—	—	0	0.00	0.00	0.00	0.00	0.00	0.00	C52
子宫颈	—	—	—	—	—	—	—	71	3.73	5.98	4.27	3.98	0.26	0.45	C53
子宫体	—	—	—	—	—	—	—	4	0.21	0.34	0.20	0.21	0.02	0.02	C54
子宫,部位不明	—	—	—	—	—	—	—	16	0.84	1.35	1.01	1.04	0.08	0.14	C55
卵巢	—	—	—	—	—	—	—	22	1.15	1.85	1.34	1.27	0.09	0.16	C56
其他的女性生殖器	—	—	—	—	—	—	—	0	0.00	0.00	0.00	0.00	0.00	0.00	C57
胎盘	—	—	—	—	—	—	—	0	0.00	0.00	0.00	0.00	0.00	0.00	C58
阴茎	1	0.03	0.08	0.06	0.06	0.00	0.01	—	—	—	—	—	—	—	C60
前列腺	19	0.56	1.55	1.11	1.10	0.02	0.08	—	—	—	—	—	—	—	C61
睾丸	0	0.00	0.00	0.00	0.00	0.00	0.00	—	—	—	—	—	—	—	C62
其他的男性生殖器	0	0.00	0.00	0.00	0.00	0.00	0.00	—	—	—	—	—	—	—	C63
肾	15	0.44	1.23	0.93	1.00	0.03	0.10	5	0.26	0.42	0.28	0.25	0.01	0.02	C64
肾盂	0	0.00	0.00	0.00	0.00	0.00	0.00	0	0.00	0.00	0.00	0.00	0.00	0.00	C65
输尿管	0	0.00	0.00	0.00	0.00	0.00	0.00	0	0.00	0.00	0.00	0.00	0.00	0.00	C66
膀胱	15	0.44	1.23	0.86	0.74	0.01	0.07	9	0.47	0.76	0.44	0.50	0.01	0.03	C67
其他的泌尿器官	0	0.00	0.00	0.00	0.00	0.00	0.00	0	0.00	0.00	0.00	0.00	0.00	0.00	C68
眼	1	0.03	0.08	0.06	0.07	0.01	0.01	1	0.05	0.08	0.06	0.05	0.00	0.00	C69
脑,神经系统	64	1.90	5.23	4.52	4.42	0.26	0.47	49	2.57	4.13	3.35	3.44	0.18	0.38	C70-C72
甲状腺	1	0.03	0.08	0.06	0.06	0.00	0.01	0	0.00	0.00	0.00	0.00	0.00	0.00	C73
肾上腺	0	0.00	0.00	0.00	0.00	0.00	0.00	0	0.00	0.00	0.00	0.00	0.00	0.00	C74
其他的内分泌腺	0	0.00	0.00	0.00	0.00	0.00	0.00	0	0.00	0.00	0.00	0.00	0.00	0.00	C75
霍奇金病	1	0.03	0.08	0.07	0.07	0.00	0.01	0	0.00	0.00	0.00	0.00	0.00	0.00	C81
非霍奇金淋巴瘤	46	1.36	3.76	2.94	2.95	0.15	0.35	20	1.05	1.68	1.17	1.15	0.07	0.11	C82-C85;C96
免疫增生性疾病	0	0.00	0.00	0.00	0.00	0.00	0.00	0	0.00	0.00	0.00	0.00	0.00	0.00	C88
多发性骨髓瘤	3	0.09	0.25	0.20	0.20	0.01	0.03	1	0.05	0.08	0.06	0.07	0.01	0.01	C90
淋巴细胞白血病	13	0.39	1.06	0.93	0.91	0.04	0.09	11	0.58	0.93	0.78	0.74	0.01	0.07	C91
髓样白血病	15	0.44	1.23	0.93	0.92	0.06	0.10	5	0.26	0.42	0.35	0.32	0.01	0.03	C92-C94
白血病,未特指	25	0.74	2.04	1.71	1.61	0.11	0.18	21	1.10	1.77	1.44	1.69	0.09	0.14	C95
其他的或未指明部位	16	0.47	1.31	0.96	1.08	0.06	0.11	12	0.63	1.01	0.69	0.71	0.05	0.10	O&U
所有部位合计	3376	100.00	275.81	200.72	198.12	7.79	23.25	1906	100.00	160.51	108.07	107.18	4.27	11.80	ALL
所有部位除外 C44	3369	99.79	275.24	200.31	197.72	7.79	23.19	1902	99.79	160.17	107.87	106.99	4.26	11.79	ALLbC44

2011—2013 年东台市恶性肿瘤发病主要指标

部 位	男性					累积率		女性					累积率		ICD-10
	病例数	构成(%)	粗率(1/10^5)	中标率(1/10^5)	世标率(1/10^5)	0—64岁	0—74岁	病例数	构成(%)	粗率(1/10^5)	中标率(1/10^5)	世标率(1/10^5)	0—64岁	0—74岁	
唇	0	0.00	0.00	0.00	0.00	0.00	0.00	1	0.04	0.09	0.02	0.02	0.00	0.00	C00
舌	12	0.28	1.05	0.49	0.50	0.03	0.08	14	0.50	1.25	0.80	0.71	0.03	0.09	C01-C02
口	14	0.33	1.23	0.55	0.54	0.02	0.06	14	0.50	1.25	0.55	0.55	0.04	0.06	C03-C06
唾液腺	4	0.09	0.35	0.16	0.13	0.00	0.01	2	0.07	0.18	0.08	0.08	0.00	0.01	C07-C08
扁桃腺	0	0.00	0.00	0.00	0.00	0.00	0.00	1	0.04	0.09	0.05	0.05	0.00	0.00	C09
其他的口咽	2	0.05	0.18	0.08	0.08	0.01	0.01	0	0.00	0.00	0.00	0.00	0.00	0.00	C10
鼻咽	29	0.67	2.54	1.26	1.19	0.07	0.13	12	0.43	1.07	0.54	0.47	0.04	0.05	C11
喉咽	1	0.02	0.09	0.03	0.04	0.00	0.00	1	0.04	0.09	0.03	0.02	0.00	0.00	C12-C13
咽,部位不明	0	0.00	0.00	0.00	0.00	0.00	0.00	0	0.00	0.00	0.00	0.00	0.00	0.00	C14
食管	865	20.12	75.82	34.11	34.31	1.38	4.39	435	15.53	38.86	15.57	15.50	0.54	2.05	C15
胃	843	19.61	73.89	34.18	33.75	1.46	4.22	385	13.75	34.39	14.85	14.39	0.65	1.68	C16
小肠	6	0.14	0.53	0.36	0.31	0.02	0.03	3	0.11	0.27	0.15	0.15	0.01	0.02	C17
结肠	59	1.37	5.17	3.00	2.74	0.19	0.31	43	1.54	3.84	2.12	1.91	0.11	0.22	C18
直肠	109	2.54	9.55	4.64	4.56	0.24	0.55	69	2.46	6.16	3.11	2.95	0.15	0.40	C19-C20
肛门	1	0.02	0.09	0.03	0.02	0.00	0.00	0	0.00	0.00	0.00	0.00	0.00	0.00	C21
肝脏	623	14.49	54.61	29.41	27.96	1.86	3.27	238	8.50	21.26	10.20	9.77	0.58	1.15	C22
胆囊及其他	33	0.77	2.89	1.29	1.29	0.08	0.17	53	1.89	4.73	1.92	1.88	0.09	0.22	C23-C24
胰腺	154	3.58	13.50	6.33	6.13	0.30	0.74	93	3.32	8.31	3.70	3.67	0.15	0.51	C25
鼻,鼻窦及其他	0	0.00	0.00	0.00	0.00	0.00	0.00	1	0.04	0.09	0.06	0.05	0.00	0.00	C30-C31
喉	9	0.21	0.79	0.39	0.38	0.03	0.05	6	0.21	0.54	0.21	0.23	0.02	0.02	C32
气管,支气管,肺	878	20.42	76.96	36.14	36.47	1.84	4.68	427	15.24	38.14	17.56	17.07	0.89	2.11	C33-C34
其他的胸腔器官	7	0.16	0.61	0.31	0.33	0.02	0.06	4	0.14	0.36	0.16	0.15	0.01	0.02	C37-C38
骨	43	1.00	3.77	2.19	2.18	0.13	0.23	53	1.89	4.73	2.05	2.01	0.12	0.24	C40-C41
皮肤的黑色素瘤	11	0.26	0.96	0.46	0.47	0.03	0.06	5	0.18	0.45	0.16	0.14	0.01	0.02	C43
其他的皮肤	8	0.19	0.70	0.34	0.34	0.00	0.02	4	0.14	0.36	0.33	0.26	0.00	0.02	C44
间皮瘤	3	0.07	0.26	0.10	0.10	0.01	0.01	3	0.11	0.27	0.24	0.18	0.02	0.02	C45
卡波氏肉瘤	0	0.00	0.00	0.00	0.00	0.00	0.00	0	0.00	0.00	0.00	0.00	0.00	0.00	C46
周围神经,其他结缔	1	0.02	0.09	0.03	0.02	0.00	0.00	1	0.04	0.09	0.05	0.05	0.01	0.01	C47;C49
乳房	0	0.00	0.00	0.00	0.00	0.00	0.00	277	9.89	24.74	13.74	13.10	1.14	1.46	C50
外阴	—	—	—	—	—	—	—	2	0.07	0.18	0.07	0.08	0.01	0.01	C51
阴道	—	—	—	—	—	—	—	2	0.07	0.18	0.10	0.09	0.00	0.01	C52
子宫颈	—	—	—	—	—	—	—	114	4.07	10.18	5.44	5.20	0.39	0.55	C53
子宫体	—	—	—	—	—	—	—	10	0.36	0.89	0.59	0.54	0.04	0.04	C54
子宫,部位不明	—	—	—	—	—	—	—	136	4.86	12.15	6.07	5.77	0.38	0.68	C55
卵巢	—	—	—	—	—	—	—	54	1.93	4.82	2.62	2.55	0.20	0.30	C56
其他的女性生殖器	—	—	—	—	—	—	—	2	0.07	0.18	0.10	0.10	0.01	0.01	C57
胎盘	—	—	—	—	—	—	—	0	0.00	0.00	0.00	0.00	0.00	0.00	C58
阴茎	3	0.07	0.26	0.15	0.15	0.01	0.02	—	—	—	—	—	—	—	C60
前列腺	74	1.72	6.49	2.69	2.53	0.03	0.27	—	—	—	—	—	—	—	C61
睾丸	3	0.07	0.26	0.21	0.18	0.02	0.02	—	—	—	—	—	—	—	C62
其他的男性生殖器	3	0.07	0.26	0.13	0.13	0.01	0.01	—	—	—	—	—	—	—	C63
肾	37	0.86	3.24	1.86	1.78	0.11	0.23	9	0.32	0.80	0.35	0.33	0.02	0.04	C64
肾盂	0	0.00	0.00	0.00	0.00	0.00	0.00	0	0.00	0.00	0.00	0.00	0.00	0.00	C65
输尿管	4	0.09	0.35	0.12	0.11	0.00	0.00	0	0.00	0.00	0.00	0.00	0.00	0.00	C66
膀胱	52	1.21	4.56	1.99	2.00	0.07	0.19	26	0.93	2.32	1.05	0.98	0.03	0.11	C67
其他的泌尿器官	0	0.00	0.00	0.00	0.00	0.00	0.00	0	0.00	0.00	0.00	0.00	0.00	0.00	C68
眼	2	0.05	0.18	0.08	0.08	0.00	0.00	0	0.00	0.00	0.00	0.00	0.00	0.00	C69
脑,神经系统	90	2.09	7.89	4.09	3.91	0.27	0.45	54	1.93	4.82	2.75	2.91	0.19	0.31	C70-C72
甲状腺	4	0.09	0.35	0.19	0.18	0.00	0.03	12	0.43	1.07	0.94	0.89	0.07	0.07	C73
肾上腺	0	0.00	0.00	0.00	0.00	0.00	0.00	0	0.00	0.00	0.00	0.00	0.00	0.00	C74
其他的内分泌腺	0	0.00	0.00	0.00	0.00	0.00	0.00	1	0.04	0.09	0.05	0.05	0.00	0.01	C75
霍奇金病	2	0.05	0.18	0.09	0.08	0.01	0.01	1	0.04	0.09	0.03	0.03	0.00	0.00	C81
非霍奇金淋巴瘤	37	0.86	3.24	1.89	1.78	0.10	0.22	34	1.21	3.04	1.53	1.47	0.10	0.18	C82-C85;C96
免疫增生性疾病	0	0.00	0.00	0.00	0.00	0.00	0.00	0	0.00	0.00	0.00	0.00	0.00	0.00	C88
多发性骨髓瘤	9	0.21	0.79	0.44	0.40	0.02	0.04	3	0.11	0.27	0.13	0.14	0.00	0.02	C90
淋巴样白血病	6	0.14	0.53	0.40	0.33	0.03	0.04	6	0.21	0.54	0.19	0.19	0.00	0.03	C91
髓样白血病	6	0.14	0.53	0.54	0.51	0.03	0.05	3	0.11	0.27	0.12	0.12	0.00	0.01	C92-C94
白血病,未特指	70	1.63	6.14	4.00	4.03	0.20	0.42	50	1.79	4.47	3.40	3.71	0.23	0.33	C95
其他的或未指明部位	182	4.23	15.95	8.20	8.10	0.48	0.94	137	4.89	12.24	5.89	5.61	0.30	0.63	O&U
所有部位合计	4299	100.00	376.82	182.91	180.18	9.13	22.05	2801	100.00	250.20	119.72	116.18	6.63	13.70	ALL
所有部位除外 C44	4291	99.81	376.12	182.57	179.83	9.13	22.01	2797	99.86	249.84	119.39	115.92	6.61	13.69	ALLbC44

2011—2013年东台市恶性肿瘤死亡主要指标

部 位	男性 病例数	构成(%)	粗率(1/10⁵)	中标率(1/10⁵)	世标率(1/10⁵)	累积率 0—64岁	累积率 0—74岁	女性 病例数	构成(%)	粗率(1/10⁵)	中标率(1/10⁵)	世标率(1/10⁵)	累积率 0—64岁	累积率 0—74岁	ICD-10
唇	0	0.00	0.00	0.00	0.00	0.00	0.00	0	0.00	0.00	0.00	0.00	0.00	0.00	C00
舌	2	0.06	0.18	0.09	0.09	0.00	0.02	5	0.25	0.45	0.17	0.16	0.00	0.03	C01-C02
口	7	0.21	0.61	0.24	0.23	0.00	0.02	7	0.35	0.63	0.27	0.30	0.01	0.04	C03-C06
唾液腺	1	0.03	0.09	0.06	0.05	0.00	0.00	2	0.10	0.18	0.08	0.09	0.00	0.01	C07-C08
扁桃腺	0	0.00	0.00	0.00	0.00	0.00	0.00	0	0.00	0.00	0.00	0.00	0.00	0.00	C09
其他的口咽	1	0.03	0.09	0.03	0.04	0.00	0.00	0	0.00	0.00	0.00	0.00	0.00	0.00	C10
鼻咽	27	0.80	2.37	1.09	1.12	0.08	0.13	6	0.30	0.54	0.42	0.32	0.02	0.02	C11
喉咽	1	0.03	0.09	0.04	0.05	0.01	0.01	0	0.00	0.00	0.00	0.00	0.00	0.00	C12-C13
咽,部位不明	0	0.00	0.00	0.00	0.00	0.00	0.00	0	0.00	0.00	0.00	0.00	0.00	0.00	C14
食管	677	20.04	59.34	25.86	25.81	0.82	3.15	323	16.33	28.85	10.66	10.45	0.28	1.23	C15
胃	653	19.33	57.24	25.43	24.89	0.79	2.95	300	15.17	26.80	10.67	10.38	0.39	1.15	C16
小肠	2	0.06	0.18	0.07	0.08	0.01	0.01	1	0.05	0.09	0.04	0.04	0.00	0.01	C17
结肠	17	0.50	1.49	0.85	0.77	0.04	0.08	19	0.96	1.70	0.79	0.81	0.06	0.10	C18
直肠	50	1.48	4.38	2.23	2.07	0.12	0.21	34	1.72	3.04	1.24	1.26	0.06	0.17	C19-C20
肛门	0	0.00	0.00	0.00	0.00	0.00	0.00	0	0.00	0.00	0.00	0.00	0.00	0.00	C21
肝脏	585	17.31	51.28	26.75	25.60	1.69	2.94	229	11.58	20.46	9.33	8.83	0.51	0.95	C22
胆囊及其他	36	1.07	3.16	1.39	1.42	0.08	0.18	46	2.33	4.11	1.61	1.59	0.07	0.18	C23-C24
胰腺	145	4.29	12.71	6.06	5.79	0.25	0.73	87	4.40	7.77	3.34	3.37	0.14	0.48	C25
鼻,鼻窦及其他	1	0.03	0.09	0.03	0.02	0.00	0.00	1	0.05	0.09	0.05	0.05	0.00	0.00	C30-C31
喉	14	0.41	1.23	0.54	0.54	0.02	0.05	3	0.15	0.27	0.09	0.08	0.00	0.00	C32
气管,支气管,肺	684	20.24	59.95	28.07	27.72	1.16	3.44	385	19.46	34.39	15.23	15.12	0.71	1.90	C33-C34
其他的胸腔器官	5	0.15	0.44	0.23	0.23	0.01	0.04	2	0.10	0.18	0.07	0.06	0.00	0.02	C37-C38
骨	49	1.45	4.29	2.35	2.32	0.12	0.21	40	2.02	3.57	1.53	1.43	0.06	0.16	C40-C41
皮肤的黑色素瘤	4	0.12	0.35	0.16	0.15	0.00	0.02	7	0.35	0.63	0.28	0.29	0.02	0.03	C43
其他的皮肤	6	0.18	0.53	0.19	0.22	0.00	0.01	3	0.15	0.27	0.06	0.06	0.00	0.00	C44
间皮瘤	3	0.09	0.26	0.10	0.11	0.00	0.00	2	0.10	0.18	0.09	0.01	0.00	0.02	C45
卡波氏肉瘤	0	0.00	0.00	0.00	0.00	0.00	0.00	0	0.00	0.00	0.00	0.00	0.00	0.00	C46
周围神经,其他结缔	0	0.00	0.00	0.00	0.00	0.00	0.00	0	0.00	0.00	0.00	0.00	0.00	0.00	C47;C49
乳房	1	0.03	0.09	0.05	0.05	0.00	0.01	90	4.55	8.04	4.03	3.91	0.28	0.42	C50
外阴	—	—	—	—	—	—	—	4	0.20	0.36	0.14	0.13	0.01	0.02	C51
阴道	—	—	—	—	—	—	—	1	0.05	0.09	0.05	0.05	0.00	0.01	C52
子宫颈	—	—	—	—	—	—	—	47	2.38	4.20	2.08	1.96	0.12	0.22	C53
子宫体	—	—	—	—	—	—	—	0	0.00	0.00	0.00	0.00	0.00	0.00	C54
子宫,部位不明	—	—	—	—	—	—	—	60	3.03	5.36	2.25	2.17	0.08	0.23	C55
卵巢	—	—	—	—	—	—	—	28	1.42	2.50	1.33	1.26	0.10	0.15	C56
其他的女性生殖器	—	—	—	—	—	—	—	0	0.00	0.00	0.00	0.00	0.00	0.00	C57
胎盘	—	—	—	—	—	—	—	0	0.00	0.00	0.00	0.00	0.00	0.00	C58
阴茎	1	0.03	0.09	0.05	0.05	0.00	0.01	—	—	—	—	—	—	—	C60
前列腺	46	1.36	4.03	1.69	1.73	0.03	0.13	—	—	—	—	—	—	—	C61
睾丸	1	0.03	0.09	0.06	0.05	0.00	0.00	—	—	—	—	—	—	—	C62
其他的男性生殖器	0	0.00	0.00	0.00	0.00	0.00	0.00	—	—	—	—	—	—	—	C63
肾	26	0.77	2.28	1.22	1.35	0.05	0.15	4	0.20	0.36	0.14	0.15	0.01	0.01	C64
肾盂	0	0.00	0.00	0.00	0.00	0.00	0.00	1	0.05	0.09	0.02	0.02	0.00	0.00	C65
输尿管	0	0.00	0.00	0.00	0.00	0.00	0.00	1	0.05	0.09	0.02	0.02	0.00	0.00	C66
膀胱	26	0.77	2.28	0.96	0.94	0.03	0.06	14	0.71	1.25	0.55	0.51	0.02	0.03	C67
其他的泌尿器官	0	0.00	0.00	0.00	0.00	0.00	0.00	0	0.00	0.00	0.00	0.00	0.00	0.00	C68
眼	2	0.06	0.18	0.06	0.08	0.00	0.00	0	0.00	0.00	0.00	0.00	0.00	0.00	C69
脑,神经系统	84	2.49	7.36	3.76	3.71	0.27	0.47	47	2.38	4.20	2.08	2.01	0.14	0.24	C70-C72
甲状腺	1	0.03	0.09	0.05	0.05	0.00	0.01	3	0.15	0.27	0.09	0.08	0.00	0.01	C73
肾上腺	1	0.03	0.09	0.03	0.04	0.00	0.00	0	0.00	0.00	0.00	0.00	0.00	0.00	C74
其他的内分泌腺	1	0.03	0.09	0.06	0.05	0.00	0.01	0	0.00	0.00	0.00	0.00	0.00	0.00	C75
霍奇金病	0	0.00	0.00	0.00	0.00	0.00	0.00	0	0.00	0.00	0.00	0.00	0.00	0.00	C81
非霍奇金淋巴瘤	51	1.51	4.47	2.36	2.22	0.10	0.30	40	2.02	3.57	1.78	1.75	0.11	0.21	C82-C85;C96
免疫增生性疾病	0	0.00	0.00	0.00	0.00	0.00	0.00	0	0.00	0.00	0.00	0.00	0.00	0.00	C88
多发性骨髓瘤	2	0.06	0.18	0.29	0.27	0.02	0.02	6	0.30	0.54	0.29	0.30	0.02	0.04	C90
淋巴样白血病	4	0.12	0.35	0.27	0.28	0.02	0.02	0	0.00	0.00	0.00	0.00	0.00	0.00	C91
髓样白血病	2	0.06	0.18	0.15	0.16	0.01	0.02	0	0.00	0.00	0.00	0.00	0.00	0.00	C92-C94
白血病,未特指	53	1.57	4.65	3.27	3.37	0.15	0.31	31	1.57	2.77	1.47	1.43	0.09	0.16	C95
其他的或未指明部位	107	3.17	9.38	4.61	4.40	0.22	0.46	99	5.01	8.84	3.78	3.75	0.18	0.41	O&U
所有部位合计	3379	100.00	296.18	140.80	138.10	6.11	16.17	1978	100.00	176.69	76.11	74.27	3.50	8.66	ALL
所有部位除外 C44	3373	99.82	295.65	140.61	137.88	6.11	16.16	1975	99.85	176.42	76.05	74.21	3.50	8.66	ALLbC44

2011—2013 年大丰市恶性肿瘤发病主要指标

部 位	男性					累积率		女性					累积率		ICD-10
	病例数	构成(%)	粗率(1/10^5)	中标率(1/10^5)	世标率(1/10^5)	0—64岁	0—74岁	病例数	构成(%)	粗率(1/10^5)	中标率(1/10^5)	世标率(1/10^5)	0—64岁	0—74岁	
唇	0	0.00	0.00	0.00	0.00	0.00	0.00	0	0.00	0.00	0.00	0.00	0.00	0.00	C00
舌	10	0.26	0.92	0.59	0.60	0.04	0.06	13	0.42	1.19	0.74	0.74	0.05	0.09	C01-C02
口	14	0.37	1.29	0.79	0.80	0.05	0.10	11	0.35	1.01	0.61	0.64	0.06	0.08	C03-C06
唾液腺	2	0.05	0.18	0.11	0.10	0.01	0.01	4	0.13	0.37	0.23	0.22	0.01	0.02	C07-C08
扁桃腺	3	0.08	0.28	0.18	0.18	0.00	0.04	0	0.00	0.00	0.00	0.00	0.00	0.00	C09
其他的口咽	2	0.05	0.18	0.11	0.09	0.01	0.01	0	0.00	0.00	0.00	0.00	0.00	0.00	C10
鼻咽	43	1.13	3.96	2.63	2.53	0.22	0.28	11	0.35	1.01	0.58	0.60	0.02	0.08	C11
喉咽	1	0.03	0.09	0.06	0.05	0.00	0.01	0	0.00	0.00	0.00	0.00	0.00	0.00	C12-C13
咽,部位不明	6	0.16	0.55	0.32	0.34	0.04	0.04	3	0.10	0.28	0.16	0.16	0.01	0.02	C14
食管	624	16.34	57.44	34.06	34.40	1.34	4.19	329	10.59	30.19	15.94	15.77	0.55	1.87	C15
胃	699	18.30	64.35	38.66	38.69	1.84	4.84	268	8.63	24.60	14.04	13.70	0.66	1.74	C16
小肠	8	0.21	0.74	0.43	0.43	0.03	0.05	13	0.42	1.19	0.69	0.74	0.06	0.09	C17
结肠	99	2.59	9.11	5.53	5.48	0.31	0.73	85	2.74	7.80	4.39	4.20	0.20	0.50	C18
直肠	174	4.55	16.02	9.65	9.66	0.61	1.15	136	4.38	12.48	7.37	7.09	0.40	0.83	C19-C20
肛门	0	0.00	0.00	0.00	0.00	0.00	0.00	4	0.13	0.37	0.23	0.23	0.01	0.03	C21
肝脏	569	14.90	52.38	32.29	31.64	2.42	3.59	213	6.86	19.55	11.08	10.96	0.65	1.25	C22
胆囊及其他	36	0.94	3.31	2.00	1.93	0.09	0.23	60	1.93	5.51	2.97	2.94	0.12	0.36	C23-C24
胰腺	122	3.19	11.23	6.81	6.75	0.32	0.86	115	3.70	10.55	5.79	5.66	0.20	0.68	C25
鼻,鼻窦及其他	19	0.50	1.75	1.14	1.31	0.10	0.13	9	0.29	0.83	0.56	0.47	0.03	0.06	C30-C31
喉	19	0.50	1.75	1.08	1.14	0.08	0.17	6	0.19	0.55	0.39	0.37	0.02	0.05	C32
气管,支气管,肺	796	20.84	73.28	44.06	43.99	2.17	5.52	493	15.87	45.25	25.05	24.98	1.23	3.06	C33-C34
其他的胸腔器官	8	0.21	0.74	0.44	0.42	0.01	0.06	5	0.16	0.46	0.36	0.36	0.03	0.04	C37-C38
骨	38	0.99	3.50	2.31	2.29	0.10	0.27	58	1.87	5.32	3.46	3.37	0.21	0.34	C40-C41
皮肤的黑色素瘤	5	0.13	0.46	0.31	0.29	0.01	0.02	5	0.16	0.46	0.24	0.25	0.01	0.01	C43
其他的皮肤	30	0.79	2.76	1.64	1.67	0.09	0.18	18	0.58	1.65	1.00	0.93	0.04	0.10	C44
间皮瘤	0	0.00	0.00	0.00	0.00	0.00	0.00	0	0.00	0.00	0.00	0.00	0.00	0.00	C45
卡波氏肉瘤	0	0.00	0.00	0.00	0.00	0.00	0.00	1	0.03	0.09	0.06	0.06	0.00	0.01	C46
周围神经,其他结缔	12	0.31	1.10	0.77	0.88	0.06	0.08	7	0.23	0.64	0.60	0.58	0.03	0.06	C47;C49
乳房	2	0.05	0.18	0.12	0.10	0.01	0.01	354	11.40	32.49	20.75	19.72	1.68	2.08	C50
外阴	—	—	—	—	—	—	—	1	0.03	0.09	0.06	0.07	0.01	0.01	C51
阴道	—	—	—	—	—	—	—	7	0.23	0.64	0.41	0.43	0.03	0.05	C52
子宫颈	—	—	—	—	—	—	—	327	10.53	30.01	18.82	18.21	1.36	2.13	C53
子宫体	—	—	—	—	—	—	—	84	2.70	7.71	4.90	4.78	0.36	0.56	C54
子宫,部位不明	—	—	—	—	—	—	—	23	0.74	2.11	1.26	1.23	0.08	0.14	C55
卵巢	—	—	—	—	—	—	—	89	2.87	8.17	5.56	5.33	0.38	0.61	C56
其他的女性生殖器	—	—	—	—	—	—	—	7	0.23	0.64	0.38	0.39	0.03	0.03	C57
胎盘	—	—	—	—	—	—	—	3	0.10	0.28	0.18	0.17	0.01	0.02	C58
阴茎	9	0.24	0.83	0.48	0.46	0.02	0.05	—	—	—	—	—	—	—	C60
前列腺	61	1.60	5.62	3.29	3.17	0.05	0.35	—	—	—	—	—	—	—	C61
睾丸	6	0.16	0.55	0.51	0.60	0.04	0.05	—	—	—	—	—	—	—	C62
其他的男性生殖器	3	0.08	0.28	0.15	0.13	0.01	0.01	—	—	—	—	—	—	—	C63
肾	35	0.92	3.22	2.17	2.39	0.12	0.29	31	1.00	2.85	1.80	1.98	0.13	0.22	C64
肾盂	2	0.05	0.18	0.11	0.11	0.01	0.01	1	0.03	0.09	0.06	0.06	0.00	0.01	C65
输尿管	1	0.03	0.09	0.05	0.05	0.01	0.01	1	0.03	0.09	0.06	0.07	0.01	0.01	C66
膀胱	88	2.30	8.10	4.87	4.80	0.27	0.53	39	1.26	3.58	2.08	2.00	0.10	0.22	C67
其他的泌尿器官	0	0.00	0.00	0.00	0.00	0.00	0.00	0	0.00	0.00	0.00	0.00	0.00	0.00	C68
眼	1	0.03	0.09	0.05	0.05	0.01	0.01	3	0.10	0.28	0.25	0.46	0.01	0.02	C69
脑,神经系统	87	2.28	8.01	5.46	5.23	0.31	0.54	94	3.03	8.63	5.80	5.65	0.39	0.61	C70-C72
甲状腺	9	0.24	0.83	0.54	0.51	0.03	0.08	44	1.42	4.04	2.66	2.47	0.20	0.28	C73
肾上腺	1	0.03	0.09	0.13	0.28	0.01	0.01	1	0.03	0.09	0.05	0.05	0.01	0.01	C74
其他的内分泌腺	28	0.73	2.58	1.67	1.52	0.09	0.16	20	0.64	1.84	1.11	1.08	0.07	0.12	C75
霍奇金病	1	0.03	0.09	0.05	0.05	0.00	0.00	0	0.00	0.00	0.00	0.00	0.00	0.00	C81
非霍奇金淋巴瘤	14	0.37	1.29	1.03	1.06	0.06	0.08	10	0.32	0.92	0.61	0.64	0.04	0.08	C82-C85;C96
免疫增生性疾病	0	0.00	0.00	0.00	0.00	0.00	0.00	1	0.03	0.09	0.13	0.13	0.01	0.01	C88
多发性骨髓瘤	4	0.10	0.37	0.22	0.24	0.02	0.03	5	0.16	0.46	0.28	0.28	0.02	0.03	C90
淋巴样白血病	5	0.13	0.46	0.54	0.56	0.04	0.04	0	0.00	0.00	0.00	0.00	0.00	0.00	C91
髓样白血病	12	0.31	1.10	0.92	0.88	0.08	0.08	5	0.16	0.46	0.44	0.58	0.04	0.04	C92-C94
白血病,未特指	51	1.34	4.69	3.64	3.57	0.25	0.35	41	1.32	3.76	2.51	2.35	0.15	0.26	C95
其他的或未指明部位	61	1.60	5.62	3.49	3.43	0.19	0.41	48	1.55	4.41	2.84	2.75	0.16	0.31	O&U
所有部位合计	3820	100.00	351.65	215.47	214.85	11.55	25.70	3106	100.00	285.06	169.50	165.89	9.91	19.23	ALL
所有部位除外 C44	3790	99.21	348.89	213.83	213.18	11.46	25.52	3088	99.42	283.40	168.50	164.96	9.87	19.14	ALLbC44

2011—2013年大丰市恶性肿瘤死亡主要指标

部位	男性 病例数	构成(%)	粗率(1/10^5)	中标率(1/10^5)	世标率(1/10^5)	累积率 0—64岁	累积率 0—74岁	女性 病例数	构成(%)	粗率(1/10^5)	中标率(1/10^5)	世标率(1/10^5)	累积率 0—64岁	累积率 0—74岁	ICD-10
唇	0	0.00	0.00	0.00	0.00	0.00	0.00	0	0.00	0.00	0.00	0.00	0.00	0.00	C00
舌	4	0.13	0.37	0.22	0.24	0.02	0.02	3	0.15	0.28	0.18	0.18	0.00	0.02	C01-C02
口	9	0.28	0.83	0.47	0.43	0.02	0.03	6	0.30	0.55	0.31	0.32	0.03	0.03	C03-C06
唾液腺	2	0.06	0.18	0.12	0.11	0.00	0.02	3	0.15	0.28	0.24	0.24	0.01	0.03	C07-C08
扁桃腺	0	0.00	0.00	0.00	0.00	0.00	0.00	0	0.00	0.00	0.00	0.00	0.00	0.00	C09
其他的口咽	1	0.03	0.09	0.05	0.04	0.00	0.00	2	0.10	0.18	0.13	0.09	0.01	0.01	C10
鼻咽	24	0.76	2.21	1.33	1.30	0.07	0.15	11	0.54	1.01	0.61	0.57	0.02	0.08	C11
喉咽	0	0.00	0.00	0.00	0.00	0.00	0.00	0	0.00	0.00	0.00	0.00	0.00	0.00	C12-C13
咽,部位不明	4	0.13	0.37	0.22	0.22	0.00	0.02	0	0.00	0.00	0.00	0.00	0.00	0.00	C14
食管	551	17.41	50.72	30.12	29.75	1.00	3.53	287	14.17	26.34	13.25	13.09	0.26	1.43	C15
胃	531	16.78	48.88	28.97	28.40	0.85	3.13	218	10.76	20.01	10.76	10.48	0.36	1.27	C16
小肠	8	0.25	0.74	0.44	0.44	0.02	0.06	8	0.39	0.73	0.40	0.40	0.01	0.06	C17
结肠	47	1.49	4.33	2.53	2.49	0.10	0.27	45	2.22	4.13	2.21	2.13	0.09	0.18	C18
直肠	103	3.26	9.48	5.61	5.62	0.27	0.56	62	3.06	5.69	3.01	2.89	0.11	0.25	C19-C20
肛门	2	0.06	0.18	0.10	0.12	0.00	0.00	3	0.15	0.28	0.17	0.17	0.00	0.03	C21
肝脏	526	16.62	48.42	29.62	29.15	2.16	3.16	206	10.17	18.91	10.61	10.51	0.63	1.20	C22
胆囊及其他	38	1.20	3.50	2.14	1.93	0.06	0.18	54	2.67	4.96	2.61	2.60	0.10	0.27	C23-C24
胰腺	121	3.82	11.14	6.69	6.59	0.26	0.83	111	5.48	10.19	5.49	5.36	0.18	0.66	C25
鼻,鼻窦及其他	10	0.32	0.92	0.54	0.56	0.05	0.06	6	0.30	0.55	0.36	0.29	0.01	0.05	C30-C31
喉	16	0.51	1.47	0.89	0.90	0.03	0.10	5	0.25	0.46	0.28	0.26	0.02	0.03	C32
气管,支气管,肺	730	23.07	67.20	40.27	39.53	1.52	4.78	460	22.70	42.22	22.90	22.75	0.93	2.76	C33-C34
其他的胸腔器官	6	0.19	0.55	0.34	0.34	0.01	0.05	5	0.25	0.46	0.27	0.27	0.01	0.05	C37-C38
骨	44	1.39	4.05	2.43	2.43	0.12	0.29	49	2.42	4.50	2.57	2.59	0.13	0.29	C40-C41
皮肤的黑色素瘤	3	0.09	0.28	0.19	0.19	0.01	0.01	1	0.05	0.09	0.04	0.03	0.00	0.00	C43
其他的皮肤	11	0.35	1.01	0.58	0.63	0.01	0.04	11	0.54	1.01	0.64	0.55	0.03	0.06	C44
间皮瘤	0	0.00	0.00	0.00	0.00	0.00	0.00	0	0.00	0.00	0.00	0.00	0.00	0.00	C45
卡波氏肉瘤	0	0.00	0.00	0.00	0.00	0.00	0.00	0	0.00	0.00	0.00	0.00	0.00	0.00	C46
周围神经,其他结缔	2	0.06	0.18	0.10	0.09	0.00	0.00	2	0.10	0.18	0.12	0.12	0.01	0.01	C47;C49
乳房	3	0.09	0.28	0.16	0.14	0.00	0.01	101	4.99	9.27	5.60	5.54	0.44	0.61	C50
外阴	—	—	—	—	—	—	—	0	0.00	0.00	0.00	0.00	0.00	0.00	C51
阴道	—	—	—	—	—	—	—	3	0.15	0.28	0.17	0.19	0.01	0.02	C52
子宫颈	—	—	—	—	—	—	—	83	4.10	7.62	4.19	4.15	0.20	0.50	C53
子宫体	—	—	—	—	—	—	—	20	0.99	1.84	0.96	0.94	0.04	0.09	C54
子宫,部位不明	—	—	—	—	—	—	—	15	0.74	1.38	0.70	0.70	0.02	0.07	C55
卵巢	—	—	—	—	—	—	—	49	2.42	4.50	2.81	2.72	0.19	0.34	C56
其他的女性生殖器	—	—	—	—	—	—	—	2	0.10	0.18	0.11	0.13	0.02	0.02	C57
胎盘	—	—	—	—	—	—	—	0	0.00	0.00	0.00	0.00	0.00	0.00	C58
阴茎	7	0.22	0.64	0.35	0.35	0.02	0.02	—	—	—	—	—	—	—	C60
前列腺	51	1.61	4.69	2.71	2.60	0.03	0.23	—	—	—	—	—	—	—	C61
睾丸	0	0.00	0.00	0.00	0.00	0.00	0.00	—	—	—	—	—	—	—	C62
其他的男性生殖器	3	0.09	0.28	0.16	0.19	0.01	0.01	—	—	—	—	—	—	—	C63
肾	14	0.44	1.29	0.75	0.77	0.02	0.08	10	0.49	0.92	0.63	0.80	0.04	0.07	C64
肾盂	0	0.00	0.00	0.00	0.00	0.00	0.00	1	0.05	0.09	0.06	0.06	0.00	0.01	C65
输尿管	0	0.00	0.00	0.00	0.00	0.00	0.00	0	0.00	0.00	0.00	0.00	0.00	0.00	C66
膀胱	44	1.39	4.05	2.34	2.47	0.05	0.21	11	0.54	1.01	0.53	0.50	0.02	0.05	C67
其他的泌尿器官	0	0.00	0.00	0.00	0.00	0.00	0.00	0	0.00	0.00	0.00	0.00	0.00	0.00	C68
眼	1	0.03	0.09	0.04	0.06	0.00	0.01	1	0.05	0.09	0.16	0.35	0.01	0.01	C69
脑,神经系统	73	2.31	6.72	4.65	4.88	0.25	0.49	61	3.01	5.60	3.46	3.29	0.18	0.39	C70-C72
甲状腺	3	0.09	0.28	0.18	0.19	0.01	0.03	6	0.30	0.55	0.30	0.31	0.02	0.03	C73
肾上腺	0	0.00	0.00	0.00	0.00	0.00	0.00	0	0.00	0.00	0.00	0.00	0.00	0.00	C74
其他的内分泌腺	32	1.01	2.95	1.84	1.70	0.08	0.19	15	0.74	1.38	0.81	0.77	0.04	0.09	C75
霍奇金病	0	0.00	0.00	0.00	0.00	0.00	0.00	0	0.00	0.00	0.00	0.00	0.00	0.00	C81
非霍奇金淋巴瘤	5	0.16	0.46	0.36	0.36	0.02	0.04	7	0.35	0.64	0.37	0.35	0.01	0.04	C82-C85;C96
免疫增生性疾病	0	0.00	0.00	0.00	0.00	0.00	0.00	0	0.00	0.00	0.00	0.00	0.00	0.00	C88
多发性骨髓瘤	1	0.03	0.09	0.08	0.08	0.00	0.02	1	0.05	0.09	0.06	0.07	0.01	0.01	C90
淋巴样白血病	0	0.00	0.00	0.00	0.00	0.00	0.00	0	0.00	0.00	0.00	0.00	0.00	0.00	C91
髓样白血病	0	0.00	0.00	0.00	0.00	0.00	0.00	0	0.00	0.00	0.00	0.00	0.00	0.00	C92-C94
白血病,未特指	76	2.40	7.00	5.12	4.88	0.33	0.56	42	2.07	3.85	2.86	2.91	0.17	0.30	C95
其他的或未指明部位	58	1.83	5.34	3.15	3.18	0.18	0.34	40	1.97	3.67	2.23	2.18	0.09	0.28	O&U
所有部位合计	3164	100.00	291.26	175.83	173.31	7.61	19.50	2026	100.00	185.94	103.16	101.82	4.46	11.71	ALL
所有部位除外 C44	3153	99.65	290.25	175.25	172.68	7.61	19.46	2015	99.46	184.93	102.52	101.27	4.43	11.65	ALLbC44

2011—2013年宝应县恶性肿瘤发病主要指标

部位	男性 病例数	构成(%)	粗率(1/10⁵)	中标率(1/10⁵)	世标率(1/10⁵)	累积率 0—64岁	累积率 0—74岁	女性 病例数	构成(%)	粗率(1/10⁵)	中标率(1/10⁵)	世标率(1/10⁵)	累积率 0—64岁	累积率 0—74岁	ICD-10
唇	2	0.12	0.44	0.55	0.78	0.00	0.03	0	0.00	0.00	0.00	0.00	0.00	0.00	C00
舌	0	0.00	0.00	0.00	0.00	0.00	0.00	1	0.10	0.22	0.12	0.09	0.00	0.00	C01-C02
口	4	0.25	0.87	0.74	0.72	0.05	0.08	5	0.52	1.10	0.85	1.09	0.02	0.02	C03-C06
唾液腺	0	0.00	0.00	0.00	0.00	0.00	0.00	1	0.10	0.22	0.17	0.18	0.00	0.03	C07-C08
扁桃腺	0	0.00	0.00	0.00	0.00	0.00	0.00	0	0.00	0.00	0.00	0.00	0.00	0.00	C09
其他的口咽	0	0.00	0.00	0.00	0.00	0.00	0.00	1	0.10	0.22	0.17	0.18	0.00	0.03	C10
鼻咽	15	0.92	3.26	2.58	2.39	0.22	0.26	6	0.62	1.32	0.90	0.91	0.08	0.11	C11
喉咽	1	0.06	0.22	0.16	0.12	0.00	0.00	1	0.10	0.22	0.17	0.18	0.00	0.03	C12-C13
咽,部位不明	0	0.00	0.00	0.00	0.00	0.00	0.00	0	0.00	0.00	0.00	0.00	0.00	0.00	C14
食管	389	23.84	84.65	59.29	60.84	2.67	7.22	197	20.35	43.21	26.92	27.70	1.02	3.10	C15
胃	477	29.23	103.80	71.59	70.81	2.75	8.38	180	18.60	39.48	25.28	25.85	0.89	2.91	C16
小肠	10	0.61	2.18	1.46	1.43	0.05	0.14	6	0.62	1.32	0.79	0.83	0.06	0.12	C17
结肠	35	2.14	7.62	6.25	6.48	0.27	0.56	20	2.07	4.39	2.94	2.75	0.17	0.36	C18
直肠	53	3.25	11.53	8.09	7.96	0.46	0.83	37	3.82	8.12	5.43	5.46	0.35	0.59	C19-C20
肛门	1	0.06	0.22	0.12	0.11	0.01	0.01	1	0.10	0.22	0.14	0.16	0.02	0.02	C21
肝脏	141	8.64	30.68	21.53	21.78	1.22	2.51	56	5.79	12.28	8.36	8.31	0.52	0.85	C22
胆囊及其他	14	0.86	3.05	2.09	2.12	0.05	0.39	8	0.83	1.75	1.16	1.11	0.04	0.13	C23-C24
胰腺	36	2.21	7.83	5.52	5.16	0.27	0.49	42	4.34	9.21	5.59	5.49	0.20	0.66	C25
鼻,鼻窦及其他	0	0.00	0.00	0.00	0.00	0.00	0.00	4	0.41	0.88	0.63	0.62	0.04	0.07	C30-C31
喉	5	0.31	1.09	0.76	0.70	0.02	0.09	2	0.21	0.44	0.27	0.26	0.00	0.03	C32
气管,支气管,肺	296	18.14	64.41	44.69	44.40	1.72	5.32	127	13.12	27.85	17.28	17.32	0.75	1.79	C33-C34
其他的胸腔器官	0	0.00	0.00	0.00	0.00	0.00	0.00	1	0.10	0.22	0.11	0.11	0.01	0.01	C37-C38
骨	16	0.98	3.48	2.93	3.06	0.16	0.27	16	1.65	3.51	2.33	2.36	0.11	0.23	C40-C41
皮肤的黑色素瘤	2	0.12	0.44	0.23	0.25	0.01	0.03	1	0.10	0.22	0.12	0.12	0.02	0.02	C43
其他的皮肤	2	0.12	0.44	0.30	0.26	0.01	0.03	4	0.41	0.88	0.64	0.60	0.03	0.10	C44
间皮瘤	0	0.00	0.00	0.00	0.00	0.00	0.00	1	0.10	0.22	0.21	0.19	0.02	0.02	C45
卡波氏肉瘤	0	0.00	0.00	0.00	0.00	0.00	0.00	0	0.00	0.00	0.00	0.00	0.00	0.00	C46
周围神经,其他结缔	0	0.00	0.00	0.00	0.00	0.00	0.00	0	0.00	0.00	0.00	0.00	0.00	0.00	C47;C49
乳房	0	0.00	0.00	0.00	0.00	0.00	0.00	62	6.40	13.60	9.84	9.21	0.76	0.98	C50
外阴	—	—	—	—	—	—	—	1	0.10	0.22	0.21	0.19	0.02	0.02	C51
阴道	—	—	—	—	—	—	—	0	0.00	0.00	0.00	0.00	0.00	0.00	C52
子宫颈	—	—	—	—	—	—	—	61	6.30	13.38	9.67	8.95	0.73	0.94	C53
子宫体	—	—	—	—	—	—	—	17	1.76	3.73	2.62	2.52	0.25	0.28	C54
子宫,部位不明	—	—	—	—	—	—	—	8	0.83	1.75	1.34	1.20	0.11	0.11	C55
卵巢	—	—	—	—	—	—	—	15	1.55	3.29	2.40	2.31	0.19	0.25	C56
其他的女性生殖器	—	—	—	—	—	—	—	1	0.10	0.22	0.20	0.13	0.01	0.01	C57
胎盘	—	—	—	—	—	—	—	0	0.00	0.00	0.00	0.00	0.00	0.00	C58
阴茎	3	0.18	0.65	0.46	0.42	0.01	0.04	—	—	—	—	—	—	—	C60
前列腺	25	1.53	5.44	4.03	3.47	0.05	0.29	—	—	—	—	—	—	—	C61
睾丸	1	0.06	0.22	0.13	0.15	0.02	0.02	—	—	—	—	—	—	—	C62
其他的男性生殖器	1	0.06	0.22	0.15	0.16	0.00	0.03	—	—	—	—	—	—	—	C63
肾	3	0.18	0.65	0.83	0.74	0.04	0.07	5	0.52	1.10	0.72	0.73	0.07	0.07	C64
肾盂	0	0.00	0.00	0.00	0.00	0.00	0.00	1	0.10	0.22	0.12	0.12	0.02	0.02	C65
输尿管	3	0.18	0.65	0.42	0.45	0.02	0.08	1	0.10	0.22	0.14	0.16	0.02	0.02	C66
膀胱	17	1.04	3.70	3.29	3.50	0.09	0.32	5	0.52	1.10	0.67	0.63	0.01	0.07	C67
其他的泌尿器官	0	0.00	0.00	0.00	0.00	0.00	0.00	0	0.00	0.00	0.00	0.00	0.00	0.00	C68
眼	0	0.00	0.00	0.00	0.00	0.00	0.00	0	0.00	0.00	0.00	0.00	0.00	0.00	C69
脑,神经系统	27	1.65	5.88	4.28	4.13	0.31	0.51	19	1.96	4.17	2.50	2.35	0.14	0.24	C70-C72
甲状腺	3	0.18	0.65	0.39	0.37	0.03	0.03	9	0.93	1.97	2.02	1.90	0.12	0.18	C73
肾上腺	1	0.06	0.22	0.16	0.16	0.02	0.02	1	0.10	0.22	0.11	0.11	0.01	0.01	C74
其他的内分泌腺	0	0.00	0.00	0.00	0.00	0.00	0.00	0	0.00	0.00	0.00	0.00	0.00	0.00	C75
霍奇金病	0	0.00	0.00	0.00	0.00	0.00	0.00	0	0.00	0.00	0.00	0.00	0.00	0.00	C81
非霍奇金淋巴瘤	12	0.74	2.61	1.91	1.98	0.16	0.25	12	1.24	2.63	1.88	1.72	0.13	0.19	C82-C85;C96
免疫增生性疾病	0	0.00	0.00	0.00	0.00	0.00	0.00	0	0.00	0.00	0.00	0.00	0.00	0.00	C88
多发性骨髓瘤	2	0.12	0.44	0.26	0.26	0.02	0.05	1	0.10	0.22	0.17	0.17	0.00	0.03	C90
淋巴样白血病	8	0.49	1.74	1.37	1.21	0.09	0.11	3	0.31	0.66	0.52	0.58	0.05	0.05	C91
髓样白血病	3	0.18	0.65	0.45	0.42	0.00	0.06	1	0.10	0.22	0.27	0.29	0.02	0.02	C92-C94
白血病,未特指	16	0.98	3.48	2.78	2.94	0.14	0.23	13	1.34	2.85	1.97	1.84	0.13	0.16	C95
其他的或未指明部位	8	0.49	1.74	1.13	1.21	0.07	0.15	14	1.45	3.07	2.38	2.23	0.15	0.24	O&U
所有部位合计	1632	100.00	355.14	250.91	250.94	11.01	28.92	968	100.00	212.31	140.34	139.23	7.26	15.07	ALL
所有部位除外 C44	1630	99.88	354.71	250.61	250.68	11.01	28.88	964	99.59	211.43	139.70	138.63	7.23	14.97	ALLbC44

2011—2013年宝应县恶性肿瘤死亡主要指标

部 位	男性							女性							ICD-10
	病例数	构成(%)	粗率(1/10⁵)	中标率(1/10⁵)	世标率(1/10⁵)	累积率 0—64岁	累积率 0—74岁	病例数	构成(%)	粗率(1/10⁵)	中标率(1/10⁵)	世标率(1/10⁵)	累积率 0—64岁	累积率 0—74岁	
唇	1	0.08	0.22	0.40	0.62	0.00	0.00	0	0.00	0.00	0.00	0.00	0.00	0.00	C00
舌	1	0.08	0.22	0.23	0.20	0.02	0.02	0	0.00	0.00	0.00	0.00	0.00	0.00	C01-C02
口	3	0.24	0.65	0.49	0.43	0.00	0.03	1	0.14	0.22	0.17	0.18	0.00	0.03	C03-C06
唾液腺	0	0.00	0.00	0.00	0.00	0.00	0.00	0	0.00	0.00	0.00	0.00	0.00	0.00	C07-C08
扁桃腺	0	0.00	0.00	0.00	0.00	0.00	0.00	0	0.00	0.00	0.00	0.00	0.00	0.00	C09
其他的口咽	0	0.00	0.00	0.00	0.00	0.00	0.00	0	0.00	0.00	0.00	0.00	0.00	0.00	C10
鼻咽	8	0.65	1.74	1.32	1.19	0.06	0.09	2	0.28	0.44	0.42	0.27	0.01	0.01	C11
喉咽	0	0.00	0.00	0.00	0.00	0.00	0.00	0	0.00	0.00	0.00	0.00	0.00	0.00	C12-C13
咽,部位不明	1	0.08	0.22	0.11	0.12	0.02	0.02	0	0.00	0.00	0.00	0.00	0.00	0.00	C14
食管	294	23.88	63.98	46.57	47.22	1.49	4.92	139	19.33	30.49	18.71	18.95	0.52	1.74	C15
胃	339	27.54	73.77	53.89	53.83	1.41	5.22	180	25.03	39.48	24.76	25.70	0.57	2.24	C16
小肠	2	0.16	0.44	0.26	0.26	0.02	0.05	4	0.56	0.88	0.59	0.50	0.03	0.06	C17
结肠	6	0.49	1.31	1.15	1.40	0.02	0.13	2	0.28	0.44	0.28	0.27	0.00	0.03	C18
直肠	22	1.79	4.79	3.55	3.62	0.14	0.32	26	3.62	5.70	4.08	3.76	0.19	0.47	C19-C20
肛门	2	0.16	0.44	0.55	0.76	0.00	0.03	0	0.00	0.00	0.00	0.00	0.00	0.00	C21
肝脏	121	9.83	26.33	18.30	18.14	1.18	2.12	53	7.37	11.62	7.56	7.64	0.41	0.78	C22
胆囊及其他	12	0.97	2.61	2.01	2.21	0.04	0.21	13	1.81	2.85	1.73	1.81	0.05	0.23	C23-C24
胰腺	37	3.01	8.05	5.68	5.27	0.24	0.49	39	5.42	8.55	4.97	4.64	0.10	0.51	C25
鼻,鼻窦及其他	0	0.00	0.00	0.00	0.00	0.00	0.00	2	0.28	0.44	0.38	0.36	0.02	0.05	C30-C31
喉	8	0.65	1.74	1.19	1.13	0.04	0.13	1	0.14	0.22	0.17	0.18	0.00	0.03	C32
气管,支气管,肺	257	20.88	55.93	39.65	39.00	1.23	4.50	103	14.33	22.59	14.02	14.58	0.63	1.42	C33-C34
其他的胸腔器官	0	0.00	0.00	0.00	0.00	0.00	0.00	1	0.14	0.22	0.16	0.15	0.02	0.02	C37-C38
骨	20	1.62	4.35	3.05	3.15	0.16	0.37	18	2.50	3.95	2.66	2.59	0.15	0.30	C40-C41
皮肤的黑色素瘤	0	0.00	0.00	0.00	0.00	0.00	0.00	0	0.00	0.00	0.00	0.00	0.00	0.00	C43
其他的皮肤	2	0.16	0.44	0.31	0.28	0.00	0.03	2	0.28	0.44	0.28	0.27	0.00	0.03	C44
间皮瘤	0	0.00	0.00	0.00	0.00	0.00	0.00	0	0.00	0.00	0.00	0.00	0.00	0.00	C45
卡波氏肉瘤	0	0.00	0.00	0.00	0.00	0.00	0.00	0	0.00	0.00	0.00	0.00	0.00	0.00	C46
周围神经,其他结缔	0	0.00	0.00	0.00	0.00	0.00	0.00	1	0.14	0.22	0.20	0.13	0.01	0.01	C47;C49
乳房	0	0.00	0.00	0.00	0.00	0.00	0.00	20	2.78	4.39	3.38	3.06	0.20	0.35	C50
外阴	—	—	—	—	—	—	—	0	0.00	0.00	0.00	0.00	0.00	0.00	C51
阴道	—	—	—	—	—	—	—	0	0.00	0.00	0.00	0.00	0.00	0.00	C52
子宫颈	—	—	—	—	—	—	—	24	3.34	5.26	3.81	3.58	0.24	0.34	C53
子宫体	—	—	—	—	—	—	—	5	0.70	1.10	0.72	0.65	0.05	0.05	C54
子宫,部位不明	—	—	—	—	—	—	—	9	1.25	1.97	1.21	1.20	0.11	0.11	C55
卵巢	—	—	—	—	—	—	—	5	0.70	1.10	0.70	0.71	0.08	0.08	C56
其他的女性生殖器	—	—	—	—	—	—	—	0	0.00	0.00	0.00	0.00	0.00	0.00	C57
胎盘	—	—	—	—	—	—	—	0	0.00	0.00	0.00	0.00	0.00	0.00	C58
阴茎	0	0.00	0.00	0.00	0.00	0.00	0.00	—	—	—	—	—	—	—	C60
前列腺	9	0.73	1.96	1.42	1.31	0.05	0.10	—	—	—	—	—	—	—	C61
睾丸	0	0.00	0.00	0.00	0.00	0.00	0.00	—	—	—	—	—	—	—	C62
其他的男性生殖器	0	0.00	0.00	0.00	0.00	0.00	0.00	—	—	—	—	—	—	—	C63
肾	0	0.00	0.00	0.00	0.00	0.00	0.00	1	0.14	0.22	0.14	0.16	0.02	0.02	C64
肾盂	1	0.08	0.22	0.16	0.12	0.00	0.00	0	0.00	0.00	0.00	0.00	0.00	0.00	C65
输尿管	0	0.00	0.00	0.00	0.00	0.00	0.00	0	0.00	0.00	0.00	0.00	0.00	0.00	C66
膀胱	5	0.41	1.09	1.01	1.14	0.01	0.04	0	0.00	0.00	0.00	0.00	0.00	0.00	C67
其他的泌尿器官	0	0.00	0.00	0.00	0.00	0.00	0.00	0	0.00	0.00	0.00	0.00	0.00	0.00	C68
眼	1	0.08	0.22	0.16	0.12	0.00	0.00	0	0.00	0.00	0.00	0.00	0.00	0.00	C69
脑,神经系统	24	1.95	5.22	3.43	3.37	0.29	0.42	24	3.34	5.26	3.33	3.34	0.28	0.37	C70-C72
甲状腺	0	0.00	0.00	0.00	0.00	0.00	0.00	3	0.42	0.66	0.44	0.53	0.00	0.03	C73
肾上腺	1	0.08	0.22	0.12	0.11	0.01	0.01	1	0.14	0.22	0.17	0.27	0.00	0.00	C74
其他的内分泌腺	0	0.00	0.00	0.00	0.00	0.00	0.00	0	0.00	0.00	0.00	0.00	0.00	0.00	C75
霍奇金病	0	0.00	0.00	0.00	0.00	0.00	0.00	0	0.00	0.00	0.00	0.00	0.00	0.00	C81
非霍奇金淋巴瘤	14	1.14	3.05	2.03	2.04	0.11	0.23	8	1.11	1.75	1.04	1.06	0.06	0.19	C82-C85;C96
免疫增生性疾病	0	0.00	0.00	0.00	0.00	0.00	0.00	0	0.00	0.00	0.00	0.00	0.00	0.00	C88
多发性骨髓瘤	2	0.16	0.44	0.42	0.35	0.02	0.02	1	0.14	0.22	0.16	0.15	0.02	0.02	C90
淋巴样白血病	7	0.57	1.52	1.17	1.14	0.09	0.11	8	1.11	1.75	1.38	1.27	0.09	0.12	C91
髓样白血病	1	0.08	0.22	0.24	0.25	0.02	0.02	1	0.14	0.22	0.12	0.12	0.02	0.02	C92-C94
白血病,未特指	7	0.57	1.52	1.32	1.42	0.06	0.06	12	1.67	2.63	2.17	2.22	0.13	0.19	C95
其他的或未指明部位	23	1.87	5.01	3.73	3.75	0.08	0.41	10	1.39	2.19	1.42	1.53	0.10	0.13	O&U
所有部位合计	1231	100.00	267.88	193.94	193.97	6.78	20.10	719	100.00	157.70	101.29	101.83	4.09	9.95	ALL
所有部位除外 C44	1229	99.84	267.45	193.63	193.69	6.78	20.08	717	99.72	157.26	101.01	101.56	4.09	9.92	ALLbC44

2011—2013 年丹阳市恶性肿瘤发病主要指标

部位	男性 病例数	构成(%)	粗率(1/10⁵)	中标率(1/10⁵)	世标率(1/10⁵)	累积率 0—64岁	累积率 0—74岁	女性 病例数	构成(%)	粗率(1/10⁵)	中标率(1/10⁵)	世标率(1/10⁵)	累积率 0—64岁	累积率 0—74岁	ICD-10
唇	3	0.08	0.37	0.27	0.24	0.00	0.02	2	0.08	0.25	0.14	0.13	0.00	0.02	C00
舌	3	0.08	0.37	0.35	0.46	0.01	0.01	5	0.21	0.62	0.34	0.42	0.02	0.02	C01-C02
口	3	0.08	0.37	0.24	0.22	0.01	0.01	2	0.08	0.25	0.19	0.19	0.00	0.04	C03-C06
唾液腺	1	0.03	0.12	0.12	0.13	0.01	0.01	3	0.12	0.37	0.23	0.22	0.00	0.02	C07-C08
扁桃腺	0	0.00	0.00	0.00	0.00	0.00	0.00	0	0.00	0.00	0.00	0.00	0.00	0.00	C09
其他的口咽	5	0.14	0.61	0.43	0.41	0.01	0.04	1	0.04	0.12	0.06	0.05	0.00	0.00	C10
鼻咽	19	0.52	2.32	1.74	1.60	0.11	0.20	11	0.45	1.36	0.91	0.93	0.05	0.09	C11
喉咽	2	0.06	0.24	0.18	0.20	0.00	0.03	0	0.00	0.00	0.00	0.00	0.00	0.00	C12-C13
咽,部位不明	0	0.00	0.00	0.00	0.00	0.00	0.00	0	0.00	0.00	0.00	0.00	0.00	0.00	C14
食管	757	20.87	92.46	64.60	67.20	2.77	8.16	349	14.32	43.31	25.84	26.64	0.96	3.28	C15
胃	1195	32.95	145.95	101.66	105.45	4.81	12.22	593	24.33	73.58	44.51	45.04	1.98	5.57	C16
小肠	21	0.58	2.56	2.06	2.40	0.08	0.19	10	0.41	1.24	0.74	0.86	0.04	0.05	C17
结肠	138	3.80	16.86	12.51	13.20	0.51	1.38	117	4.80	14.52	8.85	8.96	0.45	0.94	C18
直肠	134	3.69	16.37	11.84	12.53	0.52	1.27	99	4.06	12.28	7.89	7.84	0.36	1.02	C19-C20
肛门	1	0.03	0.12	0.21	0.32	0.00	0.00	2	0.08	0.25	0.12	0.15	0.00	0.00	C21
肝脏	306	8.44	37.37	26.13	26.84	1.33	2.86	152	6.24	18.86	11.36	11.93	0.46	1.16	C22
胆囊及其他	21	0.58	2.56	2.16	2.42	0.05	0.17	33	1.35	4.09	2.36	2.63	0.09	0.23	C23-C24
胰腺	71	1.96	8.67	6.80	7.44	0.19	0.67	76	3.12	9.43	5.38	5.53	0.26	0.55	C25
鼻,鼻窦及其他	1	0.03	0.12	0.08	0.07	0.01	0.01	1	0.04	0.12	0.06	0.07	0.01	0.01	C30-C31
喉	13	0.36	1.59	1.09	1.10	0.04	0.17	3	0.12	0.37	0.22	0.24	0.01	0.01	C32
气管,支气管,肺	489	13.48	59.73	43.71	45.76	1.54	4.84	233	9.56	28.91	17.51	18.10	0.89	2.09	C33-C34
其他的胸腔器官	4	0.11	0.49	0.31	0.27	0.01	0.01	5	0.21	0.62	0.39	0.39	0.02	0.05	C37-C38
骨	21	0.58	2.56	1.87	1.96	0.09	0.17	23	0.94	2.85	2.13	2.01	0.13	0.19	C40-C41
皮肤的黑色素瘤	5	0.14	0.61	0.43	0.41	0.01	0.05	3	0.12	0.37	0.21	0.24	0.00	0.02	C43
其他的皮肤	16	0.44	1.95	1.73	2.06	0.07	0.12	21	0.86	2.61	1.65	1.62	0.06	0.14	C44
间皮瘤	1	0.03	0.12	0.10	0.10	0.00	0.02	0	0.00	0.00	0.00	0.00	0.00	0.00	C45
卡波氏肉瘤	0	0.00	0.00	0.00	0.00	0.00	0.00	0	0.00	0.00	0.00	0.00	0.00	0.00	C46
周围神经,其他结缔	2	0.06	0.24	0.17	0.15	0.01	0.01	1	0.04	0.12	0.09	0.08	0.01	0.01	C47;C49
乳房	0	0.00	0.00	0.00	0.00	0.00	0.00	254	10.42	31.52	20.61	19.39	1.61	1.98	C50
外阴	—	—	—	—	—	—	—	2	0.08	0.25	0.15	0.15	0.01	0.03	C51
阴道	—	—	—	—	—	—	—	1	0.04	0.12	0.09	0.08	0.01	0.01	C52
子宫颈	—	—	—	—	—	—	—	124	5.09	15.39	10.66	9.68	0.83	0.95	C53
子宫体	—	—	—	—	—	—	—	70	2.87	8.69	5.54	5.45	0.41	0.65	C54
子宫,部位不明	—	—	—	—	—	—	—	3	0.12	0.37	0.19	0.23	0.01	0.01	C55
卵巢	—	—	—	—	—	—	—	42	1.72	5.21	3.31	3.37	0.21	0.45	C56
其他的女性生殖器	—	—	—	—	—	—	—	5	0.21	0.62	0.37	0.37	0.03	0.05	C57
胎盘	—	—	—	—	—	—	—	0	0.00	0.00	0.00	0.00	0.00	0.00	C58
阴茎	8	0.22	0.98	0.67	0.64	0.04	0.08	—	—	—	—	—	—	—	C60
前列腺	71	1.96	8.67	7.72	8.59	0.06	0.55	—	—	—	—	—	—	—	C61
睾丸	4	0.11	0.49	0.45	0.35	0.02	0.04	—	—	—	—	—	—	—	C62
其他的男性生殖器	0	0.00	0.00	0.00	0.00	0.00	0.00	—	—	—	—	—	—	—	C63
肾	12	0.33	1.47	1.32	1.67	0.05	0.10	12	0.49	1.49	1.02	1.18	0.07	0.10	C64
肾盂	3	0.08	0.37	0.23	0.19	0.01	0.01	0	0.00	0.00	0.00	0.00	0.00	0.00	C65
输尿管	2	0.06	0.24	0.15	0.13	0.01	0.01	0	0.00	0.00	0.00	0.00	0.00	0.00	C66
膀胱	95	2.62	11.60	8.04	8.08	0.34	0.79	26	1.07	3.23	1.98	2.00	0.08	0.23	C67
其他的泌尿器官	2	0.06	0.24	0.18	0.14	0.00	0.00	1	0.04	0.12	0.08	0.08	0.01	0.01	C68
眼	2	0.06	0.24	0.19	0.20	0.00	0.04	2	0.08	0.25	0.14	0.16	0.00	0.00	C69
脑,神经系统	44	1.21	5.37	4.06	4.06	0.16	0.34	26	1.07	3.23	1.94	2.12	0.13	0.19	C70-C72
甲状腺	8	0.22	0.98	0.81	0.77	0.04	0.09	39	1.60	4.84	3.85	3.31	0.25	0.34	C73
肾上腺	3	0.08	0.37	0.25	0.28	0.01	0.01	1	0.04	0.12	0.07	0.08	0.01	0.01	C74
其他的内分泌腺	0	0.00	0.00	0.00	0.00	0.00	0.00	0	0.00	0.00	0.00	0.00	0.00	0.00	C75
霍奇金病	3	0.08	0.37	0.22	0.23	0.02	0.02	2	0.08	0.25	0.30	0.27	0.02	0.02	C81
非霍奇金淋巴瘤	41	1.13	5.01	3.54	3.56	0.21	0.41	20	0.82	2.48	1.55	1.51	0.06	0.17	C82-C85;C96
免疫增生性疾病	1	0.03	0.12	0.05	0.06	0.01	0.01	0	0.00	0.00	0.00	0.00	0.00	0.00	C88
多发性骨髓瘤	12	0.33	1.47	1.26	1.51	0.05	0.13	5	0.21	0.62	0.35	0.36	0.04	0.04	C90
淋巴样白血病	9	0.25	1.10	0.92	0.81	0.02	0.05	8	0.33	0.99	0.90	0.86	0.03	0.07	C91
髓样白血病	5	0.14	0.61	0.58	0.65	0.01	0.03	0	0.00	0.00	0.00	0.00	0.00	0.00	C92-C94
白血病,未特指	25	0.69	3.05	2.56	2.62	0.15	0.25	16	0.66	1.99	1.18	1.15	0.09	0.11	C95
其他的或未指明部位	45	1.24	5.50	3.85	3.98	0.17	0.43	33	1.35	4.09	2.59	2.44	0.15	0.24	O&U
所有部位合计	3627	100.00	442.99	317.83	331.44	13.56	36.07	2437	100.00	302.40	187.83	188.50	9.82	21.21	ALL
所有部位除外 C44	3611	99.56	441.04	316.09	329.38	13.49	35.95	2416	99.14	299.80	186.18	186.88	9.77	21.07	ALLbC44

2011—2013年丹阳市恶性肿瘤死亡主要指标

部位	男性							女性							ICD-10
	病例数	构成(%)	粗率(1/10^5)	中标率(1/10^5)	世标率(1/10^5)	累积率 0-64岁	累积率 0-74岁	病例数	构成(%)	粗率(1/10^5)	中标率(1/10^5)	世标率(1/10^5)	累积率 0-64岁	累积率 0-74岁	
唇	1	0.04	0.12	0.09	0.07	0.00	0.00	1	0.06	0.12	0.06	0.05	0.00	0.00	C00
舌	2	0.07	0.24	0.26	0.38	0.01	0.01	6	0.34	0.74	0.43	0.59	0.02	0.02	C01-C02
口	3	0.11	0.37	0.27	0.24	0.00	0.02	5	0.29	0.62	0.35	0.37	0.01	0.03	C03-C06
唾液腺	2	0.07	0.24	0.22	0.23	0.01	0.02	2	0.11	0.25	0.12	0.11	0.01	0.01	C07-C08
扁桃腺	0	0.00	0.00	0.00	0.00	0.00	0.00	0	0.00	0.00	0.00	0.00	0.00	0.00	C09
其他的口咽	4	0.15	0.49	0.36	0.34	0.00	0.03	0	0.00	0.00	0.00	0.00	0.00	0.00	C10
鼻咽	14	0.52	1.71	1.19	1.17	0.07	0.15	5	0.29	0.62	0.37	0.39	0.04	0.06	C11
喉咽	1	0.04	0.12	0.09	0.10	0.00	0.02	0	0.00	0.00	0.00	0.00	0.00	0.00	C12-C13
咽,部位不明	1	0.04	0.12	0.07	0.08	0.01	0.01	1	0.06	0.12	0.10	0.10	0.00	0.02	C14
食管	510	19.07	62.29	46.84	49.53	1.38	5.29	333	19.07	41.32	23.83	24.83	0.60	2.59	C15
胃	767	28.68	93.68	71.16	75.39	2.18	7.11	433	24.80	53.73	31.09	31.59	0.77	3.08	C16
小肠	9	0.34	1.10	1.15	1.47	0.01	0.07	12	0.69	1.49	0.87	1.00	0.04	0.06	C17
结肠	77	2.88	9.40	7.66	8.41	0.22	0.54	62	3.55	7.69	4.28	4.58	0.20	0.34	C18
直肠	57	2.13	6.96	5.81	6.61	0.13	0.57	49	2.81	6.08	3.77	3.76	0.16	0.41	C19-C20
肛门	0	0.00	0.00	0.00	0.00	0.00	0.00	3	0.17	0.37	0.20	0.23	0.01	0.01	C21
肝脏	334	12.49	40.79	29.06	30.22	1.36	3.18	157	8.99	19.48	11.54	12.00	0.41	1.14	C22
胆囊及其他	19	0.71	2.32	2.12	2.46	0.03	0.10	33	1.89	4.09	2.35	2.56	0.08	0.15	C23-C24
胰腺	78	2.92	9.53	7.52	8.43	0.22	0.74	94	5.38	11.66	6.89	6.97	0.29	0.76	C25
鼻,鼻窦及其他	0	0.00	0.00	0.00	0.00	0.00	0.00	0	0.00	0.00	0.00	0.00	0.00	0.00	C30-C31
喉	14	0.52	1.71	1.34	1.44	0.02	0.20	2	0.11	0.25	0.14	0.16	0.00	0.04	C32
气管,支气管,肺	508	19.00	62.05	46.15	47.24	1.31	4.80	227	13.00	28.17	17.02	17.19	0.65	1.83	C33-C34
其他的胸腔器官	5	0.19	0.61	0.44	0.42	0.01	0.05	3	0.17	0.37	0.23	0.24	0.02	0.04	C37-C38
骨	31	1.16	3.79	2.83	2.97	0.10	0.24	28	1.60	3.47	2.92	2.92	0.17	0.25	C40-C41
皮肤的黑色素瘤	2	0.07	0.24	0.15	0.14	0.01	0.01	4	0.23	0.50	0.31	0.38	0.02	0.04	C43
其他的皮肤	2	0.07	0.24	0.41	0.64	0.00	0.00	5	0.29	0.62	0.32	0.31	0.01	0.00	C44
间皮瘤	2	0.07	0.24	0.19	0.20	0.00	0.04	0	0.00	0.00	0.00	0.00	0.00	0.00	C45
卡波氏肉瘤	1	0.04	0.12	0.18	0.11	0.00	0.00	1	0.06	0.12	0.07	0.11	0.00	0.00	C46
周围神经,其他结缔	2	0.07	0.24	0.27	0.37	0.02	0.02	1	0.06	0.12	0.08	0.08	0.01	0.01	C47;C49
乳房	0	0.00	0.00	0.00	0.00	0.00	0.00	61	3.49	7.57	4.75	4.93	0.24	0.47	C50
外阴	—	—	—	—	—	—	—	0	0.00	0.00	0.00	0.00	0.00	0.00	C51
阴道	—	—	—	—	—	—	—	0	0.00	0.00	0.00	0.00	0.00	0.00	C52
子宫颈	—	—	—	—	—	—	—	18	1.03	2.23	1.46	1.39	0.09	0.13	C53
子宫体	—	—	—	—	—	—	—	14	0.80	1.74	1.14	1.19	0.06	0.14	C54
子宫,部位不明	—	—	—	—	—	—	—	14	0.80	1.74	0.99	1.03	0.05	0.11	C55
卵巢	—	—	—	—	—	—	—	17	0.97	2.11	1.31	1.42	0.08	0.18	C56
其他的女性生殖器	—	—	—	—	—	—	—	1	0.06	0.12	0.07	0.08	0.01	0.01	C57
胎盘	—	—	—	—	—	—	—	0	0.00	0.00	0.00	0.00	0.00	0.00	C58
阴茎	1	0.04	0.12	0.07	0.08	0.01	0.01	—	—	—	—	—	—	—	C60
前列腺	16	0.60	1.95	1.55	1.50	0.01	0.12	—	—	—	—	—	—	—	C61
睾丸	0	0.00	0.00	0.00	0.00	0.00	0.00	—	—	—	—	—	—	—	C62
其他的男性生殖器	0	0.00	0.00	0.00	0.00	0.00	0.00	—	—	—	—	—	—	—	C63
肾	7	0.26	0.85	0.75	1.00	0.04	0.04	6	0.34	0.74	0.45	0.43	0.02	0.04	C64
肾盂	0	0.00	0.00	0.00	0.00	0.00	0.00	0	0.00	0.00	0.00	0.00	0.00	0.00	C65
输尿管	0	0.00	0.00	0.00	0.00	0.00	0.00	0	0.00	0.00	0.00	0.00	0.00	0.00	C66
膀胱	19	0.71	2.32	2.17	2.69	0.04	0.13	8	0.46	0.99	0.57	0.61	0.00	0.03	C67
其他的泌尿器官	0	0.00	0.00	0.00	0.00	0.00	0.00	0	0.00	0.00	0.00	0.00	0.00	0.00	C68
眼	0	0.00	0.00	0.00	0.00	0.00	0.00	1	0.06	0.12	0.07	0.11	0.00	0.00	C69
脑,神经系统	51	1.91	6.23	4.97	4.76	0.23	0.42	31	1.78	3.85	2.66	2.69	0.14	0.28	C70-C72
甲状腺	1	0.04	0.12	0.07	0.07	0.00	0.00	8	0.46	0.99	0.67	0.65	0.05	0.05	C73
肾上腺	2	0.07	0.24	0.17	0.18	0.01	0.01	1	0.06	0.12	0.07	0.08	0.01	0.01	C74
其他的内分泌腺	0	0.00	0.00	0.00	0.00	0.00	0.00	0	0.00	0.00	0.00	0.00	0.00	0.00	C75
霍奇金病	6	0.22	0.73	0.45	0.46	0.03	0.06	2	0.11	0.25	0.58	0.49	0.03	0.05	C81
非霍奇金淋巴瘤	41	1.53	5.01	3.86	3.94	0.18	0.41	26	1.49	3.23	1.99	1.87	0.08	0.19	C82-C85;C96
免疫增生性疾病	0	0.00	0.00	0.00	0.00	0.00	0.00	0	0.00	0.00	0.00	0.00	0.00	0.00	C88
多发性骨髓瘤	8	0.30	0.98	0.74	0.73	0.03	0.09	5	0.29	0.62	0.34	0.35	0.03	0.05	C90
淋巴样白血病	13	0.49	1.59	1.29	1.20	0.04	0.10	14	0.80	1.74	1.50	1.62	0.09	0.13	C91
髓样白血病	6	0.22	0.73	0.58	0.73	0.04	0.04	1	0.06	0.12	0.09	0.08	0.01	0.01	C92-C94
白血病,未特指	25	0.93	3.05	2.35	2.49	0.14	0.26	20	1.15	2.48	1.48	1.51	0.11	0.18	C95
其他的或未指明部位	32	1.20	3.91	3.27	3.08	0.07	0.29	28	1.60	3.47	2.07	2.18	0.09	0.24	O&U
所有部位合计	2674	100.00	326.60	248.15	261.55	7.99	25.24	1746	100.00	216.66	129.59	133.24	4.65	13.16	ALL
所有部位除外 C44	2672	99.93	326.35	247.74	260.91	7.99	25.24	1741	99.71	216.04	129.27	132.93	4.64	13.16	ALLbC44

2011—2013年扬中市恶性肿瘤发病主要指标

部 位	男性					累积率		女性					累积率		ICD-10
	病例数	构成(%)	粗率(1/10^5)	中标率(1/10^5)	世标率(1/10^5)	0—64岁	0—74岁	病例数	构成(%)	粗率(1/10^5)	中标率(1/10^5)	世标率(1/10^5)	0—64岁	0—74岁	
唇	2	0.11	0.48	0.26	0.23	0.00	0.03	1	0.08	0.23	0.13	0.14	0.00	0.02	C00
舌	3	0.16	0.73	0.42	0.41	0.04	0.04	5	0.39	1.17	0.79	0.78	0.06	0.06	C01-C02
口	8	0.43	1.94	1.04	1.04	0.02	0.10	11	0.85	2.57	1.34	1.21	0.07	0.12	C03-C06
唾液腺	1	0.05	0.24	0.17	0.17	0.02	0.02	1	0.08	0.23	0.10	0.08	0.00	0.00	C07-C08
扁桃腺	0	0.00	0.00	0.00	0.00	0.00	0.00	0	0.00	0.00	0.00	0.00	0.00	0.00	C09
其他的口咽	3	0.16	0.73	0.42	0.44	0.03	0.07	0	0.00	0.00	0.00	0.00	0.00	0.00	C10
鼻咽	10	0.54	2.42	1.33	1.34	0.12	0.12	5	0.39	1.17	0.61	0.62	0.04	0.09	C11
喉咽	0	0.00	0.00	0.00	0.00	0.00	0.00	1	0.08	0.23	0.10	0.08	0.00	0.02	C12-C13
咽,部位不明	0	0.00	0.00	0.00	0.00	0.00	0.00	0	0.00	0.00	0.00	0.00	0.00	0.00	C14
食管	502	26.99	121.47	63.34	64.49	3.42	8.34	326	25.19	76.21	35.72	35.50	1.50	4.56	C15
胃	721	38.76	174.46	92.34	92.72	4.97	12.36	335	25.89	78.31	39.53	38.96	2.01	4.93	C16
小肠	2	0.11	0.48	0.24	0.23	0.02	0.02	5	0.39	1.17	0.54	0.57	0.03	0.08	C17
结肠	50	2.69	12.10	7.11	6.78	0.39	0.73	35	2.70	8.18	4.34	4.12	0.19	0.57	C18
直肠	58	3.12	14.03	7.39	7.42	0.46	0.89	50	3.86	11.69	6.46	6.11	0.44	0.69	C19-C20
肛门	3	0.16	0.73	0.37	0.32	0.00	0.02	2	0.15	0.47	0.17	0.17	0.01	0.01	C21
肝脏	131	7.04	31.70	17.47	17.10	1.01	2.13	86	6.65	20.10	11.20	10.78	0.64	1.33	C22
胆囊及其他	19	1.02	4.60	2.37	2.24	0.03	0.22	24	1.85	5.61	2.92	2.87	0.16	0.35	C23-C24
胰腺	21	1.13	5.08	2.55	2.62	0.16	0.30	22	1.70	5.14	2.27	2.16	0.07	0.25	C25
鼻,鼻窦及其他	0	0.00	0.00	0.00	0.00	0.00	0.00	1	0.08	0.23	0.11	0.13	0.02	0.02	C30-C31
喉	2	0.11	0.48	0.23	0.22	0.02	0.02	0	0.00	0.00	0.00	0.00	0.00	0.00	C32
气管,支气管,肺	175	9.41	42.34	22.09	22.41	1.01	2.79	54	4.17	12.62	6.00	5.75	0.26	0.66	C33-C34
其他的胸腔器官	0	0.00	0.00	0.00	0.00	0.00	0.00	1	0.08	0.23	0.49	1.05	0.00	0.04	C37-C38
骨	7	0.38	1.69	0.84	0.89	0.05	0.13	3	0.23	0.70	0.34	0.32	0.01	0.05	C40-C41
皮肤的黑色素瘤	4	0.22	0.97	0.54	0.46	0.01	0.04	2	0.15	0.47	0.22	0.25	0.02	0.02	C43
其他的皮肤	15	0.81	3.63	1.85	1.81	0.07	0.14	7	0.54	1.64	0.67	0.67	0.05	0.08	C44
间皮瘤	0	0.00	0.00	0.00	0.00	0.00	0.00	1	0.08	0.23	0.10	0.11	0.01	0.01	C45
卡波氏肉瘤	0	0.00	0.00	0.00	0.00	0.00	0.00	0	0.00	0.00	0.00	0.00	0.00	0.00	C46
周围神经,其他结缔	4	0.22	0.97	0.49	0.47	0.01	0.08	4	0.31	0.94	0.40	0.44	0.04	0.04	C47;C49
乳房	5	0.27	1.21	0.60	0.71	0.06	0.06	139	10.74	32.49	19.51	18.23	1.46	1.93	C50
外阴	—	—	—	—	—	—	—	3	0.23	0.70	0.37	0.35	0.00	0.06	C51
阴道	—	—	—	—	—	—	—	3	0.23	0.70	0.36	0.39	0.04	0.04	C52
子宫颈	—	—	—	—	—	—	—	59	4.56	13.79	8.49	7.75	0.73	0.75	C53
子宫体	—	—	—	—	—	—	—	16	1.24	3.74	2.21	2.19	0.20	0.26	C54
子宫,部位不明	—	—	—	—	—	—	—	1	0.08	0.23	0.14	0.13	0.01	0.01	C55
卵巢	—	—	—	—	—	—	—	18	1.39	4.21	2.49	2.35	0.15	0.24	C56
其他的女性生殖器	—	—	—	—	—	—	—	6	0.46	1.40	0.72	0.75	0.07	0.07	C57
胎盘	—	—	—	—	—	—	—	0	0.00	0.00	0.00	0.00	0.00	0.00	C58
阴茎	5	0.27	1.21	0.59	0.53	0.02	0.05	—	—	—	—	—	—	—	C60
前列腺	14	0.75	3.39	1.75	1.61	0.03	0.18	—	—	—	—	—	—	—	C61
睾丸	1	0.05	0.24	0.13	0.10	0.00	0.00	—	—	—	—	—	—	—	C62
其他的男性生殖器	1	0.05	0.24	0.14	0.13	0.00	0.03	—	—	—	—	—	—	—	C63
肾	4	0.22	0.97	0.54	0.50	0.01	0.07	5	0.39	1.17	0.62	0.60	0.02	0.07	C64
肾盂	1	0.05	0.24	0.13	0.14	0.00	0.02	2	0.15	0.47	0.21	0.18	0.01	0.01	C65
输尿管	0	0.00	0.00	0.00	0.00	0.00	0.00	0	0.00	0.00	0.00	0.00	0.00	0.00	C66
膀胱	30	1.61	7.26	4.08	3.96	0.16	0.40	5	0.39	1.17	0.60	0.57	0.02	0.07	C67
其他的泌尿器官	0	0.00	0.00	0.00	0.00	0.00	0.00	0	0.00	0.00	0.00	0.00	0.00	0.00	C68
眼	0	0.00	0.00	0.00	0.00	0.00	0.00	0	0.00	0.00	0.00	0.00	0.00	0.00	C69
脑,神经系统	15	0.81	3.63	2.08	1.95	0.13	0.19	14	1.08	3.27	1.61	1.68	0.09	0.27	C70-C72
甲状腺	5	0.27	1.21	1.51	1.10	0.09	0.09	12	0.93	2.81	1.99	1.77	0.15	0.15	C73
肾上腺	1	0.05	0.24	0.13	0.14	0.00	0.02	2	0.15	0.47	0.25	0.25	0.03	0.03	C74
其他的内分泌腺	1	0.05	0.24	0.14	0.13	0.00	0.03	0	0.00	0.00	0.00	0.00	0.00	0.00	C75
霍奇金病	2	0.11	0.48	0.28	0.28	0.01	0.03	1	0.08	0.23	0.14	0.12	0.01	0.01	C81
非霍奇金淋巴瘤	11	0.59	2.66	1.70	1.66	0.06	0.20	8	0.62	1.87	1.36	1.09	0.08	0.12	C82-C85;C96
免疫增生性疾病	0	0.00	0.00	0.00	0.00	0.00	0.00	0	0.00	0.00	0.00	0.00	0.00	0.00	C88
多发性骨髓瘤	4	0.22	0.97	0.48	0.43	0.01	0.05	1	0.08	0.23	0.14	0.13	0.00	0.03	C90
淋巴样白血病	3	0.16	0.73	0.92	0.87	0.07	0.07	0	0.00	0.00	0.00	0.00	0.00	0.00	C91
髓样白血病	3	0.16	0.73	0.35	0.37	0.03	0.03	0	0.00	0.00	0.00	0.00	0.00	0.00	C92-C94
白血病,未特指	3	0.16	0.73	0.39	0.33	0.00	0.03	6	0.46	1.40	0.65	0.57	0.02	0.06	C95
其他的或未指明部位	10	0.54	2.42	1.25	1.26	0.05	0.21	11	0.85	2.57	1.25	1.16	0.01	0.15	O&U
所有部位合计	1860	100.00	450.05	240.02	240.02	12.59	30.36	1294	100.00	302.50	157.65	153.11	8.75	18.31	ALL
所有部位除外 C44	1845	99.19	446.42	238.17	238.21	12.52	30.22	1287	99.46	300.87	156.98	152.44	8.70	18.23	ALLbC44

2011—2013年扬中市恶性肿瘤死亡主要指标

部 位	男性					累积率		女性					累积率		ICD-10
	病例数	构成(%)	粗率(1/10^5)	中标率(1/10^5)	世标率(1/10^5)	0—64岁	0—74岁	病例数	构成(%)	粗率(1/10^5)	中标率(1/10^5)	世标率(1/10^5)	0—64岁	0—74岁	
唇	0	0.00	0.00	0.00	0.00	0.00	0.00	0	0.00	0.00	0.00	0.00	0.00	0.00	C00
舌	4	0.24	0.97	0.47	0.49	0.03	0.08	1	0.10	0.23	0.10	0.11	0.01	0.01	C01-C02
口	12	0.71	2.90	1.76	1.89	0.07	0.22	4	0.41	0.94	0.36	0.35	0.00	0.03	C03-C06
唾液腺	0	0.00	0.00	0.00	0.00	0.00	0.00	0	0.00	0.00	0.00	0.00	0.00	0.00	C07-C08
扁桃腺	0	0.00	0.00	0.00	0.00	0.00	0.00	0	0.00	0.00	0.00	0.00	0.00	0.00	C09
其他的口咽	1	0.06	0.24	0.14	0.13	0.00	0.03	1	0.10	0.23	0.10	0.11	0.01	0.01	C10
鼻咽	8	0.47	1.94	1.04	1.11	0.08	0.11	5	0.51	1.17	0.92	0.76	0.06	0.06	C11
喉咽	0	0.00	0.00	0.00	0.00	0.00	0.00	0	0.00	0.00	0.00	0.00	0.00	0.00	C12-C13
咽,部位不明	1	0.06	0.24	0.11	0.09	0.00	0.00	0	0.00	0.00	0.00	0.00	0.00	0.00	C14
食管	417	24.66	100.90	52.40	51.84	2.11	6.44	293	30.14	68.50	30.12	29.69	0.92	3.17	C15
胃	648	38.32	156.79	82.95	81.80	3.00	9.87	310	31.89	72.47	32.45	31.34	1.05	3.10	C16
小肠	4	0.24	0.97	0.48	0.57	0.01	0.06	4	0.41	0.94	0.49	0.45	0.01	0.08	C17
结肠	51	3.02	12.34	7.01	6.69	0.26	0.63	36	3.70	8.42	3.60	3.68	0.21	0.38	C18
直肠	39	2.31	9.44	4.87	4.59	0.21	0.47	31	3.19	7.25	3.22	3.06	0.15	0.31	C19-C20
肛门	2	0.12	0.48	0.23	0.21	0.01	0.01	1	0.10	0.23	0.17	0.16	0.02	0.02	C21
肝脏	134	7.92	32.42	17.99	17.97	1.13	2.27	61	6.28	14.26	7.07	6.82	0.32	0.78	C22
胆囊及其他	20	1.18	4.84	2.75	2.69	0.10	0.27	13	1.34	3.04	1.66	1.65	0.09	0.24	C23-C24
胰腺	32	1.89	7.74	3.96	3.87	0.15	0.45	26	2.67	6.08	2.73	2.66	0.08	0.25	C25
鼻,鼻窦及其他	0	0.00	0.00	0.00	0.00	0.00	0.00	0	0.00	0.00	0.00	0.00	0.00	0.00	C30-C31
喉	6	0.35	1.45	0.80	0.73	0.02	0.07	1	0.10	0.23	0.07	0.06	0.00	0.01	C32
气管,支气管,肺	173	10.23	41.86	22.10	21.78	0.74	2.92	35	3.60	8.18	4.14	3.91	0.16	0.48	C33-C34
其他的胸腔器官	0	0.00	0.00	0.00	0.00	0.00	0.00	1	0.10	0.23	0.49	1.05	0.04	0.04	C37-C38
骨	19	1.12	4.60	2.29	2.49	0.13	0.33	6	0.62	1.40	0.55	0.50	0.01	0.04	C40-C41
皮肤的黑色素瘤	3	0.18	0.73	0.42	0.35	0.02	0.02	1	0.10	0.23	0.13	0.14	0.00	0.02	C43
其他的皮肤	5	0.30	1.21	0.61	0.66	0.00	0.00	3	0.31	0.31	0.31	0.28	0.02	0.02	C44
间皮瘤	0	0.00	0.00	0.00	0.00	0.00	0.00	1	0.10	0.23	0.14	0.12	0.01	0.01	C45
卡波氏肉瘤	0	0.00	0.00	0.00	0.00	0.00	0.00	0	0.00	0.00	0.00	0.00	0.00	0.00	C46
周围神经,其他结缔	1	0.06	0.24	0.13	0.14	0.00	0.02	0	0.00	0.00	0.00	0.00	0.00	0.00	C47;C49
乳房	1	0.06	0.24	0.10	0.11	0.01	0.01	42	4.32	9.82	5.39	5.32	0.44	0.62	C50
外阴	—	—	—	—	—	—	—	0	0.00	0.00	0.00	0.00	0.00	0.00	C51
阴道	—	—	—	—	—	—	—	3	0.31	0.70	0.25	0.24	0.02	0.02	C52
子宫颈	—	—	—	—	—	—	—	25	2.57	5.84	3.35	3.07	0.24	0.29	C53
子宫体	—	—	—	—	—	—	—	3	0.31	0.70	0.57	0.49	0.05	0.05	C54
子宫,部位不明	—	—	—	—	—	—	—	2	0.21	0.47	0.23	0.25	0.01	0.04	C55
卵巢	—	—	—	—	—	—	—	13	1.34	3.04	1.52	1.51	0.11	0.16	C56
其他的女性生殖器	—	—	—	—	—	—	—	0	0.00	0.00	0.00	0.00	0.00	0.00	C57
胎盘	—	—	—	—	—	—	—	0	0.00	0.00	0.00	0.00	0.00	0.00	C58
阴茎	1	0.06	0.24	0.11	0.09	0.00	0.00	—	—	—	—	—	—	—	C60
前列腺	13	0.77	3.15	1.59	1.84	0.04	0.11	—	—	—	—	—	—	—	C61
睾丸	0	0.00	0.00	0.00	0.00	0.00	0.00	—	—	—	—	—	—	—	C62
其他的男性生殖器	0	0.00	0.00	0.00	0.00	0.00	0.00	—	—	—	—	—	—	—	C63
肾	4	0.24	0.97	0.53	0.50	0.00	0.09	3	0.31	0.70	0.60	0.47	0.03	0.03	C64
肾盂	3	0.18	0.73	0.38	0.36	0.00	0.06	0	0.00	0.00	0.00	0.00	0.00	0.00	C65
输尿管	0	0.00	0.00	0.00	0.00	0.00	0.00	0	0.00	0.00	0.00	0.00	0.00	0.00	C66
膀胱	6	0.35	1.45	0.70	0.73	0.03	0.03	4	0.41	0.94	0.34	0.27	0.00	0.00	C67
其他的泌尿器官	0	0.00	0.00	0.00	0.00	0.00	0.00	0	0.00	0.00	0.00	0.00	0.00	0.00	C68
眼	0	0.00	0.00	0.00	0.00	0.00	0.00	0	0.00	0.00	0.00	0.00	0.00	0.00	C69
脑,神经系统	27	1.60	6.53	4.51	4.27	0.26	0.44	10	1.03	2.34	1.08	1.09	0.08	0.15	C70-C72
甲状腺	0	0.00	0.00	0.00	0.00	0.00	0.00	3	0.31	0.70	0.21	0.25	0.00	0.00	C73
肾上腺	1	0.06	0.24	0.11	0.13	0.02	0.02	0	0.00	0.00	0.00	0.00	0.00	0.00	C74
其他的内分泌腺	0	0.00	0.00	0.00	0.00	0.00	0.00	0	0.00	0.00	0.00	0.00	0.00	0.00	C75
霍奇金病	0	0.00	0.00	0.00	0.00	0.00	0.00	0	0.00	0.00	0.00	0.00	0.00	0.00	C81
非霍奇金淋巴瘤	7	0.41	1.69	1.19	0.98	0.04	0.12	6	0.62	1.40	0.78	0.74	0.03	0.12	C82-C85;C96
免疫增生性疾病	0	0.00	0.00	0.00	0.00	0.00	0.00	0	0.00	0.00	0.00	0.00	0.00	0.00	C88
多发性骨髓瘤	2	0.12	0.48	0.23	0.22	0.02	0.02	2	0.21	0.47	0.51	0.42	0.02	0.05	C90
淋巴样白血病	5	0.30	1.21	0.91	1.46	0.08	0.12	0	0.00	0.00	0.00	0.00	0.00	0.00	C91
髓样白血病	3	0.18	0.73	0.37	0.39	0.04	0.04	0	0.00	0.00	0.00	0.00	0.00	0.00	C92-C94
白血病,未特指	16	0.95	3.87	2.90	2.62	0.19	0.22	8	0.82	1.87	1.09	0.97	0.06	0.08	C95
其他的或未指明部位	22	1.30	5.32	3.02	3.40	0.15	0.37	14	1.44	3.27	1.72	1.57	0.09	0.18	O&U
所有部位合计	1691	100.00	409.16	219.14	217.21	8.96	25.94	972	100.00	227.23	106.46	103.52	4.37	10.87	ALL
所有部位除外C44	1686	99.70	407.95	218.54	216.55	8.96	25.94	969	99.69	226.53	106.15	103.23	4.35	10.85	ALLbC44

2011—2013 年泰兴市恶性肿瘤发病主要指标

部位	男性							女性							ICD-10
	病例数	构成(%)	粗率(1/10⁵)	中标率(1/10⁵)	世标率(1/10⁵)	累积率 0—64岁	累积率 0—74岁	病例数	构成(%)	粗率(1/10⁵)	中标率(1/10⁵)	世标率(1/10⁵)	累积率 0—64岁	累积率 0—74岁	
唇	1	0.02	0.06	0.06	0.06	0.00	0.00	0	0.00	0.00	0.00	0.00	0.00	0.00	C00
舌	14	0.26	0.78	0.46	0.45	0.03	0.06	6	0.21	0.35	0.22	0.19	0.01	0.01	C01-C02
口	10	0.18	0.56	0.29	0.29	0.02	0.02	13	0.45	0.77	0.37	0.37	0.02	0.04	C03-C06
唾液腺	10	0.18	0.56	0.50	0.46	0.03	0.04	4	0.14	0.24	0.21	0.17	0.01	0.02	C07-C08
扁桃腺	1	0.02	0.06	0.03	0.03	0.00	0.00	0	0.00	0.00	0.00	0.00	0.00	0.00	C09
其他的口咽	5	0.09	0.28	0.14	0.14	0.00	0.03	2	0.07	0.12	0.07	0.07	0.01	0.01	C10
鼻咽	35	0.64	1.95	1.38	1.32	0.10	0.14	11	0.38	0.65	0.37	0.35	0.02	0.03	C11
喉咽	0	0.00	0.00	0.00	0.00	0.00	0.00	0	0.00	0.00	0.00	0.00	0.00	0.00	C12-C13
咽,部位不明	3	0.05	0.17	0.09	0.09	0.01	0.02	0	0.00	0.00	0.00	0.00	0.00	0.00	C14
食管	1433	26.15	79.75	45.07	46.30	2.83	5.80	698	24.32	41.18	20.23	20.52	0.81	2.41	C15
胃	869	15.86	48.36	27.43	27.94	1.43	3.53	413	14.39	24.37	12.98	12.92	0.61	1.45	C16
小肠	7	0.13	0.39	0.21	0.20	0.01	0.04	7	0.24	0.41	0.20	0.20	0.01	0.02	C17
结肠	111	2.03	6.18	3.73	3.62	0.19	0.42	76	2.65	4.48	2.48	2.37	0.13	0.25	C18
直肠	125	2.28	6.96	4.21	4.17	0.26	0.50	59	2.06	3.48	2.01	2.03	0.13	0.23	C19-C20
肛门	3	0.05	0.17	0.10	0.09	0.00	0.01	2	0.07	0.12	0.05	0.05	0.00	0.01	C21
肝脏	1207	22.03	67.18	44.97	43.23	3.29	4.74	366	12.75	21.59	12.54	12.47	0.85	1.41	C22
胆囊及其他	30	0.55	1.67	0.93	0.93	0.06	0.09	28	0.98	1.65	0.91	0.85	0.04	0.10	C23-C24
胰腺	141	2.57	7.85	4.42	4.47	0.25	0.52	83	2.89	4.90	2.42	2.34	0.09	0.24	C25
鼻,鼻窦及其他	0	0.00	0.00	0.00	0.00	0.00	0.00	2	0.07	0.12	0.07	0.07	0.00	0.01	C30-C31
喉	30	0.55	1.67	0.97	0.98	0.06	0.11	1	0.03	0.06	0.03	0.03	0.00	0.01	C32
气管,支气管,肺	903	16.48	50.26	28.14	28.34	1.59	3.54	317	11.05	18.70	10.09	10.16	0.56	1.15	C33-C34
其他的胸腔器官	9	0.16	0.50	0.32	0.32	0.01	0.05	4	0.14	0.24	0.16	0.16	0.01	0.02	C37-C38
骨	62	1.13	3.45	2.27	2.08	0.11	0.23	34	1.18	2.01	1.30	1.23	0.07	0.16	C40-C41
皮肤的黑色素瘤	3	0.05	0.17	0.09	0.09	0.00	0.01	4	0.14	0.24	0.19	0.20	0.01	0.02	C43
其他的皮肤	21	0.38	1.17	0.67	0.63	0.02	0.05	11	0.38	0.65	0.28	0.30	0.01	0.05	C44
间皮瘤	2	0.04	0.11	0.08	0.07	0.01	0.01	2	0.07	0.12	0.09	0.09	0.01	0.01	C45
卡波氏肉瘤	0	0.00	0.00	0.00	0.00	0.00	0.00	1	0.03	0.06	0.03	0.03	0.00	0.00	C46
周围神经,其他结缔	1	0.02	0.06	0.03	0.02	0.00	0.00	1	0.03	0.06	0.04	0.04	0.01	0.01	C47;C49
乳房	5	0.09	0.28	0.21	0.22	0.01	0.02	250	8.71	14.75	10.84	10.04	0.86	1.01	C50
外阴	—	—	—	—	—	—	—	2	0.07	0.12	0.06	0.06	0.00	0.01	C51
阴道	—	—	—	—	—	—	—	0	0.00	0.00	0.00	0.00	0.00	0.00	C52
子宫颈	—	—	—	—	—	—	—	127	4.43	7.49	5.08	4.67	0.37	0.46	C53
子宫体	—	—	—	—	—	—	—	81	2.82	4.78	3.05	2.99	0.25	0.34	C54
子宫,部位不明	—	—	—	—	—	—	—	0	0.00	0.00	0.00	0.00	0.00	0.00	C55
卵巢	—	—	—	—	—	—	—	40	1.39	2.36	1.46	1.40	0.09	0.14	C56
其他的女性生殖器	—	—	—	—	—	—	—	3	0.10	0.18	0.11	0.09	0.01	0.01	C57
胎盘	—	—	—	—	—	—	—	0	0.00	0.00	0.00	0.00	0.00	0.00	C58
阴茎	8	0.15	0.45	0.24	0.27	0.01	0.04	—	—	—	—	—	—	—	C60
前列腺	53	0.97	2.95	1.53	1.49	0.04	0.13	—	—	—	—	—	—	—	C61
睾丸	5	0.09	0.28	0.21	0.20	0.01	0.02	—	—	—	—	—	—	—	C62
其他的男性生殖器	0	0.00	0.00	0.00	0.00	0.00	0.00	—	—	—	—	—	—	—	C63
肾	26	0.47	1.45	0.80	0.80	0.04	0.09	22	0.77	1.30	1.04	0.97	0.06	0.10	C64
肾盂	1	0.02	0.06	0.03	0.03	0.00	0.00	2	0.07	0.12	0.05	0.05	0.00	0.01	C65
输尿管	3	0.05	0.17	0.09	0.08	0.00	0.02	0	0.00	0.00	0.00	0.00	0.00	0.00	C66
膀胱	84	1.53	4.67	2.58	2.69	0.12	0.31	22	0.77	1.30	0.66	0.67	0.03	0.08	C67
其他的泌尿器官	0	0.00	0.00	0.00	0.00	0.00	0.00	0	0.00	0.00	0.00	0.00	0.00	0.00	C68
眼	2	0.04	0.11	0.06	0.06	0.00	0.00	3	0.10	0.18	0.10	0.10	0.01	0.01	C69
脑,神经系统	77	1.41	4.29	2.61	2.63	0.15	0.33	52	1.81	3.07	1.80	1.74	0.12	0.17	C70-C72
甲状腺	5	0.09	0.28	0.24	0.19	0.01	0.02	12	0.42	0.71	0.63	0.59	0.04	0.06	C73
肾上腺	1	0.02	0.06	0.03	0.04	0.00	0.00	0	0.00	0.00	0.00	0.00	0.00	0.00	C74
其他的内分泌腺	2	0.04	0.11	0.10	0.08	0.01	0.01	0	0.00	0.00	0.00	0.00	0.00	0.00	C75
霍奇金病	0	0.00	0.00	0.00	0.00	0.00	0.00	2	0.07	0.12	0.08	0.07	0.00	0.00	C81
非霍奇金淋巴瘤	7	0.13	0.39	0.23	0.21	0.01	0.03	3	0.10	0.18	0.11	0.11	0.01	0.02	C82-C85;C96
免疫增生性疾病	0	0.00	0.00	0.00	0.00	0.00	0.00	1	0.03	0.06	0.11	0.15	0.01	0.01	C88
多发性骨髓瘤	10	0.18	0.56	0.36	0.45	0.02	0.05	8	0.28	0.47	0.26	0.25	0.02	0.05	C90
淋巴样白血病	11	0.20	0.61	0.44	0.55	0.03	0.05	9	0.31	0.53	0.40	0.35	0.02	0.05	C91
髓样白血病	8	0.15	0.45	0.27	0.27	0.02	0.03	10	0.35	0.59	0.67	0.57	0.04	0.04	C92-C94
白血病,未特指	58	1.06	3.23	2.63	2.70	0.16	0.25	22	0.77	1.30	0.86	0.83	0.07	0.08	C95
其他的或未指明部位	77	1.41	4.29	2.62	2.60	0.19	0.30	54	1.88	3.19	1.65	1.74	0.11	0.19	O&U
所有部位合计	5479	100.00	304.93	181.89	181.91	11.16	21.64	2870	100.00	169.32	96.42	94.66	5.56	10.44	ALL
所有部位除外 C44	5458	99.62	303.76	181.22	181.28	11.15	21.58	2859	99.62	168.67	96.13	94.36	5.54	10.42	ALLbC44

2011—2013年泰兴市恶性肿瘤死亡主要指标

部 位	男性							女性							ICD-10
	病例数	构成(%)	粗率(1/10^5)	中标率(1/10^5)	世标率(1/10^5)	累积率 0-64岁	累积率 0-74岁	病例数	构成(%)	粗率(1/10^5)	中标率(1/10^5)	世标率(1/10^5)	累积率 0-64岁	累积率 0-74岁	
唇	0	0.00	0.00	0.00	0.00	0.00	0.00	0	0.00	0.00	0.00	0.00	0.00	0.00	C00
舌	5	0.11	0.28	0.17	0.18	0.01	0.02	2	0.09	0.12	0.05	0.05	0.00	0.01	C01-C02
口	9	0.21	0.50	0.25	0.25	0.00	0.02	6	0.28	0.35	0.25	0.26	0.01	0.03	C03-C06
唾液腺	0	0.00	0.00	0.00	0.00	0.00	0.00	1	0.05	0.06	0.04	0.04	0.01	0.01	C07-C08
扁桃腺	0	0.00	0.00	0.00	0.00	0.00	0.00	1	0.05	0.06	0.02	0.02	0.00	0.00	C09
其他的口咽	0	0.00	0.00	0.00	0.00	0.00	0.00	0	0.00	0.00	0.00	0.00	0.00	0.00	C10
鼻咽	16	0.37	0.89	0.58	0.59	0.04	0.07	11	0.51	0.65	0.35	0.37	0.02	0.05	C11
喉咽	1	0.02	0.06	0.03	0.02	0.00	0.00	0	0.00	0.00	0.00	0.00	0.00	0.00	C12-C13
咽,部位不明	2	0.05	0.11	0.06	0.06	0.00	0.00	0	0.00	0.00	0.00	0.00	0.00	0.00	C14
食管	1130	25.83	62.89	34.27	35.32	1.60	4.14	577	26.81	34.04	15.16	15.50	0.40	1.57	C15
胃	691	15.79	38.46	21.27	21.48	0.86	2.43	379	17.61	22.36	10.29	10.33	0.34	0.98	C16
小肠	4	0.09	0.22	0.12	0.11	0.00	0.02	4	0.19	0.24	0.14	0.13	0.00	0.02	C17
结肠	53	1.21	2.95	1.73	1.70	0.08	0.16	53	2.46	3.13	1.57	1.49	0.06	0.15	C18
直肠	65	1.49	3.62	2.04	2.01	0.11	0.23	52	2.42	3.07	1.45	1.44	0.06	0.11	C19-C20
肛门	0	0.00	0.00	0.00	0.00	0.00	0.00	1	0.05	0.06	0.02	0.03	0.00	0.00	C21
肝脏	1075	24.57	59.83	39.34	38.21	2.89	4.18	304	14.13	17.93	9.98	10.08	0.66	1.19	C22
胆囊及其他	18	0.41	1.00	0.55	0.55	0.03	0.05	23	1.07	1.36	0.63	0.66	0.03	0.07	C23-C24
胰腺	116	2.65	6.46	3.63	3.61	0.17	0.39	77	3.58	4.54	2.25	2.19	0.09	0.21	C25
鼻,鼻窦及其他	0	0.00	0.00	0.00	0.00	0.00	0.00	0	0.00	0.00	0.00	0.00	0.00	0.00	C30-C31
喉	26	0.59	1.45	0.80	0.78	0.04	0.07	2	0.09	0.12	0.06	0.06	0.01	0.01	C32
气管,支气管,肺	832	19.02	46.30	25.52	25.45	1.17	2.92	283	13.15	16.70	8.33	8.31	0.37	0.90	C33-C34
其他的胸腔器官	5	0.11	0.28	0.15	0.15	0.00	0.02	2	0.09	0.12	0.07	0.08	0.01	0.01	C37-C38
骨	71	1.62	3.95	2.33	2.27	0.11	0.26	45	2.09	2.65	1.48	1.47	0.06	0.18	C40-C41
皮肤的黑色素瘤	1	0.02	0.06	0.03	0.02	0.00	0.00	3	0.14	0.18	0.14	0.15	0.01	0.02	C43
其他的皮肤	5	0.11	0.28	0.14	0.14	0.00	0.02	9	0.42	0.53	0.18	0.21	0.00	0.01	C44
间皮瘤	1	0.02	0.06	0.04	0.04	0.00	0.00	0	0.00	0.00	0.00	0.00	0.00	0.00	C45
卡波氏肉瘤	2	0.05	0.11	0.09	0.10	0.00	0.01	1	0.05	0.06	0.05	0.03	0.00	0.00	C46
周围神经,其他结缔	1	0.02	0.06	0.03	0.02	0.00	0.00	2	0.09	0.12	0.09	0.08	0.01	0.01	C47;C49
乳房	2	0.05	0.11	0.06	0.07	0.00	0.00	79	3.67	4.66	2.85	2.86	0.24	0.32	C50
外阴	—	—	—	—	—	—	—	3	0.14	0.18	0.07	0.05	0.00	0.00	C51
阴道	—	—	—	—	—	—	—	0	0.00	0.00	0.00	0.00	0.00	0.00	C52
子宫颈	—	—	—	—	—	—	—	32	1.49	1.89	1.03	1.00	0.05	0.08	C53
子宫体	—	—	—	—	—	—	—	53	2.46	3.13	1.86	1.80	0.13	0.21	C54
子宫,部位不明	—	—	—	—	—	—	—	0	0.00	0.00	0.00	0.00	0.00	0.00	C55
卵巢	—	—	—	—	—	—	—	15	0.70	0.88	0.50	0.43	0.02	0.03	C56
其他的女性生殖器	—	—	—	—	—	—	—	1	0.05	0.06	0.02	0.00	0.00	0.00	C57
胎盘	—	—	—	—	—	—	—	0	0.00	0.00	0.00	0.00	0.00	0.00	C58
阴茎	2	0.05	0.11	0.06	0.04	0.00	0.00	—	—	—	—	—	—	—	C60
前列腺	30	0.69	1.67	0.84	0.89	0.01	0.06	—	—	—	—	—	—	—	C61
睾丸	2	0.05	0.11	0.05	0.06	0.00	0.00	—	—	—	—	—	—	—	C62
其他的男性生殖器	0	0.00	0.00	0.00	0.00	0.00	0.00	—	—	—	—	—	—	—	C63
肾	9	0.21	0.50	0.25	0.25	0.01	0.02	7	0.33	0.41	0.35	0.32	0.02	0.03	C64
肾盂	0	0.00	0.00	0.00	0.00	0.00	0.00	0	0.00	0.00	0.00	0.00	0.00	0.00	C65
输尿管	0	0.00	0.00	0.00	0.00	0.00	0.00	0	0.00	0.00	0.00	0.00	0.00	0.00	C66
膀胱	30	0.69	1.67	0.86	0.93	0.02	0.07	8	0.37	0.47	0.21	0.26	0.02	0.02	C67
其他的泌尿器官	1	0.02	0.06	0.03	0.02	0.00	0.00	0	0.00	0.00	0.00	0.00	0.00	0.00	C68
眼	1	0.02	0.06	0.06	0.06	0.00	0.00	1	0.05	0.06	0.04	0.04	0.00	0.00	C69
脑,神经系统	68	1.55	3.78	2.31	2.27	0.11	0.29	48	2.23	2.83	1.63	1.60	0.10	0.17	C70-C72
甲状腺	1	0.02	0.06	0.03	0.02	0.00	0.01	1	0.05	0.06	0.02	0.02	0.00	0.00	C73
肾上腺	2	0.05	0.11	0.06	0.07	0.00	0.00	0	0.00	0.00	0.00	0.00	0.00	0.00	C74
其他的内分泌腺	1	0.02	0.06	0.04	0.04	0.00	0.00	0	0.00	0.00	0.00	0.00	0.00	0.00	C75
霍奇金病	0	0.00	0.00	0.00	0.00	0.00	0.00	0	0.00	0.00	0.00	0.00	0.00	0.00	C81
非霍奇金淋巴瘤	0	0.00	0.00	0.00	0.00	0.00	0.00	0	0.00	0.00	0.00	0.00	0.00	0.00	C82-C85;C96
免疫增生性疾病	0	0.00	0.00	0.00	0.00	0.00	0.00	0	0.00	0.00	0.00	0.00	0.00	0.00	C88
多发性骨髓瘤	4	0.09	0.22	0.12	0.12	0.00	0.03	0	0.00	0.00	0.00	0.00	0.00	0.00	C90
淋巴样白血病	1	0.02	0.06	0.03	0.03	0.00	0.00	2	0.09	0.12	0.12	0.12	0.00	0.01	C91
髓样白血病	1	0.02	0.06	0.04	0.04	0.00	0.00	0	0.00	0.00	0.00	0.00	0.00	0.00	C92-C94
白血病,未特指	40	0.91	2.23	1.44	1.53	0.09	0.16	21	0.98	1.24	0.77	0.78	0.05	0.09	C95
其他的或未指明部位	51	1.17	2.84	1.71	1.69	0.10	0.20	42	1.95	2.48	1.12	1.25	0.06	0.10	O&U
所有部位合计	4375	100.00	243.49	141.14	141.19	7.50	15.84	2152	100.00	126.96	63.23	63.54	2.88	6.58	ALL
所有部位除外 C44	4370	99.89	243.21	141.01	141.05	7.50	15.84	2143	99.58	126.43	63.05	63.33	2.88	6.58	ALLbC44

附录八　江苏省肿瘤登记处名单

登记处	登记处所在单位	工作人员
无锡市区	无锡市疾病预防控制中心	钱　云　杨志杰　董昀球　谢　巍　李亭亭　高　迪　周　佳　刘增超　徐红艳　茹　炯　郭亮亮　黄彬君
徐州市区	徐州市疾病预防控制中心	常桂秋　娄培安　张　盼　陈培培　张　宁　乔　程　李　婷　董宗美
常州市区	常州市疾病预防控制中心	姚杏娟　姚　昉　骆文书　李贵英　董惠斌　张　友　郑玉群　尚　菲　强德仁　崔艳丽
溧阳市	溧阳市疾病预防控制中心	刘建平　周　亮　彭柳明　狄　静　蒋福兴　曹　磊　陈　瑜
金坛市	金坛市疾病预防控制中心	周　鑫　吕云磊　何　怡
苏州市区	苏州市疾病预防控制中心	王临池　陆　艳　黄春妍　胡一河　陈　丽　王从菊　周靓玥　任晓江　张荣艳　顾建芬
南通市区	南通市疾病预防控制中心	徐　红　王　秦　韩颖颖　刘海峰　喻　鹏　冯　健　瞿艳华　戴垚垚　郑会燕
海安县	海安县疾病预防控制中心	王小健　曹晓斌　童海燕　魏金莲
如东县	如东县疾病预防控制中心	纪桂勤　张爱红　孙艳丽　周晓云
启东市	启东市人民医院/启东肝癌防治研究所	朱　健　陈建国　陈永胜　张永辉　丁璐璐　陆健泉　唐红萍
如皋市	如皋市疾病预防控制中心	吴　坚　孙福华　王书兰　邵小红
海门市	海门市疾病预防控制中心	杨艳蕾　唐锦高　倪倬健
连云港市区	连云港市疾病预防控制中心	董建梅　张春道　李伟伟　秦绪成　李振涛　陆玉琴　王红燕　吴安博　张　琦　仲凤霞　邱文娟
赣榆县	赣榆县疾病预防控制中心	金　凤　张晓峰　顾绍生
东海县	东海县疾病预防控制中心	张振宇　徐宗攀　吴同浩　马　进　郑培兰　陈　晓
灌云县	灌云县疾病预防控制中心	朱凤东　马士化　严春华　孙新苗
灌南县	灌南县疾病预防控制中心	房维高　王海涛　王　昕　季俊敏　齐灿文　荣秋艳　陆　玺
淮安市主城区	淮安市疾病预防控制中心	潘恩春　张　芹　孙中明　何　源　于　浩　万福萍　李彬彬　於丽丽　孙　平
淮安市淮安区	淮安市淮安区疾病预防控制中心	宋　光　开海涛　颜庆洋　缪彩云　邰　昊　顾仲翔　苏　明
淮安市淮阴区	淮安市淮阴区疾病预防控制中心	李成菊　袁　瑛　唐　勇　戴　恒
涟水县	涟水县疾病预防控制中心	叶建玲　孙维新　薛礼明
洪泽县	洪泽县疾病预防控制中心	李　栋　陈思红　王　芳　张举巧　管学军　袁翠莲
盱眙县	盱眙县疾病预防控制中心	李鑫林　袁守国　许　松　滕建玉　谢　杨
金湖县	金湖县疾病预防控制中心	廖丽莎　周　娟　何士林
盐城市区	盐城市疾病预防控制中心	刘荣海　郑春早　刘付东　梁　季　严莉丽　周爱庆　朱金明　岳燕萍
滨海县	滨海县疾病预防控制中心	徐　胜　蔡　伟　单翔翔　王宝寅
阜宁县	阜宁县疾病预防控制中心	王建明　唐　云　支　杰　梁从凯　蒋　蔓
射阳县	射阳县疾病预防控制中心	戴曙光　孙　峰　岳荣荣　赵春燕
建湖县	建湖县疾病预防控制中心	王　剑　肖　丽
东台市	东台市疾病预防控制中心	赵建华　史春兰
大丰市	大丰市疾病预防控制中心	顾晓平　智恒奎　王银存　盛　凤
宝应县	宝应县疾病预防控制中心	朱立文　商桂娟　刘国新　潘艳玉　张志平　王元霞
丹阳市	丹阳市疾病预防控制中心	应洪琰　郑　洪　周　超　陈丽黎　胡佳慧
扬中市	扬中市肿瘤防治研究所	华召来　朱阳春　周　琴　施爱武　冷荣柏
泰兴市	泰兴市疾病预防控制中心	樊冬梅　刘红建　黄素勤　封军莉　丁华萍　徐　兴

致　谢

《江苏省恶性肿瘤报告（2016）》编委会对各肿瘤登记处的相关人员在本次报告出版过程中给予的大力协助，尤其在登记资料的收集、整理、查重、补充、审核、建档及建立数据库等方面所作出的贡献表示感谢！衷心感谢编写组成员在本次报告撰写工作中付出的辛苦努力！